Julius Braun

Systematisches Lehrbuch der Balneotherapie

mit Berücksichtigung der klimatischen Therapie der Lungenphthise

Julius Braun

Systematisches Lehrbuch der Balneotherapie
mit Berücksichtigung der klimatischen Therapie der Lungenphthise

ISBN/EAN: 9783742809155

Hergestellt in Europa, USA, Kanada, Australien, Japan

Cover: Foto ©Lupo / pixelio.de

Manufactured and distributed by brebook publishing software (www.brebook.com)

Julius Braun

Systematisches Lehrbuch der Balneotherapie

SYSTEMATISCHES LEHRBUCH

DER

BALNEOTHERAPIE

MIT

BERÜCKSICHTIGUNG DER KLIMATISCHEN THERAPIE
DER LUNGENPHTHISE

VON

Dr. JULIUS BRAUN,
BRUNNEN-ARZT IN REHME-OEYNHAUSEN.

BERLIN, 1868.
VERLAG VON TH. CHR. FR. ENSLIN.
(ADOLPH ENSLIN.)

Vorrede.

Die Absicht des vorliegenden Werkes ist, dem beginnenden Praktiker ein systematisches Lehrbuch der Balneotherapie zu geben; nicht soll er darin, wie in einem Reisehandbuch, für concrete Anforderungen seiner Praxis gelegentliche therapeutische Reisestationen finden; sondern das Studium des ganzen Buches soll ihn in den Stand setzen, von Anfang an richtige Wege einzuschlagen und an der Hand eigener Erfahrungen zu lernen, wie die Disciplin für die Praxis zu verwerthen, und wie aus der Praxis die Theorie zu bereichern und zu klären sei. Ich würde mich nicht für berechtigt halten, an die Lösung dieser, gleichsam pädagogischen Aufgabe mich zu wagen, wenn ich nur allein mit dem erforderlichen literarischen Apparat ausgerüstet wäre; es ist im Gegentheil eine mehr als zwanzigjährige eigene Erfahrung und ein fruchtbarer Gedankenaustausch mit einer erheblichen Anzahl gewiegter Praktiker, was mir den Muth gibt, als Lehrer des Anfängers aufzutreten. Eigene Täuschungen und Enttäuschungen haben mich, wie ich hoffe, in den Stand gesetzt, mich überall auf den Standpunkt des Lernenden, Nichtwissenden zu stellen und ihm so das Lehrbare aus erster Hand und aus der Fülle der Erfahrung zu geben.

Für das gröfsere Publikum und für den auf eigenen Füfsen stehenden Arzt ist ein Wort mehr zu sagen über die Tendenz des Buches. Diese ist entschieden polemisch, so sehr ich mich auch bemüht habe, Form und Ton der Polemik von meiner Darstellung möglichst fern zu halten. Die balneologische Literatur und die Balneotherapie überhaupt in Deutschland leidet noch immer, trotz dem exakten Gange unserer heutigen Wissenschaft, an den Mängeln, welche sie ihrem Ursprunge verdankt: entstanden und rapide entwickelt unter der Herrschaft des gelehrten, Alles wissenden und Alles glaubenden Patriarchen Hufeland, hat sie es nicht vermocht, dessen haarspaltende Ueberschwenglichkeit abzulegen, sondern bewahrt, diesem Modell getreu, eine Menge von dunkelen Vorstellungen, welche der heutigen Erfahrung und Wissenschaft gegenüber, nichts sind, als unlogische Vorurtheile. Den meisten Praktikern wohl bewufst, hat diese Verwirrung doch nur selten ihre nothwendige und strenge Abweisung erfahren; selbst neue Lehrbücher rühren nur schonend und gelegentlich daran; und das einzige, welches ohne Schonung und ohne Rücksicht und oft mit kaustischer Schärfe diese Mängel bloslegt, ist kein systematisches Werk, sondern eine Sammlung treffender Aperçus, nur bestimmt zu einer allerdings sehr fruchtbaren Lektüre für geübte und erfahrene Aerzte. Es ist dies das Buch von Gustav Hauck: die Heilquellen und Kurorte Deutschlands. Leipzig 1865; eine Fülle von geläuterten Ansichten, denen man es ansieht, dafs sie in dem Kopfe eines erfahrenen Arztes aus den Enttäuschungen jenes patriarchalischen Systemes entstanden sind.

Was Hauck in diesem Sinne, ohne Zusammenhang und mehr gelegentlich gibt, das habe ich systematisch darzustellen versucht; und ich werde mich für meine Mühe reichlich belohnt achten, wenn diese Darstellung dazu beiträgt, die Polemik gegen Unlogik, Aberglauben und Vorurtheile ferner überflüssig zu machen.

Montreux, im März 1868.

Der Verfasser.

Inhaltsübersicht.

	Seite
Bedeutung und Inhalt der Balneotherapie	1
Erstes Kapitel. Allgemeine Balneotherapie	13
1. Verpflanzung in andere Lebensverhältnisse	17
2. Die Landluft und meistens die Gebirgsluft	18
3. Die Wärme	37
4. Die Reise und das Verhalten	41
Der vermehrte Wassergenufs	52
Wirkung und Anwendungsformen der Bäder	71
1. Die Absorption des Wassers durch die Haut	72
2. Die Feuchtigkeit des Wassers als Reinigungsmittel für die Haut	76
3. Die Schwere des Wassers	78
4. Die Temperatur des Wassers	79
a. Elementarwirkung der Kälte	83
A. Abhängigkeit des Charakters der Wirkung von der Form des Bades	87
a. Deprimirende Wirkung	87
b. Excitirende Wirkung	88
B. Abhängigkeit des Grades der deprimirenden und excitirenden Wirkung von der Temperatur des Wassers	88
C. Abhängigkeit des Grades und des Charakters der Wirkung von der Dauer des Bades	89
Allgemeine Begründung der Hydrotherapie	90
Indicationen der Kaltwasserkur	92
a. Fieberhafte Krankheiten	92

		Seite
b. Allgemeine Indication nnd Contraindication bei chronischen Krankheiten		95
c. Besondere Indicationen für chronische Krankheiten		96
Kaltwasserheilanstalten		109
b. Die Elementarwirkung warmer Büder		113
Verschiedene Temperaturgrade der warmen Bäder		119
Indicationen für warme Bäder		122
1. Allgemeine Schwäche und schwere Reconvalescenz		124
2. Anämie		129
3. Allgemeine Ernährungskrankheiten		129
4. Gicht		129
Concurrirende Mittel		132
5. Rheumatische Krankheiten		132
6. Exsudate von nicht rheumatischem und nicht gichtischem Charakter		138
7. Syphilis		141
8. Störungen der Unterleibsfunctionen		143
9. Chronische Exantheme		144
10. Lähmungen		144
a. Dynamische Lähmungen		146
b. Organische und peripherische Lähmungen		153
c. Organische centrale Lähmungen		154
11. Hyperästhesien und convulsive Formen		169
Die indifferenten Thermen		171
Zweites Kapitel. Die Mineralbäder		187
Chemische Unterschiede der Bäder		190
I. Büder mit Kochsalzgehalt, Soolbäder		190
a. Soolbäder ohne Gelegenheit znr Concentration des Badewassers		213
b. Schwache und stärkere Soolbäder mit den Mitteln zur Concentration ihres Badewassers		219
Die Gradirluft		234
c. Die gasreichen Thermalsoolbäder Rehme und Nauheim		235
d. Die Seebäder		254
Nordseebäder		263
Atlantische nnd mittelländische Seebäder		265
Ostseebäder		266
II. Die Schwefelbäder		268
A. Schwefelbäder der Pyrenäen		284
B. Dentsche Schwefelbäder		290
C. Die euganäischen Thermen		295
D. Ungarische Schwefelthermen		295
III. Die Moorbäder oder Schlammbäder		298
IV. Die alkalischen Wasser und die Eisenquellen als Bäder		306

	Seite
Drittes Kapitel. Die Brunnenkuren	313
I. Die Kohlensäure in den Mineralwassern	317
II. Das kohlensaure Natron in den Mineralwassern oder die alkalischen Quellen	323
Die gebräuchlichen Natronwasser	348
Einfache Natronwasser	349
Muriatische Natronwasser	354
III. Der Gehalt der Wasser an Glauber- und Bittersalz	359
Die glaubersalzhaltigen Natronwasser	362
IV. Die Kochsalzwasser	381
Die zu Trinkkuren gebräuchlichen Kochsalzwasser	399
V. Die Brunnenkuren mit Schwefelwasser	412
Die chemische Constitution der gebräuchlichen Schwefelquellen	417
VI. Die erdigen oder kalkhaltigen Mineralwasser	420
VII. Die Molkenkuren	431
Die Molkenanstalten	439
VIII. Die Traubenkur	440
IX. Die Eisenwasser	442
Kritik ihrer gebräuchlichen Indicationen	450
1. Die Entwickelungschlorose	451
2. Anämie aus anderen Ursachen	455
3. Menstruationsanomalien	458
4. Atonie des Magens und Darmkanals	460
5. Neurosen	461
Die chemische Constitution der Eisenquellen	462
Gehalt verschiedener Mineralwasser an Eisenbikarbonat	464
1. Alkalische Wasser	464
2. Alkalisch-salinische Quellen	464
3. Kochsalzwasser	465
4. Bitterwasser und Schwefelquellen	465
5. Complicirte Eisenquellen	465
6. Reine Eisenquellen	466
Verzeichnifs der Eisenquellen	466
X. Die minimalen Quellbestandtheile	477
Viertes Kapitel. Die klimatische Behandlung der Lungenschwindsucht	481
Kritik der physikalischen Eigenschaften klimatischer Kurorte	490
Verschiedene Zwecke klimatischer Kuren	494
Die beliebtesten klimatischen Kurorte	497
Literatur derselben	507
Anhang. Würdigung verschiedener Kurmethoden	509
I. Methode der Brunnen- und Badekuren	511
II. Die künstlichen Mineralwässer	518

		Seite
III. Die Fichtennadelbäder		522
IV. Die Elektricität		523
V. Die Wunderkuren		529
Pathologisches Register		531
Register der Kurmittel und Heilorte		533

Bedeutung und Inhalt der Balneotherapie.

Die Balneotherapie ist die Lehre von der Methode und der Wirkung der Bade- und Brunnenkuren. Eine Geschichte dieser Kunst zu geben, liegt dem Plane des gedrängten Lehrbuchs fern; und es mag zum Verständnifs dessen, was ein gelegentlicher Einblick in die Vergangenheit dieses Zweiges der Heilkunde darbietet, genügen, den allgemeinen Weg zu bezeichnen, welchen seine Entwicklung genommen hat. Dieser schliefst sich, wie jede merkliche Culturerscheinung, dem Gange der geistigen und materiellen Cultur des Menschengeschlechtes überhaupt an. *Geschichtlicher Umrifs.*

Der innere und äufsere Gebrauch des Wassers, als des der Menge nach überwiegenden Stoffes der Erde, war den Menschen geläufig, lange bevor es eine systematische Heilkunde gab, und es ist daher natürlich, dafs wir das Wasser schon in dem einfachen Arzneischatz des Hippokrates, obschon nur an gelegentlicher Stelle, doch mit trefflicher praktischer Würdigung antreffen. Bis zur römischen Kaiserzeit war dann bereits soweit Methode in die Badepraxis eingeführt, dafs sie, wie in unserer Zeit, schon eine sehr allgemeine Anwendung, namentlich bei chronischen Krankheiten, fand, um so mehr, als, eben so wie in unserm Jahrhundert, die ungeheure materielle Cultur jener Periode durch allgemein verbreitete Einrichtung grofsartiger Anstalten, durch Reichthum, Luxus und Reisegelegenheiten dem eigentlichen Bedürfnifs mächtig entgegenkam. Kalte und warme Bäder, Umschläge, Begiefsungen, Sturzbäder, sogar Dampfbäder und besonders die natürlichen Thermen waren damals schon in sehr allgemeinem Gebrauch. Die Methode freilich war, wie fast jede antike Wissenschaft, vorwiegend doctri- *Alterthum.*

när; doch hätte es nur einer natürlichen Fortentwicklung der Zeitcultur bedurft, um eine praktisch brauchbare Empirie zu begründen und, mit Ersparung von anderthalb Jahrtausenden, den heutigen Standpunkt zu gewinnen. So gut sollte es indessen, gleich allen andern Wissenschaften, der Balneotherapie und der Heilkunde überhaupt nicht werden: ihre Entwicklung ging zu Grunde an dem allgemeinen Fehler der antiken Geistesrichtung, an der deduktiven Methode, welche, von Aristoteles begründet und die treue Naturbetrachtung des Hippokrates vergessend, aus unbegründeten Begriffen und deren willkürlicher Wortbezeichnung die Eigenschaften der Dinge ableitete, anstatt auf dem modernen inductiven Wege von den Thatsachen aus die Bedeutung derselben zu suchen. Auf diesem unfruchtbaren Wege konnte es das Alterthum nicht zur Begründung einer Physiologie bringen, und daran ist seine Heilkunde gescheitert. Finden wir auch bei den Schriftstellern jener Zeit schon Methode und Indikationen für die Anwendung der Bäder, so fehlt doch jede Andeutung einer Temperatur- oder Pulsbeobachtung, überhaupt jeder Versuch, durch Erforschung der elementaren Vorgänge dem Wie der Wirkung nahe zu treten.

Mittelalter. Die Stürme des Mittelalters begruben sodann die Cultur des Alterthums, und die Wissenschaften führten in den Klöstern ein stummes Leben, kaum hinreichend, um die antiken Ueberlieferungen für den Anbruch einer neuen Zeit aufzubewahren. Nur praktisch brauchbare Disciplinen, wie die Mathematik und die Heilkunde, erlebten eine gewisse Weiterentwicklung, immerhin freilich streng und unfrei sich anlehnend an das Alterthum, dessen Prophet Galenus, nach Lersch' treffendem Ausdrucke, der Kirchenvater der mittelalterlichen Aerzte blieb. So sklavisch indessen die Schulen des Mittelalters, auch die arabische, auf die Exegese der Galenischen Schriften sich beschränkten, so ging ihnen doch gerade seine ausführlich mitgetheilte Wassertherapie verloren, weil die Badeanstalten zerstört waren, und die unsichere Zeit Reisen zu den Thermen und den ruhigen Aufenthalt daselbst verwehrte. Das Baden überblieb der Volksmedicin und den Badern, und bei den Aerzten finden wir nur sehr vereinzelt einen Rest von Balneotherapie.

Werfen wir z. B. einen Blick auf die deutschen Bäder im Mittelalter, so finden wir zwar einzelne schon seit den Römerzeiten bekannt und in Gebrauch, wie Aachen, Badenweiler, Wiesbaden, Ofen, Gleichenberg, Bertrich, Baden in der Schweiz, Baden-Baden; andere im Mittelalter selbst bekannt geworden, wie Wildbad, die Kniebisbäder, Aabach, Ems, Gastein, Karlsbad, Leuk, Obladis in Tyrol, Pfäfers, Rippoldsau, Teplitz, Warmbrunn: doch ist unter allen diesen Orten nicht Einer, welcher durch gröfsere Frequenz oder durch bestimmte Indicationen im Sinne der Römerzeit und unsres Jahrhunderts den Namen eines Badeortes verdiente. Nur in gelegentlichem Gebrauch waren sie beim Volke, oder bei reichen, namentlich fürstlichen Personen; wenige Quellen waren gefafst, an den wenigsten befanden sich Bade- und Wohnungseinrichtungen; und, wie im Alterthum, galten sie als Universalmittel und letzte, geheimnifsvolle Zuflucht bei allen möglichen chronischen Krankheiten.

Auch der Anbruch der neueren Zeit blieb in den ersten Jahrhunderten wenig fruchtbar für die Heilkunde, weil die Wiedererweckung der antiken Wissenschaften vor Allem zum Studium der Alten und zur sterilen deductiven Methode des Aristoteles führte. Indessen kamen doch, neben der Scholastik, die Schriften und Maximen des Hippokrates zur Geltung, und mit ihnen die ersten Anfänge einer eigentlichen Naturforschung: Baco von Verulam begründete wissenschaftlich die inductive Methode, und mit Harvey's Entdeckung des Blutkreislaufs wurde der erste Grund zur Physiologie gelegt; eine Entdeckung, welche zunächst freilich in der eigentlichen Heilkunde gewisse theoretische Systeme befestigte. Von den praktischen Zweigen derselben machte die solidesten Fortschritte die Chirurgie, während die innere Medicin an dem Ballast der oft alchemistisch gedeuteten Metalle und der theils unschuldigen, theils drastischen Pflanzenmittel zu tragen hatte; und wir finden demgemäfs zuerst bei einzelnen grofsen Chirurgen, Ambrosius Paré und Gabriel Fallopia, die rationelle Anwendung des kalten Wassers bei Wunden und Entzündungen.

Neue Zeit.

Wenngleich nun seit dem 15. Jahrhundert der Gebrauch der Mineralbäder, namentlich der natürlichen Thermen, allmälig wieder mehr in Aufnahme kam, so konnte doch eine wirkliche, wäre es auch nur praktische, Wissenschaft der Balneologie sich nicht ausbilden, so lange man nicht auf die elementaren Vorgänge der Wasserwirkung zurückgriff, auf die erste Wirkung des einfachen kalten und warmen Wassers. Es sträubte sich gegen dieses elementare Studium die allgemeine mystische Richtung der Zeit, welche überall specifische Vorgänge vermuthete und da, wo sie für dieselben keine specifischen Kräfte entdeckte, solche supponirte. Der natürlichen Wärme der Thermen schrieb man eine besondere mystische Kraft zu, und zwischen den gelösten Stoffen und der Wirkung der Quellen versuchte die vorherrschende Humoralpathologie oberflächliche und oft rohe Deutungen, welche überdies von der dürftigsten chemischen Analyse nur mangelhaft geleitet werden konnten. Die Analyse der Mineralwässer ist erst das Ergebnifs des 19. Jahrhunderts: Alles, was darin frühere Zeiten geleistet, ist für die Erkenntnifs der Wässer und ihrer Wirkung durchaus unfruchtbar: bis auf Paracelsus und Thurneisser schrieb man dem Gold, Silber, Kupfer, Quecksilber, sogar dem Magnete, welche in den Wässern gelöst seien, ihre mystischen Wirkungen zu; die rohesten Anfänge der Analyse datiren erst seit dem Ende des 16. Jahrhunderts; 1656 wurde das Glaubersalz entdeckt, 1680 das kohlensaure Natron, bis dahin nach dem Beispiel der Alten Nitrum genannt; seit 1750 kannte man die Kohlensäure genauer, und um dieselbe Zeit wurde Chlorkalcium, Chlormagnesium und der alkalische Charakter von Karlsbad und Ems bestimmt. Aber eine Analyse im heutigen Sinne des Wortes, d. h. eine wirkliche qualitative und quantitative Bestimmung der gelösten und besonders der charakteristischen Bestandtheile der Wässer, namentlich auch der Gase, gab es selbst vor dem dritten Decennium unsres Jahrhunderts nicht, sondern wurde erst durch die Arbeiten Berzelius' und Struve's begründet.

Praxis des vorigen Jahrhunderts. So fehlte denn für die Anwendung und Deutung der Bäder jede wissenschaftliche Grundlage, und wenn demungeachtet, besonders in Deutschland, eine balneotherapeutische Praxis sich ausbildete, so konnte es nur auf Grund einer Empirie geschehen, welche ihre Erfahrungen weniger an die unbekannten oder unrichtig gedeuteten Eigenschaften der Wässer, als vielmehr an die Namen der einzelnen, gebräuchlichen Quellen knüpfte; und so finden wir in dieser immerhin gesunden Empirie der hippokratischen Aerzte des 17. und 18. Jahrhunderts in der That erfahrungsmäfsige Iudicationen für Wiesbaden, Ems, Karlsbad, Teplitz, Pyrmont und Aachen, aber nicht für Salzthermen, alkalische, indifferente, Schwefelthermen und Eisenwässer. Und da zu der, gegen unsere Zeit geringen, Zahl der gebräuchlichen Quellen die Vertreter fast sämmtlicher charakteristischer Gruppen zählten, so war der Heilapparat unsrer Vorgänger, wenngleich nicht so zahlreich, doch eben so vollständig, als der unsrige. Nur die Stahlquellen, einfach zusammengesetzt und mit einer von einem einzigen Stoff getragenen Wirkung, waren der Theorie allgemein zugänglich und fanden deshalb auch in der Praxis die weiteste Verbreitung; hierzu kam der allgemein geläufige Begriff der „Stärkung", deren Bedürfniſs natürlich sich jedem Kranken aufdrängt, und welche das schlieſsliche Resultat jeder Heilung und Besserung sein muſs: und so war im vorigen Jahrhundert in Norddeutschland eine Badereise mit einer Reise nach Pyrmont fast gleichbedeutend, eine Ueberschätzung der Eisenwässer, welche noch bis in unser Jahrhundert gegolten hat, und welche von Hauck treffend ein Zeitfehler genannt ist.

Viel früher, als an die Analyse, ging man an die Abhülfe des ersten Grundmangels, nämlich an die Untersuchung der physiologischen Wirkung der elementaren Vorgänge; aber es ist bemerkenswerth, daſs nach den ersten, sogar Epoche machenden Erfahrungen und Untersuchungen über die Wirkung des kalten Wassers noch ein ganzes Jahrhundert verging, ehe die Wissenschaft sich dieser Praxis, als einer nothwendigen und allgemein wichtigen, bemächtigte. Die Lehre von der Wirkung des Wassers in verschiedenen Temperaturen entstand zuerst in England, Floyer (1697) ist ihr Begründer, und schon 1730 fanden die während eines Menschenalters von vielen englischen Aerzten gemachten Erfahrungen und Untersuchungen eine umfassende Bearbeitung in einer erschöpfenden Monographie von Smith; und gleichzeitig fanden Mittel und Methode in Deutschland einige Anhänger, wie Fr. Hoffmann, in Frankreich aber und Italien mehrere Propheten, welche durch Uebertreibung der Sache schadeten. Sodann machten zwei Breslauer Aerzte, J. G. und J. S. Hahn auſserordentlich günstige Erfahrungen über die Wirkung kalter Abreibungen in vielen Fällen einer bösartigen Typhusepidemie im Jahre 1736, und beschrieben Methode und Erfolge im folgenden Jahre, ohne in Deutschland eine andere Aufnahme, als ungläubiges Erstaunen zu finden. Gleiche Erfolge hatte W. Wright 1777 bei einer Schiffsepidemie zur See, und seine Mittheilungen gingen den praktischen Engländern so wenig verloren, daſs schon im Jahr 1798 das

Anwendung des kalten Wassers.

Floyer 1697.

Hahn 1736.

Wright 1777.

Werk von Currie erscheinen konnte, welches als die Begründung der Hydrotherapie betrachtet werden müfste, wenn sein Erfolg seinem Verdienste entsprochen hätte. So sehr aber war die Zeit dem Einfachen, Elementaren und Unlateinischen abgeneigt, dafs die grofse Masse der lateinisch und receptmäfsig geschulten Aerzte die Methode des Wassers, namentlich des kalten, als ein rohes und unwissenschaftliches Abenteuer ablehnte, und noch in unserm Jahrhundert hatte ein angesehener Praktiker, wie Horn, wegen seiner Behandlung des Typhus mit kaltem Wasser heftige und sogar persönliche Anfechtungen zu bestehen, nachdem schon vor Jahrzehnten in England die Behandlung des Scharlach durch feuchte Kälte eingeführt war mit demselben Erfolge, welchen in unsrer Zeit dieses Mittel bei drohender Fieberconsumtion zum unbestrittenen Gemeingut der Praxis gemacht hat.

Nicht die noch mangelhafte Methode trug die Schuld, dafs die Masse der Aerzte der Einführung des so einfachen, wie heroischen Mittels widerstand, sondern der Mangel einer mächtigen und uralte Vorurtheile erschütternden Anregung, welche nur von Aufsen kommen konnte. Wie die Verirrung der Homöopathie durch den thatsächlichen Beweis, dafs nicht jede akute Krankheit eine specifische Methode erfordere, die Heilkunde von dem Ballast des Droguenmifsbrauchs befreite: so bedurfte es der Revolution des Bauern Priefsnitz, um die bereits hundertjährigen Erfahrungen von der Wirkung des kalten Wassers bei akuten Krankheiten endlich zu Ehren und auch für die chronischen Krankheiten zur Geltung zu bringen.

Man kann das Aufkommen der Priefsnitzischen Methode vom Jahr 1830 datiren, und in dieselbe Zeit fällt nicht allein die gröfsere Ausbreitung der Homöopathie, sondern auch der Abschlufs der analytischen Arbeiten von Berzelius und Struve für die Mineralquellen; drei Momente, welche wohl hinreichten, um eine kritische Epoche zu begründen und endlich die Richtung auf die Elementarvorgänge bei der Wirkung der Bade- und Trinkkuren und damit auf eine wissenschaftliche Balneotherapie zu entscheiden. Was sodann in den 30 Jahren bis heute drin geleistet worden, so wenig es auch an Masse, und soviel Unklarheit auch noch herrschen mag, immerhin ist es viel mehr, als was alle vorangegangenen Jahrhunderte hervorgebracht haben; und die noch immer bestehenden zahlreichen

Zweifel beruhen nicht, wie früher, auf unbewufster Ignoranz, sondern sie selbst haben eine wissenschaftliche Bedeutung, weil sie, als Zweifel und Ungewifsheit erkannt, präcise Fragen eröffnen, welche als Programm den ferneren Forschungen zu Grunde zu legen sind. In diesem Verhältnifs ist zugleich der Standpunkt der heutigen Balneotherapie bezeichnet.

Die Balneotherapie ist die Lehre von der Wirkung der Bäder und Mineralwasserkuren auf einen grofsen, man kann sagen, auf den gröfsten Theil der chronischen Krankheitszustände. Da sie somit ihren Stoff zusammen zu suchen hat, wo er in der Physik und Chemie, in der Pharmakologie und Pharmakodynamik, endlich in der Pathologie und Therapie zerstreut liegt, so kommt ihr eigentlich die Bedeutung eines wissenschaftlichen Ganzen nicht zu; um so weniger, als einestheils die Kurmittel der Balneotherapie, der Bedeutung nach, welche sie für den Organismus haben, sehr weit auseinander liegen, wie z. B. Glaubersalz und Eisen, Kaltwasserkur und klimatische Verpflanzung, und als andrerseits es kaum eine chronische Krankheit giebt, welche nicht einzelne Fälle für Bade- und Brunnenkuren lieferte. *Begriff der Balneotherapie.*

Doch giebt ihr gerade die letztere Thatsache ihre praktische Bedeutung und die Berechtigung, als besondere Disciplin eine Stelle unter den Lehrmitteln für den Arzt einzunehmen: wenn es kaum eine chronische Krankheit giebt, welche nicht in einzelnen Fällen Gegenstand der Balneotherapie würde, so giebt es im Gegentheil auch nicht eine, deren Fälle nicht oft mit andern Mitteln geheilt oder behandelt werden; und die Balneotherapie hat daher die Aufgabe, für den individuellen Fall die individuelle Anleitung zu geben, ob anstatt andrer Methoden eine Bade- oder Brunnenkur, und welche und in welcher Weise zu unternehmen sei. Der im praktischen Beruf gereifte Arzt bedarf einer solchen Anleitung nicht, weil eben die Frucht seiner Erfahrung in der Kunst zu individualisiren besteht; dem Schüler aber, welcher handeln soll, ehe er einen eigenen Schatz von Erfahrung gesammelt, ist eine Anleitung nothwendig, die ihn in den Stand setzt, zwischen Krankheitsfall und Heilmittel den Weg der individuellen Wahl einzuschlagen und auf einem Gebiete seiner Kunst, wo die Ueberhäufung der Thatsachen ihn in die Irre zu führen strebt, sich sofort auf den praktischen Standpunkt zu stellen. *Praktische Bedeutung.*

Nun datirt aber die praktische Anwendung der Bäder und Mineralwässer keineswegs aus der wissenschaftlich begründeten Pharmakodynamik unsrer Zeit, sondern ist uns aus der rein empirischen Uebung früherer Jahrhunderte überkommen; und als die rationelle Wissenschaft die Dynamik der Mineralsalze, des Schwefels, des Eisens, der warmen Wasserbäder aufzubauen begann, ging sie meistens von den alten Erfahrungen dieser empirisch geübten Balneotherapie aus. Die Wirkung des warmen Wassers z. B. elementar und experimentell zu ermitteln, fand sich die neuere Pharmakodynamik vorzüglich deshalb veranlafst, weil jene auf dem Gebiet chronischer Krankheiten von der Erfahrung in Teplitz und andern Thermen längst, wenngleich oft in unrichtiger und mystischer Deutung, gegeben war.

Ebenso hat man schon seit Jahrhunderten die Anämie mit Eisen und die Leberkrankheiten in Karlsbad behandelt, und so lehnt sich allgemein unsere Therapie, während andere früher unbedingt geltende Maximen gänzlich verworfen sind, in der Anwendung der Mineralwässer noch immer vielfach an die alte Erfahrung und Gewohnheit an. So steht daher die Balneotherapie, mehr als andre therapeutische Disciplinen, unter dem Einflufs der heutigen Uebergangsperiode, welche die rein erfahrungsmäfsige und die rationelle Kunst mit einander zu vermitteln strebt und nicht immer verhindern kann, dafs beide sich schroff und feindlich berühren. Daher erscheinen jetzt immer neue Lehrbücher der Balneotherapie, weil das Bedürfnifs der Vermittlung und Auseinandersetzung zwischen Empirie und Wissenschaft täglich und in vielfach verschiedener Form sich aufdrängt. Diese Vermittlung zu geben, so weit sie im Augenblick möglich ist, darin besteht die Aufgabe eines Lehrbuchs, welches demnach im eigentlichen Sinne des Wortes ein Schulbuch sein und namentlich drei Ansprüche erfüllen mufs:

Erfordernisse eines Lehrbuchs.

    '1) Es mufs das allgemein Therapeutische vollständig, fafslich und mit kritischer Berücksichtigung begründeter Zweifel geben;

    2) es mufs die Indicationen zuerst und vor Allem aus der begründeten praktischen Erfahrung schöpfen und die Erfahrung selbst an den Ergebnissen der heutigen Wissenschaft und Forschung zu deuten, allenfalls zu berichtigen suchen;

    3) da das Lehrbuch den Schüler orientiren soll auf einem Felde, welches im Allgemeinen von dem Zwiespalt zwischen

Erfahrung und Deutung und im Besondern von einer verwirrenden Menge von Thatsachen und Ansichten verdunkelt wird, so muſs es die Ueberfülle des einzelnen Stoffes auf wenige Gesichtspunkte, die Unzahl der einzelnen Mittel auf wenige Gruppen und Repräsentanten zurückführen und durch Verallgemeinerung den Schüler in den Stand setzen, zu individualisiren; denn nur ein allgemeines Wissen hebt die Empirie aus dem dunklen Tappen in das Licht der individuellen Kunst.

Aus diesen Ansprüchen ist leicht zu ersehen, daſs sie im Einzelnen auf sehr verschiedene Weise erfüllt werden können. Der gegenwärtige Versuch gründet sich auf eine früher erschienene Specialschrift, deren wohlwollende Aufnahme von mancher Seite ausdrücklich zu diesem Unternehmen ermuthigt hat*). Es soll dem Anfänger die Anleitung geben, nach wohlbegriffenen wissenschaftlichen und praktischen Maximen zwischen den Gruppen der Kurmittel und zwischen den Gliedern jeder Gruppe zu wählen.

Für den Anfänger mag noch ein Wort zur Ermunterung dienen. Jeder Arzt weiſs aus Erfahrung, daſs der Anblick eines voluminösen Buches über hunderte von Quellen mit hunderten von Analysen und Indicationen vor einer Disciplin zurückschrecken macht, deren massenhafter Stoff nicht in einem Menschenleben dem Gedächtniſs einzuprägen ist; und wie früher durch das Gespenst des „Brunnengeistes", so hat heut zu Tage die Balneotherapie durch die Anhäufung und Prätension minutiöser Analysen und detaillirter Indicationen den Anschein eines unnahbaren Geheimnisses erhalten. Indessen kann man den neueren Lehrbüchern meistens nachrühmen, daſs sie dem Lernenden das Wissenswerthe von dem gelegentlich zu benutzenden Register in übersichtlicher Scheidung bieten; und es ist eben ein nothwendiger und natürlicher Kreislauf, daſs die aus der Fülle des weit auseinander liegenden Stoffes gesammelte Erfahrung auf ihre Quellen zurückweist: nur darf die Darstellung der letzteren nicht den Anspruch erheben, mehr zu sein, als ein Lexicon für die Gelegenheit.

Das Lehrbuch scheidet seinen Stoff nach folgenden Gesichtspunkten: *Eintheilung.*

---

*) Bad Oeynhausen-Rehme und die Grundzüge der allgemeinen Balneologie. Berlin 1865. Enslin.

Da beinahe alle chronischen Krankheiten in einzelnen Fällen der Balneotherapie anheimfallen, und da sämmtliche hierhergehörige Kuren gewisse, allen gemeinsame, therapeutische Momente bieten: so handelt das erste Kapitel von dem Einflufs und der Anwendung der Bade- und Brunnenkuren auf chronische Krankheit überhaupt, und namentlich von den elementaren Wirkungen der einzelnen gemeinsamen Agentien, der Luft, des Klimas, des Verhaltens, der Diät, des Wassers in seiner verschiedenen innerlichen und äufsern Anwendung; hierher gehört auch naturgemäfs die Kaltwasserkur, und von den einzelnen specifisch unterschiedenen balneotherapeutischen Mitteln findet schon die Gruppe der indifferenten Thermen hier ihre Stelle.

Das zweite Kapitel schliefst den allgemeinen Momenten die besondern unterscheidenden chemischen Eigenschaften der Mineralwässer an. Es gibt zunächst eine gedrängte Uebersicht der physikalischen und chemischen Differenzen der Wässer, sodann die pharmakodynamische Signatur der einzelnen charakteristischen Gruppen, geschöpft theils aus der Dynamik der gelösten Stoffe, theils aus der empirischen Balneotherapie.

Das dritte Kapitel, gewissermafsen die Erweiterung des zweiten, führt auf Grund der entwickelten wissenschaftlichen und praktischen Gesichtspunkte durch die Reihe der zahlreichen einzelnen Kurmittel und Kurorte und bildet das eigentliche Lexikon der Balneologie, allerdings nicht nach dem Zufall des Alphabetes geordnet, sondern nach praktischen, übrigens je nach dem einzelnen Bedürfnifs verschiedenen Maximen.

Im vierten Kapitel folgt eine pathologisch-therapeutische Rekapitulation als praktischer Wegweiser durch die Reihe der chronischen Krankheiten und gleichsam als Inhaltsverzeichnifs des Vorangegangenen, zu dem Zweck einer Uebersicht und Anleitung, für den einzelnen Fall den betreffenden Stoff der ersten drei Kapitel aufzusuchen.

Das fünfte Kapitel enthält die Methode, Lebensweise, Diät, die Art der Anwendung der einzelnen Kurmittel, und es finden bei dieser Gelegenheit auch die künstlichen Mineralwässer ihre Würdigung.

Das sechste Kapitel ist den klimatischen Kuren und Kurorten gewidmet.

In einem Anhang endlich folgt eine kurze Würdigung einiger Heilmethoden, welche theils oft mit Bade- und Trinkkuren zu deren Unterstützung verbunden werden, theils vicarirend an deren Stelle treten: Inductionsstrom, constanter Strom, comprimirte Luft, Fichtennadelbäder, römische Bäder, Dampfbäder; und schliefslich finden einige Methoden, welche zwar die Charlatanerie und Industrie aufgebracht hat, die sich aber aus manchen Gründen nicht mehr ignoriren lassen, wenigstens eine kritische Erwähnung.

Erstes Kapitel.

Allgemeine Balneotherapie.

Wirkung der Brunnenkuren auf chronische Krankheit überhaupt. Elementare Wirkungen. Luft, Klima, Verhalten, Diät. Die Wirkung des Wassers in den verschiedenen Formen seiner Anwendung. Kaltwasserkur. Indifferente Thermen.

Der praktische Standpunkt, von welchem die heutige Balneotherapie auszugehen hat, ist die allgemeine Thatsache, dafs Krankheitsfälle sehr verschiedener Art an ein und derselben, und Fälle gleicher Natur an sehr verschiedenartigen Heilquellen Heilung und Besserung finden. Diese Erfahrung datirt bereits aus den ältesten Zeiten, als der Wunderglaube der Aerzte sowohl, wie des Volkes, ohne Unterschied des Falles und der chemischen Differenzen, zu den bekannten Thermen als letzter Zuflucht griff, und wenngleich durch eine so unkritische Praxis unzählige Mifsgriffe bedingt wurden, so hätte sich doch diese Gewohnheit nicht erhalten und ausbreiten können, wenn nicht zahlreiche Fälle guten Erfolges zur Wiederholung und Schätzung der Badekuren aufgefordert hätten. Die Theorie begnügte sich in diesen Zeiten mit der Annahme einer specifischen, unbekannten Kraft der Quellen, an deren Geheimnifs, eben weil es als Geheimnifs galt, die Deutung sich kaum heranwagte. Als nun später, namentlich seit der Mitte des 17. Jahrhunderts, die langsam fortschreitende Chemie nach und nach mehrere der in den Wässern gelösten Stoffe aufschlofs, begann die Deutung sich an diese anzuschliefsen, suchte jedoch nicht nach physiologischen Erklärungen, sondern blieb auf dem Standpunkt der specifischen Heilwirkungen stehen und etablirte eine unübersehbare Menge sogenannter specifischer Beziehungen einzelner Stoffe und einzelner von demselben charakterisirter Wässer zu gewissen Krankheiten und Organen, in deren Ueberhäufung und Verwirrung sich für den concreten Fall zurecht zu finden, in der That dem zufälligen Glück des Suchenden überlassen war. Namentlich war es Hufeland als Praktiker und Osann als balneologischer Schriftsteller, welche jene Periode repräsentirten. Mit

Allgemeinstes Ergebnifs balneologischer Erfahrungen.

Vetters Werk (1845) beginnt nun zwar für Deutschland die kritische Richtung, welche die Masse der widersprechenden Maximen zu sichten und das Zusammengehörige zusammen zu fassen strebte; und es ist seitdem kaum ein Werk über allgemeine Balneotherapie erschienen, welches nicht diese wissenschaftliche Richtung verfolgte; aber das Resultat für den Belehrung Suchenden ist dasselbe geblieben: der Widerspruch nämlich in den für verschiedene Quellen zusammentreffenden und für eine Quelle weitauseinandergehenden Indicationen.

In diesem Widerspruch der Indicationen, da diese zum gröfsten Theil die Frucht altbegründeter klinischer Erfahrung sind, kann kein Vorwurf gegen die Balneotherapie liegen, und er hört sogar auf ein Mangel derselben zu sein, sobald er praktisch allgemein anerkannt und wissenschaftlich erklärt ist. Wirken gleiche Mineralquellen ähnlich auf sehr verschiedene, und differente Quellen ähnlich auf gleichartige Zustände, so müssen sowohl in den chemisch verschieden charakterisirten Kuren, als auch in den verschiedenen Krankheitszuständen gemeinschaftliche Momente obwalten, von denen der gemeinsame Erfolg getragen wird, und die Erkenntnifs dieser gemeinsamen Momente mufs vorausgehen, ehe die besondern Eigenschaften der einzelnen Wässer in ihrer besondern Wirkung gewürdigt werden können. Diese Einflüsse, welche bei jeder Bade- und Brunnenkur concurriren, sind die Reise, das Gebirgs- und Landleben, die Luft, die Körperbewegung, die veränderte Diät, das momentane Aufgeben schädlicher Lebensgewohnheiten, der vermehrte Genufs des Wassers und endlich die äufsere Anwendung desselben als Träger der Feuchtigkeit, der Wärme und der Kälte. Wie in dem Lehrbuch die kritische Würdigung dieser ersten Elemente vorausgehen mufs, um die Wirkungen der specielleren Differenzen zu erklären und ihr Verständnifs zu sichten: so hat die Balneotherapie nicht eher eine wissenschaftliche Richtung angenommen, als bis sie durch das Studium der Elementarwirkungen des Wassers sich den Weg eröffnete, um das Besondere von dem Allgemeinen zu scheiden. Und es war wie wir oben (S. 6) sahen, ein glückliches Zusammentreffen, dafs zur selben Zeit, wo Priefsnitz das Studium der Wasserwirkung erzwang, auch die chemische Analyse durch Berzelius und Struve einen Abschlufs erreichte, und somit der Erforschung der gemeinsamen Operation die genauere

Kenntnifs der chemischen Differenzen zu Hülfe kam. Es soll damit nicht gesagt werden, dafs in früheren Zeiten die Bedeutung der Diät, der Reise, des Landlebens u. dgl. unbekannt gewesen; nur ihre Aufnahme in das System therapeutischer Maximen, ihre wissenschaftliche Geltung für präcise Indicationen, und ihre allgemeine Anwendung auf die Erklärung der Wirkung von Brunnen- und Badekuren verdankt sie dem Studium der Wasserwirkung.

Wir gehen nun zur Betrachtung der eben angedeuteten allgemeinen Momente der Bade- und Brunnenkuren über.

1. Verpflanzung in andere Lebensverhältnisse.

Es ist eine allgemeine, nicht blofs klinische, sondern auch vulgäre Erfahrung, dafs viele chronische Krankheitszustände ohne eine pharmakologische Behandlung, ja selbst unter unrichtiger Behandlung und sogar Mifshandlung seitens der legitimen Kunst, oder der Homöopathie, oder der Volksmedicin, oder der industriellen Charlatanerie Heilung und Besserung finden; und es giebt für solche Thatsachen nur eine Erklärung, nämlich die Deutung der Naturheilung. In der That finden wir in der grofsen Reihe der chronischen Krankheiten nur die heteroplastischen Neubildungen, welche weder einer Heilung, noch auch nur einer momentanen Besserung zugänglich sind; während alle andren in vielen oder einzelnen Fällen seitens der allein wirkenden Natur Heilung, oder wenigstens Besserung oder Stillstand erfahren. Selbst Lungentuberkulose wird in manchen Fällen geheilt, und unheilbare Krankheiten, wie Lebercirrhose, Uterusfibroide, schwere Lageveränderungen des Uterus, Diabetes haben in unsrer Zeit aufgehört, ein *noli me tangere* für die ärztliche Kunst zu sein, und sind wieder Gegenstände, wenn auch nicht der Heilung, so doch der Besserung und überhaupt der ärztlichen Behandlung geworden. Ueberschaut man das weite Gebiet der chronischen Krankheiten, welche der Balneotherapie verfallen, die Störungen der Blutmischung, die Krankheiten der Lunge und der Bronchialschleimhaut, die Anomalien der Verdauungs- und der Geschlechtsorgane, die Krankheiten des Nervensystems, der Haut, der Knochen, so finden sich nur wenige concrete Fälle, deren Entstehung nicht in den besonderen Lebensverhältnissen der In-

Veränderung der Lebensweise.

dividuen wurzelt; und die übrigen, welche der Zufall erzeugt hat, werden entweder durch die individuellen Verhältnisse genährt, oder erheischen doch erfahrungsgemäfs, gleich den andern, eine durchgreifende Veränderung der Lebensbedingungen, um zur Heilung oder zur Besserung übergeführt zu werden. Jeder Praktiker hat die Erfahrung gemacht, dafs die Unheilbarkeit vieler Fälle auf der Unabänderlichkeit der äufseren Lebensbedingungen beruhte, dafs viele erst nach einer gründlichen Revolution in denselben auf eine rationelle Behandlung mit Besserung und Heilung antworteten; und mancher günstig verlaufene Fall hat ihm den Zweifel erweckt, ob dem Arzneimittel, oder der reformirten Lebensweise das Resultat zu danken sei. Es sind sogar nicht immer die leichteren Fälle, welchen die Erfüllung dieser ersten causalen Indication genügt; und wenn sogar eine Krankheit, wie der Diabetes, durch Landaufenthalt, winterlichen Aufenthalt in einem milden Klima und überwachte Diät zu Besserung und Stillstand gebracht wird, so verdienen diese allgemeinen Momente in der That nicht allein eine gelegentliche Empfehlung als wünschenswerthe und angenehme Zuthaten einer Kur, sondern sie verlangen eine systematische Würdigung ihrer Elementarwirkung und ihrer stricten speciellen Indicationen; und keine Verordnung einer Bade- oder Trinkkur kann den Anspruch einer rationellen Maxime begründen, die nicht den Einflufs der Reise, der Land- und Gebirgsluft, der Diät und veränderten Lebensweise ihrer Berechnung mit zu Grunde legt und für den individuellen Fall in individneller Weise auswählt.

Landluft und Gebirgsluft.

2. Die Landluft, und meistens die Gebirgsluft

ist die neue Atmosphäre, in welche der Kranke verpflanzt wird, und die Revolution ist natürlich um so durchgreifender, je gröfser oder enger die Stadt, in der der Kranke und der Krankheitsfall seine Heimath, und je ungesunder der Raum, in welchem er einen beträchtlichen Theil des Tages zu verleben hatte. Die Ansammlung der Auswurfsstoffe in den Städten, ihre Stagnation und das Festhalten ihrer Zersetzungsproducte, endlich das enge Aneinanderrücken der Häuser und Strafsen, so wie das Gedränge und die räumliche Beschränktheit der Wohnungen unter Einem Dach erschweren die Ventilation, die Zufuhr bewegter Luft, die Wegführung der Miasmen, mit Einem Wort diejenige Desinfection, im weitesten Sinne des Wortes, welche in kleinen Städten und auf dem Lande die freie Lage der Wohnungen bedingt. Pettenkofers Erfahrungen über die Verbreitung der Cholera in Städten, über die Fixirung dieser Krankheit durch einzelne Nester des stagnirenden Grundwassers und über die Wirkung der Desinfection illustriren als drastisches Beispiel die schädliche Wirkung der mangelnden Ventilation; und die Beobachtung der Epidemien und des Gesundheitszustandes ländlicher Bevölkerungen, so wie das bessere Befinden jedes Einwohners enger Städte auf dem Lande, die Besserung Kranker in der Land- und Gebirgsluft sind das Eigenthum uralter populärer Einsicht. Die Frage nach dem Wie dieses Verhältnisses, nach den speciellen Differenzen zwischen Stadt- und Landluft ist eine höchst interessante, aber auch eben so schwierige; ihre Lösung bleibt der Zukunft vorbehalten, und was bis jetzt Physik und Chemie darin geleistet, nur Stückwerk. Ueber den verschiedenen Ozongehalt der Luft, sowie über die Bedeutung dieser Modification des Sauerstoffs für die Organismen sind die Akten erst eröffnet, und die bis jetzt gewonnenen Anfänge dieser Erkenntnifs genügen keineswegs, sie ohne Gefahr theoretischen Irrthums schon praktischem Handeln zu Grunde zu legen. Eben so dunkel und unverwerthbar sind die vereinzelten Untersuchungen und Theorien über jene Organismen der niedrigsten Stufe, welche man in der Atmosphäre gefunden und hie und da als Träger von Miasmen gedeutet hat; wenn es auch möglich erscheint, dafs die Entdeckung bestimmter Beziehungen dieser Organismen zu bestimmten Epidemien der Zukunft vorbehalten ist, so darf doch die Gegenwart aus den sparsamen und unsicheren bisherigen Beobachtungen noch keine Schlüsse ziehen.

Unserm Verständnifs etwas näher gerückt ist die schädliche Wirkung der in der Luft enthaltenen gasigen Zersetzungsproducte organischer Körper, des Kohlenwasserstoffs, Phosphorwasserstoffs, Schwefelwasserstoffs, Ammoniaks, u. a. Zwar kennen wir weder die besondere Art ihres schädlichen Einflusses, noch ihre einzelnen Beziehungen zur Erzeugung bestimmter Krankheiten: die Thatsache aber ist unbestritten, dafs ein länger dauernder Aufenthalt in der mit ihnen verdorbenen Luft momentan ein Unwohlsein und bei zur Gewohnheit gewordener

Gasige Zersetzungsproducte in der Luft.

Fortsetzung ein Siechthum erzeugt, welches wesentlich theils aus dem erschwerten Athmungsprocefs, theils aus einer direkten Blutvergiftung erklärt werden mufs. Dazu kommt höchst wahrscheinlich der Umstand, dafs eine mit solchen Gasen geschwängerte Luft, vermöge dieser Gase und vermöge des mit denselben verbundenen höheren Feuchtigkeitsgrades specifische Miasmen bindet, welche sonst aus reinerer Luft durch die natürlichen Ventilatoren leichter entfernt werden. Für diese Erklärung sprechen besonders zwei Thatsachen: erstens, dafs die Schädlichkeit der Malarialuft mit dem Feuchtigkeitsgrade derselben steigt; und zweitens die Erfahrung in Krankenhäusern, dafs die Ventilation allein keineswegs hinreicht, um Contagien zu entferneu, oder ihre Ausbreitung zu verhindern, sondern dafs die Desinfection nur durch die strengste Beseitigung aller organischen Auswurfsstoffe, auch solcher, die kein specifisches Contagium tragen, also durch durchgreifende Reinhaltung der Wohnungsräume, Fufsböden, Wände und Betten zu erzielen ist. Es spielen unter den Bestandtheilen einer verdorbenen Luft höchst wahrscheinlich auch Gase eine Rolle, welche, wenn auch wohl zu den bekannten gehörend, doch nicht in der verpesteten Luft nachgewiesen sind; so finden sich z. B. in einem mit Menschen angefüllten Raume dieselben Bestandtheile der Luft, Kohlensäure und Wasser, vermehrt, wie in dem Sooldunstbade zu Rehme; aber gleichzeitig wird in dem ersteren der Geruchssinn und sogar der Geschmackssinn specifisch beleidigt und es gesellt sich zu den bekannten Wirkungen der Kohlensäure und der Feuchtigkeit eine Nauseose, welche in dem Dunstbade nur höchst selten beobachtet wird; und es ist diesen, zum Theil unbekannten, organischen Zersetzungsproducten wahrscheinlich ein bedeutender Antheil an dem anämischen Siechthum derjenigen, die ihren Beruf in solchen mit Menschen dicht gefüllten Räumen ausüben, zuzuschreiben.

Kohlensäuregehalt der Luft. Genauer bekannt sind schon die Verhältnisse der Atmosphäre, welche sich auf ihren vermehrten Gehalt an Kohlensäure beziehen. Ob diese Säure, wenn sie durch Einathmung der Lunge oder der Haut direct in das Blut übergeht, eine positiv giftige Wirkung ausübt, oder nur negativ dadurch schadet, dafs sie den Gasaustausch im Blut und in den Geweben vermindert, ist noch nicht entschieden. Wenngleich in den bekannten Dunstgrotten und bei Thierversuchen oft eine schnell tödtliche Wirkung beobachtet worden, so ist es doch sehr fraglich, ob man dabei auf die Annahme einer positiven Giftigkeit zurückgreifen mufs, da in diesen Versuchen immer eine an Kohlensäure sehr reiche Luft angewandt worden, und deshalb die negative Wirkung der Verhinderung des Gasaustausches um so schneller und vollkommener auftreten konnte. Indessen ist dieser Zweifel für die praktische Anschauung einigermafsen gleichgültig: ob positiv, oder negativ, schädlich bis zur tödtlichen Wirkung, also giftig, ist die Kohlensäure immer, sobald sie in der eingeathmeten Luft die Grenze eines mittleren Gehaltes übersteigt. Dafs reine Kohlensäure und eine Luft, welche bis zu 40 Procent dieses Gases, abwärts gerechnet, enthält, durch den sofort verursachten Stimmritzenkrampf mechanisch irrespirabel sind, ist bekannt und kommt für unsern Zweck nicht in Betracht.

Die Kohlensäure, welche das Blut enthält, stammt theils aus den assimilirten Nahrungsstoffen, theils aus dem Oxydationsprocefs organisch verbrauchter Säfte und Gewebselemente, und ist in ihm in einer Menge enthalten, welche die der meisten Mineralwässer bei weitem übertrifft, und gegen welche der Gehalt der Atmosphäre an Kohlensäure nicht entfernt zu vergleichen ist. Es findet nun der Gasaustausch in den Lungen nach den physikalischen Gesetzen der Diffusion statt, vermöge deren die Kohlensäurespannung des Blutes mit der der Luft sich auszugleichen strebt; es schwankt ferner der normale Gehalt der Luft an Kohlensäure zwischen 2 und 8 auf 10000 und beträgt im Mittel 0,04 Procent, wogegen der Gehalt des venösen Blutes, wenn man die geringsten Angaben gelten läfst, sich auf 8 Procent beläuft. Daraus folgt die Vermuthung, dafs Schwankungen des Kohlensäuregehaltes der Luft, welche sich nicht weit vom Mittel entfernen, auf die Ausscheidung der Kohlensäure keinen wesentlichen Einflufs ausüben können, und dieser Vermuthung entsprechen auch durchaus Vierordts sorgfältige Untersuchungen, nach welchen in normaler Atmosphäre die Exspiration der Kohlensäure in ihren Differenzen nur von der Art und Zahl der Athemzüge, von den verschiedenen Tageszeiten und dem Befinden des Individuums abhängt. Die Grenze, wo der Kohlensäuregehalt der Luft beginnt, die Ausscheidung aus dem Blut wesentlich zu erschweren, mag wohl, wie es das Allgemeinbefinden in gefüllten Räumen lehrt, bei

½ Procent anfangen, und ist gewifs bei 4 Procent, d. h. bei einem der ausgeathmeten Luft gleichen Gehalt, bei weitem überschritten; doch sind die betreffenden Thatsachen widersprechend und mancher Deutung fähig. Während in Dunstbädern, z. B. in dem Sooldunstbad zu Rehme, eine Luft, die nur mit Wasserdampf gesättigt ist und öfters 3, 4 und mehr Procent Kohlensäure enthält, das Allgemeinbefinden unberührt läfst, wird andererseits die Luft der mit Menschen gefüllten Räume, wenn auch bis zu 12 pro Mille Kohlensäuregehalt mitunter ertragen wird, doch oft schon mit 2 — 3 pro Mille unerträglich, und es fragt sich, ob hier nicht andere Veränderungen mitwirken, namentlich die Abnahme des Sauerstoffs und die Beimischung unbekannter gasförmiger oder anderer organischer Zersetzungsproducte.

Kohlensäuregehalt der Luft in Schulzimmern. Bei lange dauerndem Verweilen in solchen Räumen mag allerdings auch die Vermehrung der Kohlensäure schon bei einigen pro Mille von directem Einflufs sein auf die Verminderung der Kohlensäureausscheidung und der Sauerstoffaufnahme. Die neuesten betreffenden Messungen sind von Baring angestellt (Schuchardt's Ztschr. 1866. VI.); er fand in seinem Schlafzimmer am Morgen 3 pro Mille, in einem Schwurgerichtssaal 8 und 11,6 pro Mille, in den verschiedenen Klassen des Gymnasiums zu Celle, im Verhältnifs zur Frequenz, 2—6, sogar im Treppenhause der Schule, nach welchem die Corridore und Klassen münden, 0,8—1—3 pro Mille. In den verschiedenen Klassen der Bürgerschule 2—8 pro Mille, in den Volksschulen aber gar bis 12 pro Mille. Hierzu kommt nun für viele Lokale noch die Oel- und Gasbeleuchtung mit ihren Produkten an Kohlenoxyd und schwefliger Säure, und so ist es wohl erklärlich, dafs ein langes Verweilen in dicht gefüllten Räumen den Respirationsprocefs und die Verjüngung des Blutes durch denselben wesentlich beeinträchtigen kann. Demgemäfs finden wir, abgesehen von den Folgen der mangelnden Körperbewegung, die Lehrer, die Büreaubeamten, die Arbeiter frequenter Fabrikräume, u. s. w. jenem bekannten Siechthum unterworfen, welches in mangelnder Ernährung und Blutbildung, in verkümmerter Entwicklung des Thorax und der Respirationsmuskeln die Quelle für eine grofse Zahl chronischer Krankheitszustände bildet.

Diejenigen Differenzen des Gehaltes der Atmosphäre an

Kohlensäure, welche von mehr natürlichen Bedingungen abhängig sind, entfernen sich viel zu wenig von der mittleren Norm, als dafs man sie für die Erklärung der Wirkung der Land- und Gebirgsluft in Berechnung ziehen könnte. Findet man auch mit der höheren Lage eines Ortes die Kohlensäure der Luft vermehrt, so ist doch das bis jetzt gefundene Maximum nicht mehr als 0,095 Procent, und in der Strafsenluft der Städte hat man auch nicht mehr als 0,06—0,09 gefunden. Es wird daher für die Beurtheilung der Reinheit der Landluft ihr Kohlensäuregehalt dem der Stadtluft gegenüber nur bei den oben erwähnten abnormen Verhältnissen in Betracht kommen dürfen; und hier ist es allerdings eine mächtige Lebensveränderung, wenn ein Mensch, der einen wesentlichen Theil seiner Tage in dicht gefüllten Räumen verlebt und in ihnen eine Luft mit 1 Procent Kohlensäure einathmet, in das Landleben verpflanzt wird und längere Zeit normale Luft respirirt, die uebenbei nicht von den übrigen Mephismen einer ausathmenden und ausdünstenden Menge afficirt ist. Was an specifischen Eigenschaften der Landluft durch die Vegetation hinzugefügt wird, darüber schweigt zwar die Chemie; um so allgemeiner aber ist die Erfahrung, dafs mit dem Reichthum der Vegetation die Salubrität eines Landortes in gradem Verhältnifs steht; und selbst momentan macht sich die Erholung von schlechter Luft im Walde und in waldreicher Gegend deutlicher und schneller fühlbar, als auf sterilem Boden. Auch der Vergleich zwischen dem Gesundheitszustande der Städter und dem der Landwohner spricht deutlich genug: die Volksschullehrer und die Büreaubeamten auf dem Lande und in kleinen offenen Städten, obgleich sie ohngefähr dieselbe Lebensweise ihrer grofsstädtischen Collegen führen, sind dem anämischen Siechthum viel weniger unterworfen, als diese. Und was den Unterschied zwischen Landluft und Gebirgsluft betrifft, so findet sich, unter übrigens gleichgewählten Lebensverhältnissen, bei den Bewohnern der Gebirge mehr körperliche Kraft und Elasticität, mehr Ausdauer, und weniger Neigung zur Fettbildung, also mit Einem Wort eine gesündere Constitution, als bei den Bewohnern der Ebenen.

Reinheit der Landluft.

Ueber den Feuchtigkeitsgrad der Luft, seinen Wechsel und die Mittel zu seiner Bestimmung, ist zwar die Physik zu einem gewissen Abschlufs gelangt, doch ist immer noch eine gewisse Zurückhaltung geboten, wenn man die Ergebnisse der-

Feuchtigkeit der Luft.

selben in die praktische Berechnung zieht. Es kommen hier zwei sowohl physikalisch als auch physiologisch sehr verschiedene Faktoren in Betracht: erstens der absolute Wassergehalt der Luft, und zweitens deren relative Wassercapacität, d. h. ihre Fähigkeit, noch mehr Wasserdampf aufzunehmen; der erste bringt nur die Haut und die Lungen in Berührung mit Wasser, der zweite bedingt das Mengenverhältnifs, in welchem diese Organe Wasser an die Luft absetzen können; der erste ist zum Theil von lokalen Bedingungen, der zweite aufser von diesen auch von den physikalischen Eigenschaften der Luft abhängig. Ein durchgreifender und allgemein wirkender Einflufs dieser Verhältnisse auf das Befinden der Menschen kann bis jetzt nur für die drei schärfer ausgesprochenen Differenzen der Landluft bei geringer Erhebung über dem Meeresspiegel, der Seeluft und der Gebirgsluft angenommen werden, wobei, selbstverständlich, nur die Bedingungen der wärmeren Jahreszeit in Betracht kommen.

Die absolute Feuchtigkeit der Luft ist im Allgemeinen an der See und im Gebirge gröfser, als im Lande; an der See, weil das Meer eine ungeheure Verdunstungsfläche darbietet; im Gebirge, weil mit der höheren Lage die Wassercapacität der Luft steigt, vermöge deren sie im Stande ist, mehr Wasser bis zur vollständigen Sättigung aufzunehmen, und weil es überdies auch hier nicht an Verdunstungsflächen fehlt; an der See dagegen ist die Wassercapacität nicht so grofs, theils wegen der gröfseren Dichtigkeit, theils wegen der niedrigeren Temperatur der Luft. In Bezug auf die Berührung der Haut und der Lunge mit absolut feuchter Luft mag also die Seeatmosphäre der Gebirgsluft ohngefähr gleichstehen; wogegen die höhere Wassercapacität der Gebirgsluft die Exspiration und Perspiration des Wassers aus Lunge und Haut mehr erleichtert, als die Seeluft. Die Wirkung der absoluten Feuchtigkeit der Luft besteht, wenngleich physikalisch nicht erklärt, doch thatsächlich allgemein anerkannt in der Erleichterung des Gasaustausches in der Bronchialatmosphäre, namentlich in der vermehrten Kohlensäureausscheidung; und diese Erleichterung des Respirationsprocesses ist eine Thatsache der vulgärsten Erfahrung, für welche indessen die Anführung einiger Beispiele nicht überflüssig sein mag. 1) Bei sehr austrocknender Zug-Ofenheizung wird das Athmen erschwert, durch künstlich zugefügte

Wasserverdunstung dagegen erleichtert. 2) Eben so ist es bekannt, wie an gröfseren Flüssen, am Meer und im Gebirge das Wohlbefinden mit jedem Athemzuge steigt, und wie die hier eingeathmete Luft sogar etwas specifisches, sinnlich Erkennbares dem Allgemeinbefinden hinzufügt. 3) Ist es ein interessantes Faktum, dafs oft schon der erste und zweite Tag des Aufenthaltes an der See das Körpergewicht beträchtlich vermehrt, ohne dafs die Zuführung der Speisen gleich anfangs eine gröfsere geworden, und dies kann nur erklärt werden aus der geringeren Wasserperspiration vermöge der an der See niedrigeren Wassercapacität der Luft. 4) Kranke mit Bronchialkatarrh, sei dieser selbstständig oder durch Tuberkulose bedingt, befinden sich besser im Sommer, wo die Luft vermöge der gröfseren Wärme sowohl absolut als auch relativ feuchter ist, und erholen sich noch schneller, wenn sie den Aufenthalt im Gebirge oder an der See wählen: durch die gröfsere Feuchtigkeit der Bronchialatmosphäre wird der Bronchialschleim dünner und leichter ausführbar, also im Sinne der Alten „gelöst", und aufserdem die Ausscheidung der Kohlensäure und damit die Aufnahme des Sauerstoffs gefördert. Es kommt aber noch eine andere physikalische Bedingung der See- und Gebirgsluft hinzu, auf welche die Praktiker nur sehr selten Rücksicht genommen, und die doch bei einem längeren Aufenthalt in jenen Atmosphären wahrscheinlich von der gröfsten Wichtigkeit ist. In der Ebene ist die Luft viel weniger, als im Gebirge und an der See, den Schwankungen der Dichtigkeit und der Windbewegung ausgesetzt, daher dort der Feuchtigkeitsgrad und die Wassercapacität viel langsamer und seltener abwechseln; das organische Leben aber ist in allen seinen Beziehungen auf den Wechsel zwischen den Phasen der Erregung und der Ruhe angewiesen, und es braucht kaum erwähnt zu werden, wie nach längerer Dauer eines gröfseren Feuchtigkeitsgrades das gesunkene Allgemeinbefinden und die belästigte Respiration sich erholen, wenn ein Windstofs an der See, oder ein Regen im Gebirge der Lunge und der Haut wieder einmal den Contact einer trockenen Luft vermitteln. Die Respiration bedarf, gleich den übrigen Functionen, nach längerer und ergiebiger Arbeit einer Art Schlaf, und je öfter und regelmäfsiger ihr diese Erholung geboten wird, desto besser befindet sich die Blutbildung des Individuums; und deshalb kann man vielleicht die gröfsere Gesundheit und die fettlosere, muskulösere Körperbildung bei den Gebirgs- und Strandbewohnern vielmehr diesem Wechsel zwischen Feuchtigkeit und Trockenheit zuschreiben, als dem höheren Grade der ersteren überhaupt; und es steht in dieser Beziehung die Alpenluft über einer Meereshöhe von ohngefähr 4000 Fufs im Vortheil vor der Seeluft, weil die gröfsere Wassercapacität einen häufigern Wechsel der absoluten Feuchtigkeit gestattet.

Verschiedene Dichtigkeit der Luft. Ein Factor, welchem man von jeher eine grofse Wichtigkeit für den Einflufs der Atmosphäre beigelegt hat, ist ihre gröfsere oder geringere Dichtigkeit, abhängig von der niedrigeren oder höheren Lage eines Ortes, und wieder sind auch hier die Lunge und die Haut diejenigen Organe, von welchen die Wirkung ausgeht. Ueber das Verhalten beider Organe bei vermindertem Luftdruck in hochgelegenen Lagen hat man von jeher gern Theorien ersonnen, weil man glaubte, dafs man nur aus dem einfachen mechanischen Vorgange die sich leicht ergebenden mechanischen Schlufsfolgerungen auf die Lebensbedingungen organischer Körper anzuwenden brauche, und der Kreis der hierhergehörigen Anschauungen ist voll von unbewiesenen und widersprechenden Annahmen.

Allem Weiteren ist vorauszuschicken, dafs Thiere und Menschen zwar grofse Extreme des Luftdrucks ohne grofse Beeinträchtigung ihres Befindens ertragen, dafs aber oft auch schon geringe Barometerschwankungen nicht ohne Einflufs auf das Allgemeinbefinden bleiben, und dies um so deutlicher, je schneller diese Schwankungen vor sich gehen. Während Menschen sowohl bei 10000 Fufs Erhebung über dem Meeresspiegel, als auch bei 2 Atmosphären Druck in der Taucherglocke oder andern Compressionsapparaten lebens- und arbeitsfähig sind, werden die wichtigsten organischen Functionen oft schon bei geringen Barometerschwankungen afficirt, am deutlichsten allerdings in sensiblen, sogenannten nervösen Naturen, deren Befinden selbst oft eine Art von Barometer für den Wechsel der Luftschwere bildet. Die Erscheinungen, mit welchen solche Organismen auf plötzliche Barometerschwankungen antworten, beziehen sich auf die gröfsere oder geringere Freiheit theils der Respiration, theils der Gehirnfunctionen, und da beide vorzüglich von der beständigen Erfrischung des Blutes abhängig sind, so liegt die Vermuthung nahe, dafs bei diesen, immerhin geringen Schwankungen die Ausscheidung der Kohlensäure und die Aufnahme des Sauerstoffs den Angriffspunkt auf das Befinden des Organismus bildet. Indem man nun davon ausging, dafs eine dünnere Luft den Lungen absolut weniger Sauerstoff und etwas weniger Kohlensäure darbietet, so schlofs man, dafs in verdünnter Luft weniger Sauerstoff eingeathmet und weniger Kohlensäure ausgeathmet werde, und brachte mit dieser theoretischen Vermuthung gewisse Lebenserscheinungen in eine so gefällige Verbindung, als handelte es sich um eines der bestconstatirten Verhältnisse. Eben so wurden aus dem mechanischen Vorgange des verminderten oder vermehrten Luftdrucks die sich oberflächlich ergebenden mechanischen Schlufsfolgerungen gezogen und sowohl der Theorie der verdünnten Luft, als auch in neuester Zeit der Dynamik der comprimirten Luft ohne Weiteres zu Grunde gelegt. So finden wir in einer Schrift über den pneumatischen Apparat (Canstatt Jahresbericht 1864, S. 136) eine Gegenüberstellung der Wirkungen beider Extreme, welche an gegenseitiger Correspondenz und Deutlichkeit nichts, an begründeter Wahrheit aber alles zu wünschen übrig läfst, und die wir, da sie ohngefähr den landläufigen Theorien entspricht, näher anführen wollen.

Landläufige Theorie.

Verdünnte Luft.	Verdichtete Luft.
1) Unvollständige Ausdehnung der Lungenbläschen, wegen Verringerung des mechanischen Luftdrucks.	1) Vollständige Ausdehnung der Lungenbläschen.
2) Beschleunigung der Athmungsbewegungen, um durch die Zahl der Einathmungen die verminderte Ausdehnung der Lungen zu ersetzen.	2) Verminderung der Zahl der Einathmungen.
3) Beschleunigung des arteriellen Blutumlaufs in Folge der gröfseren Zahl der Athembewegungen.	3) Verlangsamung des arteriellen Blutumlaufs.
4) Verlangsamung des venösen und capillären Blutumlaufs vermöge der in dem dünneren Medium sich ergebenden Abschwächung der aspirirenden Kraft des Thorax.	4) Beschleunigung des venösen und capillären Blutumlaufs.
5) Verlangsamung der Ausscheidung und Aneignung organischer Stoffe, bedingt durch die verminderte Aufnahme von Sauerstoff in einem gegebenen Volumen Luft.	5) Anspornung der organischen Ausscheidung und der Assimilation, sich durch die vermehrte Ausscheidung von Kohlensäure und von Harnstoff einerseits, und die erhöhte, zuweilen

Verdünnte Luft.	Verdichtete Luft.
	bis zur Gefräfsigkeit sich steigernde Efslust andrerseits offenbarend.
6) Verminderte Erregung der Nervencentren durch das an Sauerstoff ärmere Blut.	6) Gröfsere Erregung des Nervensystems durch das sauerstoffreichere Blut, sich offenbarend durch die erhöhte Geistesthätigkeit und die Leichtigkeit und Energie der Bewegungen.

So angenehm in dieser Gegenüberstellung eine Position der andern entspricht, so unbegründet ist bis jetzt diese ganze Theorie, und wenn sogar ein nüchterner und allgemein gelesener Schriftsteller von einer „Anhäufung des Blutes im Herzen" bei vermehrtem Luftdruck spricht, einem Zustand, der gar nicht denkbar ist ohne bald eintretenden Tod, so lehrt ein solches kritikloses Festhalten hergebrachter Hypothesen von Neuem, dafs die vermeintlich exakten Anschauungen nicht minder leicht Vorurtheile erzeugen, als die blinden Vermuthungen einer naturwissenschaftslosen Zeit. So ist es gegangen mit dem Harnstoff als Mafsstab des Stoffwechsels, und so geht es noch mit der Deutung des Luftdruckes: wie die Jugenderinnerungen bei den Menschen am meisten haften, so haben diejenigen Anschauungen, welche zuerst organische Vorgänge mit physikalischen Thatsachen in Verbindung brachten, eine zähe Geltung, weil sie die Kindheit der Theorie mit dem ersten schwachen Lichte realer Ahnungen beleuchtet haben.

Sehen wir, was den obigen Theorien gegenüber die Beobachtung und das Experiment lehrt, wobei wir uns selbstredend auf die am besten verbürgten Erfahrungen beschränken.

Befinden der Arbeiter in einem Schachte mit comprimirter Luft.

Die erste längere Zeit fortgesetzte und an vielen Individuen gemachte Beobachtung über die Wirkung der stark comprimirten Luft datirt, wenn wir nicht irren, aus den dreifsiger Jahren dieses Jahrhunderts, und ist in einem Bande von Karsten's Zeitschrift für Mineralogie, ohngefähr vom Jahre 1840, beschrieben. Man versuchte nämlich in Frankreich, im Departement der Maine und Loire, einen Schacht niederzubringen durch ein schwimmendes Gebirge, dessen Wässer mit der Loire in Verbindung standen; und da diese deshalb sich nicht auspumpen liefsen, so dachte man, sie durch comprimirte Luft in ihre Quellen so lange hineinzudrücken, bis es gelungen wäre, den Schacht mit eisernen Cylindern auszukleiden. Die Sache gelang, und die Arbeiter waren sämmtlich bei einem Druck von 2 Atmosphären arbeitsfähig; Keiner von Allen klagte über ein Gefühl von Druck und Schwere auf der Oberfläche des Körpers, Keiner fühlte sich im Athmen beengt, oder im Gehirn belästigt; und die einzigen, aber auch bei Allen auftretenden Symptome bezogen sich ausschliefslich auf die Elasticität zweier wesentlich membranöser Vorrichtungen, nämlich des Mundes, als pfeifenden Instrumentes, und des Trommelfells. Niemand konnte pfeifen, und Alle fühlten einen schmerzhaften Druck im Ohre und hörten sämmtliche Geräusche so matt und klanglos, wie es auch unter entgegengesetzten Verhältnissen in der Luftpumpe stattfindet; während Einer, der als Kanonier bei der Belagerung von Antwerpen die Elasticität des Trommelfells und das Gehör verloren hatte, in der dichten Luft vortrefflich hörte. Beobachtungen über die Häufigkeit der Respiration und des Pulses wurden nicht angestellt; aber die Thatsache, dafs bei einem Druck von 2 Atmosphären eine Anzahl von Menschen ohne Beschwerden arbeiteten, und nur in zwei elastischen Organen von geringem Widerstande und Masse die mechanische Wirkung des Luftdrucks sich äufserte, läfst die obige Theorie der 6 Punkte, welche bei einem Ueberdruck von nur $\frac{2}{5}$ Atmosphäre gewonnen wurden, sehr prekär erscheinen.

Auch was andere Schriftsteller über die physiologische Wirkung ihrer pneumatischen Apparate sagen, läuft ohngefähr auf die erwähnten 6 Punkte hinaus und dokumentirt sich deutlich genug als Theorie, die nicht aus den Thatsachen gewonnen, sondern aus dem vorausgesetzten Mechanismus des Vorganges gefolgert worden, und die betreffenden Angaben stehen auch unter sich und mit einigen Ergebnissen unbefangener Beobachtungen in erheblichem Widerspruch. Für die Kritik dieser Angaben ist vor Allem wichtig eine Beobachtung, welche in den Versuchen G. Lehmann's constant war, dafs nämlich jede schnellere Schwankung im Luftdruck, bestehe diese nun in einer Vermehrung oder Verminderung desselben, eine frequentere Respiration und demgemäfs auch, nach dem Vierordtschen Gesetz, eine vermehrte Kohlensäureexcretion zur Folge hat. Mufs diese Thatsache schon grofse Vorsicht empfehlen für die Beurtheilung der Erscheinungen im pneumatischen Apparat, so kommt ein anderes Gesetz hinzu, welches von einer andern Seite die vermeintliche Vermehrung der Kohlensäure-

Vermehrte Respiration bei jeder schnelleren Schwankung der Dichtigkeit.

Respiration in sauerstoffreicher Luft. ausscheidung sehr fraglich erscheinen läfst: die genauen Experimente von Regnault und Reiset, Allen und Pepys und Marchand haben übereinstimmend nachgewiesen, dafs das Einathmen einer sauerstoffreicheren Atmosphäre auf die Vermehrung der Kohlensäure gar keinen, oder nur einen verschwindend kleinen Einflufs ausübt; nun führt aber eine verdichtete Luft in der That den Lungen absolut mehr Sauerstoff zu, und an diese Erwägung lehnt sich jene Theorie an und steht somit, so leicht sie sich für die Hypothese ergab, mit genau begründeten Thatsachen in Widerspruch. Endlich streitet drittens ein Gesetz dagegen, was der angesehenste Bearbeiter der Respirationslehre, **Vierordt**, aus zahlreichen Versuchen constatirt hat, dafs bei höherem Barometerstand zwar das Volumen einer Exspiration vermehrt, aber sowohl relativ als auch positiv in einer gewissen Zeit weniger Kohlensäure exhalirt wird. Stehen nun diesen wichtigen Kriterien seitens der Lobredner des pneumatischen Apparates nur vage Behauptungen und der Mangel an zahlreichen Messungen gegenüber, so dürfen wir mit vollem Rechte die Vermehrung der Kohlensäureexspiration als unmittelbare Folge gröfseren Luftdrucks verwerfen. So angenehm es wäre, wenn diese Theorie von der Beobachtung bestätigt würde, so nothwendig erscheint es uns, frühzeitig gegen die Einführung leichtfertiger Annahmen zu warnen, wie sie nur zu gern die rathlose Theorie aus oberflächlichen physikalischen und chemischen Anschauungen zu schöpfen liebt.

Vermehrte Sauerstoffeinnahme. Für den Chemismus der Respiration bei starker Luftverdichtung bleibt als constatirt vorläufig nur die eine Thatsache bestehen, dafs die verdichtete Luft dem Blute absolut mehr Sauerstoff zuführt, und es müssen daher die nächsten Untersuchungen auf der Frage basiren, wo dieses Plus an Sauerstoff bleibt und was aus ihm wird. Die oben in ihrem Ungrund dargelegte Theorie von der unmittelbaren Vermehrung der Kohlensäureausscheidung hat die Frage vorweg, ohne Uutersuchung und auf Grund der längst beseitigten Anschauung beantwortet, nach welcher der eingeathmete Sauerstoff ausschliefslich zur Decarbonisation des Blutes, mit der Kohlensäure als deren Product, verwandt wird. Wir wissen heute, dafs der Sauerstoff, aufser in der Blutbahn, auch in den Geweben und Gewebsflüssigkeiten seine beständige, wichtige und nothwendige Verwendung hat, und wir finden ihn in den Atomgewichten der höher oxydirten Umwandlungen eiweifsartiger Substanzen wieder, im Kreatin, Inosin, in der Harnsäure, dem Harnstoff u. a. Die Versuche von G. Liebig haben die grofse Rolle entdeckt, welche der Sauerstoff in der Muskelflüssigkeit auf die Function der Muskelfaser und auf ihre chemische Zersetzung ausübt; schon II. Davy fand, dafs nach längerem Einathmen einer sauerstoffreichen Luft die meisten Lebensfunctionen energischer von Statten gehen; Marchand kam bei seinen Versuchen auf die Erklärung dieser Davy'schen Erfahrung, indem er fand, dafs der gröfsere Theil des eingeathmeten Plus von Sauerstoff keineswegs zur Kohlensäurebildung verwandt, sondern im Blute zurückgehalten wird; Hervier und St. Lager beobachteten, dafs die Kohlensäureaushauchung erst nach dem Luftbade während mehrerer Stunden zunimmt. In diesen Daten ist denn wohl die oben gestellte Frage mit gröfster Wahrscheinlichkeit dahin beantwortet, dafs das Plus des eingeathmeten Sauerstoffs nicht auf dem Wege einer vermeintlichen Vermehrung der Kohlensäureausscheidung entfernt wird, sondern in den Geweben und Gewebssäften seine Verwendung findet. Ist dies der Fall, so müssen sich deutliche, der schnelleren Oxydation organischer Gewebselemente entsprechende Wirkungen auf die organischen Functionen einerseits und auf die Producte des Stoffwechsels andrerseits ergeben, und diese theoretische Folgerung findet sich in der That durch die Beobachtung bestätigt.

Kranke und Gesunde fühlen oft schon wenige Tage nach ihrer Ankunft am Strande eine merkliche Zunahme der Kraft; ebenso Lungenkranke nach einigen sogenannten Bädern in comprimirter Luft, und bei den Letztern konnte Lange (über compr. L. Götting. 1864) sogar die steigende Vermehrung der Muskelkraft an einem Kraftmesser nachweisen. Ebenso entsprechen die, bis jetzt allerdings nicht zahlreichen, Untersuchungen des Harnes denjenigen Resultaten, welche man in Bezug auf den Stoffwechsel beim Aufenthalt in der Seeluft gefunden: wie hier, so werden auch unter der Einwirkung der comprimirten Luft Harnstoff und Schwefelsäure vermehrt; dagegen, als Zeichen einer gehobenen Zellenbildung, die Erdphosphate oft bis zum Verschwinden vermindert.

Nach allem diesen beruht also die Wirkung der verdichteten Luft hauptsächlich auf einer verbesserten Ernährung der Gewebe, und auch die Kehrseite der betreffenden Untersuchun- *Einflufs auf den Stoffwechsel.*

gen, nämlich das Verhalten thierischer Organismen in luftverdünntem Raum unter der Luftpumpe, entspricht diesem Satze: die Bewegungen werden träge, die Respiration vermindert sich bis zur Asphyxie; aber selbst nach halbstündigem Verweilen im luftleeren Raume kehren die Thiere oft ins Leben zurück, wenn ihnen wieder Athmungsluft geboten wird. Für die Wirkung der Seeluft besitzen wir leider nicht diese Kehrseite in exacten Untersuchungen: eine genaue, experimentelle Vergleichung zwischen dem Verhalten eines und desselben Menschen am Strande und im Gebirge, bei einer beträchtlichen Höhe, ist unsres Wissens niemals angestellt worden; und so bleibt für die Deutung dieser Gegensätze nur die vulgäre und die klinische Erfahrung an Kranken übrig, allenfalls unter kritischer Anwendung der eben constatirten Theorie. Hier treffen wir aber auf jedem Schritt auf Widersprüche der Thatsachen und ihrer möglichen Erklärungen.

Resultate. Folgende Sätze sind beachtenswerth, theils für die praktische Anschauung der Frage, theils als Ausgangspunkte weiterer Untersuchungen.

1. Wie der Condor (nach Humboldt's Erzählung in seinen Ansichten der Natur) innerhalb Minuten den Wechsel eines Barometerdrucks zwischen 12 und 28 Zoll erträgt, so leben auch die Menschen vom Meeresstrande an bis auf 10000 Fuſs Erhebung.

2. Wir besitzen keine genügend begründeten Erfahrungen über das verschiedene physiologische Verhalten der Menschen bei groſsen Gegensätzen tiefer und hoher Lage; namentlich ist die oft wiederholte Behauptung, daſs bei hohem Barometerstande der Puls seltener, bei geringem häufiger werde, weder als Thatsache überhaupt, noch in ihren etwaigen Modalitäten durch beweisend durchgeführte Beobachtungen an ein und demselben Individuum erhärtet. Denn bei Bergreisenden tritt die Muskelanstrengung als Ursach der Pulsbeschleunigung hinzu, und bei Luftballonfahrten widersprechen sich die Beobachtungen, indem Einige die Wirkung des Luftdrucks fühlten, Andere, wie Gay-Lussac, gar keine Veränderung wahrnahmen. Dennoch kann man, da im Luftcompressionsapparat der Puls verlangsamt wird, die Richtigkeit jener Behauptung vermuthen; ob aber die Pulsveränderung, bei mäſsigen Differenzen, z. B. zwischen 5000 Fuſs, eine bedeutende und die gewöhnlichen täglichen Schwankungen

übertreffende ist, ist sehr die Frage: und jedenfalls fehlt dieser Vermuthung noch die experimentelle Bestätigung.

3. Die Behauptung, dafs bei vermehrtem Luftdruck mehr, bei vermindertem weniger Kohlensäure exspirirt werde, ist nichts weiter, als eine Hypothese, die, aus der allgemeinen physikalischen Anschauung geschöpft, durch nichts bewiesen und vorläufig durch die Seite 29 angeführten Beobachtungsresultate widerlegt oder wenigstens unwahrscheinlich gemacht wird.

4. Das wirklich vorhandene Plus und Minus an Sauerstoff, welches bei verdichteter und verdünnter Luft eingeathmet wird, kann demnach in Bezug auf seinen Verbleib nicht nach der mechanischen Respirationstheorie, sondern muss vorläufig als Faktor des Stoffwechsels in den Geweben und Säften verrechnet werden, und hiermit ergibt sich die für jetzt allein wahrscheinliche Theorie, dafs die Verpflanzung in eine hohe Lage den Stoffwechsel vermindere, die in eine tiefere ihn beschleunige, wohlverstanden, soweit aufser der Verminderung der Dichtigkeit der Luft nicht andere einflufsreiche Momente in Betracht kommen. Für diese Wahrscheinlichkeit sprechen die experimentellen Ergebnisse von Regnault und Reiset, Allen und Pepys und Marchand, wonach in einer sauerstoffreicheren Luft der Ueberschuss an Sauerstoff nicht als Kohlensäure ausgeathmet (S. 30), sondern im Körper zurückgehalten wird; und es sprechen dafür die allgemeinen klinischen Erfahrungen, welche wir näher in dem Kapitel von den klimatischen Kuren erwähnen werden, und welche in ihren Endbeobachtungen in der That darauf führen, dafs die Verpflanzung aus tiefer Lage in eine merklich höhere den Stoffwechsel verlangsamt, und dafs dieser deutlich beschleunigt wird, wenn ein Gebirgsbewohner eine Zeit lang am Strande lebt.

5. Aufser der absoluten Dichtigkeit und Verdünnung der Luft ist die relative Schwankung dieser Zustände, und zwar wahrscheinlich als ein sehr wichtiges Moment, in Betracht zu ziehen. Der Barometerstand hat im Laufe des Tages und im Laufe der Jahreszeiten seine regelmäfsigen Schwankungen; hierzu kommen die unregelmäfsigen, welche in weiten Ebenen seltener, an der Seeküste und in Gebirgen häufiger auftreten. Und wenn auch, nach dem heutigen Standpunkt des rationellen Denkens, eine teleologische Anschauung zu verwerfen ist, nach welcher die physikalischen Erscheinungen gleichsam ausdrück-

lich für die Bedürfnisse organischer Wesen eingerichtet seien: so führt doch die consequente Naturbetrachtung den Grundsatz durch, daſs das Verhältniſs der physikalischen Momente in sofern ein Leben bedingendes und modificirendes, oder gleichsam schöpferisches ist, als die Organismen, beständig gezwungen, sich mit jenen in ein Gleichgewicht zu setzen, sich den besonderen physikalischen Bedingungen accommodiren und auf Grund derselben ihre Natur und ihr Leben besonders organisiren. Wie das Leben in kalten und heiſsen Zonen die Thiere und Menschen eigenthümlich entwickelt, so läſst sich auch mit Sicherheit annehmen, daſs die Gewöhnung an seltene und gelinde Barometerschwankungen einen andern Einfluſs auf die Menschen ausübe, als das Leben in Gegenden, wo jene häufiger und auffallender vorkommen. Erwägt man nun erstens, daſs nach G. Lehmann's Beobachtungen (S. 29) jede schnellere Schwankung im Luftdruck die Zahl der Pulsschläge und der Respirationen vermehrt, und zweitens, daſs das organische Leben auf den Wechsel der Phasen der Ruhe und der Erregung und der verschiedenartigen Erregung in jeder Beziehung angewiesen ist: so kann man im allgemeinen vermuthen, daſs ein allgemein schnellerer Wechsel im Barometerstande die wichtigeren Lebensfunctionen mehr begünstige, als die relative Stabilität desselben; und wahrscheinlich ist dies Moment von wesentlicher Bedeutung für die Wirkung der Seeluft und der Gebirgsluft, um so mehr, als mit den Schwankungen der Dichtigkeit die der Wärme und der Feuchtigkeit oft zusammenfallen.

6. Endlich folgt aus der obigen Auseinandersetzung das Lückenhafte unserer Kenntnisse über den fraglichen Gegenstand, die Warnung vor leichtfertigen, wenn auch althergebrachten Hypothesen, die Aufforderung zu exacten Beobachtungen an ein und demselben Individuum unter verschiedenen Verhältnissen des Luftdrucks und die beispielsweise Anschauung von dem allgemeinen Standpunkt der Balneotherapie und Climatologie, welcher in der gegenwärtigen Uebergangsperiode überall durch den Widerspruch zwischen der Erfahrung und ihrer rationellen Deutung bezeichnet wird. Schliesslich führen wir die neuesten Mittheilungen von Robert Schlagintweit (Zeitschrift der Gesellschaft für Erdkunde. I. Bd. 4. Heft) „über den Einfluss der Höhe auf den menschlichen Organismus" in ihren Hauptergebnissen an, zum Beweise, wie weit entfernt wir von

einem fruchtbaren Anfang der betreffenden Kenntnisse sind, deren Abschluss von der leichtgläubigen Theorie gleichsam vorausgenommen worden ist. 1) Schlagintweit berücksichtigt nur die beiden höchsten Gebirge der Erde, den Himalaya und die Cordilleren, da in den europäischen Alpen der Einfluſs der Luftverdünnung unter gewöhnlichen Verhältnissen und bei gesunden Individuen sich fast gar nicht bemerklich macht. 2) Die Grenze, in welcher dieser Einfluss sich geltend macht, ist für Luftschifffahrer weit höher gerückt, als für Bergbesteiger. 3) Alle unangenehme Erscheinungen verschwinden fast augenblicklich, sobald man wieder in tiefere Regionen herabgestiegen ist. 4) Die verschiedenen Menschenracen scheinen dem Einfluſs der Höhe in ziemlich gleicher Weise unterworfen zu sein. 5) Zwischen Hochasien und Amerika findet ein merkwürdiger Unterschied statt. „Während in Hochasien Rüstigkeit, gesunder Körperzustand und physische Stärke eines Individuums entschieden die durch die Höhe hervorgebrachten Wirkungen schwächen und mindern, geht in geradem Gegensatz hierzu das Urtheil der Reisenden in den Andes fast einstimmig dahin: dass kräftige, vollsäftige Individuen weit leichter von der Puna befallen werden, als hagere, dürre und gebrechliche Naturen, und dass ein durch vorhergegangene Beschwerden und Strapazen geschwächter Zustand des Körpers nahezu Schutz gegen den Einfluſs der Höhe gewähre. 6) Auch die Art der Beschwerden stimmt für beide Länder nicht ganz überein. In Asien: Kopfweh, Schwierigkeit zum Athmen, Reizung der Lunge, selbst bis zu Bluthusten, Appetitlosigkeit, allgemeine Abgespanntheit, Niedergeschlagenheit und selbst Stumpfsinn des Geistes. In den Andes kommt zu diesen Erscheinungen noch: Schwindel bis zur Bewuſstlosigkeit, Bluten aus dem Zahnfleisch, den Lippen, sogar den Augenlidrändern; überhaupt sind hier alle Symptome intensiver und machen sich schon in weit geringeren Höhen geltend, als in Hochasien, und selbst in Höhen, die die europäischen Alpen nicht übertreffen. 7) Eine andere Eigenthümlichkeit in den Andes ist die, daſs der an Branntwein nicht Gewöhnte ohne erhebliche Wirkung grofse Mengen zu sich nehmen kann. 8) Einen grofsen und augenblicklichen Einfluſs übt der Wind auf die Vermehrung aller Beschwerden aus. 9) In einer praktisch wichtigen Thatsache stimmen alle Beobachtungen überein, daſs der gesunde Mensch von dem ersten Anfall der Beschwerden sich erholt und endlich an die Luftverdünnung sich gewöhnt, ebenso wie er im Stande ist, sich einer bedeutenden Verdichtung der Luft zu accommodiren; und Humboldt bemerkt in dieser Beziehung: „dass die physische Constitution des Menschen allmählich sonderbar umgestaltet werden möchte, wenn grofse kosmische Ursachen solche Extreme der Luftverdünnung oder Luftverdichtung permanent machten".

10) „Wenn nun auch," — so resumirt Schlagintweit seine Mittheilungen, — „als die Hauptursache des Einflusses, welchen grofse Höhen auf den menschlichen Organismus ausüben, der verminderte Luftdruck bezeichnet werden mufs, so haben daran wohl entschieden auch andere Modificationen unserer Atmosphäre Antheil, wie Wärme und Kälte, Ruhe und Bewegung der Luft, der Grad der Feuchtigkeit und Trockenheit, die Bewölkung, die Electricitäts- und Ozonverhältnisse und die Menge der Kohlensäure. Vielleicht gelingt es einer späteren Zeit, durch längere Reihen von Beobachtungen in grofsen Höhen darüber Gewifsheit zu erhalten, unter welcher Combination von atmosphärischen Verhältnissen der Einflufs der Höhe sich am meisten, und unter welchen er sich am geringsten äufsert."

Wenn aber in Bezug auf die Extreme der Luftschwere, deren Consequenzen doch am deutlichsten sein müfsten, so grofse Zweifel noch herrschen, so sollten wir um so mehr in Bezug auf geringere Differenzen, wie zwischen Meeresküste und einer Gebirgslage bis 4—5000 Fufs mit Theorien zurückhalten. Selbst was als Beobachtungsresultat allgemein ausgegeben wird, die vermehrte Puls- und Athemfrequenz bei einer Höhe schon von einigen Tausend Fufs, ist nicht im Geringsten durch wirkliche Beobachtung begründet: von dem momentanen Einflufs des Bergsteigens ist natürlich abzusehen; eine Beobachtung über das Verhalten des Pulses und der Respiration bei ein und demselben Individuum, und jedesmal wochenlang fortgesetzt, oder eine Vergleichung der mittleren Frequenz des Pulses und der Respirationen bei einer grofsen Menge von Gebirgs- und Ebenenbewohnern ist niemals angestellt worden. Die Erfahrungen in Hochasien und den Andes machen sogar die Pulserregung höchst unwahrscheinlich, da die Menschen sich selbst an die extremsten Höhen gewöhnen; und überhaupt werden wir bei exacten Versuchen vermuthlich nicht auf einzelne, sehr in die

Augen fallende Functionsänderungen kommen, sondern auf die allgemeine Art und Weise, wie der menschliche Organismus sich den neuen Einflüssen accommodirt und seine Functionen mit ihnen in's Gleichgewicht setzt.

3. Die Wärme.

Einer der wichtigsten Factoren der balneo-therapeutischen und klimatischen Kuren ist die Wärme der Luft; die meisten dieser Kuren werden im Sommer, und die klimatischen Kuren fast ausschliefslich behufs Verpflanzung in eine mildere Temperatur unternommen. Im Allgemeinen ist die wärmere Hälfte des Jahres die Zeit der Erholung für die meisten chronischen Krankheitsfälle; nur wenige, namentlich Hautkrankheiten, einige Leberkrankheiten und gewisse Zustände des Nervensystems ertragen den Winter besser, als den Sommer. Eine allgemeine, präcise Signatur für den Einfluſs der Temperaturverschiedenheiten auf den thierischen Organismus zu geben, ist vor der Hand noch nicht möglich, und wir heben nur einzelne Sätze der vulgären, der klinischen und der experimentellen Erfahrung hervor, welche zu weiteren Forschungen anregen müssen und für den individuellen Fall hier und da eine praktische Anleitung geben mögen.

Wärme der Luft.

Praktisch am wichtigsten scheint der Einfluſs wärmerer und kälterer Luft auf das Befinden von Brustkranken, von Tuberkulosen ohne, und besonders mit bedeutendem Bronchialkatarrh. Für diese ist der Sommer oft die Zeit der Erholung: blutige Sputa verschwinden, die katarrhalische Absonderung vermindert sich, die Respiration wird freier, Ernährung und Blutbildung steigen, die Consumtion der Kohlenhydrate wird geringer, das Körpergewicht nimmt zu, die Contouren werden durch Reproduction des Fettzellengewebes wieder voller und weicher, das allgemeine Befinden hebt sich, und ein deutliches Genesungsgefühl gibt dem Kranken die täuschende Hoffnung der Heilung. Tritt dann im Sommer einmal eine kältere Periode ein, so wird diese Besserung unterbrochen, und der Winter bringt dann von Neuem die Verschlimmerung aller Erscheinungen. Ebenso allgemein ist die Erfahrung über die gröſsere Häufigkeit und den rascheren Verlauf der Tuberkulose in den kälteren Gegenden, und die Beobachtung, dafs in der gemäſsig-

Einfluſs des Sommers auf Tuberkulose.

ten Zone die Scrophulosis fast ebenso häufig vorkommt, als im Norden, aber nicht so unerbittlich, wie hier, in der Pubertätsperiode zur Lungentuberkulose führt. Nun nehmen, nach Hannover's Versuchen, bei Lungentuberkulose, trotz der mangelhaften Respiration, die absoluten Kohlensäure-Mengen der Exspiration mit der Zahl der vermehrten Athemzüge zu, vermuthlich wegen der fieberhaften Consumtion der Kohlenhydrate, die überdiefs in kalter Luft durch das Bedürfnifs einer erhöhten Wärmeproduction vermehrt wird; und ferner hat Vierordt gefunden, dafs bei gesunden Menschen mit steigender Lufttemperatur die Zahl der Pulsschläge, die Zahl und Tiefe der Athemzüge und die Menge der exhalirten Kohlensäure relativ und absolut vermindert wird; und hiemit haben wir eine genügende Erklärung für die Thatsache, dafs Lungenkranke im Sommer und in warmem Klima sich momentan erholen: es findet eine Art Verlangsamung des krankhaft erhöhten Stoffwechsels statt, und zwar, wie hinzuzufügen ist, nicht allein durch Verminderung der Kohlensäurebildung, sondern auch durch geringeren Wasserverlust aus den Lungen, welcher, nach Vierordt's weiteren Untersuchungen, ebenfalls mit steigender Temperatur erheblich sich vermindert. Dazu kommt, dafs die wärmere Luft weniger als schädlicher örtlicher Reiz auf die Bronchialschleimhaut wirkt, als die kalte, und dafs die gröfsere Feuchtigkeit der wärmeren Luft auf das Secret lösend und expectorirend wirkt.

Allgemeine Signatur der Wirkung der warmen Jahreszeit.
So gut nun auch auf diese Weise der Einflufs der wärmeren Jahreszeit auf Lungenkranke sich erklärt, so ist es doch sehr fraglich, ob ihre Wirkung auf andere Kranke und auf Gesunde in eben der Weise mit der Anschauung von der Verlangsamung des Stoffwechsels zu deuten ist. Allerdings sprechen die oben erwähnten Beobachtungsresultate Vierordt's für eine so allgemeine Anschauung, und der vermehrte Wasserverlust durch die Haut streitet nicht dagegen, da einestheils das Wasser durch häufigeres Trinken ersetzt wird und anderntheils der Schweifs nur sehr wenig Producte des Stoffwechsels mit sich aus dem Blute führt: auch spricht dafür die absolute Verminderung des Harnstoffs und anderer Stoffwechselproducte im Harn im Sommer, da die relative Concentration des Harns seiner verminderten Quantität nicht das Gleichgewicht hält; es spricht endlich dafür die im Sommer im Allgemeinen stattfin-

dende geringere Zufuhr animalischer Nahrungsmittel: aber trotz alledem ist es sehr zu bezweifeln, ob wir die Wirkung der warmen Jahreszeit überall aus Verlangsamung des Stoffwechsels erklären dürfen. Es gibt Erwägungen, welche ernstlich dagegen streiten. In heifsen Klimaten werden die Menschen früher entwickelt, als in der kalten und gemäfsigten Zone; wogegen allerdings der Einwurf erlaubt ist, dafs hier die Racenunterschiede das entscheidende Moment bilden, da gewisse Thiere derselben heifsen Zone, z. B. der Papagei und der Elephant, sich nur langsam entwickeln und ein sehr hohes Alter erreichen. Sodann kommen die übrigen Veränderungen des Sommerlebens für sehr viele Menschen in Betracht: der vermehrte Genufs der Luft, die Arbeit und Bewegung im Freien, überhaupt die Verstärkung der integrirenden Lebensreize, welche wohl im Stande ist, dem vorausgesetzten Einflufs der Wärme auf Verlangsamung des Stoffwechsels entgegenzuwirken. Für chronische Kranke aber, welche den Winter, sei es im Zimmer, sei es in ihren schädlichen Verhältnissen verlebt, tritt die grofsartige Umwälzung aller Lebensbedingungen hinzu, welche den anbildenden, wie den rückbildenden Stoffwechsel gleichmäfsig erhöhen und beschleunigen mufs: und so sind wir, wie überall, auf die Zustände und Verhältnisse des Individuums und des individuellen Falles gewiesen. Wenn der Lungenkranke von der Sommerluft eine Verlangsamung des krankhaft beschleunigten Stoffwechsels erfährt, so fragt es sich, ob der Grund mehr in der absoluten Wirkung der Wärme, oder im individuellen Zustande des Kranken liegt; und wenn auch für andere Kranke und für Gesunde die höhere Wärme für sich den Stoffwechsel, oder eine Seite desselben verlangsamen mag, so kommen doch viele andere Bedingungen des Sommerlebens und einer Sommerkur hinzu, welche diese Wirkung aufheben können; und diese Theorie kann daher keine allgemeine praktische Geltung haben, sondern ist nur eine der vielen Anschauungen, welche für den concreten Fall in Betracht kommen, und hat nur in Vergleichung mit diesen ihre individuelle Bedeutung. Bei dem Mangel planmäfsiger Beobachtungen und exacter Daten dürfen wir aus den allgemeinen und klinischen Erfahrungen über den Einflufs der Sommerwärme vorläufig nur den ganz allgemeinen Satz folgern, dafs, im Gegensatz zur kalten, die warme Jahreszeit und ein warmes Klima die vegetativen Functionen erleichtert und an die eigene Consumtion des organischen Lebens und des organischen Stoffes weniger Ansprüche macht; daher man dem kranken Organismus solche Kurmethoden, welche einzelne Seiten seines Lebens zu besonderen Leistungen anregen sollen, besser im Sommer zumuthet, wo er, vermöge des geringern Bedürfnisses eigener Wärmeproduction, weniger präoccupirt und für solche besondere Leistungen mehr frei ist.

Aus dem eben entwickelten Gesichtspunkt folgt für den *Zeit der Kur.* concreten Fall auch die Bestimmung der besonderen Kurzeit, ob der Frühling mit seiner im Allgemeinen kühleren Temperatur und seinen gröfseren Temperaturschwankungen, ob der Sommer mit höherer und beständigerer Wärme, ob der Spätsommer und Herbst mit seiner gemäfsigten und weniger schwankenden Temperatur zu wählen ist. Aber ganz besonders mufs hier eine Maxime hervorgehoben werden, welche in den Lehrbüchern nur selten oder wenigstens nicht mit dem nothwendigen Gewicht erwähnt und von den kurverordnenden Aerzten oft ganz vernachlässigt wird. Von einer Nachkur, d. h. einer Zeit der Ruhe und modificirten Lebensweise, ist vielfach die Rede, und dieser Begriff ist auch dem Laien geläufig; von einer Vorkur aber sehr selten, und doch ist diese *Vorkur.* für sehr viele kranke Individuen von der höchsten Wichtigkeit. Wie häufig werden Kranke, welche der gröfsten Schonung und einer leisen Einführung in die gesammten therapeutischen Momente einer Kur bedürfen, plötzlich und ohne Vorbereitung an den Heilort geschickt, um mit Einem Mal allen Einflüssen der neuen Lebensweise und der Kur ausgesetzt zu werden und in vier bis sechs Wochen gleichsam ein Thema abzuarbeiten, dessen Aufgabe ihre reizbare Schwäche nicht entfernt gewachsen ist! Die Kur schlägt fehl; der Kranke, anstatt sich zu erholen, wird erschöpft und erwartet den Erfolg von der sogenannten Nachkur vergeblich, weil die nothwendige Vorkur, die allmählige Ueberführung zu der durchgreifenden Veränderung seiner Lebensbedingungen versäumt wurde. Für solche Kranke ist der Frühling gleichsam die Lehrzeit, in welcher der Organismus lernen soll, an die neuen Reize des Sommers, der Landluft und Gebirgsluft, der neuen Diät und der Körperbewegung sich zu gewöhnen; und für sie sind die kurzen und, je kürzer, um so stürmischeren Sommerkuren deshalb oft verloren.

Dafs man noch häufig die Badereisen für eine Mode

reicher Leute ausgibt, ist eine unbegründete Uebertreibung eines
natürlichen Verhältnisses; aber dafs reiche Menschen, welche
die ganze bessere Jahreszeit in allmähliger Steigerung zu ihrer
Heilung anwenden können, im Allgemeinen mehr Erfolg haben,
ist eine Thatsache, deren Erklärung nahe liegt.

4. Die Reise und das Verhalten.

Ein anderes gemeinsames Moment der Sommerkuren ist
die Reise, oder genauer ausgedrückt, der Zustand des Kranken als eines Reisenden. Dafs eine Reise einen kränklichen
oder kranken Menschen gesund zu machen im Stande ist, das
weifs das gelehrte und das ungelehrte Publikum; und wie der
alte Boerhave einem fern wohnenden, gelehrten Hypochonder,
der ihn schriftlich consultirte, verordnete, sich persönlich, aber
zu Fufs, zu ihm zu begeben, so hat der Verfasser in seinem Bade
manchen Hypochonder und manchen Nervenkranken gesehen, dem
er lieber, als eine Badekur, das radikalere und nebenbei vergnüg-
lichere Heilmittel einer Reise gegönnt hätte. Es waren aufser Hypochondrie und Trägheit des Pfortaderkreislaufs, namentlich mehrere
Fälle von Chlorose, von allgemeiner Schwäche in Folge angestreng-
ten Stubenlebens und ganz besonders einige Fälle von verschieden
bedingter Spinalirritation, die unter der vagen Rubrik des nervösen Rheumatismus liefen, wo eine Reise oder ein Gebirgsaufenthalt zum Ziele führte, nachdem geläufige Bade- und
Brunnenkuren ihre Wirkung versagt hatten. Es lassen sich
natürlich keine Regeln für diese Alternative aufstellen, sondern
nur, zur Anleitung der individualisirenden Kunst, Beispiele anführen, in Betreff deren wir auf die folgenden Kapitel verweisen; und auch die Art des Reisens hängt durchaus von den
individuellen Bedingungen des Falles ab. Die beiden Momente,
auf welche es ankommt, sind so klar in ihrer Wirkung, dafs es
nur einer kürzeren Erwähnung derselben bedarf.

1. Die Körperbewegung nimmt alle Seiten des organischen Lebens in Anspruch: die Consumtion und Anbildung
der Muskelsubstanz, welche sich in der steigenden Muskelkraft
und in der Vermehrung des Harnstoffs und des Chlornatriums
im Harn zeigt; die Anregung des Respirationsprocesses, dessen Belebung vermöge der steigenden Kraft der Respirationsmuskeln eine dauernde wird; die Bethätigung der Function

aller drüsigen Organe und der Haut; die Vermehrung des Hungers und der Nahrungszufuhr und die dem vermehrten Bedürfnifs entsprechende Verdauung und Assimilation der Nahrungsmittel; aus allem resultirend eine bessere Ernährung des Blutes und der Gewebe; dabei ist im Allgemeinen weder der Appetit keineswegs übermäfsig, noch die Zunahme des Körpergewichts enorm, weil mit der Absonderung zugleich die Resorption und der Verbrauch der Kohlenhydrate vermehrt ist, und defshalb macht Reisen wohl stark, aber nicht fett; sodann folgt auf die Anregung des Tages ein gesunder beruhigender Schlaf, welcher seinen doppelten Zweck, die Pause der Gehirnthätigkeit und die Neubildung organischen Stoffes, reichlich erfüllt. Was im Besondern die Stuhlausleerung betrifft, so wird sie auf der Reise im Allgemeinen weniger feucht und quantitativ vermindert, anfangs sogar oft unterdrückt, weil die vollständigere Verdauung weniger Stoff übrig läfst und die vermehrte Absorption das Wasser den Exkrementen entzieht, und diese Wirkung hat schon die passive Bewegung des Fahrens. Zu Allem kommt der vermehrte Wassergenufs und seine Folgen, ferner der reichliche Genufs der Luft und die Abhärtung der Haut gegen die Schwankungen des Wetters.

Veränderte Gehirnthätigkeit.

2. Während die vermehrte Körperbewegung und der Aufenthalt im Freien auch zu Haus und ohne eine Reise sich durchführen läfst, ist das zweite Moment der Reise eigenthümlich und vielleicht von ebenso grofsem, in vielen Fällen von noch gröfserem Einflufs: diefs ist die veränderte Gehirnthätigkeit.

Hier ist zunächst ein Irrthum zu berichtigen, welcher bezüglich der Einwirkung der geistigen Thätigkeit auf die Entwicklung und das Befinden des Körpers weit verbreitet ist. Geistige und körperliche Thätigkeit werden oft als feindliche Lebensmomente einander gegenübergestellt, als ob die eine Thätigkeit gewöhnlich auf Kosten der andern und die geistige Entwicklung auf Kosten der körperlichen stattfinde. Man hat aus abnormen, einseitigen und pathologischen Erscheinungen diesen Schlufs auf das allgemeine physiologische Gesetz gezogen. Wahr ist das Gegentheil: die gesündesten Menschen, d. h. die in der Erfüllung aller Ansprüche, welche an die Entwicklung und die Leistung eines Menschen gestellt werden dürfen, die Blüthe der Menschheit darstellen, sind keineswegs die nur körperlich Lebenden, sondern diejenigen, welche beide Seiten, die körperliche und die geistige, harmonisch entfalten und entwickeln. Die Geschichte der Menschheit ist nicht gemacht worden von der nur verdauenden Masse, sondern von dem Theil, der die Spitze der menschlichen Organisation, das Gehirn und das Geistesleben, zu dem unter den gegebenen Verhältnissen möglichst höchsten Punkten in sich entwickelt hat. Wahrhaft gesund ist nur derjenige, der einerseits seinen Geist soweit ausgebildet hat, als dessen angeborne Anlage und seine besonderen Lebensverhältnisse es zuliefsen, und der andererseits die körperlichen Functionen genügend leistet, um das Gehirn für den nothwendigen Kreis seines Geisteslebens beständig und dauernd richtig zu ernähren. Zu dieser Aufgabe wird aber keineswegs die robuste Kraft des ländlichen Arbeiters verlangt, sondern es genügt ein mittleres, oft sogar ein geringes Mafs der körperlichen Functionen und der körperlichen Ernährung; der entwickelte Mensch ist das Product seiner Lebensgewohnheit, der Harmonie, in welcher er die Ansprüche, die das Leben an ihn macht, mit der Weise seines Lebens in's Gleichgewicht gesetzt hat: und deshalb hat der Begriff der Gesundheit eine ungeheure Breite und Raum für die verschiedensten Individualitäten. Seitdem wir wissen, dafs sogar auf solche eminent körperliche Functionen, wie die Exspiration der Kohlensäure und die Ausscheidung des Harnstoffs, die geistige Thätigkeit einen befördernden Einflufs ausübt, kann es nicht mehr Wunder nehmen, wenn wir gerade bei den geistig lebenden Klassen viel Gesundheit und hohes Alter und besonders die höchste Entfaltung der Gesundheit, die Schönheit, und diese vorwiegend, finden. Was hier an körperlicher Thätigkeit zurücktritt, das wird durch die Gehirnthätigkeit ersetzt, und die letztere tritt oft für die erstere geradezu vikarirend ein.

Der oben bezeichnete Irrthum ist, wie gesagt, aus der Beobachtung abnormer Zustände und Ausnahmen entstanden, wo die geistige Entwickelung und Uebung eines jugendlichen Individuums entweder an sich übermäfsig, oder im Verhältnifs zur körperlichen Ausbildung einseitig geduldet oder provocirt wurde; oder wo ein Erwachsener, mit directer Vernachlässigung der Bedürfnisse seines Körpers, übermäfsige geistige Anstrengung allerdings auf Kosten des Körpers dauernd unternommen und zu seiner Gewohnheit gemacht. Sodann aber hat man hierher sehr viele Fälle gezählt, welche mit geistiger Anstrengung eigentlich gar nichts zu thun haben. Das anämische Siechthum und die schwache Ernährung wichtiger Organe bei vielen Lehrern, Beamten und Stubenmenschen überhaupt rührt in der Mehrzahl der Fälle nur von der sitzenden und mangelhaften körperlichen Lebensweise her, und die Einförmigkeit ihrer nur scheinbaren Geistesthätigkeit, die meist in dem Mechanismus eines bechränkten und angelebten Ideenkreises abläuft, hat das Gehirn keineswegs angestrengt; im Gegentheil lag ihr Geist lange Zeit brach, weil ihm die Anregung des Neuen fehlte; die Einseitigkeit ihrer Denkweise charakterisirt diese Menschen als geistige Handwerker, und wenn sie sich aus ihrem beschränkten Kreise hinaus und auf die Reise begeben, so suchen sie nicht Erholung für ihr Gehirn, sondern Anregung, und es ist eine falsche Maſsregel, wenn man Solche in einsame Heilorte schickt, wo sie von Neuem nur eine Beschränkung finden, die Beschränkung der wenigen Ideen und Interessen, die den kleinen Kreis einer kranken Gesellschaft ausfüllen. Solche Kranke müssen auſsen Zerstreuung finden; es ist ihnen deshalb in dieser Beziehung eine Reise nützlicher, als eine Bade- oder Trinkkur; und wenn letztere direct erfordert wird, so ist ein stark besuchter, Zerstreuung bietender Ort einem stilleren und kleineren vorzuziehen. Umgekehrt verhält es sich mit vielen eigentlich Gelehrten, welche in der That ihren Geist übermäſsig angestrengt haben, oder, wenn auch nicht über ihre Kräfte hinaus, in einem groſsen und vielfachen Kreis von Ideen und geistigen Interessen zu leben gewohnt sind, ebenso mit Staatsmännern und Industriemännern, und überhaupt mit Solchen, deren Seelenkräfte von ihrem Beruf energisch in Anspruch genommen werden. Diese bedürfen sehr oft nicht der Zerstreuung, sondern der Sammlung, d. h. der momentanen Beschränkung ihres Interesses auf einen kleineren Kreis von Menschen und Dingen; und wenn solche Patienten, durch bestimmte Indicationen gezwungen, auch frequente und geräuschvolle Kurorte besuchen, so leben sie dort meist, gemäſs ihrem Bedürfniſs, abgeschlossen, für sich oder mit wenigen Personen täglichen Verkehrs. Vor Allem ist es aber der Verkehr mit der Natur, welcher dem Bedürfniſs der Sammlung des Gemüthes am meisten entspricht, und besonders finden diejenigen, welche in ihrem Geistesleben, in ihrem Beruf, oder in

Zerstreuung und Sammlung.

ihrem Gemüthsleben mit Leidenschaft stehen, bei der Natur, der immer gleichen und immer treuen, die Beruhigung, die sie bei den Menschen vergeblich suchen. So ist einzusehen, wie auch in Bezug auf die Bedürfnisse des Geistes- und Gemüthslebens bei Verordnung einer Badekur, einer Reise, einer klimatischen Kur die Indicationen aus der Auffassung der Individualität des Kranken folgen müssen, und wie man sich nicht etwa mit der pedantischen Regel begnügen darf, der Gehirnthätigkeit immer nur solche neue Bedingungen zu bieten, welche der Gewohnheit entgegengesetzt sind. Eine solche Regel bedarf der Einschränkung: wie in der körperlichen, so erträgt auch in der geistigen Diät nicht jeder Kranke eine schroffe und eine totale Veränderung; Viele haben sich an den Genufs des Kaffees, des Tabaks, des Thees, der Spirituosa so gewöhnt, dafs diese Reize für sie integrirende Lebensreize geworden sind, und der Arzt, den die Praxis belehrt hat, weifs, dafs er solche Gewohnheit nicht immer stürmisch reformiren darf; ebenso gibt es Menschen, welche auch bei einer Sommerkur oder einer Reise nicht im Stande sind, ihre geistige Thätigkeit gänzlich brach zu legen, denn sie ist ihnen auch ein integrirender Lebensreiz geworden. So darf eine pedantische Anschauung nicht immer dem Gelehrten verbieten, einen Theil seines wissenschaftlichen Apparates zur Badekur mitzunehmen, oder auf einer Reise in Archiven, Bibliotheken und mit Berufsgenossen zu verkehren. So darf ein Kranker, welcher ein erlittenes Unglück verschmerzen soll, nicht immer, nach der trivialen Vorstellung, auf „Zerstreuung" ausgeschickt werden, weil oft der oberflächliche Verkehr mit gleichgültigen Menschen einen zu schroffen und unverdaulichen Gegensatz bildet zu dem Bedürfnifs des Herzens, in der Stille mit sich den Verlust gleichsam zu verarbeiten. Und wenn man eine Person, welche von Lungentuberkulose bedroht ist und schon in ihrer Familie das Schicksal dieser Krankheit erlebt hat, in einen klimatischen Kurort sendet, so überlege man wohl, ob sich ihr Gemüth für einen kleinen oder vorwiegend von Schwindsüchtigen besuchten Ort eignet, wie z. B. eine Pension am Genfer See oder Meran, wo ein hypochondrischer Geist so leicht der lähmenden Langeweile oder dem noch schlimmeren geistigen Contagium verfällt, zumal wenn er aus der kleinen, zusammengedrängten Gesellschaft während eines Winters ein

Dutzend sterben sieht; oder ob man ihm nicht vielmehr das fröhliche Venedig oder das bewegte Leben in Rom empfehlen mufs. Nur Beispiele lassen sich anführen, und nur die allseitige individuelle Auffassung des concreten Falles wird dieser Seite der Verordnung gerecht werden.

Die Diät ist, wie für das Leben überhaupt, so auch für ärztliche Kuren der wichtigste Faktor. Diätetische Kuren, welche in unzähligen Fällen zur Heilung und Besserung chronischer Krankheiten allein hinreichen, wirken im Allgemeinen auf dreierlei Weise. Entweder entfalten sie ihren Einflufs dadurch, dafs an die Stelle schädlicher Gewohnheiten bessere treten, und unter diesen Gesichtspunkt fallen wohl die meisten Fälle. Die zweite Art diätetischer Verordnungen geht von der Erfahrung aus, dafs manche Constitutionen besser gedeihen und sich von Krankheit erholen, wenn ihr Leben auf höchst einfache und gleichmäfsige Bedingungen gesetzt wird, sei es um zu Gunsten des kranken Magens selbst die Arbeit desselben zu vereinfachen, sei es, um durch Erleichterung der Verdauung und Assimilation andere, krankhaft veränderte Functionen frei zu machen. In letzterer Beziehung führen wir als Beispiel die Buttermilchkur an, welche namentlich von dem grofsen Praktiker Krukenberg nicht blos gegen Cardialgie, sondern auch gegen viele Fälle schwerer centraler Neurosen, gegen Hysterie, Catalepsie, Spinalirritation mit Erfolg angewandt wurde, und deren Wirkung sich als eine Naturheilung auffassen läfst, unterstützt von einer Diät, die vermöge ihrer Gleichförmigkeit und Leichtigkeit die Anstrengung des organischen Lebens auf ein Minimum herabsetzt. Einen ähnlichen Sinn hat die Milchkur, namentlich bei phthisischem Habitus und drohender Tuberkulose, besonders mit Fieberneigung, um für die unerläfsliche Arbeit der Aneignung organischen Stoffes so wenig als möglich die Consumtion der eigenen Kraft in Anspruch zu nehmen. Beide Kuren haben überdiefs ihre directe Wirkung auf den Magen und auf dessen krankhafte Zustände, und ebenso die Suppendiät und andere diätetische Methoden. Eine dritte Art diätetischer Kuren verfolgt specielle Zwecke und will einzelne, besondere Stoffe in besonderer Absicht verwertheu.

Die Leberthrankur will dem Körper Fett zuführen, wobei der Jodgehalt des Leberthrans allerdings in Betracht kommen mag, da er nach de Jongh durchschnittlich 0,03 Procent beträgt, demnach 6 Unzen ungefähr 1 Gran Jod enthalten. Die Kuren mit Traubensaft und Obst, namentlich Aepfeln, führen der Säftemasse besonders pflanzensaure Alkalien zu, von denen es bekannt ist, dafs sie den Harn durch Ausscheidung kohlensaurer Alkalien neutral und alkalisch machen. Die Molkenkur ist eine Art Mineralwasserkur mit milchsauren Alkalien, u. dgl. m. Endlich hat die Einführung der Schrothschen Kur mit ihren Modifikationen den Beweis geliefert, dafs in manchen Fällen jede durchgreifende Veränderung der Diät, sei sie auch nach physiologischer Deutung noch so unsinnig, im Stande ist, den Organismus gleichsam in besondere Disciplin zu nehmen, welche, gleich der Buttermilchkur, wichtige Functionen erleichtert und namentlich die Schmelzung von Krankheitsprodukten ermöglicht; bei solchen Veränderungen kommt es natürlich auf grofse Consequenz an, da die Revolution in der Lebensweise gründlich und für eine gewisse Zeit dauernd stattfinden mufs, wenn sie zum Ziele führen soll; und daraus erklärt sich, dafs solche Kuren von Charlatanen oder Wunderdoktoren, welche dem Wunderglauben des Publikums imponiren, leichter durchgeführt werden, als von rationellen und ehrbaren Aerzten.

Was die Diät bei Bade- und Brunnenkuren betrifft, so mufs zunächst hervorgehoben werden, dafs hierbei jede diätetische Anordnung leichteres und wirksameres Gehör findet, als zu Haus in den gewohnten Lebensverhältnissen des Kranken. Es haften schädliche Gewohnheiten in dem alltäglichen Kreislaufe und unter den angelebten Lebensverhältnissen viel fester, als aufsen unter ganz neuen Bedingungen, welche das Interesse des Individuums mächtig in Anspruch nehmen. Die einförmige und regelmäfsige Wiederkehr der täglichen Lebensphasen und der häuslichen Einflüsse machen den meisten Menschen eine gründliche Reform ihrer Lebensweise sehr schwer; wogegen diese von Vielen willig unternommen wird unter Umständen, wo Alles neu ist: die Reise reifst den Menschen aus allen seinen Gewohnheiten heraus, das Unternehmen ist ein grofses und mit ganz besonderen Hoffnungen verknüpft, neue Gegenden, neue Menschen, neue Einrichtungen drängen sich heran, ein neuer Arzt trägt in seiner Person die Hoffnung auf den Erfolg und den Anspruch besonderen Einflusses und einer

besonderen Leistung, und die neuen Verordnungen werden
überdiefs oft durch die Nothwendigkeit unterstützt, der am Ort
einmal eingeführten Lebensweise sich zu fügen. Allgemeine Vorschriften für die Brunnen- und Badediät zu
geben, ist ganz unmöglich, da jeder Kranke seine individuellen
Bedürfnisse hat; und die Schriften über die Brunnendiät, wenn
sie für Laien bestimmt sind, sind meist unnütz und sogar
schädlich, weil sie den Laien nicht vollständig und vor Allem
nicht verständlich belehren können. Deklamationen gegen Un-
mäfsigkeit sind überflüssig, und die für den Einzelnen erforderliche Diät resultirt aus allen individuellen Bedingungen des
Falles und seiner Person, sowie aus den Bedingungen und dem
Verlauf der Kurmethode, mit Einem Wort aus Umständen,
deren Consequenzen der Hausarzt zu ziehen und der Brunnenarzt zu leiten und zu modificiren hat. Selbst die allgemeinsten
und geläufigsten Maximen lassen individuelle Ausnahmen zu,
z. B. die Warnung vor später und reichlicher Abendmahlzeit,
da es Kranke genug, namentlich Nervenkranke gibt, welche
den Schlaf vergeblich suchen, wenn sie nicht während der Verdauungsarbeit sich zu Bett legen, und Manche, die ohne ein Glas
Wein oder Bier als Schlaftrunk überhaupt nicht schlafen. Mit
einer Abenddosis von Morphium sind viele Aerzte leicht bei der
Hand, um die Klage des Kranken über Schlaflosigkeit zu be-
schwichtigen, und gegen den heilsamern Schlaftrunk eines
Glases Wein eifern sie, weil es so hergebracht ist. Ebenso
verhält es sich mit dem Mittagsschlaf: wenn auch im Allgemeinen der Gesunde desselben nicht bedarf, so sind doch viele
Kranke, besonders wenn ihnen der nächtliche Schlaf verkümmert ist, auf eine Mittagsruhe angewiesen, und diese soll ihnen
nicht untersagt werden, wenn sie ihnen nicht lästige Erscheinungen, namentlich Palpitationen des Herzens, hervorruft. Auch
die hergebrachte Beschränkung der Mahlzeiten auf die beliebte
Dreizahl des Frühstücks, Mittags und Abendbrods ist nicht
überall rationell, da es Menschen und besonders Nervenkranke
und Anämische gibt, welche gleichsam kindlich organisirt und
auf häufigere, kleinere Mahlzeiten angewiesen sind. Wenn
irgendwo, so gelten für die Diät keine allgemeinen Regeln, sondern der Grundsatz: Sehe Jeder, wie er's treibe! — und
Eines schickt sich nicht für Alle. Selbstverständlich sind
bei verschiedenen Mineralwasserkuren verschiedene Dinge als

Diätfehler zu vermeiden und bei allen Kuren schwerverdauliche Speisen überhaupt; die Bedingungen des einzelnen Falles erheischen besondere Diätvorschriften, welche zum gröfsern Theil auf dem Befinden des Patienten und nur zum kleinern Theil auf der Wirkung des Mineralwassers beruhen, und unter den landläufigen allgemeinen diätetischen Regeln für einige eigenthümliche Trinkkuren walten einige Vorurtheile ob, welche um so schärfer zurückgewiesen werden müssen, je hartnäckiger sie, trotz besserer Erfahrung, festgehalten werden; diese sind namentlich das Verbot von Pflanzensäuren bei einer Trinkkur mit alkalischen Wässern, und das Verbot der Butter bei vielen Brunnenkuren. *Diätetische Vorurtheile.*

Das Verbot der Pflanzensäuren und namentlich des Weines beim Gebrauch eines alkalischen Wassers, z. B. Ems, Obersalzbrunn, Vichy, stammt aus der Zeit, wo man die chemische Natur des Hauptbestandtheils jener Quellen, des doppeltkohlensauren Natrons, kennen lernte, ohne noch seine physiologische Bedeutung für den Organismus und die Umwandlung einzusehen, welche dasselbe auf seinem Wege durch den Körper erfährt, und ohne noch einen Begriff von den chemischen Vorgängen der Verdauung überhaupt zu haben. Das Aufbrausen, das Entweichen der Kohlensäure bei der Mischung eines alkalischen Carbonates mit einer andern Säure war das Faktum, welches die Aerzte veranlafste, beim Gebrauch eines Natronwassers den Genufs des Weines und der Pflanzensäuren, der Citronsäure, der Essigsäure, der Apfelsäure u. s. f. streng zu untersagen, damit das Natronbicarbonat als solches und unzersetzt aus dem Magen in das Blut übergehe; und nachdem schon vor dreifsig Jahren, nach den ersten Arbeiten Magendie's und Beaumont's, die Franzosen in Vichy nicht allein den Wein zu erlauben, sondern ihn geradezu zu verordnen begannen, haftete jenes Vorurtheil doch so fest an der Schwerfälligkeit des deutschen Geistes, dafs es noch heut zu Tage oft dem besseren Verständniss gegenüber sich behauptet, ganz besonders unterhalten vom Laienpublikum, welches eine ererbte Gewohnheit selbst gegen die ärztliche Einsicht zu vertheidigen liebt. Die Theorie, auf welche es sich stützt, ist ebenso roh als falsch, und streitet nicht blos gegen alle physiologischen Thatsachen, sondern auch gegen die allgemeinste Erfahrung, nach welcher die Pflanzensäuren und der *Das Verbot der Pflanzensäuren.*

Wein, wenn nicht besondere Contraindicationen obwalten, keineswegs die Wirkung der alkalischen Wässer aufheben oder beeinträchtigen. Das kohlensaure Natron begegnet im Magensaft und im Dünndarm Säuren, welche viel stärker sind, als die Kohlensäure, und das Natroncarbonat sofort zersetzen und in andere Natronsalze verwandeln; und die pflanzensauren Alkalien wirken gerade so auf die Alkalescenz des Urins und werden gerade so als kohlensaure Alkalien im Urin ausgeschieden, wie die alkalischen Carbonate selbst, wenn sie in Ueberfluss genossen werden; ja es ist sogar wahrscheinlich, dafs das genossene Chlornatrium zur Erhaltung und Erneuerung des constanten und wesentlichen Gehalts des Blutes an kohlensaurem Natron beiträgt.

Das Verbot der Butter. Noch gedankenloser ist die Art, wie das **Verbot der Butter** bei alkalischen Mineralwässern sich so lange erhalten und sogar auf die meisten anderen Brunnenkuren sich erstrecken konnte. Noch heut wetteifern viele Mineralbrunnen mit Carlsbad in der Verpönung des Buttergenusses, gleichsam um an der gewichtigen Autorität dieses Heros unter den Mineralwässern ihren Antheil zu haben; noch heut gilt, trotz der nüchternen Einsicht vieler denkender Aerzte, dieses Verbot sehr allgemein, weil das Vorurtheil im Publikum als ein ererbtes Axiom zu feste Wurzeln geschlagen hat; aber es ist ein schwerer Vorwurf für den ärztlichen Stand, dafs er aus Scheu vor dem Aberglauben der Laien eine Maxime schont, die der Einsicht des Tages dreist widerspricht.*)* Es versteht sich von selbst, dafs in vielen Fällen eine fettarme Diät geboten ist, aber darauf bezieht sich das Butterverbot nicht, sondern vielmehr auf die chemische Beziehung der Butterfette zu dem im Mineralwasser genossenen Alkali: es soll eine vermeintliche Verseifung des Alkalis mit dem Fett vermieden werden.

Zu einer Verseifung gehört mehr, als die blofse Berührung von Fettsäuren mit Alkalien; die Verdauung des Fettes, d. h. die Bildung der fettsauren alkalischen Salze, findet erst im Dünndarm statt; bis dahin hat die Resorption der Magenwand hinreichend Zeit, auf das kohlensaure Natron zu wirken;

---

*) Dem Verfasser ist es begegnet, dafs er von einer vornehmen Dame als Ignorant abgelehnt wurde, weil er ihr bei dem Gebrauch von Eger Salzbrunnen den Genufs der Butter erlaubte.

und was dann von dem Alkali noch nicht resorbirt ist, verfällt überdiefs der Einwirkung der Gallenfette. Ferner geht alles Fett, welches im Ueberflufs genossen wird, mit den Exkrementen ab, und endlich ist nur das Uebermafs von Fett der Verdauung schädlich, während sein mäfsiger Zusatz zum Magensaft die Umwandlung der Proteinkörper in Peptone, d. h. in neue Stoffe, die sich durch gröfsere Löslichkeit auszeichnen, befördert. Wenn es möglich wäre, einen Menschen wochenlang allein und ausschliefslich mit einem alkalischen Mineralwasser zu ernähren, so hätte die Ausschliefsung des Fettes allenfalls einen Sinn; er soll aber überhaupt auch bei der Brunnenkur ernährt, ja seine Verdauung soll hierbei befördert werden, und dazu ist Fett erforderlich.

Nun wird übrigens durch das triviale Butterverbot der theoretische Zweck nicht einmal erreicht: auch mit der magersten Fleischmahlzeit wird viel mehr Fett eingenommen, als die Fettmasse eines Butterbrodes beträgt. Und wenn nun gar die Aerzte dem Aberglauben des Publikums soweit nachgeben, dafs sie das Butterverbot selbst auf die der Kur folgenden ersten Wochen ausdehnen und hierbei die Umwandlung der Fettbildner in Fett, des Zuckers, des Amylon u. s. w. ganz vergessen oder ignoriren, so ist damit der Spiegelfechterei die Krone aufgesetzt. Dafs das ererbte Vorurtheil des Publikums das Hindernifs ist, welches sich der von dem gesunden Menschenverstande gebotenen Reform widersetzt, entschuldigt nicht, sondern beschuldigt nur um so mehr den ärztlichen Stand: wie die wahre Bildung, d. h. die allseitige Einsicht in die Lebensverhältnisse des Menschen, keineswegs das Eigenthum der sogenannten vornehmen Gesellschaft ist, so haften gerade solche abergläubischen Vorurtheile bei dieser Gesellschaft, die die meisten Stammgäste für Carlsbad liefert, am festesten; und die Nachgiebigkeit gegen diese ist die Ursache, dafs wir so lange eine Maxime geduldet haben, die unserer Einsicht gegenüber Thorheit und Unsinn ist.

In obigen Grundzügen sind die Einflüsse bezeichnet, welche allen balneotherapeutischen Kuren ungefähr gemeinsam zukommen, die Verpflanzung in andere Lebensverhältnisse, die Luft, die Reise, Bewegung, Diät, die veränderte Gehirnthätigkeit. Allen diesen Kuren aber sind ferner noch gemeinsam zwei schon mehr specifische Momente: der vermehrte Wassergenufs und die äufsere Anwendung des Wassers in den verschiedenen Badeformen. Mit beiden Momenten treten wir bereits in die Reihe der eigentlichen balneotherapeutischen Kurmittel, da bei allen Trink- und Badekuren das Wasser an sich eine erhebliche Rolle spielt und wir an dieser Stelle schon zwei der wichtigsten Methoden, die Kaltwasserkur und die Anwendung der indifferenten Thermen, erschöpfend zu bearbeiten haben.

Der vermehrte Wassergenufs.

Das Wassertrinken kein integrirender Bestandtheil der Wasserkur

Wir trennen den innerlichen Gebrauch des Wassers von der eigentlichen Kaltwasserkur oder Hydrotherapie. Die Indicationen der letztern, wie wir sehen werden, beziehen sich, nachdem diese Kunst sich von dem wüsten Glauben einer Universalmethode ernüchtert hat, fast ausschliefslich auf die äufsere Anwendung des kalten Wassers, und die rationelle Hydrotherapie wird nur noch von den verschiedenen Badeformen, als Kurmitteln, bezeichnet. Priessnitz und seine ersten, namentlich dilettantischen Nachfolger, verbanden mit der äufseren Anwendung der Kälte den übermäfsigen und pedantisch übertriebenen Wassergenufs, weil sie durch Vereinigung beider Anwendungsformen ihrem Wunderglauben genügen wollten; und in diesem Fehler war gerade mancher schwere Miserfolg und die Diskreditirung der Methode begründet. Allerdings wird noch heut in vielen Kaltwasseranstalten nach der alten Schablone gehandelt und die Kranken, sehr oft zur Unzeit, mit Wassertrinken belästigt; doch wird sich die Ansicht hoffentlich bald allgemein Bahn brechen, dafs die Hydrotherapie es mit Badekuren zu thun habe; und die Hausärzte, wenn sie sich herbeilassen, etwas eingehender sich mit der Methode bekannt zu machen, haben das Recht, die Zuthat des übertriebenen Wassertrinkens zu verbieten, nachdem einer der angesehensten Wasserärzte, Petri, in einem vortrefflichen geschichtlichen Résumé (Gegenwart, Vergangenheit und Zukunft der Wasserkur. Coblenz, 1865), wenn auch nicht ausdrücklich das Wassertrinken verwirft, doch bei der charakteristischen Signatur der Methode, der Indicationen und der einzelnen Kurmittel, den innerlichen Gebrauch des Wassers gänzlich ignorirt hat. Derselbe mag in manchen Fällen der Kaltwasserkur, sei es aus dem individuellen Zustande des Kranken, sei es aus der schweifstreibenden Wirkung mancher Badeformen, seine Berechtigung finden; immerhin möchte aber die Zeit gekommen sein, wo das Wassertrinken als eine allgemeine diätetische Mafsregel für sich, nicht aber als ein integrirender Theil jeder hydriatischen Kur zu gelten hat.

Die **diätetische Wirkung** und die diätetische Nothwendigkeit des Wassergenusses ist Eigenthum der vulgärsten Erfahrung. Jeder Mensch weifs, dafs das Leben ohne Genufs von Flüssigkeit nicht bestehen kann und dafs der Instinct des Durstes für Menschen und Thiere ohngefähr dem Mafse des Bedürfnisses entspricht; ebenso bekannt ist es, dafs sämmtliche feste Nahrungsmittel einen bedeutenden, das Fleisch z. B. bis zu 75 Procent steigenden Gehalt an Wasser besitzen; dafs der augenblickliche Mangel an Wasserzufuhr durch die verminderte Ausscheidung von Schweifs und Harn, der augenblickliche Ueberschufs durch die Vermehrung dieser Secretionen ausgeglichen wird; endlich dafs das Bedürfnifs des Wassergenusses zu den Mahlzeiten theils von dem Wassergehalt der Speisen, theils aber von individuellen Eigenthümlichkeiten abhängt, dafs aber im Allgemeinen ein mäfsiger Zusatz von Flüssigkeit die Verdauung und die nothwendigen Secretionen befördert. Endlich ist es in neuerer Zeit eine, auch dem Laien geläufige Maxime geworden, dafs die Ernährung und das Wohlbefinden des Körpers, wenn dieser durch Beruf und Lebensgewohnheit zur Trägheit gezwungen ist, besser gedeihen bei regelmäfsiger und mäfsiger Zuführung von Wasser, auch wenn nicht der Instinct des Durstes dazu auffordert.

Was die **Physiologie** über die Rolle, welche das Wasser im Organismus spielt, ergibt, möchte für unsern Zweck in folgenden Sätzen zusammenzufassen sein.

Wasser der Gewebe, des Bluts und der Secrete.

Zunächst ist das Wasser in sämmtlichen Geweben des Körpers vertreten, auch in den härtesten und trockensten, und seine Menge steigt z. B. im Muskelfleisch bis zu 75 Procent. Sodann bildet es in sämmtlichen Secreten den der Menge nach vorwiegenden Bestandtheil, und zwar im Speichel, bei einer durchschnittlichen Absonderungsgröfse von 1500 Grammes in 24 Stunden, mit 98,45 Procent; im Magensaft 98,7 Procent, 6 Kilogrammes in 24 Stunden; in der Galle 86 Procent, 200 Grammes in 24 Stunden; im pankreatischen Saft 98,5 Procent, 150 Grammes in 24 Stunden; im Darmsaft 97 Procent, 300 Grammes; im Chylus 90 Procent, $2\frac{1}{2}$ Kilogrammes; in der Lymphe 96 Procent, 7—8 Kilogrammes; in der Milch 87—89 Procent, 1300 Grammes; im Schleim 95 Procent; im Schweifs 99 Procent.

Alle diese Absonderungen sowohl, als auch der Wassergehalt der Gewebe, weisen auf das Blut, als auf die Quelle desselben, zurück, und auch dieses besteht aus 90 Procent Wasser, und wenn man die Gesammtmenge des Blutes bei einem Erwachsenen mittleren Gewichtes auf 10 Kilogrammes schätzt, so fallen also 9 Kilogrammes oder circa 19 Pfund auf das Wasser des Blutes. Nun findet zwischen dem Blut und den Absonderungen eine beständige Fluctuation statt, und zwar in einer doppelten Weise: einmal wird das Wasser für solche Secrete ausgeschieden, welche innerhalb des Organismus verwerthet werden und sehr bald ihr Wasser durch Resorption wieder an das Blut zurückgeben; und diese Fluctuation ist quantitativ so beträchtlich, dafs allein die Flüssigkeitsmenge, welche zum Zweck der Verdauung in 24 Stunden in den Digestionskanal ergossen wird, die Gesammtmenge des Blutes bei Weitem übertrifft. Sodann aber wird auch eine grofse Quantität Wasser auf dem Wege der Exspiration der Lunge und der Haut und auf dem der Harnausscheidung aus dem Körper entfernt, und zwar nach annähernder Berechnung durch den Harn 1600 Grammes, durch die Lunge 350 Grammes, durch die luftförmige Perspiration der Haut 700 Grammes in 24 Stunden. Die zuletzt genannten drei Wege der Wasserabgabe haben in so fern den Werth von Ausgleichungssecretionen, als sie dazu bestimmt sind, einen momentanen Ueberschufs des Wassers im Blute zu vermindern, namentlich der Schweifs und der Harn, deren Absonderung unter Umständen die durchschnittliche

Gröfse enorm übersteigt; gleichzeitig führt aber der Schweifs, und besonders der Harn eine beträchtliche Menge von Producten des regressiven Stoffwechsels aus, welche mit der vermehrten Absonderung gleichfalls absolut vermehrt werden, und welche eben nur vermöge ihrer Auflösung in Wasser im Stande sind, aus dem Organismus entfernt zu werden.

Wenn man demnach die Rolle, welche das Wasser im Organismus spielt, wesentlich als eine Auslaugung des Blutes und der Gewebe auffassen kann, so lehren doch die Versuche von Bidder und Schmidt über die Inanition, dafs man sich hüten mufs, diesen Begriff in einem einseitigen mechanischen Sinn zu nehmen. Mit der steigenden Inanition verringert sich die Harnabsonderung erheblich, der Gehalt an Phosphorsäure steigt anfangs, vermöge des Zerfalles der Zellen, alle übrigen Bestandtheile werden relativ und absolut vermindert, die Chlorverbindungen verschwinden schon nach den ersten Tagen gänzlich, und so nimmt die Harnabsonderung, gleich allen übrigen Functionen und Secretionen, Theil an der Verringerung des Stoffwechsels, welche die nothwendige Folge der Inanition und zugleich die Bedingung für das Bestehen des Lebens während derselben ist. Da nun, wie wir bald ausführen werden, der vermehrte Wassergenufs nicht allein die Quantität des Harns, sondern auch die absolute Menge der festen Bestandtheile desselben vermehrt, so müfste man, wenn es nur auf mechanische Auslaugung ankäme, in der That vermuthen; dafs der Wassergenufs bei Inanition die Consumtion des organischen Stoffes, die Abmagerung und den Tod beschleunigen müsste. Dies ist aber nicht der Fall, sondern es geht aus den Versuchen von Bidder und Schmidt hervor, dafs bei der Inanition neben reichlicher Wasseraufnahme der Körper viel langsamer und weniger an Fett und Albuminaten verliert, trotzdem dafs die diuretische Wirkung des Wassers auch hier nicht ganz ausbleibt. Dafs das Fasten leichter und länger ertragen wird, wenn der Genufs von Flüssigkeit ermöglicht wird, ist überhaupt längst bekannt. Die Erklärung dieser Thatsachen liegt auf der Hand: die Auslaugung des Blutes und der Gewebe betrifft nicht allein solche Stoffe, welche, zur Ernährung lebendiger Gewebstheile untauglich, aus dem Körper zu entfernen sind, sondern auch alle Substanzen, welche, als ver-

Auslaugung.

Wassergenufs bei Inanition.

brauchte Gewebstheile vorhanden, noch im Stande sind, zur Ernährung organischer Gewebe beizutragen.

Einfluſs des Wassergenusses auf den Stoffwechsel. Die oben bezeichnete Bedeutung des Wassers für den Wechsel noch brauchbaren und lebensfähigen organischen Stoffes und für die Auscheidung der Auswurfsstoffe findet nun in den Erfahrungen über die diuretische Wirkung des reichlichen Wassergenusses ihre entscheidende Bestätigung. Die Vermehrung des Harnes nach reichlichem Wassergenuſs ist eine allgemeine, bekannte Thatsache, und nicht minder die relative Verdünnung desselben; eine Bedeutung aber für die physiologische Anschauung und die praktische Verwerthung hat diese Diurese erst durch die Aufklärung erlangt, welche wir der experimentellen Forschung über den Gehalt des so vermehrten Harnes an festen Stoffen verdanken. Die abweichenden Resultate von Falk beziehen sich nur auf wenige Versuche und stehen vereinzelt, die von Bidder und Schmidt betrafen Thiere in der Inanition und haben deshalb kein Gewicht den übereinstimmenden Beobachtungen gegenüber von Becquerel, Winter, G. Lehmann, Genth u. A., wonach, nach reichlichem Wassergenuſs, nicht bloſs die Menge des Urins, sondern auch die Auscheidung fester Bestandtheile, d. h. von Producten des regressiven Stoffwechsels, innerhalb 24 Stunden absolut vermehrt wird; diese Vermehrung innerhalb 24 Stunden stieg mitunter auf 14 bis 20 Procent und betrifft hauptsächlich den Harnstoff, das wichtigste Product des organischen Stoffverbrauchs; und Hand in Hand mit ihr geht eine bedeutende Verminderung der Harnsäure, bis zum gänzlichen Verschwinden derselben, d. h. neben der Vermehrung des am höchsten oxydirten die gleichzeitige Verminderung des am geringsten oxydirten Stoffwechselproductes; ein Verhältniſs, welches, wie sich ergeben hat, fast bei allen anderen, den Stoffwechsel befördernden Methoden constant auftritt.

Die Diurese in Folge vermehrten Wassergenusses hat also die hohe Bedeutung einer Vermehrung des Stoffwechsels, und zwar nicht bloſs der regressiven Seite desselben, sondern auch seiner productiven Funktion, indem bei mäſsigem, dem Bedürfniſs entsprechenden Wassergenuſs das Körpergewicht steigt, und nach sehr reichlichem und längere Zeit fortgesetztem Trinken das während desselben verminderte Körpergewicht sofort wieder vermehrt wird, sobald der Wassergenuſs beschränkt wird, und nun unter bedeutender Verminderung des Gehaltes des Harns an Phosphorsäure, welche, wie bekannt, der wichtigste anorganische Stoff für die Neubildung organischer Zellen ist.

Hiernach läfst sich die Function des Wassergenusses dahin zusammenfassen, dafs er 1) die Auslaugung des Blutes und der Gewebe ermöglicht, 2) den Wassergehalt des Blutes zur Zeit besonders reichlicher Secretionen im Gleichgewicht erhält, 3) die Ausführung von Auswurfsstoffen bedingt und 4) den Stoffwechsel mächtig befördert, und zwar nicht blofs den regressiven, sondern auch den productiven. *Function des Wassers.*

Gleichwie bei dem reichlichen Wassergenufs, so treten auch bei vermehrter körperlicher Arbeit die Folgen und die Zeichen des vermehrten Stoffwechsels auf; auch hier steigt der Harnstoffgehalt des Urins, bei gleichzeitiger Verminderung der Harnsäure und der Phosphorsäure, das vollkommenere Product des regressiven Stoffwechsels überwiegt das unvollkommenere, und die zur Zellenbildung bestimmte Phosphorsäure wird zurückgehalten; und ebenso ist das schliefsliche Resultat der körperlichen Anstrengung dasselbe, wie nach reichlichem Wassergenufs, in beiden Fällen eine zweckmäfsige Diät und ein richtiges Mafs der Methode vorausgesetzt: nämlich gute Verdauung, Erhöhung der Gesundheit, der Ernährung, der Kraft, des Körpergewichtes. Und so ist es klar, wie namentlich solche Menschen, denen vermöge ihrer Lebensweise die Körperbewegung fehlt, diese durch den regelmäfsigen Genufs von Flüssigkeiten einigermafsen ersetzen, und wie wohl begründet die oben (S. 53) erwähnte diätetische Maxime ist. Wenn demnach das Wasser, als quantitativ überwiegender Bestandtheil des Blutes, in passivem Sinne eines der wichtigsten Nahrungsmittel genannt werden kann, so gewinnt es durch seinen Einflufs auf den Stoffwechsel die höhere Bedeutung eines aktiven Ernährungsmittels, die Bedeutung des allgemeinsten Vehikels für die Zuführung und Anbildung neuen Stoffes in den Geweben und für die Auflösung und Ausscheidung der consumirten und unbrauchbar gewordenen chemischen Substrate organischer Functionen. *Wassergenufs und Körperbewegung.*

In der vermehrten Diurese scheint vorwiegend das Mittel für die Ausscheidung eines Ueberschusses an Wasser gegeben zu sein, während anderen Secretionen kein besonderer Einflufs darauf zuzuschreiben ist. Die Exspiration des Wassers aus der Haut und der Lunge ist fast ausschliefslich von den physikalischen Bedingungen des diese Organe umgebenden Mediums, der atmosphärischen Luft, abhängig, und die Wasserausscheidung auf diesen beiden Wegen hat vorwaltend die Bedeutung der Verdunstung und, damit verbunden, der Abkühlung. Auch die Wirkung des reichlichen Wassertrinkens auf die Absonderung des Schweifses ist keine direkte, da sie die Umgebung einer sehr warmen Luft voraussetzt, und letztere, wo sie nicht vorhanden, künstlich erzeugt wird, sei es durch Heizung der Luft, sei es durch Einhüllung des Körpers und verhinderte Wärmestrahlung; in allen diesen Fällen wirkt das Wassertrinken nur indirect durch beständige Zufuhr des für die Schweifsabsonderung erforderlichen Vehikels; und wo die genannte physikalische Bedingung nicht vorhanden ist, wird die Schweifsabsonderung sogar oft verhindert, oder tritt, bei übermäfsigem Wassergenufs, nur als kalter Schweifs in Folge von Lähmung der Gefäfsnerven auf. Im Allgemeinen wirkt also das kalte Wasser nicht direct schweifstreibend, sondern unterhält nur die durch physikalische oder anderweitige Bedingungen erzeugte Diaphorese vermöge der andauernden Zufuhr des Materials.

Vermehrte Gallenabsonderung.
Eine Absonderung, welche nach übereinstimmenden Erfahrungen von Bidder und Schmidt, G. Lehmann u. A. durch reichlichen Wassergenufs constant vermehrt wird, ist ferner die Gallensecretion; und zwar findet hier ein ähnliches Verhältnifs statt, wie bei der Harnabsonderung, indem nicht blofs die Quantität der Galle, sondern auch deren feste Bestandtheile absolut vermehrt werden. Auch in Betreff des Speichels, des pankreatischen Saftes und anderer Secrete liegen ähnliche Beobachtungen vor, welche, wenn auch vereinzelt, doch der allgemeinen und schon a priori wahrscheinlichen Anschauung entsprechen, dafs die Secretionen überhaupt durch Wasserzufuhr vermehrt werden. Hiefür spricht auch das vikarirende Verhältnifs zwischen einzelnen Secretionen, sowohl in physiologischen, als auch namentlich in pathologischen Zuständen: bei sehr copiösen einseitigen Absonderungen, z. B. in der Cholera, versiegen andere Secrete oft gänzlich und werden erst wiederhergestellt, nachdem durch reichlichen Genufs von Flüssigkeit der verminderte Wassergehalt des Blutes einigermafsen gehoben ist.

Von grofser Wichtigkeit für die Bedeutnng des Wasser- *Aufnahme des Wassers vom Pfortaderblut.*
genusses ist der Ort, wo das Wasser resorbirt wird;
dies ist der Magen, und zwar die Venen desselben. Von der
Lunge wird zwar auch Wasser aus der atmosphärischen Luft
inspirirt, doch wird diese Wasseraufnahme von der Wasser-
exhalation um ein Geringes übertroffen; und die Aufsaugung
der Darmwände ist quantitativ geringer und geht namentlich
viel langsamer von Statten, als die der Magenvenen. Der Umstand aber, dafs das dem Körper zugeführte Wasser überhaupt
vorwiegend und zunächst in das Pfortaderblut übergeht, *Pfortaderblut.*
ist für die gesammte praktische Anschaunng von hoher Bedeutung. Zunächst entspricht ihm die allgemeine Folge, dafs das
Pfortaderblut unter gewöhnlichen Verhältnissen den gröfsten
Wassergehalt hat; und sodann erklärt sich daraus die Erfah-
rnng, dafs die Wirknng von Trinkkuren, sei es mit einfachen,
sei es mit Mineralwässern, am häufigsten und schnellsten bei
Störungen des Pfortaderkreislaufs und der Blutbildung auftritt.
Kommt nun in Erwägung, dafs die Leber wahrscheinlich der
Hauptsitz der Blutzellenumwandlung und der Blutzellenbildung
ist, dafs das Wasser des Pfortaderbluts im Lebervenenblut
um mehr als die Hälfte verringert gefunden wird, und die
Gallensecretion wahrscheinlich als eine Erzeugung von Neben-
producten bei der blutverarbeitenden Function der Leber zu betrachten ist; endlich dafs nicht blols die Harnabsonderung, sondern anch die Gallensecretion durch reichlichen Wassergenufs
wesentlich und auch in ihren festen Bestandtheilen vermehrt
wird: so ergibt sich daraus die grofse Bedeutung und die Art
dieser Bedeutnng, welche dem Wassergenufs für den Stoffwechsel und für die Blntbildung beizulegen ist.

 Die unmittelbare Einwirkung des Wassers auf *Einwirkung des Wassers auf den Magen.*
den Magen und auf dessen Functionen ist im Einzelnen noch
sehr wenig aufgeklärt. Zur Auflösnng der Nahrungsmittel
dienen die Verdauungsflüssigkeiten, deren Absonderungsgröfsen,
je nach individuellen Bedingungen, sehr variiren. Die Auflösung und Verdauung des Stärkemehls beginnt zwar schon im
Magen, ist aber nicht von dem Magensaft, sondern von dem
Speichel abhängig und wird erst im Darm vollendet; ebenso
findet die Verdauung der Fette erst im Darm statt; nnd es ist
daher für diese beiden Arten von Nahrungstoff das den Speisen
selbst zugesetzte Wasser von geringerer Bedentung, als der

für die Absonderung der Galle und der Darmflüssigkeiten erforderliche Wassergehalt des Blutes. Deshalb stellt sich das Bedürfnifs des Trinkens bei einem Ueberschufs an Fett- oder Stärkemehlaufnahme erst einige Zeit nach der Mahlzeit ein, nachdem die Magenverdauung gröfsten Theils beendigt ist. Anders verhält es sich mit den Eiweifskörpern, deren Magenverdauung den Zweck hat, sie in Peptone zu verwandeln; diese Umwandlung steigt mit der Quantität des Magensaftes und wird befördert durch Wassertrinken während der Mahlzeit. Immerhin aber richtet sich dies Bedürfnifs nach der Quautität der Fleischnahrung und nach individuellen Bedingungen und Gewohnheiten, und nur im Allgemeinen darf man, übrigens der täglichen Erfahrung gemäfs, sagen, dafs bei reichlicher Fleischmahlzeit der Genufs von Flüssigkeit, natürlich bis zu einer gewissen Grenze, die Verdauung befördert. Diese Grenze kündet sich in der Regel durch das Gefühl des Individuums selbst an: es entsteht bei Ueberfüllung des verdauenden Magens mit Flüssigkeit die bekannte Empfindung des Vollseins und der Bewegungslosigkeit im Magen. Die Resorption des Wassers selbst findet im Allgemeinen schneller statt bei leerem, als bei vollem Magen, und es rechtfertigt sich daraus die Gewohnheit der Tageszeit sowohl für das diätetische Wassertrinken behufs Anregung des Stoffwechsels, als auch für Brunnenkuren, durch welche Arzueistoffe in die Säftemasse übergeführt werden sollen.

Temperatur des Trinkwassers.

Unter den besonderen Eigenschaften des genossenen Wassers heben wir zunächst die Temperatur hervor. Alle Erfahrungen sprechen dafür, dafs das Wasser von den Venen des Magens um so schneller resorbirt wird, je mehr sich seine Temperatur der des Blutes nähert. Es geht daher oft der Resorption eine Ausgleichung der Temperatur vorher, wenn die Flüssigkeit nicht in der Nähe der Blutwärme eingenommen wird; und es fragt sich, ob im Magen die erforderliche Erwärmung, oder ob die gebotene Abkühlung schneller von Statten geht. Im Allgemeinen scheint das Letztere der Fall zu sein, doch ist dabei die Quantität des Trankes in Anschlag zu bringen: je mehr kalte, oder je mehr heifse Flüssigkeit in immer neuer Folge genossen wird, um so langsamer mufs die Temperaturveränderung vor sich gehen, und die Erfahrung lehrt auch, dafs eine Ueberschwemmung des Magens mit Wasser, sei es kalt oder heifs, die Resorption gleichmäfsig lähmt. Die Kälte des Wassers wirkt auf den Magen als örtlicher Reiz, wie auf die änfsere Haut, und als Reaction tritt ein lebhafteres Hungergefühl, eine gröfsere Bereitwilligkeit zur Resorption des Trankes und zur Absonderung des Magensaftes bei bald folgender Mahlzeit ein; doch ist das individuelle Bedürfnifs sehr verschieden und beschränkt sich für kaltes Wasser auf kleinere Quantitäten, die mit der sinkenden Temperatur desselben sich gleichmäfsig vermindern. Namentlich scheint nach der nächtlichen Ruhe der Magen für den wohlthätigen Reiz der Kälte besonders empfänglich zu sein, und ebenso gibt es für viele Menschen kein besseres Carminativum, als ein kleiner Trunk kalten Wassers kurze Zeit vor einer Mahlzeit. Dafs warme Mineralwässer, nach althergebrachter Gewohnheit, meistens in der natürlichen Temperatur getrunken werden, hat der Zufall ergeben, und dieser Zufall entspricht keineswegs immer dem therapeutischen Bedürfnifs: in vielen Fällen ist die Wärme des Mineralwassers zweckmäfsig zu erhöhen, noch häufiger zu vermindern, und oft erweist es sich höchst nützlich, vor dem ersten Becher eines warmen Brunnens den Magen durch einen nicht volnminösen kalten Trunk zu reizen und vorzubereiten. Ganz besonders aber mufs man sich gegen die gedankenlose Sitte erklären, nach welcher man darauf besteht, heifse Mineralwässer in der natürlichen Temperatur massenhaft zu trinken und den Magen zu erschlaffen; und wenn man gar bei Trinkkuren mit künstlichen Wässern auf die scrupulöseste Herstellung des natürlichen Wärmegrades verfällt, so bezeichnet diese Maxime einen ähnlichen Aberglauben oder eine ähnliche gedankenlose Trägheit, wie das Butterverbot (siehe S. 50). Für die Frage der Wärme eines Mineralwassers kann nur der Eine allgemeine Grundsatz gelten: je gröfser die Quantität des in kurzer Zeit genossenen Brunnens ist, um so mehr mufs sich seine Temperatur der Blutwärme nähern, und nur individuelle Zustände können ergeben, ob sie über oder unter der Blutwärme zu bleiben hat.

Aus den Misbräuchen mit der Quantität und der Temperatur des kurmäfsig getrunkenen Wassers folgen in vielen Fällen verschiedene Zustände von Uebelbefinden, die je nach den betroffenen Individuen sehr variabel sind und höchst unzweckmäfsig unter dem mystischen Collectivbegriff des

Brunnenfiebers zusammengefaſst werden. So wenig es einen Brunnengeist gibt, so wenig gibt es ein Brunnenfieber, und was man allgemein darunter versteht, das sind individuelle Zustände, in Folge einer dauernd oder vorübergehend übertriebenen Einwirkung der Methode, der Diät, der neuen Lebensweise, oft natürlich mit Gefäſsaufregung verbunden, aber ohne gemeinschaftliche, charakteristische und constante Symptome. Die Ueberschwemmung des Magens mit Wasser erzeugt sehr leicht Dyspepsie und Magenkatarrh, und die besonderen Eigenschaften des Getränkes, die Kälte, die Wärme, der Gehalt an verschiedenen Salzen und Gasen verschärft und modificirt diesen Einfluſs; die Verdauung leidet, die Ernährung sinkt, die Haut wird von verschiedenen Eruptionen und Geschwürsbildungen, namentlich Furunkeln, befallen, und unter dem Allgemeinbefinden leiden auch die Erscheinungen der individuellen Krankheit. Hierzu kommt oft bei der äuſsern Anwendung des Wassers, namentlich bei schweiſserregender Methode, ein Schweiſsfriesel, wie es, in verschiedener Form, jedem Schweiſs, besonders dem Fieberschweiſs, gern folgt; und weder dieses, noch die andern Erscheinungen haben die Bedeutung von Krisen, welche in dem Prieſsnitz'schen System eine so groſse Rolle spielen.

Verschiedene Beschaffenheit des Trinkwassers. Ueber die chemische Beschaffenheit des gemeinen Trinkwassers genügen für unsern Zweck folgende kurze Andeutungen. Ganz frei von Salzen ist nur das destillirte Wasser; diesem am nächsten steht das Regenwasser und das Wasser der Eisabflüsse der aus Regenwasser gespeisten Bäche und der meisten Flüsse; in allen diesen Wässern steigt der Salzgehalt meistens nicht über 3—4 Zehntausendtel oder 2—3 Gran auf 16 Unzen. Auch unter den gemeinen Quell- und Brunnenwässern sind viele, welche nicht mehr enthalten, während allerdings bei den meisten der Salzgehalt zwischen 6 und 15 Zehntausendtel oder 4—11 Gran auf 16 Unzen beträgt, und zwar vorwiegend kohlensaurer oder schwefelsaurer Kalk, schwefelsaures Natron, schwefelsaure Magnesia, Eisen. Ueber die Verdaulichkeit eines Trinkwassers im Verhältniſs zu seinem Salzgehalt, d. h. über seine verschiedene Resorptionsfähigkeit und seine unmittelbare Wirkung auf den Magen fehlt es an genügenden Erfahrungen und Untersuchungen; im Allgemeinen aber scheint ein geringhaltiges Wasser, z. B. Fluſs- und

Regenwasser, die Resorption im Magen, die Nerven desselben und die Geschmacksnerven weniger wohlthätig zu reizen, als ein Wasser von mittlerem Salzgehalt; und für diese Eigenschaft besitzen wir, da es sich um das dringendste und niemals ruhende Bedürfnifs täglichen Genusses handelt, einen untrüglichen Mafsstab im Geschmackssinn. Dieser verwirft sowohl die Weichheit des Flufs- und Regenwassers, als auch die Härte derjenigen Brunnenwässer, welche in ihrem Salzgehalt sich schon den Mineralquellen nähern, und wird nur von einem mittleren Salzgehalt befriedigt. Aufser der Weichheit und Härte aber erkennt der Geschmackssinn noch die Eigenschaft der Reinheit und Unreinheit und die der Frische und Unfrische. Erstere ist von dem Fehlen oder Vorhandensein organischer Zersetzungsprodukte, letztere von dem Vorhandensein atmosphärischer Luft und ganz besonders der Kohlensäure abhängig, welche im Brunnenwasser meistens in gröfserer Quantität vorhanden ist, als im Regen- und Flufswasser.

Nach dieser Skizze über die physiologische Wirkung des Wassers als Getränk ist seine Bedeutung als gemeinsames Moment der Brunnenkuren, abgesehen von dem besondern Gehalt der Mineralwässer, unschwer zu schätzen. Die unmittelbare Wirkung auf die Verdauung, die allgemeine auf den Stoffwechsel und die Auslaugung der Säfte und Gewebe kommen zu den übrigen gemeinsamen Einflüssen der Reise, der veränderten physischen und psychischen Lebensweise, der Diät, des Luftgenusses u. s. w. Auch für die meisten Badekuren tritt ein vermehrter Wassergenufs als Nebenmoment ein, da mit vielen eine Brunnenkur verbunden wird, und, wo dies nicht der Fall, doch die ganze Lebensweise einen reichlichern und regelmäfsigen Wassergenufs bedingt. Was die Brunnenkuren im Besondern betrifft, so läfst sich zwar die Würdigung des Wassers, als solchen, nur selten von der der charakteristischen Bestandtheile kritisch scheiden; doch fehlt es nicht an einzelnen Erfahrungen einer schärferen Einsicht, welche die allgemeine Anschauung bekräftigen und Fingerzeige bieten für künftige fruchtbare Untersuchungen. Ein besonders lehrreiches Beispiel bietet die Vergleichung des kohlensauren Natrons und des Natronwassers in ihrer Wirkung auf die Ausscheidung der Harnsäure. Nach den oben (S. 56) angeführten Beobachtungen wird die Harnsäure im Urin durch reichliches Wasser-

Resumé über das Wassertrinken als gemeinsames Moment balneotherapeutischer Kuren.

trinken bedeutend, und oft bis zum gänzlichen Verschwinden; vermindert; dieselbe Wirkung haben die natronhaltigen Mineralwässer; und dafs in diesen das Natron es nicht allein ist, welches die Wirkung trägt, lehren die Versuche von Münch (Archiv für Heilkunde. Bd. VI. 1863), nach welchen das kohlensaure Natron zwar anfangs die Harnsäure fast bis zu gänzlichem Verschwinden vermindert, diese Wirkung aber nach einiger Zeit, trotz dem Fortgebrauch des Natrons, wieder aufhört. Bei dem Gebrauch eines Natronwassers dagegen hält diese Wirkung nicht allein so lange an, als es genommen wird, sondern überdauert oft die Kur um lange Zeit; und so ist es klar, dafs hier zu der specifisch chemischen Wirkung des Arzneistoffes der allgemeine Einflufs des Wassergenusses auf den Stoffwechsel, als mächtiges und mindestens gleichwichtiges Kurmittel, hinzutritt.

Indicationen der Trinkkuren mit gemeinem Wasser.
Die Indicationen für eigentliche Trinkkuren mit gemeinem Wasser sind im Verlauf der letzten zwanzig Jahre bedeutend eingeschränkt worden, trotzdem, dafs in derselben Zeit die physiologische Wirkung des Wassers immer klarer erkannt worden ist. Die Uebertreibung, welche in Wasserheilanstalten vielfach mit dem Wassertrinken stattgefunden, die Erfahrung, dafs auch das reine Wasser, im Uebermafs genossen, die Verdauung wesentlich beeinträchtigen kann; und die oft wiederholte Beobachtung, dafs man bei vielen chronischen Krankheitszuständen den Zweck mit salz- und gashaltigen Mineralwässern, in geringerer Quantität gereicht, schneller und ohne lästige Nebenwirkungen erreicht: diese Erfahrungen sind es, welche den Kreis der eigentlichen methodischen Trinkkuren mit gemeinem Wasser sehr verkleinert haben; wogegen durch die Erkenntnifs der physiologischen Wasserwirkung der nicht kurgemäfse, sondern diätetische Gebrauch des Wassers, allgemeiner verbreitet worden ist.

In der That hat das reichliche oder regelmäfsige Wassertrinken, auch wo es an stricte Verordnungen sich bindet, meistens nur eine diätetische Bedeutung: z. B. in fieberhaften Krankheiten zur Löschung des Durstes, zur Abkühlung des Blutes und zur Wiederherstellung seines Wassergehaltes; ferner bei habitueller Trägheit der Stuhlentleerung, wo ein Glas kalten Wassers, des Morgens nüchtern genommen, die peristaltische Bewegung des Darmes anregt; bei leichten Fällen chronischen Magenkatarrhs, wo sehr kleine Quantitäten eiskalten Wassers, regelmäfsig genommen, als mäfsiges Beruhigungsmittel wirken; sodann bei träger Gallenabsonderung und leichtem Icterus, wo aber in vielen Fällen, aus Rücksicht für den Magen und die nothwendige Ernährung, einem kohlensäurehaltigen Wasser der Vorzug zu geben ist; endlich bei all den Zuständen, wo es auf Beförderung des durch die Lebensweise verzögerten Stoffwechsels ankommt, namentlich, wo eine sehr reichliche Fleischdiät mit körperlicher Trägheit verbunden ist, und die auslaugende Wirkung des Wsssers gleichsam an Stelle der Körperbewegung tritt.

Dieser diätetischen Anwendung gegenüber sind nur wenige eigentliche Kurindicationen übrig geblieben, und zwar für Metalldyskrasieen, Syphilis, Gicht und hämorrhoidale Zustände.

1. Bei chronischen Metallvergiftungen, unter denen über Antimon-, Arsen-, Blei-, Kupfer- und Quecksilbervergiftung glaubwürdige und ziemlich zahlreiche Beobachtungen vorliegen, sind es zwei verschiedene Wege, auf welchen die methodische Wassertrinkkur wirkt. Die metallischen Gifte werden theils in einzelnen Geweben und Organen, theils und vorwiegend und fast constant in der Leber, und zwar in unlöslichen Verbindungen, abgelagert gefunden; ihre Ausscheidung findet im erstern Falle durch Schweifs und Harn, im letztern aufserdem durch die Galle statt; im ersten Fall werden sie durch den intermediären Stoffwechsel dem Blute und von diesem den Nieren und den Schweifsdrüsen zugeführt; im letztern gehen sie direkt mit der Galle ab; in beiden Fällen aber kann man, da sie meist unlöslich sind, weniger ihre Auflösung als Mittel zur Ausscheidung betrachten, als vielmehr ihre mechanische Entfernung mit zerfallenen Zellen; eine Anschauung, welche heut zu Tage keine Schwierigkeit mehr hat, da die meisten Secretionen von dem Zerfall alter und der Bildung neuer Zellen begleitet werden. Für die in der Leber abgelagerten Metalle fällt daher die Wirkung der Wasserkur in den S. 58 erwähnten Gesichtspunkt der Vermehrung der Gallensecretion, für die übrigen Organe und Gewebe in die Rubrik des allgemein vermehrten Stoffwechsels. Eine Beschränkung und selbst, wenn auch nur momentan, Contraindication findet aber die Wassertrinkkur in sehr vielen Fällen durch den allgemeinen Zustand des Kranken: die meisten

Metallvergiftungen.

Contraindication.

Fälle von Metallvergiftung begleitet ein gröfserer oder geringerer Grad von Anämie, wobei nicht blofs die gefärbten Blutzellen, sondern auch der Faserstoff der Intercellularflüssigkeit vermindert ist; und es ist daher oft mit der Wasserkur Maafs zu halten, um die Ernährung nicht noch mehr zu schädigen. Für den Fall einer solchen Contraindication bleibt allerdings nur zwischen zwei anderen milderen Methoden die Wahl: entweder tritt eine Kur mit Schwefelwasser dafür ein, oder man begnügt sich, durch diätetische Mafsregeln die Ernährung zu heben und überläfst die Ausscheidung der Metallgifte dem langsamern Wege des natürlichen Stoffwechsels, der Anämie allenfalls durch vorsichtigen Gebrauch des Eisens zu Hülfe kommend.

Syphilis. 2. Die Syphilis ist in der ersten Zeit nach dem Aufkommen der Kaltwassermethode Gegenstand einer sehr weitverbreiteten und heftigen Controverse gewesen; der Streit war um so unklarer, als gleichzeitig die übertriebene Quecksilbermethode und die expektative Methode einander gegenüberstanden. Die seitdem geläuterten Ansichten von der Syphilis und ihrer Behandlung und die zahlreichen Erfahrungen in Kaltwasseranstalten haben den Streit, wenn nicht entschieden, doch dahin beruhigt, dafs die extremen Behauptungen beiderseits zum Schweigen gebracht worden: es herrscht jetzt die Ueberzeugung, dafs im Allgemeinen die Merkur- und die Jodbehandlung nicht zu entbehren sind, dafs aber auch andererseits die Syphilis keineswegs ein Noli me tangere für die Wassermethode ist, und dafs höchst unglückliche Ausgänge der Krankheit bei jeder Methode sich ereignen. Für primäre Affectionen die Kaltwassermethode zu empfehlen, wagt jetzt nur selten noch ein Hydropath, und dafs dies früher hat geschehen können, erklärt sich gröfstentheils aus der Unkenntnifs des Unterschiedes zwischen weichem und indurirtem Schanker. Auch bei secundärer und tertiärer Lues hat die Quecksilber- und Jodmethode allgemein den Vorrang, und die Wasserkur tritt nur ein theils als Nachkur, theils in sehr hartnäckigen Fällen und bei oft wiederholten Recidiven, um an die Stelle jener angreifenden und vergiftenden Methoden einmal eine weniger bedenkliche zu setzen. Es ist selbstverständlich, dafs man sich, womöglich, mit den milderen Formen der Hydropathie begnügt; die stärkeren und erschöpfenden Methoden konnten nur zu einer Zeit gelten, wo man glaubte, die Krankheit auch mit Fasten und Laxiren heilen zu können. Die Wasserkur soll entweder, als Nachkur, vollenden, was die Quecksilber- oder Jodkur begonnen, oder sie will das leisten, wofür diese ihre Wirkung versagt hat, in beiden Fällen nämlich durch Anregung der Resorption und der Ausscheidung die Ablagerungen der specifischen Dyskrasie entfernen; es empfiehlt sich demnach diejenige Methode der Hydriatik, welche den Stoffwechsel beschleunigt, also das reichliche Wassertrinken und die Erregung von Schweifs durch nasse Einhüllung; und da der Recouvalescent oder der Kranke, in Folge der Krankheit und der voraufgegangenen Kuren, gewöhnlich an Anämie leidet, so sind die milderen Methoden den strengeren meistens vorzuziehen, um so mehr, als nach Quecksilberkuren oft eine grofse Hautschwäche sich in grofser Neigung zu Erkältung zeigt, welche nur die mildere Art der äufseren Anwendung des kalten Wassers erlaubt, aber — sie auch oft dringend erheischt. Principiell ist die Auslaugung des Körpers mit innerlich genommenem Wasser das Wichtigste, und der uralte Gebrauch der Tisanen und Holztränke hat in Wahrheit kaum eine andere Bedeutung gehabt.

3. Die Gicht kann hier vorläufig nur eine kurze Erwähnung finden unter dem Gesichtspunkt der Theorien, welche über den Zusammenhang zwischen Harngriefs, Nierensteinen, Hämorrhoiden und Gicht geläufig geworden. Die erste Entstehung dieser Theorien basirt auf einem faktischen Irrthum: kaum war nämlich die Harnsäure entdeckt und in manchen Sedimenten, im sauren Harngriefs und in den arthritischen Concrementen als harnsaures Natron aufgefunden worden, als Bird u. A. die Behauptung aufstellten, dafs in der Gicht der Gehalt des Harns an Harnsäure constant vermehrt sei; und sofort bemächtigte sich die nosologische Theorie dieser Angabe, um in der vermehrten Ausscheidung der Harnsäure das Wesen der Gicht und die Identität dieser Krankheit mit andern Zuständen zu erklären, bei welchen gleichfalls die Harnsäureausscheidung vermehrt ist, namentlich mit Harngriefsbildung und sogenannter Hämorrhoidalconstitution. In der That hätte diese Theorie zu den gut begründeten gehört, wenn die Zahl derjenigen Zustände, in denen die Harnsäureausscheidung vermehrt ist, eine beschränkte, und die ätiologische Verwandtschaft derselben mit der Gicht auch anderweitig festgestellt wäre.

Gicht.

Dies war aber nicht der Fall: je mehr die Untersuchungen sich häuften, um so mehr erhellte die Thatsache, dafs fast bei allen chronischen Krankheiten der blutbildenden Organe, des Magens, der Leber, der Lunge, der Harnsäuregehalt des Urins absolut und namentlich im Verhältnifs zum Harnstoff vermehrt ist, sogar bei jeder vorübergehenden Verdauungsstörung und bei jedem Fieber; dazu aber kam die Beobachtung, dafs die Verwandtschaft zwischen Gicht einerseits und Harngriefs und Hämorrhoiden andrerseits vor der ätiologischen Untersuchung nicht Stich halte, dafs Gicht nicht blofs bei sehr reichlicher, sondern auch bei sehr kümmerlicher Ernährung entstehe, und dafs in Ländern, wo die Gicht eine seltene Krankheit geworden, Harngriefs und der Symptomencomplex, den man Hämorrhoidalkrankheit zu nennen pflegt, häufig genug vorkommen. Gänzlich erschüttert aber wurde diese „harnsaure Diathese" durch die entscheidende Arbeit von Scherer über die Harngährung, nach welcher die Bildung von harnsaurem Gries und Blasenstein nicht im Blut, sondern in den Secreten der Nieren- und Blasenschleimhaut ihre besondere und eigentliche Quelle hat und das Product einer lokalen Gährung ist; endlich verlor auch die Bedeutung der arthritischen Concremente an Werth, als man bei aufmerksamerer Beobachtung fand, wie aufserordentlich selten dieselben auch in denjenigen Ländern, in welchen die Gicht häufiger ist, gefunden werden. Alle diese Erwägungen aber, so entscheidend jede einzelne und alle zusammen sind, stellen sich nun gar als überflüssig heraus der Thatsache gegenüber, dafs ihr Hauptfundament falsch war: Garrod's, Lehmann's und alle späteren Untersuchungen haben, in Widerspruch mit den ersten von Bird, das entgegengesetzte Resultat gehabt, die Harnsäureausscheidung ist in der Gicht nicht vermehrt, sondern vermindert, und zwar nicht nur überhaupt bei chronischer Gicht, sondern auch vor dem akuten Paroxysmus. Damit fällt also die ganze Theorie in Nichts zusammen, und eine neue auf dem entgegengesetzten Grunde, auf der Harnsäureverminderung, zu bauen, möchte schwerlich schon an der Zeit sein.

An diesem Ort, wo wir zunächst nur die Anwendung von Wassertrinkkuren bei der Gicht zu besprechen haben, genügt es, den Ungrund der früheren Theorie hervorzuheben, nach welcher die constatirte Wirkung des reichlichen Wassergenusses, auf die Verminderung der Harnsäure, direct bezogen wurde auf die vermeintliche und falsche Annahme der Harnsäurevermehrung bei der Gicht. Nach dem oben ermittelten Standpunkte unseres heutigen Wissens bleibt nur die Wirkung des Wassertrinkens auf die Auslaugung und auf den vermehrten Stoffwechsel übrig, wie sie in der Vermehrung der Harnstoffausscheidung ihren Ausdruck findet, und allenfalls ist die vermehrte Gallenabsonderung noch in Anschlag zu bringen. Was die Hydropathie bisher bei der Gicht geleistet hat, das sind Fälle von Heilung und Besserung des allgemeinen Zustandes und Schmelzung von gichtischen Gelenkexsudaten; die Methode hat sich zwar meistens nicht mit dem innerlichen Gebrauch des Wassers begnügt, sondern die verschiedenen Badeformen zu Hülfe genommen, immerhin aber bildet das Trinken ein wichtiges Moment: vor Allem aber muſs bemerkt werden, daſs die Erfolge im Allgemeinen weder zahlreicher, noch eclatanter sind, als bei andern gebräuchlichen Kurmethoden, und daſs die Gicht der Hydrotherapie in den meisten Fällen eben so hartnäckig widersteht, als andern heroischen Mitteln.

Es ist bekannt, daſs mit der Hartnäckigkeit einer Krankheit im Verlauf der Zeit die Zahl der dagegen empfohlenen und gepriesenen Heilmittel steigt, und die Gicht gehört zu den in dieser Beziehung am reichlichsten bedachten Zuständen. Eine der abenteuerlichsten Methoden ist die von Cadet de Vaux (1825), nach welcher der Kranke jede Viertelstunde 6—8 Unzen 50—60 Grad warmen Wassers trinkt, bis er in 12 Stunden 9—10 Quart genommen. Viele Personen haben ein so gewaltsames Verfahren ertragen, bei andern steigerten sich aber die natürlichen unmittelbaren Folgen, Erbrechen, Aufregung, Fieber, Gehirncongestionen zu so bedenklichem Grade, daſs die Kur abgebrochen werden muſste, und mehrere starben schon am ersten Tage. Erfolge wurden gerühmt von dem Urheber der Methode und von andern, glaubwürdigen Berichterstattern; indessen gehören, wie es scheint, die meisten der erzählten Fälle nicht zur eigentlichen Gicht, sondern zum chronischen Gelenkrheumatismus und zur Arthritis deformans; immerhin aber möchte es der Mühe werth sein, die Versuche, natürlich mit verständiger Einschränkung, zu wiederholen.

Ueber den Harngrieſs und die sogenannten Hämorrhoidalzustände sind hier einige kurze Bemerkungen in Bezug auf die Anwendung des Wassertrinkens am Platz.

Harngries. Wenngleich, wie wir oben bemerkten, nach Scherer's Untersuchungen, die Bildung des Harngrieses nicht durch eine übermäfsige Ausscheidung der Harnsäure, sondern durch die Gährung des Harns selbst veranlafst wird, so bleibt die Annahme doch begründet, dafs eine Verminderung der Harnsäureausscheidung günstig wirken mufs, in so fern sie die Zufuhr des eigentlichen Materials abschneidet. Hierzu kommt die Verdünnung des Harnes, wodurch die Nieren- und Blasenschleimhaut weniger gereizt und reichlicher von dem das Gährungsferment bildenden Schleim abgespült wird: und so erklärt sich leicht die gute Wirkung reichlichen Wassertrinkens und die Erfolge, welche von der Methode gerühmt worden sind. Trotzdem ist in letzter Zeit das Trinken des gemeinen Wassers mehr auf den diätetischen Gebrauch eingeschränkt und für strengere Kuren von dem Gebrauch der kohlensäurehaltigen Natronwässer, namentlich der stärkeren, wie Vichy, verdrängt worden, weil in den meisten Fällen das kohlensaure Natron die Wirkung beschleunigt und eine geringere Quantität des Getränkes gestattet, und weil in der Kohlensäure dem Magen ein wohlthätiger Reiz zugeführt wird, welcher dem gemeinen Wasser fehlt; sind nun gar bedeutende Complikationen in Leberhyperämie, Fettsucht und dergleichen Zuständen vorhanden, so pflegt man, mit vollem Recht, die starken Wässer von Carlsbad und Marienbad, deren Wirksamkeit von der Erfahrung vielfach constatirt worden, den schwächeren Mineralwässern und dem gemeinen Wasser vorzuziehen; und selbst für den diätetischen Gebrauch empfiehlt sich oft der Vorzug der Sauerwässer, wo die Rücksicht auf den Magen einen reichlichen Genufs von Brunnenwasser verbietet.

Hämorrhoiden. 4. Aehnlich verhält es sich mit den hämorrhoidalen Zuständen, auf deren nähere Kritik wir erst bei späterer Gelegenheit eingehen. So folgerichtig hier der reichliche Wassergenufs seine Indication findet, namentlich als Mittel für Beschleunigung des Stoffwechsels, und so wohlverdient auch der Ruf der Badeformen der Hydrotherapie bei diesen Zuständen ist: so begründet ist die Praxis der neuesten Zeit, welche auch hier das Wassertrinken mehr auf eine diätetische Methode beschränkt und, beim Bedürfnifs eines energischeren Eingreifens,

Mineralwässer vorzieht. Es fallen überdiefs in die Kategorie der Hämorrhoidalzustände sehr oft Complikationen mit Milz- und Leberkrankheiten, aus deren Würdigung die speciellen Indicationen zu schöpfen sind. Selbst für die Indication der Anregung der Gallenabsonderung werden, trotz der constatirten Wirkung des Wassergenusses auf diese Function, die Mineralwässer und Sauerwässer mehr, als das gemeine Wasser, gebraucht, weil in den meisten Fällen die Rücksicht auf den Magen, auf die Complicationen und auf den schnelleren Erfolg den Mineralwässern und Sauerwässern den Vorzug gibt.

Wirkung und Anwendungsformen der Bäder.

Das letzte der gemeinsamen Momente der meisten balneotherapeutischen Kuren ist die äufsere Anwendung des Wassers als Bad in seinen verschiedenen Formen und verschiedenen Wärmegraden. Die elementaren Wirkungen desselben sind so bedeutend und wichtig, dafs ohne ihr Verständnifs die Einsicht in die Wirkungsweise der Mineralbäder sehr lückenhaft bleibt; und die Anschauungen, welche vor dem Beginn des Studiums dieser elementaren Vorgänge herrschten, entbehrten meist jedes sichern Grundes und verführten deshalb zu allerlei mystischen und symbolischen Deutungen, die die Lecture der älteren Schriften für heute fast unfruchtbar machen. Die Punkte, auf denen die erforderliche Einsicht beruht, sind die Wirkung der Schwere des Wassers, der Feuchtigkeit, der verschiedenen Temperaturen, und zwar auf die Haut selbst, ferner auf das Allgemeinbefinden und auf diejenigen Funktionen, von denen das verschiedene Befinden hauptsächlich und constant getragen wird, nämlich auf die Wärmebildung und die Wärmeausstrahlung, auf die Respiration, auf den Herzschlag, auf die Resorption und Ausscheidung und auf den Stoffwechsel. Während nun der Einflufs der Bäder nach den eben genannten Gesichtspunkten für die Mineralbäder neben deren Gehalt an Salzen und Gasen in Betracht kommt, wird die Deutung von zwei der wichtigsten Badearten ganz allein und erschöpfend aus jenen elementaren Vorgängen

Allgemeine Gesichtspunkte.

abgeleitet; diese sind die **Kaltwassermethode** und der Gebrauch der **indifferenten Thermen**, und beide finden deshalb schon an dieser Stelle ihre Abhandlung, und diefs mit um so mehr Nutzen, als das Gebiet ihrer Indicationen und die verschiedene Weise ihrer Wirkung tief hinein greift in die Kritik sämmtlicher Mineralbäder. Die Hydrotherapie und die Lehre von den indifferenten Thermen, wie sie die unmittelbare Folge des elementaren Studiums der Wasserwirkung sind, so bilden sie die Grundlage der ganzen Disciplin von den Mineralbädern; und wie es langer Zeit bedurfte, ehe die einfache Methode der Hydrotherapie gegen die complicirte Denkweise der Droguenmedicin durchdrang, und ehe die Anschauung von den indifferenten Thermen die Behauptung eines unbekannten und geheimnifsvollen Agens aufgab: so ist erst, seitdem Beides gelungen, d. h. seitdem die Wirkung des kalten und des warmen Wassers in ihren Elementarvorgängen erkannt worden, der balneotherapeutischen Praxis die rationelle Methode geworden. Allen Erörterungen aber geht voraus die Frage von der **Absorption des Wassers** und seiner Bestandtheile durch die Haut, eine Frage, deren Bejahung bis vor 20 Jahren unbestritten und als sich von selbst verstehend galt, und deren Verneinung in neuester Zeit eine lebhafte Controverse und sogar eine gewisse Beunruhigung mancher Gemüther hervorgerufen hat.

1. Die Absorption des Wassers durch die Haut.

Absorption des Wassers durch die Haut.

Man hat, wie gesagt, von jeher als selbstverständlich angenommen, dafs das Wasser mit seinen gelösten Bestandtheilen im Bade die Haut durchdringe und in die Blutmasse direct übergehe, und man hat daraus einen grofsen Theil der Wirkung der Bäder, und namentlich die specifischen Unterschiede derselben erklärt. Einen Grund, die allgemein angenommene Thatsache zu bezweifeln, fühlte man um so weniger, als die Durchdringlichkeit der Haut für viele Stoffe, die ihr in Salben- und Pflasterform geboten werden, unzweifelhaft von der täglichen Erfahrung gezeigt wurde; und es war keineswegs der Zweifel an der Absorption, welcher die ersten exacten Untersuchungen veranlasste, sondern nur die Absicht, Art und Mafs dieser unbestrittenen Function kennen zu lernen. Die ersten Versuche bezogen sich auf die **Absorption von Gasen** und hatten ein unbestreitbares, bejahendes Resultat, da sowohl Messungen des rückbleibenden, als auch giftige Wirkungen des absorbirten Gases aus der einfachen Untersuchungsmethode sich ergaben. Die frühesten einzelnen Untersuchungen von Abernethy (1795), Collard de Martigny und Lebküchner (1825) wurden von Krause (1844) und Gerlach (1851) umfassend wiederholt, und durch sie die Absorption von Kohlenoxydgas, Kohlensäure, Blausäuredämpfen, Chlorgas, Schwefelwasserstoffgas aufser Zweifel gestellt; auch Aether sulphuricus, Terpentinöl und die scharfen Stoffe der Vesicantia durchdringen die Epidermis, allerdings nicht ohne eine sichtbare chemische Structurveränderung des Horngewebes. Sowohl die letzteren Substanzen, als auch die genannten Gase durchdringen nicht blofs die mit der lebendigen Haut verbundene, sondern auch die isolirte Epidermis; dafs aber die Permeabilität derselben die unerläfsliche und einzige Bedingung für die Annahme der Absorption ist, war von Anfang an bekannt und durch die leichte Aufsaugung an Stellen, die von der Oberhaut entblöfst sind, dargethan. Mit anderen Stoffen, namentlich mit Kochsalz, schwefelsaurem Kupferoxyd, salpetersaurem Kali, Cyankalium und Eisencyankalium, Eisenchlorid, chromsaurem Kali, essigsaurem Blei, Zucker, Gummi, Eiweifs operirte Krause (Artikel Haut in Wagner's Handwörterbuch der Physiologie, 1844) und fand, dafs die wässerigen Lösungen dieser Stoffe, selbst nach mehrtägiger Einwirkung, die isolirte Epidermis nicht durchdringen, wohl aber concentrirtere Lösungen von Säuren, Alkalien und salpetersaurem Silberoxyd. Anstatt nun in Folge dessen zu vermuthen, dafs nur solche Substanzen, welche die Epidermis chemisch verändern, nicht aber schwächere wässerige Lösungen, wie sie in den Mineralwässern gegeben sind, dieselbe durchdringen, behauptete Krause im Gegentheil mit den meisten Aerzten und Physiologen die Permeabilität auch der lebendigen Epidermis für jede Lösung, weil er Versuchen, die in einer andern Richtung angestellt worden, mehr Vertrauen schenkte, als sie verdienten. Es hatten nämlich Wetzler, Falconer, Joung, Kathlor, Madden, Berthold u. A. durch Wägungen des Körpers vor und nach dem Bade das Mafs der Wasseraufsaugung zu bestimmen gesucht, und hierbei hatten Einige eine Gewichtsvermehrung bis zu einigen Pfunden, Andere, und zwar die meisten, bis zu einigen

Aeltere Wägeversuche.

Unzen gefunden; und diesen Beobachtungen wurde allgemein und gern Glauben geschenkt, weil die Absorption concentrirter Lösungen und salbenförmiger Stoffe längst constatirt war, ferner, weil in und nach dem Bade oft eine deutlich vermehrte Diurese beobachtet wurde, die man aus directer Wasseraufnahme erklärte, vor Allem aber, weil man für gewohnte Anschauungen die Absorption nicht entbehren zu können fühlte.

Einwürfe gegen die Wägungs-Versuche. Es sprachen aber gegen die Giltigkeit der Wägungsversuche sehr wichtige Einwürfe. Erstens erhebt sich die Schwierigkeit, die mit hygroskopischen Haaren bedeckte und von unzähligen capillären Rinnen durchfurchte Epidermis nach dem Bade vollständig abzutrocknen und dies schnell innerhalb einer Zeit zu bewerkstelligen, in welcher der beständige Gewichtsverlust des Körpers durch die Perspiration der Haut und der Lunge noch nicht wesentlich eingewirkt haben kann. Zweitens ist dieser normale, aber für verschiedene Personen und Zeiten individuelle Gewichtsverlust durch Perspiration überhaupt in Anschlag zu bringen, und dieser kann nur vor und nach dem Bade, aber nicht während desselben bestimmt werden und war überdies bei den genannten älteren Versuchen ignorirt worden. Drittens ist noch keine Wage erfunden worden, welche für Körper von der Schwere des Menschen Wägungsfehler in dem Betrage von Grammen und Unzen ausschliefst; und diese Schwierigkeit steigt um das Vier- bis Fünffache, wenn man das Badewasser selbst vor und nach dem Bade wiegen wollte, da es sich hier um Wassermassen von 5—600 Pfund handeln würde. Endlich ist die Thatsache der Absorption concentrirter Stoffe nicht von Belang, weil diese die Epidermis in ihrer Structur durch chemische Zersetzung zerstören, und bei der Einreibung von Salben kommt theils dieselbe Betrachtung in Anschlag, theils die Vermuthung, dafs auch das Reiben die Epidermis in ihrem mechanischen Gefüge verändere.

Neuere Versuche. Diese Erwägungen veranlassten eine Reihe von Forschern, unter denen wir Kletzinski, L. Lehmann in Deutschland, Hébert in Frankreich, Thomson in England hervorheben, die Körperwägungsversuche mit vor und nachgängiger Veranschlagung der Perspirationsgröfse und des durch dieselbe gesetzten Gewichtsverlustes zu wiederholen und mit Versuchen über die Absorption solcher Stoffe zu verbinden, welche, wenn sie in die Blutmasse aufgenommen werden, schnell im Harne sich finden.

Die erste Art dieser neuen Versuche hat ein den früheren entgegengesetztes Resultat ergeben: nicht eine Vermehrung, sondern eine Verminderung des Körpergewichtes, findet in dem Bade statt, sei es durch Abgabe von Stoffen aus der Haut an das Badewasser, sei es durch Vermehrung der Lungenexspiration. Da aber die Gröfse dieser Verminderung noch in die Grenzen fällt, in welchen sich der variable Gewichtsverlust durch die Perspiration bewegt, so ist durch dieses Ergebnifs das Nichtstattfinden der Hautaufsaugung keineswegs bewiesen, sondern nur constatirt, dafs diese, wenn sie stattfindet, sich nur auf geringe Quantitäten erstrecken kann; überdiefs gelten natürlich auch hier die Einwürfe gegen die Richtigkeit aller Wägungsversuche überhaupt, und nur die Uebereinstimmung so vieler Beobachtungen gibt ihnen den eben bezeichneten, aber eingeschränkten Werth.

Die zweite Art der Untersuchung hat leider nicht ein übereinstimmendes Resultat ergeben: Kletzinski u. A. haben im Harn vergeblich nach den dem Bade zugesetzten Stoffen gesucht, z. B. Ferrocyankalium, Jodkalium u. a. m.; Andere, wie Willemin (Récherches expérimentales sur l'absorption de l'eau. Gazette des hôpitaux. 1863), wollen das Jodkalium im Harn gefunden haben; und in neuester Zeit ist es Clemens gelungen, nach der Eintauchung des Armes in Kochsalzlösung und vorsichtiger Abspülung der Haut mit destillirtem Wasser, längere Zeit nach einem solchem Lokalbade das Chlornatrium aus der Haut wieder auszulaugen. Solchen bejahenden Ergebnissen gegenüber hat man den Einwurf erhoben, dafs theils verletzte, von der Epidermis entblöfste Hautstellen die Absorption haben ermöglichen können, und dafs anderntheils in den Rinnen der Epidermis die betreffenden Stoffe zurückgehalten werden können. Wenngleich diesen Einwürfen nicht einige Begründung fehlt, so können sie doch nicht so allgemein die Frage entscheiden, um so weniger, als die anatomische Structur der Haut die Möglichkeit der Absorption keineswegs ausschliefst, die allein schon und sicher in der Capillaraufsaugung der Millionen von Schweifsporen gegeben ist.

Nach Allem bleibt die Frage der Absorption eine offene, und nur die eine Thatsache scheint genügend constatirt zu sein, dafs die Absorption im Bade, wenn sie stattfindet, quantitativ nur gering sein kann. Sollten spätere Versuche die

Resumé.

allgemeine Thatsache aufser Zweifel stellen, so bleibt immer
erst zu untersuchen, ob eine geringe Aufsaugung von Salzen,
die unmittelbar in den Blutkreislauf gebracht werden, eben so
kräftig wirke, als gröfsere Mengen, die vom Magen aus aufgenommen werden; die Erfahrungen über die unmittelbare Injection von Alkaloiden, Brechweinstein und dergleichen scheinen
allerdings für eine solche Möglichkeit zu sprechen; ehe diese
aber für die Bestandtheile der Mineralbäder ermittelt ist, haben
wir nicht das Recht, bei der Theorie von der Wirkung der
Bäder die Absorption der Haut als Faktor in die Berechnung
zu ziehen. Genug, dafs vorläufig die Aufsaugung der Gase
feststeht, und dafs, wie sich später bei Besprechung der kochsalzhaltigen Wässer ergeben wird, die Wirkung dieser auf
mechanische Weise sich erklären läfst.

2. Die Feuchtigkeit des Wassers als Reinigungsmittel für die Haut.

Reinigende Wirkung des Wassers. Diese Wirkung des Wassers, so wichtig sie auch ist, bedarf kaum einer Auseinandersetzung, sondern nur einer Er-
wähnung, da die Verhältnisse, um welche es sich handelt,
klar vorliegen. Der Hauptzweck der täglichen oder häufigen
Waschungen und der diätetischen Bäder ist die Reinigung der
Haut von den Ablagerungen, welche als Residuen der Haut-
secretionen und der Abstofsung der Epidermis zurückbleiben
und demgemäfs aus den abgestofsenen Epithelien, dem Fett der
Hautsalbe und aus den Salzen und organischen Bestandtheilen
des Schweifses bestehen. Dafs eine oft wiederholte Reinigung
der Haut von diesen Krusten die Perspiration derselben begünstigen mufs, ist klar; und das verschiedene Bedürfnifs der
Reinigung, je nach der verschiedenen Lebensweise und nach
verschiedenen Zuständen entspricht durchaus dieser Anschauung:
je kräftiger ein Mensch sich bewegt, desto weniger bedarf er
der Waschungen, um seine Gesundheit zu erhalten, theils weil
mit der körperlichen Thätigkeit die für die Haut vikarirende
Lungenperspiration steigt, theils weil die beständige Reibung
der meisten Hautstellen und der durch die Arbeit erzeugte
Schweifs selbst die mechanische Aufgabe der Reinigung über-
nehmen. So lehrt die Erfahrung, dafs der Arbeiter weniger
der Waschungen und Bäder bedarf, als der Mensch mit sitzender Lebensweise, der Säugling, dessen Lunge noch mangelhaft

fungirt, viel mehr, als der Erwachsene; und ebenso ist wohl der gute Einfluſs lauwarmer Bäder auf das Befinden von Lungenkranken hauptsächlich der Beförderung der für die Lungenathmung vikarirenden Hautperspiration zuzuschreiben. So arm übrigens die Secrete der Haut und der Schweiſsdrüsen an festen Stoffen sind, und so abgeneigt die heutige Anschauung den Theorien von der Zurückhaltung deletärer Stoffe sich zeigt, so wenig lassen sich doch die täglichen Erfahrungen über die gefährliche Wirkung der unterdrückten Hautfunction abweisen, sowie die experimentelle Beobachtung, daſs Thiere, deren Haut man mit einer luftdichten Firniſsschicht überzieht, schnell an Lungenhyperämie zu Grunde gehen, nachdem ihre Temperatur gesunken ist, — Letzteres zum Beweise, daſs nicht die verhinderte Wärmeausstrahlung die Ursache des Todes sein kann. Es mag in dieser Beziehung das Resumé G. Lehmann's Platz finden, eines Chemikers, welcher sonst überall sich gegen die allzu leichtfertige Ausbeutung der Anfänge der physiologischen und pathologischen Chemie, seitens der medicinischen Theorie, verwahrt, hier aber umgekehrt die unabweisbare klinische Erfahrung in Schutz nimmt gegen die Lücke, welche in der Erklärung derselben die Chemie noch gelassen hat. Er sagt (Phys. Chemie. 2. Aufl. 2. Bd. S. 339): „Unzweifelhaft zwar, aber minder erheblich ist der Zweck der Hautausdünstung, die Temperatur des thierischen Körpers zu reguliren. Obgleich physikalische Gesetze und physiologische Erfahrungen vollkommen für diese Function der Hautausdünstung sprechen, so wird sie doch im Allgemeinen wohl etwas überschätzt, da einerseits die äuſsere Temperatur doch fast immer unter der Temperatur des Körpers ist, und es daher nicht erst der Verdunstung tropfbarer Flüssigkeiten bedarf, um den Organismus von der Peripherie her abzukühlen, und da andererseits die Thätigkeit der Lungen, durch welche fast unmittelbar das Blut abgekühlt wird, jenen Zweck in viel höherem Grade erfüllt...... Gewöhnlich hält man dafür, daſs durch die Ausdünstung gewisse Stoffe entfernt werden, deren Zurückhaltung bei Unterdrückung des Schweiſses verschiedene krankhafte Zustände hervorzurufen im Stande sein solle. Der nüchternste Beobachter kann den oft äuſserst nachtheiligen Einfluſs selbst nur partieller Unterdrückung der Ausdünstung nicht in Abrede stellen, und dennoch gibt die immerhin unvollkommene Analyse der chemischen

G. Lehmann über Hautausdünstungen.

Bestandtheile, welche die Haut absondert, nicht nur keinen Aufschlufs, sondern sie könnte vielleicht zu dem Glauben verleiten, dafs namentlich durch die Nieren diese Function der Haut vollkommen ersetzt werden könne; denn die Bestandtheile des Schweifses sind ja zum Theil im Harn enthalten. Man würde aber offenbar zu viel schliefsen, wollte man nach den Untersuchungen der Chemiker der Hautausdünstung eine geringere Bedeutung zuschreiben. Lassen sich auch einzelne Symptomengruppen unmittelbar von der durch die jähe Abkühlung bedingten Affection der peripherischen Nerven ableiten, so ist der Complex der Folgeerscheinungen doch derart, dafs man unwillkürlich dazu geleitet wird, an die Retention gewisser deletärer Stoffe zu denken. Bei der Unvollkommenheit der zoo-chemischen Analyse rücksichtlich der flüchtigen, riechenden Stoffe kann man wohl glauben, dafs jene Riechstoffe, welche im Schweifs stets mehr oder weniger hervortreten, in der Blutmetamorphose ebensowohl, als in den Functionen einzelner Organe bestimmte Veränderungen hervorbringen, die unter verschiedenen Formen sich in den Erkältungskrankheiten kundgeben; bringen doch viele aus der Arzneimittellehre und Toxikologie bekannte flüchtige Stoffe auch schon in höchst geringen Mengen, wenn sie in die Säftemasse gelangen, die drohendsten krankhaften Erscheinungen hervor."

3. Die Schwere des Wassers.

Schwere des Wassers. Diese Eigenschaft kommt nur der Vollständigkeit wegen und in sofern in Betracht, als aus ihrer unmittelbaren Wirkung das Gefühl der Beengung der Muskelbewegung zu erklären ist, welches beim Beginn eines Bades sich constant kundgibt. Nach verschiedenen Berechnungen beträgt der Druck des Wassers auf den badenden Körper $\frac{1}{20}$ bis $\frac{1}{15}$ des Druckes, welchen die Luftsäule auf ihn ausübt; rechnet man nun den Luftdruck auf den Quadratzoll der Oberfläche zu 16 Pfund, so beträgt also das Plus des Wasserdrucks $\frac{4}{5}$ bis 1 Pfund auf jeden Quadratzoll und 1680 bis 2100 Pfund auf den ganzen Körper eines erwachsenen Menschen mittlerer Gröfse. Wie es zu erklären, dafs thierische Theile, die von einer Belastung durch einen festen Körper in ihrer Ausdehnung und Bewegung wesentlich gehindert werden, doch einen unverhältnifsmäfsig gröfsern Druck seitens eines flüssigen Körpers ertragen, darauf ist uns bisher die Physik und die Physiologie die Antwort schuldig geblieben. Der allseitige und gleichmäfsig vertheilte Druck flüssiger Körper erklärt die Sache nicht, denn ob allseitig oder nicht, Druck bleibt immer Druck und verlangt seine mechanische Folge; und wenn man in Betreff des Luftdrucks auf den gleichmäfsigen Druck der Oberfläche von Innen nach Aufsen hinweist, so ist dies, so allgemein diese Erklärung auch angenommen ist, doch eigentlich schwer begreiflich, da nur die Brusthöhle mit ihrem obern Anhange der Luft- und Nasenröhre und die Paukenhöhle mit einer Luftmasse angefüllt sind, deren geringfügiges Volum gegen den Gesammtdruck der äufseren Atmosphäre kaum in Betracht kommen kann. Wie dem auch sei, gleich den bedeutenden Schwankungen im Luftdruck, hat auch die Schwere des Badewassers nur eine wenig merkliche unmittelbare Wirkung, welche bisher noch nicht in der Volumverminderung cylindrisch geformter Gliedmafsen nachgewiesen ist, sondern nur in dem Gefühl der Beengung des Athems, ein Gefühl, welches bei den meisten Menschen nach Secunden oder Minuten vorübergeht. Diese Dyspnoe ist übrigens nicht immer die Folge des Druckes, sondern sehr oft die Wirkung der Kälte. Was sonst der Wasserdruck der Wirkung des Bades hinzufügt, das bezieht sich auf die Haut und die darunter liegenden, einer äufsern Mechanik zugänglichen Weichtheile: die anfängliche Entleerung der Capillargefäfse, von der unten die Rede sein wird, wird jedenfalls durch die Schwere des Wassers befördert und beschleunigt; und wenn kräftige Bewegung der Körpertheile im Wasser, Reiben und Kneten derselben oder die Anwendung von Wasserstrahlen dazukommen, so wird natürlich dieser mechanische Einflufs verhältnifsmäfsig verstärkt.

4. Die Temperatur des Wassers.

Temperatur des Wassers.

Die thierische Wärme ist nicht ein physikalischer Zustand, sondern eine physiologische Funktion, ohne deren ununterbrochene Leistung das Leben und die wichtigsten Lebensäufserungen nicht bestehen können, und welche in ihrem Mafs beständig wechselt, weil sie beständig unter wechselnden physikalischen Einflüssen der den Körper umgebenden Medien

Quelle der thierischen Wärme.

steht. Die Oxydation der Kohlenhydrate wird von der physiologischen Chemie der neuesten Zeit nicht mehr als ausschliefsliche Quelle der organischen Wärmebildung zugelassen, sondern den anderen zoo-chemischen Processen ihr mehr als wahrscheinlicher Antheil daran eingeräumt; aber gesetzt auch, die Verbrennung der Kohlenhydrate wäre, wie sie jedenfalls die bedeutendste ist, auch die einzige Quelle der Wärmeerzeugung, so gründet sich doch jener complicirte chemische Vorgang so nothwendig auf die Solidarität sämmtlicher organischer Funktionen, der Verdauung, der Circulation, der Resorption und Secretion, der Nerven- und Muskelthätigkeit, des Stoffwechsels, dafs die Bildung der Eigenwärme als eines der Endresultate des gesammten Lebens betrachtet werden mufs.

Normaltemperatur. Alle Erfahrungen führen für die einzelnen Thiere auf eine Normaltemperatur, und diese beträgt beim Menschen im Mittel 38,75 Grad C. für das Blut und die inneren Organe, für die Haut 36—37 Grad C.; und diejenigen Schwankungen, mit denen sich das Wohlbefinden verträgt, fallen noch in die Grenze von 1 oder 2 Grad, während bei einem Plus von 3 Grad schon bedeutende Fieberhitze, bei einem Minus von 4 Grad bedeutende Kälte empfunden wird, Temperaturverminderungen um 11—12 Grad aber nur in der Cynosc oder in der Cholereasphyxie beobachtet werden, und bei noch gröfserem Sinken die der Kälte ausgesetzten äufseren Theile absterben und das Leben durch Asphyxie, Herzlähmung, Lungenlähmung zu Grunde geht.

Wärmeverlust. Die beständige Wärmebildung ist nicht zu denken ohne einen beständigen Wärmeverlust, und dieser findet durch die Lungen und die Haut statt, die theils durch Wasserausscheidung Wärme verdunsten, theils durch die Berührung mit der atmosphärischen Luft Wärme ausstrahlen. Beide Arten des Wärmeverlustes sind physikalische Phänomene und lediglich von den physikalischen Eigenschaften der umgebenden Medien abhängig, und mit ihnen hat also die Funktion der Wärmebildung sich in's Gleichgewicht zu setzen; durch welche vermittelnde Vorgänge dies geschieht, wissen wir nicht und können nur im Allgemeinen vermuthen, dafs ein verminderter *Ausgleichung des Wärmeverlustes.* Wärmeverlust eine gewisse Summe zoo-chemischer Processe verlangsamt, ein vermehrter Wärmeverlust dagegen als centripetaler Reiz die Steigerung einer Summe von wärmebildenden

Functionen auslöst; hierfür sprechen die Elementarwirkungen der Temperaturextreme auf die Haut, von denen weiter die Rede sein wird, und auch die allgemeine Beobachtung, dafs schwächliche, kranke, fastende und ruhende Menschen die Kälte viel weniger und dagegen die Wärme viel leichter ertragen, als kräftige, gesunde, gesättigte und körperlich agirende Individuen, und dafs eine Erkältung, bei gleicher Ursache, im Schlafe viel leichter entsteht, als im wachenden Zustande. Ueber eine solche allgemeine Anschauung hinaus und zu besonderen Vermuthungen überzugehen, berechtigt der geringe Kreis der bisher gemachten Erfahrungen nicht, und vorläufig mufs die Theorie mit der allgemeinen Thatsache sich begnügen, dafs, unter normalen Verhältnissen, der gröfsere oder geringere Wärmeverlust an die äufseren Medien durch gröfsere oder geringere Wärmeerzeugung im Körper wieder ausgeglichen wird. Die äufserlich erkennbaren Bedingungen dieser Ausgleichung sind übrigens deutlich vorhanden: der durch wärmere umgebende Medien verhinderte Wärmeverlust wird compensirt: 1) durch vermehrte Wasserausdünstung aus der Lunge, weil mit der höheren Temperatur der Luft deren Wärmecapacität steigt, und 2) durch vermehrte Wasserverdunstung auf der Haut, deren wässerige Absonderung durch die Wärme vermehrt wird und aus demselben Grunde, wie die der Lunge, leicht verdunstet; der gröfsere Wärmeverlust dagegen in kalter Luft findet seinen Ausgleich theils in der Inspiration einer dichtern, absolut sauerstoffreicheren Luft, in vermehrter Oxydation, vermehrtem Verbrauch und gesteigerter Zufuhr von Stoff, theils in der durch die Kälte gesetzten, die Wärme vermehrenden Reaction auf den Kältereiz; dazu kommen die instinctiven Veranstaltungen des Individuums, die leichtere oder schwerere Bekleidung, die verminderte oder gesteigerte Körperthätigkeit, die vermehrte oder verminderte Wasserzufuhr, die Einnahme kühlender oder erhitzender Getränke, je nach dem Bedürfnifs, welches in dem augenblicklichen störenden Uebermafs der Kälte oder Wärme sich kund gibt. Alle diese physiologischen Verhältnisse und wechselnden Veranstaltungen bedingen es, dafs trotz den durch äufsere und innere Bedingungen gesetzten, der Zeit und der Gröfse nach höchst variablen Zuständen der Wärmebildung und des Wärmeverlustes der gesunde Mensch fast immer denselben Grad von Wärme besitzt, und dafs letzterer nur unter abnormen Verhältnissen in abnormer Weise steigt oder fällt.

Einwirkung der Lufttemperatur. Wie jeder den augenblicklichen Zustand des Organismus verändernde Einflufs um so stärker seine eigenthümliche Wirkung ausübt, je rascher dieser dem wirkenden Agens zugänglich ist, so werden die Temperaturschwankungen der Luft viel langsamer und viel weniger wirksam empfunden, als die des Wassers, welche eine ungleich gröfsere Wärmecapacität besitzt und ein ungleich besserer Wärmeleiter ist, als jene. Es liegen defshalb die Temperaturgrenzen, innerhalb welcher das normale Befinden des Organismus bestehen bleibt, für die Luft viel weiter auseinander, als für das Wasser. Der normalen Blutwärme von ungefähr 29 Grad R. entspricht zwar, zum allgemein behaglichen Befinden, ungefähr eine Lufttemperatur von + 14 bis 16 Grad R. für den unthätigen, von − 6 bis + 14 Grad R. für den thätigen Körper; doch liegen in Wahrheit diese Grenzen viel weiter auseinander, der gesunde Mensch vermag in Temperaturen von − 30 Grad bis + 30 Grad Réaumur bei vollkommenem Wohlbefinden zu leben und auf Grund seiner normalen Functionen zu wirken. Dafs diese Grenzen durch die verschiedene Bewegung der Luft abgeändert werden, versteht sich von selbst, dafs sie aber einen so grofsen Raum bieten, liegt an der verhältnifsmäfsig langsamen Wirkung der Luft, als eines schlechten Wärmeleiters, vermöge deren theils der Wärmeverlust und die Wärmezunahme nur langsam von Statten gehen, theils die organischen Functionen reichliche Zeit haben, um den Ausgleich zu Stande zu bringen.

Einwirkung der Wassertemperatur. Ganz anders verhält es sich mit der Einwirkung des Wassers, als Träger der Temperatur. Bei einer Wärme, welche die Luft zu einem angenehmen oder wenigstens noch erträglichen Medium macht, wirkt das Wasser schon heftig abkühlend und erkältend, und ein Bad von 20 Grad Réaumur mufs für die meisten Menschen, nach dem unmittelbaren Einflufs, welchen es auf sie ausübt, als ein kaltes gelten, während dieselbe Lufttemperatur eine merkliche, auf die Dauer sogar unangenehme Körperwärme erzeugt. Umgekehrt wird ein wärmeres Bad viel stärker empfunden und wirkt viel erhitzender und aufregender, als die Luft von derselben Temperatur, weil das Wasser der Haut selbst mehr Wärme zuführt, als die

Luft, und ganz besonders, weil im Wasser die Verdunstung des Schweifses ganz unterdrückt ist, während sie in der Luft, auch bei hoher Temperatur, lebhaft von Statten geht. Die Temperatur, bei welcher in einem Bade von längerer Dauer das Verhalten des Körpers seinem Befinden in einer Luft von 14—16 Grad R. entspricht, welche weder eine merkliche Wärmezunahme, noch Abnahme zur Empfindung bringt und den Puls und das Athmen weder verlangsamt, noch beschleunigt und das Sensorium frei läfst, liegt für die meisten Menschen zwischen 1 und 4 Grad R. unter der Blutwärme, d. h. zwischen 25 und 28 Grad R. des Badewassers. In diesen Grenzen findet fast jedes Individuum seine individuelle Norm, die natürlich, je nach seinem besondern Befinden und Verhalten, in verschiedenen Zeiten eine verschiedene sein kann; über sie hinaus aber beginnt bei den Meisten der Complex von Symptomen, welcher den Temperaturextremen zu folgen pflegt. Diese individuelle mittlere Norm der Badetemperatur, welche Karner in einem vortrefflichen Schriftchen (Ueber Badetemperaturen. Prag, 1862) die indifferente Temperatur nennt, verdient, wie wir hier vorausschicken, diese Bezeichnung nur in einem eingeschränkten Sinne: nur rücksichtlich der Empfindung des Badenden kann sie indifferent genannt werden, nicht aber in Bezug auf ihre therapeutische Wirkung, und selbst die allgemeine Empfindung bleibt meist nicht ganz unberührt, in so fern ein im Augenblick neues Gefühl, das des allgemeinen Behagens, ein Gefühl, welches die Mitte hält zwischen angenehmer Beruhigung und Anregung, aufzutreten pflegt. Es wird sich zeigen, dafs diese indifferente Temperatur, weit davon entfernt, wirkungslos zu sein, im Gegentheil einen Theil der Wirkungen der Temperaturextreme in sich vereinigt, eine Thatsache, welche für die gröfste Zahl der Badekuren und besonders für die indifferenten Thermen von grofser Wichtigkeit und entscheidender Bedeutung ist. Zunächst ist die Wirkung der Temperaturextreme festzustellen.

Indifferente Wassertemperatur.

a. Elementarwirkung der Kälte.

1. **Temperaturverminderung der Haut, der Gewebe und des Blutes.** Während im Fieberfrost die Temperatur des Körpers vermehrt ist und das Frostgefühl nur dadurch zu Stande kommt, dafs die krankhaft erregten Nerven von der

Elementarwirkung der Kälte.

normalen Wärmeausstrahlung heftiger afficirt werdeu, als im gesunden Zustande, findet bei der Anweudung der Kälte eine wirkliche Erniedrigung der Körpertemperatur statt, welche in den extremsten und mit allgemeinem oder partiellem Tode endenden Fällen bis um 12—16 Grad R., in den Fällen aber, welche ohne Schaden verlaufen, nicht mehr als um 1—8 Grad Réaumur beträgt.

2. Affection der Sensibilität. Die erste Wirkung der Kälte ist Schauder und Frost in verschiedenem Grade, je nach dem Grade der einwirkenden Kälte uud nach dem Zustande des Individuums; bei fortdauernder Einwirkung entsteht sodann ein bewufstes Gefühl der Taubheit, und dieses geht endlich in wirkliche Anästhesie über, so dafs leise Berührungeu und zuletzt auch schärfere Verletzuugen nicht mehr empfunden werden.

3. Einwirkuug auf die contractilen Faserzellen und die Gefäfse. Der Turgor der Haut vermindert sich, die Hautmuskeln coutrahiren sich plötzlich und lebhaft, daher die Erscheinung der sogeuannten Gänsehaut, ebenso contrahiren sich die kleineren Gefäfse, besonders die Capillaren, und unter diesen vorzüglich die arteriellen Capillaren; es zeigen sich in dem Strom der Blutkörperchen Oscillationen, welche Anfangs deutlicher und schneller, allmählich unmerklicher und langsamer verlaufen, und endlich hört die Beweguug gauz auf, und man beobachtet nur noch eine sehr geringe Zahl von Blutkörperchen. Die Beobachtungen über diese Erscheinungen in dem Fledermausflügel und andern dem Mikroskop und dem durchfallenden Licht zugänglichen Theilen sind so bekannt, dafs wir ihre specielle Anführung unterlassen können, und ebenso klar ist deren Zusammenhang mit den äufseren Erscheinungen, der bläulichen Blässe der Haut und der Mortification der äufseren Theile, welche lange Zeit einer gröfsereu Kälte ausgesetzt werden.

4. Einflufs auf centralere Organe. Die Erscheiuungen, welche sich in dem Gesammtbefinden des der Kälte ausgesetzten Organismus kundgeben, beziehen sich hauptsächlich auf Gehirn und Rückenmark, Herz und Lunge. Im Anfang tritt eine gewisse Aufregung des Nervensystems ein, welche, weil das Sensorium von dem Schreck und der peinlichen Empfindung präoccupirt ist, für das Gehirn weniger klar zu unter-

scheiden ist, als für das Rückenmark, dessen Affection sich in dem Zittern der Glieder offenbart, woran allerdings die von Gehirnnerven innervirten Muskeln auch Theil nehmen; diese Reizung geht aber bald in Abspannung über, die Muskeln werden momentan gelähmt, und eine allgemeine Müdigkeit verbreitet sich über den Körper. Der Herzschlag wird im ersten Anfang beschleunigt, bald aber und fast constant verlangsamt, oft um 10—15 Schläge in der Minute, wobei der Puls immer kleiner zusammengezogen wird, und diese Verlangsamung dauert auch nach dem kalten Bade noch fort und gleicht sich erst einige Zeit nachher wieder aus, vorausgesetzt, dafs nicht durch andere, dem Bade folgende Mafsregeln die Wärme schnell und energisch vermehrt wird. In den Lungen zeigen sich die Folgen der Hyperämie, Beengung des Athmens, oft bis zu starker Dyspnoe, und bei vorhandener Neigung bis zu Bluthusten, Lungenapoplexie, und in den Leichen Erfrorener wird auch constant eine bedeutende Blutüberfüllung der Lungencapillaren gefunden.

5. Die Reaction. In allen genannten Erscheinungen tritt nun, wenn die Einwirkung des kalten Bades rechtzeitig unterbrochen wird, eine mehr oder weniger deutliche Veränderung ein, welche in das Gegentheil der ersten Wirkung umschlägt und daher mit vollem Recht Reaction genannt wird. Die Kälteempfindung hört auf, und an ihre Stelle tritt ein gröfseres Wärmegefühl, welches mit dem Frostgefühl beim Fieberfrost das gemeinsam hat, dafs es, wie dieses, subjectiv ist und nicht im Verhältnifs steht zur wirklichen, langsamen Wiederherstellung der Körpertemperatur; das Tastgefühl wird nicht allein wieder hergestellt, sondern oft sogar verschärft und verfeinert; die Contraction der Hautmuskeln wird von einer merklichen Erschlaffung derselben ausgelöst, in den Capillaren beginnt wieder die Bewegung der Blutkörperchen, diese häufen sich zu einem stärkern Strom, die Gefäfse dehnen sich über die mittlere Norm aus; der Puls wird voller, der Herzschlag häufiger, und überall tritt an die Stelle der lokalen Anämie eine Blutfülle, deren Circulation lange Zeit nach dem Bade vermehrt und beschleunigt bleibt; die Respiration wird frei und ist mit dem deutlichen Wohlgefühl einer gröfseren Ergiebigkeit verbunden; im Muskelsystem macht sich das Gefühl der Erfrischung, der Leichtigkeit und der Kraft geltend, das Sen-

sorium wird klar, und auch das psychische Allgemeingefühl nimmt an der Erfrischung Theil.

6. **Modificationen der Erscheinungen je nach der Art der Anwendung.** Ein Theil der oben genannten Symptome stellt sich in den meisten Fällen schon im Beginne des lauwarmen, oben als indifferent bezeichneten Bades ein und wiederholt sich in demselben, wenn das Wasser bewegt und dadurch die Wärmeentziehung etwas vermehrt wird; doch beschränkt sich diese Wirkung in der Regel auf ein leises Schaudergefühl und leichte Contraction der Hautmuskeln, und das Befinden, welches darauf folgt, kann keineswegs eine Reaction genannt werden. Im Allgemeinen ist die Wärme entziehende Wirkung jedes unter der Blutwärme temperirten Wassers um so gröfser und schneller, je mehr dasselbe bewegt wird.

Alle Erscheinungen aber treten immer deutlicher und der ganze Symptomencomplex immer vollständiger auf, je mehr das Bad sich dem kalten nähert, und zwar nicht blofs die unmittelbaren Folgen, sondern auch die mittelbaren der Wärmeentziehung, d. h. die Reaction. Je kälter das Wasser, um so heftiger ist die Wirkung, um so prompter aber und kräftiger auch die Reaction, und dies ist, natürlich abgesehen von Modificationen, die in individuellen Verhältnissen begründet sind, das erste Grundgesetz der Hydrotherapie.

Geringere Grade der Kälte erregen zwar weniger schnell und weniger energisch die Reaction, aber sie lassen dieselbe leichter zu, wenn sie einmal eingetreten ist; daher kann das Bad nach Eintritt der Reaction um so länger fortgesetzt werden, je weniger kalt es ist, und muſs um so schneller beendigt werden, je niedriger seine Temperatur; die niedrigsten Temperaturen aber erheischen die Beendigung des Bades noch vor dem Beginn der Reaction, weil diese während der Fortdauer der bedeutenden Wärmeentziehung nicht Platz greifen kann; und überdiefs erlauben sie die kurze Dauer, weil mit dem Grad der Kälte die Energie der Reaction wächst. Dies ist ein zweites Grundgesetz der Hydrotherapie.

Endlich ist das dritte Gesetz dieses: Die ruhige Berührung des Körpers mit dem Wasser vermindert zwar einerseits den Wärmeverlust, weil die die Haut zunächt bedeckende Wasserschicht von derselben einigermafsen erwärmt wird; doch ist dieser Einfluſs nur höchst geringfügig und wird bei weitem aufgewogen durch den Mangel des erneuten Kältereizes; findet dagegen ein häufiger Wechsel des bewegten Wassers statt, so erneuert sich eben so oft der Reiz und mit ihm die Anregung zur Reaction.

Auf diesen drei Gesetzen beruht im Allgemeinen das Princip der hydrotherapeutischen Methode, und wir lassen hier, zu zweckmäſsiger Orientirung in dem betreffenden Heilapparat, das Resumé Petri's aus der oben citirten Schrift folgen. *Princip der Hydrotherapie.*

„Die leitenden Grundsätze zur Anwendung des kalten Wassers stützen sich auf die Wärme entziehende und auf die reizende Eigenschaft der Kälte. Es wirkt deprimirend oder excitirend, je nachdem jene oder diese vorwaltet. Diesen Charakter der Wirkung bestimmt die Form des Bades. Die Temperatur des Wassers verändert nicht den Charakter der Wirkung, sondern nur den Grad derselben. Die Dauer der Anwendung, je nachdem sie kurz oder sehr lang ist, hat im ersten Fall einen untergeordneten Einfluſs auf den Grad derselben und kann im zweiten Fall unter gewissen Bedingungen einen entscheidenden auf den Charakter haben.

A. Abhängigkeit des Charakters der Wirkung von der Form des Bades.

a. **Die deprimirende Wirkung:** Verlust von Eigenwärme, Verlangsamung der Herz- und Pulsschläge, Gefühl von Müdigkeit, Abspannung, Neigung zum Schlaf tritt beständig während und nach jenen Badeformen ein, bei welchen eine und dieselbe Schicht Wasser während der ganzen Dauer des Bades den Körper bedeckt, bei welchen also andauernde Entziehung von Wärme ohne Erneuerung des Reizes stattfindet.

Dahin gehören:

1) Vollbäder, in welchen das Wasser ohne Bewegung ist, und der Badende in ruhiger Lage verharrt.

2) Halbe und ganze Einwicklungen des Körpers in naſskalte Leintücher, welche unverrückt auf derselben Stelle liegen bleiben. Der Unterschied dieser Einwicklungen

von den Vollbädern ist der, dafs bei jenen das Entweichen der ausstrahlenden Wärme durch Umhüllungen mit wollenen Decken und Betten verhindert wird, bei den Vollbädern nicht. Der Wärmeverlust ist daher auch bei jenen geringer, als bei diesen.

3) Abreibungen, bei welchen das den Körper umgebende nafskalte Leintuch nicht verschoben wird.

4) Oertliche Bäder, welche den genannten Bedingungen entsprechen.

b. Die excitirende Wirkung: Beschleunigung der Herz- und Pulsschläge und des Athmens, das Gefühl behaglicher Wärme, nervöser Erregung, allgemeiner Belebung und erhöhter Muskelkraft tritt beständig ein nach Badeformen, deren Wasser in Bewegung ist, bei welchen deshalb ein beständiger Wechsel der den Körper zunächst umgebenden Schicht Wasser und deshalb auch eine fortwährende Erneuerung des Reizes stattfindet.

Dahin gehören: Vollbäder mit bewegtem Wasser, Abreibungen, bei welchen das den Körper umgebende Leintuch verschoben wird, Waschungen, Uebergiefsungen, Regenbäder, Douchen, Wellenbäder, Bäder in fliefsendem Wasser, Seebäder, örtliche Bäder mit bewegtem Wasser.

B. Abhängigkeit des Grades der deprimirenden und excitirenden Wirkung von der Temperatur des Wassers.

Alle unter a. genannten Badeformen haben die ebendaselbst genannten Erscheinungen der Depression zur Folge, mag das Wasser sehr kalt und damit ein bedeutender Wärmeverlust, oder mag es weniger kalt und damit ein mäfsiger Wärmeverlust verbunden sein. Aber die Erscheinungen treten schleuniger und heftiger in jenem, langsamer und milder in diesem auf.

Alle unter b. genannten Badeformen haben die ebendaselbst genannten Erscheinungen der Excitation zur Folge, mag die Temperatur des Wassers eine niedrigere oder höhere sein. Die Erscheinungen treten aber schleuniger und heftiger bei niedriger, langsamer und milder bei höherer Temperatur ein.

Aber auch umgekehrt haben gleiche Temperaturen verschiedene Wirkungen, je nachdem die Badeform zu den excitirenden oder deprimirenden gehört.

C. Abhängigkeit des Grades und des Charakters der Wirkung von der Dauer des Bades.

Kurze Dauer des Bades mildert sowohl die deprimirende, als auch die excitirende Wirkung; längere Dauer steigert sie.

Wird aber die Dauer sehr ausgedehnt, so kann die Wirkung erregender Badeformen in Folge des bedeutenden Wärmeverlustes eine deprimirende werden.

Bei beruhigenden Badeformen steigert sich die deprimirende Wirkung mit der längeren Dauer des Bades bei anhaltendem Wärmeverlust ohne Verhinderung des Entweichens der ausstrahlenden Wärme, wie es bei Vollbädern mit ruhigem Wasser und ruhigem Verhalten des Badenden und bei Abreibungen mit wiederholtem Anfeuchten durch Uebergiefsungen des Leintuches der Fall ist. Sie schlägt aber regelmäfsig bei langer Dauer in ihr Gegentheil um unter Verhältnissen, in welchen dem Wärmeverluste trotz sehr lange dauernder Einwirkung des kalten Wassers durch Verhinderung des Entweichens der ausstrahlenden Wärme Schranken gesetzt sind.

Diefs ist der Fall bei Einwicklungen des Körpers in nafskalte Leintücher, bei welchen eine fernere Umhüllung mit wollenen Decken und Betten stattfindet."

Allgemeine Begründung der Hydrotherapie.

In dem Obigen ist das praktische Princip der Kaltwasserkur, sowie die wesentlichsten Formen derselben bezeichnet; doch sind noch zwei Methoden, welche eine sehr verbreitete und wichtige Anwendung finden, besonders hervorzuheben, nämlich die lokale Anwendung der Kälte und die Verbindung starker Schweifserregung mit nachfolgenden Abkühlungsmafsregeln. Erstere bezweckt, die eine oder die andre Art der Wirkung (die erregende oder die beruhigende) auf einen Theil des Körpers zu beschränken oder vorwiegend auf denselben hinzulenken, und ihre Hauptmittel sind lokale Douchen, lokale Umschläge, und ganz besonders Sitzbäder. Im Allgemeinen kann man sagen, dafs bei diesen Mitteln die lokale deprimirende Wirkung, d. h. die unmittelbare und lokale Folge der Wärmeentziehung, bedeutender ist, weil die Wärmeentziehung nicht den ganzen Körper betrifft und daher längere Zeit fortgesetzt werden kann; wogegen die erregende Wirkung an demselben Umstande ihre natürliche Einschränkung findet, weil für die Reaction die Erregung des gesammten Gefäfs- und Nervensystems ausfällt.

Die Schweifserregung vor dem kalten Bade wird bewerkstelligt durch nasse und luftdichte Einwicklung, durch Einwicklung in trockene Wollhüllen, durch heifse Luft- oder Dampfbäder, und wird unterhalten durch reichliches Wassertrinken. Ihr Zweck geht entweder allein auf die auslaugende Wirkung des copiosen Schwitzens, oder auf die Erleichterung der excitirenden Wirkung durch nachfolgende Kälte. Nachdem nämlich die Erhitzung einige Zeit gedauert, ist die Eigenwärme um mehrere Grade erhöht worden und kann nun dem Einflufs der plötzlichen Kälte so energisch widerstehen, dafs die Wärmeentziehung nicht unter die Normaltemperatur sinkt; es tritt also in diesem Fall die deprimirende Wirkung vor der excitirenden bei weitem zurück, und dies gibt sich sofort durch das allgemeine Wohlbefinden kund. Aber es folgt noch daraus, und die Erfahrung bestätigt es, dafs der Zeitpunkt für die Abkühlung nicht willkürlich gewählt werden darf, sondern mit der noch fortdauernden gröfseren Eigenwärme zusammenfallen mufs.

Aus den bezeichneten verschiedenen, excitirenden und de- *Allgemeine Dynamik der Kaltwasserkur.* primirenden, Grundwirkungen der Hauptformen, aus dem verschiedenen Mafs ihrer Anwendung, aus der Steigerung und Abschwächung ihrer Grade im Verlauf der Kur, aus der Verbindung und Aufeinanderfolge ähnlich oder entgegengesetzt wirkender Formen, aus der Statuirung verschiedener und oft contrastirender Kurperioden je nach denjenigen Bedürfnissen des Falles, die schon erfüllt oder die noch zu erfüllen sind: mit Einem Wort, aus der Combination der individuellen Verhältnisse des Falles mit den individuellen Kräften der einzelnen Mittel ergibt sich zwar für den concreten Fall ein Grundcharakter der Wirkung, welcher aber für die allgemeine pharmakodynamische Signatur der Methode nicht mit Einem Wort bezeichnet werden kann. Was die Methode an unmittelbaren Einflüssen bietet, ist hauptsächlich Folgendes:

Ein regelmäfsiger Wechsel zwischen den Phasen der Erregung und der Ruhe.

Ein Grad der Beruhigung und ein Grad der Erregung, welcher in den stärkeren Formen die ähnliche Wirkung der meisten andern Kurmethoden übertrifft, dabei aber eine so reiche Auswahl zwischen höheren und geringeren Graden, dafs für die meisten Fälle ein individuell erträgliches und passendes Mafs gefunden wird.

Kräftige und directe Abkühlung des ganzen Körpers und einzelner Theile, namentlich der Haut, mit länger dauernder Gefäfscontraction und lokaler Anämie, oder mit schnell folgender Gefäfserweiterung und lokaler Hyperämie, je nachdem deprimirende oder excitirende Badeformen vorwiegen.

Kräftige Erregung des gesammten Gefäfs- und Nervensystems, Anregung der vitalen Functionen, der Secretionen und namentlich, in Folge der reactionellen Hyperämie, der Resorption.

Dazu die Auslaugung des Blutes und der Gewebe durch verstärkte Schweifsabsonderung und vermehrtes Wassertrinken.

Vermehrte Körperbewegung, weniger abhängig von der ärztlichen Verordnung, als vielmehr erzwungen durch das Bedürfnifs, den Wärmeverlust zu ersetzen.

In den meisten Fällen Beschleunigung des Stoffwechsels, in einigen, wo die Methode sich auf die mildern Formen der deprimirenden, kühlenden Wirkung beschränkt, auch Verlangsamung desselben.

Im Ganzen also ein grofser Kreis von Mitteln, Methoden und allgemeinen Indicationen, innerhalb dessen die gröfste Zahl der für chronische Krankheitszustände in Betracht kommenden Maximen begriffen sind, und welcher daher, mehr als bei jeder andern Methode, die individualisirende Kunst des Arztes herausfordert. Wenn, wie aus der obigen Skizze sich ergibt, die Kaltwassermethode in das Gebiet der Wirksamkeit fast aller übrigen balneotherapeutischen Mittel hineingreift, so ist die Verordnung einer Kaltwasserkur in vielen Fällen leicht und gefahrlos, vorausgesetzt, dafs die gewählte Anstalt selbst die Garantie bietet, dafs aus dem reichen Schatz der Mittel die Auswahl und das Mafs derselben dem Falle entsprechend bleibt; und wenn irgendwo, so mufs hier die Masse der Aerzte an Ort und Stelle selbst sich informiren über die Aussicht, welche der concrete Fall in verschiedenen Anstalten hat. So wünschenswerth es ist, dafs die Aerzte überhaupt das Leben und die herrschende Methode an den Badeorten kennen, so reicht doch für die meisten derselben die betreffende Specialliteratur aus; Kaltwasseranstalten aber, welche in ihren klimatischen Verhältnissen, ihrer Einrichtung, ihren ärztlichen Dirigenten die gröfsten und bedenklichsten Verschiedenheiten darbieten, erheischen eine persönliche Anschauung und, wo es angeht, die fernere Betheiligung des Hausarztes an dem wechselnden Verlauf der Kur. Vor Allem aber mögen sich die Aerzte mit der Hydrotherapie eingehender bekannt machen, damit sie im Einzelnen nicht fehlgreifen und endlich eine gesunde und organische Verbindung der betreffenden Kurmethode mit dem ganzen System der Heilkunde herstellen, welche jener die Unsicherheit und das Abenteuerliche, das ihr immer noch anhaftet, allein nehmen kann.

Indicationen der Kaltwasserkur.

(Howard Johnson, Researches into effects of cold water. London 1850. — Petri, wissenschaftliche Begründung der Wasserkur. 1853. — Petri, Gegenwart, Vergangenheit und Zukunft der Wasserkur. 1865.)

a. Fieberhafte Krankheiten.

(Wörtlicher Auszug aus dem betreffenden Abschnitt der letztgenannten Schrift):

Bei synochalem Charakter der Krankheit ist eine Methode angezeigt, welche zunächst die bedeutende Fieberhitze, die beschleunigte Blutbewegung und den Erethismus der Nerven mäfsigt, also kaltes Wasser in denjenigen Badeformen, welche mit der Wärmeentziehung zugleich beruhigend auf die Blutbewegung und die Nerven wirken. Dahin gehören: kurze kalte Einwicklungen des Körperstammes, Einwicklungen des ganzen Körpers bis zur Wiederkehr der Wärme; Abreibungen mit nafskalten Leintüchern, welche nach Bedürfnifs wiederholt angefeuchtet werden, während sie auf dem Körper liegen bleiben; kalte Compressen, Hand-, Fufs- und Sitzbäder. Die wichtigsten sind die Einwicklungen des ganzen Körpers in nafskalte Tücher und die Abreibungen.

Die beruhigende Wirkung der Einwicklungen dauert nur so lange, als das Leintuch kalt ist, mit dessen Erwärmung beginnt die erregende Wirkung, die sich steigert mit der steigenden Wärme. Sowohl die vitalen, als auch die animalischen Verrichtungen werden anfangs abgeschwächt: die Eigenwärme sinkt, der Puls wird verlangsamt um 5—10—20, sogar bis 40 Schläge in der Minute, die Athemzüge um 1—5; verminderte Empfänglichkeit gegen innere und äufsere Reize, Verringerung schmerzhafter Empfindungen, Müdigkeit, Schlaf sind die gewöhnlichen Erscheinungen, so lange das Leintuch kalt ist.

Mit der allmähligen Wiederkehr der Eigenwärme beginnt die Erregung: allgemeine Unruhe, Hitze, Aufregung, Wiederkehr der schmerzhaften Gefühle, Jucken der Haut, Oscillationen der Muskeln, Schweifs, erneuerte Frequenz des Pulses. Bei Fiebern mit zu lebhaften Reactionsäufserungen ist die deprimirende Wirkung der Zweck der Einhüllung; selbstverständlich müssen daher die Kranken dieselbe mit der beginnenden Erwärmung verlassen. Die Dauer ist daher verschieden, 10 bis 60 Minuten. Der Grad der deprimirenden Wirkung ist abhängig erstens von dem Grad der Kälte und der Feuchtigkeit des Tuches, und zweitens von der Art der Einhüllung, je nachdem diese den Körper dichter oder undichter umschliefst, und diese Mafsregeln richten sich also nach dem Grade des Fiebers.

Die Abreibungen bestehen am zweckmäfsigsten darin, dafs der Kranke sich auf das über einen Schemel ausgebreitete nasse Tuch setzt und mit diesem überall umgeben wird, so dafs die äufsere Luft nirgend zutreten kann; nun wird er, bis zur fühlbaren Erwärmung, abgerieben und die Feuchtigkeit des Tuches durch Uebergiefsen von Zeit zu Zeit erneuert.

Die Wiederholung dieser Einhüllungen und Abreibungen richtet sich nach dem Stande der Reaction; oft reicht die einmalige Anwendung hin, um den Charakter des Fiebers zu mäfsigen.

Asthenische Fieber. Eine ganz andere Behandlung verlangen die fieberhaften Krankheiten mit astheuischem Charakter, unter deuen der Typhus in neuester Zeit am meisten interessirt hat. Hier kommt es neben der Wärmeentziehung auf die reizende Wirkung der Kälte an, und diese, wie oben bemerkt, waltet bei allen Bädern vor, bei welchen das den Körper umgebende Wasser beständig oder oft erneuert wird.

Die hier in Betracht kommenden Badeformen sind: ganze und halbe Einwicklungen in nafskalte Leintücher, Abreibungen, Einwicklungen in wollnen Decken mit nachfolgenden Bädern, Waschungen, Uebergiefsungen, örtliche Bäder. Die Einwicklungen und Abreibungen sind, wie wir sahen, auch bei synochalem Fieber das Hauptmittel für die deprimirende Wirkung, aber ihre Anwendung ist bei asthenischem Fieber eine andere: dort wurden sie nur bis zur beginnenden Erwärmung fortgesetzt, das Wasser war möglichst kalt, die Einhüllung selbst nicht anschliefsend; hier, bei asthenischem Fieber, ist Alles umgekehrt, das Wasser nicht weniger als 16° R., das Tuch mäfsig getränkt, die Einhüllung fest anliegend, die Anwendung länger dauernd. Mit der beginnenden Erwärmung beginnt auch die erregeude Wirkung, und der Kranke liegt in einem von seiner eigenen Wärme bereiteten animalischen warmen Bade.

Die älteren Anwendungsformen des kalten Wassers bei fieberhaften Krankheiten, wie sie besonders von Currie (a. a. O.) 1798 beschrieben wurden, waren nicht von der principiellen Kenntnifs der deprimirenden und der erregenden Wirkung verschiedener Badeformen geleitet, und es fehlte somit der Methode die differenzielle Abschätzung der Indicationen nach dem Charakter des Fiebers und nach dem Grundeffekt der einzelnen Mittel. Es erklärt sich daher die Abneigung gegen die englische Methode nicht ausschliefslich aus der Richtung der damaligen Zeit, sondern auch aus der Unvollkommenheit der Methode selbst, welche den Zufall auszuschliefsen und aus präcisen Indicationen constante Erfolge und Erfahrungen zu sammeln nicht vermochte. Bei der grofsen Wichtigkeit, welche man heut zu Tage, den alt hergebrachten und gröfstentheils verlassenen pharmaceutischen Mitteln gegenüber, der Wärmeentziehung bei Fiebern beilegt, empfiehlt sich das vergleichende Studium der früheren mit der heutigen Hydrotherapie, um die älteren ungünstigen Erfahrungen aus der mangelhaften Methode zu erklären. Die zuletzt genannte kleine Schrift von Petri genügt zur Orientirung.

b. Allgemeine Indication und Contraindication bei chronischen Krankheiten.

Sowohl die erfahrungsmäfsige Bestimmung der chronischen Krankheiten des nosologischen Systems, als auch die Auswahl der concreten Fälle für die Wasserkur gründet sich auf die beiden Haupterfordernisse, 1) dass eine beträchtliche Wärmeentziehung heilsam und erträglich, und dafs der betreffende Organismus im Stande sei, die von ihm selbst geforderte Reaction ohne Schaden zu leisten, und 2) dafs für die besondere Krankheit und für den besonderen Fall nicht andere Methoden sich allgemeiner, unzweifelhafter und besser bewährt haben. Je mehr bedeutende Degenerationen wichtiger Organe vorgeschritten sind und die bedeutenderen vitalen Functionen beeinträchtigen, um so mehr verbreitet sich der deprimirende Einflufs der Wärmeentziehung, die unvermeidliche Congestion nach innen und die Excitation der erregenden Methoden; und je mehr, in Folge solcher Degenerationen die Blutbildung und das Nervenleben daniederliegen, um so weniger ist der Kranke im Stande, die Reaction zu leisten. Eine gewisse Integrität der vitalen Functionen ist die unerläfsliche Voraussetzung der Wasserkur, und so fällt für diese eine grofse Zahl von Fällen aus: organische Herzfehler, Lungenemphysem, Bronchektasie und überhaupt solche Zustände, welche leicht Hyperämie der Lunge begünstigen: bedeutende Gewebsveränderungen in der Milz und Leber, Cirrhose u. dgl.; vorgeschrittene Lungentuberkulose, sei es mit lokaler Erweichung, sei es mit rascher Consumtion bei cruden Tuberkeln, — trotz den Anpreisungen vieler Wasserärzte; chronischer Bronchialkatarrh von einiger Bedeutung, namentlich mit Ektasie und mit Neigung zu starken akuten Episoden; Albuminurie in Folge von Nierenentartung; Diabetes, wenn die Kur sich nicht auf die allermildesten Formen der erregenden Methode beschränkt; krebshafte Degenerationen; überhaupt sehr weit vorgeschrittene Anämie und Erschöpfung: apoplektischer Habitus, Erweichung und Sklerose im Gehirn und Rückenmark; die verschiedenen Degenerationen des letzteren, welche unter dem klinischen Begriff der Tabes zusammengefaſst werden. Andere Krankheiten gibt es, von welchen zwar einzelne Fälle einen unzweifelhaften Erfolg ergeben haben, für welche aber die allgemeine Erfahrung von andern Kurmethoden gröſsere Erfolge verspricht: Syphilis, beginnende Tuberkulose, Rhachitis, Chlorose, ein groſser Theil der sogenannten Hämorrhoidalzustände, viele Fälle von Geisteskrankheiten, organische Krankheiten des Uterus — trotz den ruhmredigen Anpreisungen namentlich französischer Wasserärzte; Hypertrophie und Fettentartung der Leber u. a. m.

Mit der Einschränkung, daſs die Bedingungen des concreten Falles den Momenten der Kaltwasserwirkung nicht widersprechen dürfen, folgt nun die Reihe der wichtigsten Indicationen für die Wasserkur, mit Voranstellung derjenigen, für welche die Erfahrung am allgemeinsten und entschiedensten sich ausgesprochen hat.

c. **Besondere Indicationen für chronische Krankheiten.**

Metallvergiftung. 1. Chronische Metallvergiftungen. Hier ist die Wasserkur das Hauptmittel, welches, wie oben S. 65 erwähnt, nur in solchen Fällen, wo die begleitende Anämie als Contraindication eintritt, an den Schwefelwässern oder an der expectativen Methode Concurrenten findet. Die Kur besteht hier aus zwei wesentlich verschiedenen, aber für den Gesammtzweck zusammenwirkenden Momenten: Auslaugung des Blutes und der Gewebe, besonders des Lebergewebes, durch reichliches Wassertrinken und Schweiſserregung, und Erregung der vitalen Functionen durch die excitirenden Badeformen, deren Grad von der Leistung der Reaction abhängig zu machen. Auch wo die letztere Methode zulässig ist, kann doch in manchem Fall der Zustand des Magens den reichlichen Wassergenuſs verbieten, und dann ist mit den erregenden Badeformen eine Trinkkur mit Schwefelwasser zu verbinden, deren Wirkung an geringere Massen gebunden ist.

2. **Hypochondrie** mit übermäfsiger Empfänglichkeit für die integrirenden Lebensreize, besonders für atmosphärische Einflüsse, und meistens beruhend auf mangelhafter Function und Ernährung der assimilirenden Organe. Auch hier ist die Kaltwasserkur, und zwar meistens beschränkt auf eine leicht erregende Methode, wenn auch nicht das Hauptmittel, doch eines der Hauptmittel; es concurriren aber mit ihr viele andere Methoden, welche den gleichen Zweck einer mäfsigen Anregung der vitalen Functionen, des Stoffwechsels, der Ernährung, der Stärkung der Haut, der Kräftigung der physischen und psychischen Thätigkeit des Nervensystems verfolgen: Landaufenthalt, Reisen, Seebäder, Thermalsoolbäder, indifferente Thermen von nicht übermäfsiger Temperatur, mitunter sogar Stahlbrunnen, Gymnastik u. a. m. Wir verweisen in Bezug auf diese Alternativen auf die folgenden Kapitel, namentlich auch auf die Skizzirung der „Hämorrhoiden" in der pathologischen Uebersicht, und vor allen Dingen auf die individualisirende Kunst des Arztes, welche hier mehr, als anderswo, ihre Aufgabe findet.

3. **Hysterie.** Die Einsicht in das Wesen dieser Krankheit ist, wenngleich sie noch keinen positiven Abschlufs erreicht hat, doch in letzter Zeit bedeutend geklärt worden, insofern man ihrer selbstständigen nervösen Seite gegenwärtig wieder ihr Recht widerfahren läfst. In früheren Zeiten als Geisteskrankheit, sodann, seit Aufhellung der neurophysiologischen und neuropathologischen Fundamentalerscheinungen, als Gegenbild der Hypochondrie des männlichen Geschlechts aufgefafst, verlor sie, namentlich in Bezug auf die Therapie, fast ganz die Schätzung als Neurose, seitdem einige zerstreute Erfahrungen der modernen Gynäkologie zur voreiligen Abstraction einer allgemeinen Anschauung verleiteten. Der Zusammenhang zwischen Uterinkrankheiten und hysterischer Verstimmung des Nervensystems, wie er in einzelnen Fällen nachgewiesen war, wurde sofort als allgemeine und constante Thatsache dem Begriffe der Hysterie überhaupt untergeschoben, und diese nur als Symptom von Uterin- und Ovarienkrankheiten zugelassen; und wie es oft geschieht mit neuen und fafslich erklärbaren Erfahrungen, die

entgegengesetzten Beobachtungen von Hysterie ohne irgend eine nachweisbare Veränderung der Sexualorgane kamen gegen die neue, mit Eifer ergriffene Theorie nicht auf; und wo man keine lokale Krankheit fand, da vermuthete man sie, und Blutegel und Höllenstein traten an die Stelle der Valeriana, der Asa foetida und anderer, gleich der Krankheit selbst, übelberüchtigter Droguenmittel. Je mehr die Aufmerksamkeit auf die Sexualkrankheiten gerichtet worden, um so mehr haben sich die Fälle gehäuft, wo Hysterie ohne Lokalkrankeit, und diese ohne jene besteht; jeder Praktiker hat Fälle erlebt, wo die ausgeprägteste Hysterie mit ganz gesundem Geschlechtsleben vereinigt war; und die Gynäkologen müssen selbst eingestehen, dafs das Nervenleben der meisten Frauen mit chronischer Metritis und ähnlichen Zuständen keineswegs das Bild einer physischen und psychischen Hysterie bietet. Diese besteht, gleich der Hypochondrie der Männer, in einer übermäfsigen Empfindlichkeit gegen die integrirenden Lebensreize, aber verbunden mit psychischer Aufregung und leichtwechselnder Lebendigkeit, während das hypochondrische Gemüth mehr zur Melancholie neigt; und hierzu kommt eine neue, der Hysterie eigenthümliche Erscheinung, die Neigung zu Reflexkrämpfen in eigenthümlicher Form, welche in den meisten Fällen auf eine Reizung der Medulla oblongata und des Halstheiles des Rückenmarks zurückzuführen sind. Die Hysterie ist meistentheils eine Spinalirritation, welche sich als solche durch die Krämpfe und durch die Schmerzhaftigkeit des Rückens kund gibt, nach einiger Dauer nicht ohne psychischen Reflex bleibt und in manchen, aber keineswegs den meisten Fällen mit Störungen des Geschlechtslebens verbunden ist. In den letzteren Fällen ist natürlich die Causalindication der lokalen Behandlung zu überweisen, in allen andern aber, oder in jenen nach erfolgreicher oder vergeblicher Specialbehandlung, sind allgemeine Mafsregeln erforderlich, um die Neurose nach Mafsgabe ihrer Natur selbst zu bekämpfen.

So grofs auch der Kreis der hierfür concurrirenden Methoden, und so grofse Vorsicht auch in vielen Fällen von der übermäfsigen reizbaren Schwäche geboten ist, so ist man doch in neuer Zeit im Allgemeinen dahin gelangt, energische Kuren, wo es angeht, vorzuziehen, weil die Hartnäckigkeit der Krankheit, die ja, wie nicht zu leugnen, nur sehr selten geheilt wird, von gelinderen Methoden abredet. Nachdem viele Erfahrungen der Praktiker und der Wasserärzte über den guten Einfluſs der Kaltwasserkur auf hysterische Kranke gesammelt sind, hat sich nun auch einer der am meisten beschäftigten Gynäkologen, Scanzoni, für den Vorzug dieser Methode ausgesprochen und sie sogar über das bisher mehr beliebte Seebad gestellt. Es ist selbstverständlich, daſs bei dieser Krankheit mit vielem Wassertrinken und Schwitzen nichts erreicht wird, sondern daſs die erträglicheren und mildern Badeformen die Methode bilden, und zwar sowohl die excitirenden, als auch die beruhigenden, natürlich nach Maſsgabe der individuellen Umstände.

Der concurrirenden Methoden sind sehr viele: zunächst das Seebad, als der Kaltwasserkur am nächsten stehend, aber oft contraindicirt durch die im Verhältniſs zum gebrochenen Organismus zu mächtige Anregung des Stoffwechsels und durch den Mangel an Auswahl und Gradirung der Mittel; sodann die Thermalsoolbäder Rehme und Nauheim, in den Fällen, wo die Schwäche überwiegt, wo Lähmungen eingetreten sind, und wo die Reflexerscheinungen den energischen Reiz der Kohlensäure gestatten; ferner lauwarme oder laue Bäder, mögen sie Kochsalz oder Natron enthalten, oder mögen sie zu den indifferenten Thermen zählen, immer mit der Einschränkung, daſs die Reizbarkeit oft nicht Erwärmung, sondern Wärmeentziehung gebietet; endlich die allgemeinen Mittel, Landaufenthalt, Gebirgsluft, Reisen, Gymnastik, und vor Allem psychische Einflüsse, unter denen das unbedingte Vertrauen zu dem neuen Heilunternehmen voransteht.

4. **Hautschwäche.** Hier ist die Haut verzärtelt, weich und schwach ernährt und antwortet auf die geringsten atmosphärischen Einflüsse bald mit rheumatischen Schmerzen, bald mit antagonistischen Catarrhen und Congestionen, letztere namentlich nach der Darmschleimhaut hin, in Neuralgien und Darmkatarrh sich äuſsernd. Auch hier ist die Kaltwasserkur, bestehend in Abreibungen, besonders nach vorangegangenem Schweiſs, das Hauptmittel, und mit ihr concurriren in ernstlichen Fällen nur zwei andre, das Seebad und die Thermalsoolbäder von Rehme und Nauheim, wogegen in milderen Fällen mildere Maſsregeln hinreichen, Fluſsbäder, Wellenbäder, Gebirgsreisen. Vorzuziehen ist das Seebad, wo es auf eine rasche kräftige Ernährung des ganzen Körpers ankommt, und die Thermalsoolbäder bei Complicationen mit schwerer Reconvalescenz, mit

Paralysen und in solchen äufsersten Fällen, wo die Anwenduug der Kälte jedesmal eine Erkältung erzeugt.

Chronische Exantheme.

5. **Chronische Exantheme.** Die Unzulänglichkeit aller ältern Heilmethoden gegen chronische Exantheme, welche aus der Seltenheit wirklicher Erfolge deutlich genug hervorgiug, hatte bis vor ohngefähr 25 Jahren eine unübersehbare Anzahl von vegetabilischen und mineralischen Mitteln aufgebracht; zählt doch Hebra allein an 70 solcher Mittel auf, deren Wirkung, wie er sich selbst ausdrückt, „gelinde gesagt", imaginär genannt werden mufs, d. h. deren Ruhm, ungelinde gesagt, erfunden und erlogen war. Von all den blutreinigenden Kräutern und von all den specifisch bezüglichen Antimon-, Schwefel-, Kalk-, Mangan-, Kupfer- und Quecksilberpräparaten, wie sie die Regale der Hufelandschen Arzneiküche aufwiesen, ist Nichts übrig geblieben; uur hier und da greift noch ein gläubiger Koch nach der altberühmten Herba Jaceae, oder ein Droguenliebhaber nach dem Universalmittel Anthracokali: in Wahrheit aber und im Ernst sind von allen alten und neuen Mitteln nur 5 oder 6 geblieben, welche einer wirklich erfolgreichen Methode zur Unterlage dienen, von den inneren der Arsenik, das Quecksilber, das Jod, von den äufsern das Wasser, die Kaliseife und die Theerpräparate. Es ist das Verdienst eines einzigen Menschen, Hebra, die Illusion von Jahrhunderten demaskirt, der Leichtgläubigkeit und der Täuschung den unerbittlichen Spiegel der Wahrheit vorgehalten und durch unsäglichen Fleifs Methoden geschaffen zu haben, durch welche unsre Kunst von widerwärtiger Unwahrheit geläutert und zu zahlreichen und glücklichen Erfolgen angeleitet worden ist. Vor allen Dingen gründet sich Hebra's Praxis auf den Grundsatz, dafs nicht das Mittel, sondern die Methode zum Ziele führt; und die tägliche Erfahrung prostituirt die Dilettanten, in deren Hand Seife und Theer wirkungslose Mittel bleiben, weil Jene nicht die Ausdauer haben, des Meisters mühselige Methode zu verfolgen.

Die **Bäder** haben von je her, neben den pharmaceutischen Medicamenten, theils als Hülfsmittel, theils als Hauptmittel gegolten, und es gibt kein Bad, welches nicht grofse Erfolge gegen einzelne oder mehrere chronische Exantheme behauptet hätte. In leichteren Fällen führen allerdings die verschiedensten Bäder zum Ziele, und auch mitunter in schwereren, wenn eine Kur mit 2—3—6stündigen Bädern lange Zeit fortgesetzt wird.

Da diese energische Methode in vielen Fällen sich verbietet, der Erfolg überdies mit andern Mitteln besser zu erreichen ist, da ferner der Kochsalzgehalt der Soolbäder sehr oft einen zu heftigen Reiz für die kranke Haut setzt, und da endlich der Glaube an die vermeintliche Wirkung der Schwefelbäder als ebenso imaginär, wie der Glaube an andere Specifica sich erwiesen hat: so haben die warmen Bäder bei der Behandlung der Exantheme sehr an Terrain verloren, wogegen die energische Wirkung des kalten Wassers der Hydrotherapie eine der wichtigsten Stellen auf diesem Felde sichert. Und auch hier ist es Hebra's Verdienst, daſs er, was die einseitige Universalhydropathie nicht vermocht, die Indicationen geklärt und die Methoden festgestellt hat. Das Wichtigste heben wir im Auszuge nach Hebra hervor, wobei wir von den verschiedenen Formen scrophulöser Ausschläge absehen, deren Grundleiden Seebäder, Soolbäder und Thermalsoolbäder indicirt, wenn nicht durch die übermäſsige Reizbarkeit der Haut selbst der Contact mit Salzwasser contraindicirt ist.

Die Seborrhoe erheischt zunächst die Entfernung der angesammelten und erstarrten Sebummassen durch schwache Kalilösungen oder Kaliseifen und sodann die Contraction der klaffenden Ausführungsmündungen durch Kälte, am besten durch kalte Douchen und kalte Waschungen. Ob diese Anwendung der Kälte auf diätetischen Gebrauch sich beschränken darf, oder ob eine methodische Kur in einer Wasseranstalt vorzuziehen, das hängt von der Ausbreitung des Leidens und von seiner Hartnäckigkeit ab. *Seborrhoe.*

Lokale Schweiſse, namentlich Fuſsschweiſse. Hebra verwirft bekanntlich den uralten Glauben, welcher die Unterdrückung von Fuſsschweiſsen als Ursache vieler und schwerer Erkältungskrankheiten beschuldigte; und wenn er auch Erkältungen von den Füſsen aus zugibt, so leugnet er doch, daſs die Unterdrückung des Schweiſses die krankmachende Ursache sei. Immerhin kann eine aus so massenhafter Erfahrung begründete Autorität die Geltung dieser Lokalschweiſse als noli me tangere erschüttern, zumal die Unannehmlichkeiten, welche sie veranlassen, der üble Geruch und die wunde Weichheit der Haut, oft bedeutend genug sind, um eine Milderung wünschenswerth zu machen. Die Behandlung besteht in Waschungen mit kaltem Wasser, kalten Fuſs- und Vollbädern und dem Auflegen *Lokale Schweiſse.*

eines Linimentes von Empl. Diachyl. simpl. liquef. und Oleum lini zu gleichen Theilen. Die Kur gelingt aber in vielen Fällen nicht trotz jahrelanger Fortsetzung.

Urticaria. **Urticaria.** Die chronische Urticaria ist meist durch allgemeine Ursachen bedingt, namentlich durch den Uebergang vom Winter zum Frühling, durch gewisse Speisen, durch Wurmreiz und bei Frauen durch sexuelle Störungen. Wenn diese ursächlichen Momente beseitigt sind, oder wenn sie nicht beseitigt werden können, so mufs das Lokalleiden durch lokale Behandlung geheilt oder gemildert werden, und dazu ist die Kälte das einzig wirksame Mittel; kühles Verhalten, leichte Bekleidung, leichte Betthedeckung, kalte Waschungen, Douchen, Flufs- und Seebäder; doch widersteht die Krankheit oft allen Heilversuchen, wenn nicht eine Veränderung der Lebensweise und des Aufenthaltes vorgenommen wird. Alle sonst empfohlenen Mittel, Soolbäder, Natronbäder, Waschungen mit Citronen- und Essigsäure, sowie den inuerlichen Gebrauch von Akonit hat Hebra unwirksam gefunden.

Furunculosis. **Furunculosis.** Sowohl warme, als kalte Bäder dürfen nur selten und mit Vorsicht gebraucht werden, weil jeder Hautreiz das Uebel vermehrt; namentlich ist zu warnen gegen Dampfbäder und gegen das Abreiben und Abpeitschen der Haut, sowie gegen starke Douchen, weil sie leicht Furunkeln erzeugen, wie ja bekanntlich überhaupt Furunkeln leicht in Folge übertriebener Wasserkur entstehen.

Psoriasis. **Psoriasis.** Unter den inneren Mitteln gegen diese Krankheit ist der Arsenik das einzige wirksame, er bringt viele Fälle zur Heilung, aber — er verhindert nicht Recidive. Dauernde Heilungen werden nur durch örtliche Methoden und auch dann nur bei grofser Ausdauer erzielt. Jedes lauwarme Bad vermag mitunter eine leichte und heschränkte Psoriasis auf kurze Zeit zu beseitigen, aber weder Schwefelthermen, noch Soolbäder, Jodbäder oder indifferente Thermen haben sich specifisch wirksam gezeigt, es müfsten denn, wie in Leuk und anderswo, die Kranken 6—8 Stunden ununterbrochen im Bade zubringen.

Die übrigen örtlichen Mittel sind: Kaliseife, Theer, Kalkschwefelleber, Deutojoduretum Hydrargyri und die Kaltwasserkur, welche in manchen Fällen zweckmäfsig mit der Anwendung eines der andern Lokalmittel verbunden wird, und nach deren guter Wirkung öfters noch einzelne zurückgebliebene Stellen mit stärkeren Alterantien zu behandeln sind. Hebra zieht für die Psoriasis die ältere Priefsnitzsche Methode vor: Ueber das Bett wird Wachstuch oder Guttaperchapapier gebreitet, über dieses zwei Gurten oder lange Handtücher, darauf eine wollene Decke, auf diese ein in kaltes Wasser getauchtes und ausgewundenes Leintuch gebreitet und auf dasselbe der entkleidete Kranke, eine Urinflasche zwischen den Beinen, gelegt. Der Kranke wird nun vollkommen eingehüllt, so dafs nur Nase, Mund und Augen frei bleiben; bald bricht ein reichlicher Schweifs aus, der durch Wassertrinken befördert und 3—4 Stunden unterhalten wird. Darauf ein kaltes Bad mit Bewegung der Glieder und starkem Frottiren, Uebergiefsungen und Douchen, und nun eine Promenade im Freien. Dieses Verfahren wird zweimal binnen 24 Stunden, Morgens und Nachmittags, jedesmal zwischen 4—5 Uhr, vorgenommen. Hebra hat in allen Fällen, wo diese umständliche Kur durchgeführt wurde, bei ausgebreiteter Psoriasis Erfolg gehabt.

Eczem in seinen verschiedenen Formen und verschiedenen Lokalitäten ist die häufigste aller chronischen Hautkrankheiten, oft eine der hartnäckigsten und immer eine von denjenigen, welche mit gröfserer Reizung und Reizbarkeit der Haut einhergehen. Sie erfordert zu ihrer Heilung im Allgemeinen starke Mittel und strenge Methoden, namentlich eine richtige Aufeinanderfolge von Bleimitteln und Theerpräparaten; zur Milderung eines ihrer lästigsten Symptome, des Hautjuckens, reichen oft einfache, beruhigende, lauwarme Bäder hin, und die Anwendung des kalten Wassers erfüllt dieselbe Indication und ist auch im Stande, bei gehöriger Ausdauer das Uebel zu heilen. Umschläge, Bäder und Douchen sind die Formen seiner Anwendung, wogegen die schweifstreibenden Formen, welche bei der reizlosen Psoriasis erlaubt und nützlich sind, beim Eczem vermieden werden müssen; und ebenso ist darauf zu achten, dafs das angewandte Wasser so wenig Salzgehalt als möglich hat, also Regen- und Flufswasser vorzuziehen.

Prurigo ist eine durchaus selbstständige Krankheit der die Epidermis bildenden Schicht der Haut, bei welcher ein Tröpfchen Intercellularflüssigkeit die Epidermis zu einem Knötchen erhebt und die Nerven des Papillarkörpers reizt, wodurch die juckende Empfindung entsteht. Es haben sich gegen Prurigo nur äuſsere Mittel bewährt, und zwar diejenigen, welche eine Erweichung und Entfernung der obersten Schichten der Epidermis bewirken. Am schnellsten wirkt eine Kur mit Schmierseife, weniger schnell, aber auch ziemlich sicher, Schwefel, Kalkschwefelleber, Theer, Creosot; ganz vorzüglich auch jede methodische Anwendung des Wassers, mag man dasselbe entweder in Gestalt von kalten Bädern, Douchen, Fluſsbädern oder in Form von Dampfbädern oder von ganz einfachen Wannenbädern in Anwendung bringen; auf alle diese Weisen wird das Wasser sich wirksam erweisen, vorausgesetzt, daſs das Verfahren lange genug fortgesetzt wird: „deshalb wird wohl auch jeder Prurigokranke in jedem Badeort, es mag der betreffenden Quelle noch dieses oder jenes Ingrediens beigemengt sein, Linderung empfinden, wenn er lange genug badet" (Hebra).

Pemphigus. Pemphigus ist nicht allein eine hartnäckige, sondern auch öfters tödtlich endende Krankeit. Heilungen sind Hebra nur wenige gelungen, und zwar durch energische Anwendung des Theers, durch continuirliche, lauwarme Bäder (100 Tage und mehr) und durch die hydropathische Methode, bestehend in kalten Umschlägen, nassen Einwicklungen und leichten Regenbädern.

Purpura. Purpura simplex. Zur Beschleunigung der Resorption der einmal gebildeten Extravasate gibt es kein Mittel; zur Verhinderung neuer empfiehlt sich, auſser der Erfüllung allgemeiner Causalindicationen, vor Allem die Anregung der Hautthätigkeit und der Hauternährung durch kalte Bäder, Douchen, Bewegung in freier Luft, welche letztere, wo es irgend angeht, der Ruhe vorzuziehen ist.

Abschluſs über Hautkrankheiten. In obigem Auszuge aus Hebra ist nicht nur in Betreff der hohen Bedeutung der Kaltwasserkur für chronische Hautkrankheiten das Wissenswerthe angedeutet, sondern auch der ganzen balneotherapeutischen Praxis auf diesem Gebiet ihr Recht geschehen, und es überhebt uns dieses Kapitel der Veranlassung, bei Gelegenheit anderer Bäder auf die chronischen Exantheme zurückzukommen. See- und Soolbäder finden bei skrophulösen Hautkrankheiten, welche, nebenbei gesagt, minder hartnäckig zu sein pflegen, ihre Stelle, soweit die übermäſsige Reizung der Haut selbst nicht ein Hinderniſs setzt; einfache warme Wasserbäder können bei vielen methodischen

Kuren als Erweichungs- und Reinigungsmittel nicht entbehrt werden; Prurigo wird durch das Wasser in jeder beliebigen Anwendungsform gemildert, wenn auch nicht geheilt; das Jucken beim Eczem wird vermindert durch jede Art lauwarmer Bäder, mögen sie Schwefel, Natron enthalten, oder indifferent sein, wogegen sich Soolbäder als schädliche Reizmittel erweisen; continuirliche warme Bäder endlich haben sich in einzelnen verzweifelten Fällen von Pemphigus erprobt: — damit ist aber auch die Wirksamkeit warmer einfacher und mineralischer Bäder bei Hautkrankheiten erschöpft, und alles Uebrige fällt den pharmaceutischen Mitteln der Specialität und der Hydrotherapie anheim.

6. **Gichtische und rheumatische Exsudate.** Von der direkten Behandlung der Gicht durch innere und äufsere Anwendung des kalten Wassers war bereits oben (S. 67) die Rede. Gichtische und rheumatische Exsudate können in therapeutischer Hinsicht in so fern zusammengestellt werden, als Beide in ihrem Sitz in und an den Gelenken, in ihrer Hartnäckigkeit, vielleicht sogar in ihrer nosologischen Natur, jedenfalls aber in den für sie erprobten Mitteln übereinstimmen. Unsere Erfahrung, entsprechend der mit Diskretion gezogenen Summe glaubwürdiger Mittheilungen, spricht entschieden gegen die Anmafsung der Hydrotherapie, mit welcher sie die schwereren Fälle solcher Exsudate als ihre eigentliche Domaine beansprucht: diese Fälle werden überhaupt höchst selten, vielleicht niemals geheilt, zum Stillstand aber und zu einiger Besserung gebracht auch nur ein verhältnifsmäfsig kleiner Theil; und diese gute Wirkung haben die warmen Bäder (mit und ohne Brunnenkuren) nicht allein häufiger, als die Kaltwasserkuren, sondern es treten bei jenen auch die Verschlimmerungen viel seltener auf, als bei diesen. Der Grund liegt in den Mitteln und in der Natur der meisten Fälle der Krankheit. Bedeutende und weit verbreitete Gelenkexsudate, mögen sie gichtisch oder rheumatisch sein, setzen nicht allein ein bedeutendes Grundleiden voraus, sondern bedingen auch an sich, durch die heftigen und lange Zeit ertragenen Schmerzen, durch die Bewegungslosigkeit des Körpers, oft durch Complicationen mit Herzfehlern ein neues Allgemeinleiden, welches mit dem Grundleiden sich zur Erzeugung eines schweren Siechthums verbindet: Anämie, Mangel an Ernährung, äufserste Hinfällig-

keit und reizbare Schwäche, unregelmäfsige und gegen äufsere
Reize widerstandslose Herzfunction verbieten in den meisten
schwereren Fällen jedes stürmische Verfahren, welches die
eigene, vermehrte Thätigkeit und Reaction des kassirten Organismus herausfordert und zu seinem Erfolge voraussetzt. Es
wird in solchen Fällen weder die Wärme entziehende, noch
die reizende Eigenschaft der Kälte ertragen, und die gesammte,
den Stoffwechsel beschleunigende, auslaugende Wirkung der
innerlichen und äufseren Anwendungsformen der Hydropathie
geht weit über das Mafs des Erträglichen hinaus. Würde die
Methode ertragen, so liefse sich allerdings vorzugsweise von ihr
Erfolg erwarten: und dieser kann auch nicht geleugnet werden
in leichteren Fällen, wo das Exsudat örtlich beschränkt, und das
Allgemeinbefinden nicht oder wenig berührt ist: hier leisten
Douchen und nafskalte, in sich selbst erwärmende Umschläge
mehr, als jede Art von warmen Bädern. Je mehr aber die
Ausbreitung der Exsudate und das verschieden complicirte
Allgemeinleiden die Kraft des Kranken erschöpft haben, um
so mehr mufs man, der bewährten Prognose gemäfs, von Versuchen gänzlicher Heilung abstehen und das Erreichbare mit
erträglichen Mitteln, warmen Bädern, Schlammbädern, Brunnenkuren erstreben.

Auch gegen Muskelrheumatismus hat sich die Kaltwassermethode nicht zweifellos bewährt. Der Grund liegt vielleicht,
jedenfalls in einigen von uns beobachteten Fällen, in dem unrichtigen Verhalten der Kranken zu atmosphärischen Einflüssen.
Während nämlich beim Gebrauch warmer Bäder die Patienten
durch ärztliche Verordnung und durch eigenen Trieb zur Vorsicht angehalten werden, setzen sie sich in Kaltwasseranstalten
fast jeder Luft aus, und es gibt auch unter den sehr frequentirten
Anstalten mehrere, welche sich durch ein sehr ungünstiges
Lokalklima, namentlich durch Zugluft, auszeichnen, dabei aber
dem Patienten, auch bei ungünstigem Wetter, sein tägliches
Pensum von Einwicklungen und Uebergiefsungen nicht ersparen
mögen. Ein anderer Grund liegt in der Natur der Krankheit:
so leidlich im Ganzen die Prognose des chronischen Muskelrheumatismus ist, so selten sind die Fälle, wo eine einmalige
Kur mit irgend einem der gebräuchlichen und bewährten Mittel
zur dauernden Heilung hinreicht; in den Kaltwasseranstalten
aber herrscht noch mehrfach die Unsitte, die Kur zu lange Zeit

zu protrahiren in dem Streben, den Kranken durchaus auf einmal zu heilen, anstatt, der constatirten Prognose gemäfs, den erreichbaren Erfolg auf einige Kuren zu vertheilen.

Soweit die Hautschwäche bei dem chronischen Rheumatismus in Betracht kommt, wollen wir natürlich der Kaltwasserkur ihren Vorzug nicht schmälern; im Allgemeinen aber eignen sich für rheumatische Fälle mehr die indifferenten Thermen, die Moorbäder, die Thermalsoolbäder, das Seebad und dergl.

7. **Lähmungen.** Das Hauptmittel, von der Erfahrung der ältesten, wie der neuesten Zeit bekräftigt, ist die Wärme; die Kälte, als solche, d. h. in ihrer Wärme entziehenden Eigenschaft, vermag allgemeine und örtliche Schwäche zu heben, nicht aber eine wirkliche Lähmung. Peripherische Lähmungen, von einer Erkrankung der Nerven auf ihrer peripherischen Bahn abhängig, sind, so sehr sie in den Schulsystemen ihre Rolle spielen, aufserordentlich seltene Zufälle; was man rheumatische Lähmungen nennt, sind meistens Muskelatrophien in Folge von Muskelrheumatismus, oder Abmagerung einer Extremität in Folge des durch Gelenkkrankheiten verhinderten Gebrauches. Die überwiegende Zahl aller Lähmungen ist centralen Ursprungs, im Gehirn oder Rückenmark begründet; und selbst die Paralysen, welche durch Druck auf die grofsen Beckennerven entstehen, gleichen den centralen in der Prognose und in der Behandlung. Das Heilmittel besteht in den meisten Fällen in einem centripetalen Reiz der Hautnerven, der im Centrum eine reactionelle Function auslösen soll, und die grofse Impressionabilität der Centralnervenorgane erlaubt als solchen in den meisten Fällen nur die mäfsig wirkende Wärme und verbietet in der Regel die mehr erschütternde Kälte. Kommt es nun gar auf die mächtige Anregung der Resorption von Exsudaten in oder an den Centralorganen an, so geht auch die erhitzende, reizende Wirkung der Kaltwassermethode in der Regel über das Mafs des Erträglichen hinaus; und so hat sich nun die Erfahrung über deren Zulässigkeit bei Lähmungen dahin befestigt, dafs Ableitungen und warme Bäder entschieden vorzuziehen sind. Wir wollen nicht leugnen, dafs in manchen Fällen von exsudativer Meningitis medullaris eine resorptionsbefördernde Kaltwasserkur ertragen worden ist und auch Erfolg gehabt hat, — aber wir besitzen in den Thermen, namentlich den Soolthermen, ein sicheres Mittel, welches nicht

das Risiko der Ueberreizung mit sich führt; wir heben ferner hervor, daſs auch bei leichteren Fällen hysterischer Lähmung, bei einigen von Blasenlähmung (Scanzoni) die Kaltwasserkur heilsam gewesen, daſs mitunter Hämorrhoidalcongestionen zum Rückenmark und die davon abhängige Parese gebessert worden: aber als Hauptmittel kann der Erfahrung die Hydropathie, den Thermen gegenüber, nicht gelten und muſs für apoplektische Lähmungen, Tabes dorsalis, Reflexlähmungen entschieden verworfen werden. Was die Tabes insbesondere betrifft, so ist allerdings zuzugeben, daſs mäſsige, kalte Abreibungen, 20 bis 24 Grad R., oft zur Erfrischung beitragen, doch darf dies Verfahren nicht mehr, als eine gelegentliche, diätetische Bedeutung beanspruchen.

Unter allen lähmungsartigen Schwächezuständen verdient die **Impotenz** am meisten, der Kaltwassermethode zugewiesen zu werden, und es sind manche Erfolge kalter Waschungen des Rückens und kalter Sitzbäder nicht zu bestreiten. Auch die mangelhafte **Menstruation**, wenn sie nicht in allgemeiner Anämie, sondern in lokaler Atonie des Uterus und der Ovarien beruht, hat in dem Sitzbade ihr Hauptmittel, ebenso die Leukorrhoe, wenn sie nicht in organischen Krankheiten des Uterus begründet ist.

Syphilis.   8. Syphilis siehe S. 66.

Seltenere Indikationen.   9. Seltenere, zweifelhafte und mehr gelegentliche Indikationen. Aus der Skizze über die allgemeine Signatur der Kaltwasserwirkung geht deutlich genug hervor, daſs die Indikationen für eine so durchgreifende und dabei so viele Modifikationen der Anwendung gestattende Methode nicht in einem Krankheitsverzeichniſs erschöpft werden können. Was bei tuberkulösem Habitus, bei beginnender Tuberkulose, bei Skrophulose, Rhachitis und anderen Ernährungskrankheiten, bei Schwächezuständen in Folge besonderer Organerkrankungen andere bevorzugte Methoden leisten, das kann in manchem concreten Fall auch irgend einer Modifikation der Kaltwasserkur gelingen, sei es durch diätetische Maſsregeln, sei es durch ein methodisches Verfahren. Indikation aber und Verfahren dürfen nicht handwerksmäſsig bestimmt werden, sondern verfallen der Einsicht des individualisirenden Arztes; und wenn in der Hydrotherapie ein Mittel gegeben ist für viele Verlegenheiten, wo die mehr gebräuchlichen Methoden ihre Wirkung versagt haben, wenn so, bei aller rationellen Einschränkung, die Hydrotherapie zu einer Art von Universalmittel sich erhebt, so hat sie diese Bedeutung nicht für die Krankheitsnamen des Systems, sondern für die unberechenbaren Möglichkeiten der individuellen Fälle, und um so dringender tritt an den Arzt die Forderung heran, mit der Bedeutung und den Formen dieser Methode sich bekannt zu machen.

Kaltwasserheilanstalten.

In einem Lehrbuch, welches sich an das größere ärztliche Publikum wendet, mag wohl eine Aufzählung der bekannteren Kurorte zur Bequemlichkeit des Lesers Platz finden, und allenfalls auch der Vorzug der Lage und Einrichtung bei einzelnen hervorzuheben gestattet sein: mehr aber zu geben und besonders Nachtheile zu erwähnen, verbietet die Diskretion und die Billigkeit, weil das einzelne Urtheil sich täuschen und, öffentlich ausgesprochen, ungerecht schaden kann. Möge jeder Praktiker einige Anstalten mit ihren Einrichtungen, ihren klimatischen Verhältnissen und ihren Aerzten aus persönlicher Anschauung oder aus sicheren Erkundigungen kennen lernen; und möge Jeder durch das Studium der Hydrotherapie sich in den Stand setzen, an der Feststellung der Methode und an dem Verlauf der Kur sich selbst zu betheiligen.

Kaltwasseranstalten.

Nassau (im ehemaligen Herzogthum Nassau, Station der Lahnbahn, 1 Meile oberhalb Ems), eine der jüngeren Anstalten, in herrlicher Lage, in dem hier zu einem Rundkessel erweiterten Lahnthal, mit mildem und beständigem Klima, für eine beschränkte Zahl von Kranken gut und namentlich geräumig eingerichtet, Wohnungen nicht, wie in manchen Anstalten, zellenartig, sondern weit und hell, dicht bei der kleinen Stadt Nassau von 2000 Einwohnern; geschützte und schattige Promenaden, die Unterhaltungen von Ems in 10 Minuten per Eisenbahn zu erreichen. Außer den Vorrichtungen für die kalten Badeformen Fichtennadelbäder, römisch-irische Bäder, ein gymnastischer Saal, zwei pneumatische Cabinette mit comprimirter Luft und eine schwache, übrigens den Emser Wässern ähnliche Natronquelle. Arzt Dr. Runge, nach dem im Jahr 1866 erfolgten Tode des Gründers, Dr. Haupt.

Laubbach, am Rhein, eine halbe Stunde oberhalb Coblenz, eine der gröfseren und sehr besuchten Anstalten, seit 25 Jahren unter Leitung des Dr. Petri bestehend (siehe dessen Schriften, S. 92).

Bei **Boppard** am Rhein, Station der linksrheinischen Eisenbahn, befinden sich zwei Kaltwasseranstalten, beide von gröfserer Ausdehnung und stark besucht: **Marienberg** (Arzt Dr. Naegele) und **Mühlbad** (Dr. Heusner).

Rolandseck, an der gleichnamigen Station der linksrheinischen Bahn, mit grofsartiger Aussicht auf den Rhein und das gegenüberliegende Siebengebirge. Die Anstalt ist zugleich Gast- und Pensionshaus. Dr. Fürth.

Godesberg, eine Meile unterhalb Rolandseck und, gleich diesem, vermittelst der Eisenbahn mit Bonn nahe verbunden, in einer weiten, fruchtbaren und vegetationsreichen Ausbuchtung des Rheinthales gelegen, verbindet mit den Vortheilen der Anstalt das Leben eines von Sommergästen viel besuchten, comfortablen Landaufenthaltes. Der Ort selbst bietet als klimatischer Kurort den Patienten auch aufserhalb der Anstalt Wohnungen in Gast- und Privathäusern. Arzt Dr. Finkelnburg.

Johannisberg, im Rheingau, unter dem Schlosse gleichen Namens, eine Viertelmeile von den Eisenbahnstationen Winkel und Geisenheim gelegen, durch den Taunus vor Nordwinden geschützt, besitzt auch einen Apparat für comprimirte Luft. Arzt Dr. Marc.

Wiesbaden besitzt zwei Kaltwasseranstalten, beide von grofser Ausdehnung und die Vortheile und Nachtheile des grofsartigen Badelebens vereinigend. **Nerothal** (Dr. Cohnfeld) und **Dietenmühle** (Dr. Genth).

Königsstein, im östlichen Theil des Taunus gelegen, und
Hofheim, am Ausgange des Lorsbacher Thals des Taunus, beides kleinere Anstalten.

Wolfsanger, 40 Minuten von Cassel. Arzt Dr. Kukro.

Alexandersbad, bei Wunsiedel, am Fichtelgebirge, 1754 Fuſs über dem Meeresspiegel, in herrlicher Gebirgslage, 5 Meilen von Hof, 4 Meilen von der Eisenbahnstation Schwarzenbach entfernt, eine der besuchtesten Anstalten, auſserdem salinische Stahlquellen und Fichtennadelbäder. Arzt Dr. Pfeiffer.

Schleusingen, am Thüringer Wald, 2 Meilen von Hildburghausen, 1 Meile von Themar, beides Stationen der Werrabahn. Kiefernnadelbäder und Kaltwasseraustalt, aber ohne Pension, die in Gasthäusern und Privathäusern zu haben ist. Aerzte: Dr. Eifsberg und Hefsberg.

Rubla, bei Eisenach (Station Wutha der Thüringer Eisenbahn), romantisches, stark bewohntes Thal mit mannigfacher, aber geräuschloser Industrie, in der Nähe die lohnendsten Gebirgsparthien, auch als Landaufenthalt gesucht. Auſser Kaltwasservorrichtungen Fichtennadelbäder und eine schwache Stahlquelle. Arzt Dr. Henuike.

Liebenstein, Thüringer Wald, Herzogthum Meiningen, 937 Fuſs über dem Meeresspiegel, mildes Sommerklima, Molkenanstalt, Fichtennadelbäder, Soolbäder und eine gasreiche Stahlquelle. Alle Einrichtungen, Bequemlichkeiten und Genüsse eines alt begründeten Badeortes. Arzt für das Bad: Dr. Döbner. Kaltwasseranstalt mit Pension dem Dr. Martini gehörig. Station Immelborn an der Werrabahn.

Langenberg, bei Gera. Arzt Dr. Blau.

Ilmenau, am Thüringer Wald, Station Neu-Dietendorf der Thüringer Eisenbahn, Hildburghausen der Werrabahn, 6, resp. 9 Stunden Entfernung. Fichtennadelbäder und sehr besuchte Kaltwasseranstalt ohne Pension. 1500 Fuſs über dem Meeresspiegel. Aerzte: Dr. Baumbach und Dr. Preller.

Elgersburg, am Thüringer Wald, Stationen Neu-Dietendorf und Erfurt der Thüringer Bahn, eine der renommirtesten Anstalten mit Pension. Arzt Dr. Schultz.

Hohenstein, bei Chemnitz, im sächsischen Erzgebirge. Besitzer: Dr. Ringelhardt.

Kreischa, bei Dresden. Dr. Stecher.

Königsbrunn, bei Königstein, in der sächsischen Schweiz, stark besuchte Anstalt mit Pension. Besitzer: Dr. Putzar.

Schweizermühle, im Bielagrunde, in der sächsischen Schweiz, Pirna und Königstein Stationen der sächsisch-böh-

mischen Bahn. Stark besuchte Anstalt mit Pension. Besitzer Dr. Herzog.
Tharand, bei Dresden. Dr. Biehayn.
Geltschberg, bei Leitmeritz, in Böhmen. Dr. Mayer.
Wartenberg, bei Turnau, in Böhmen.
Görbersdorf, bei Warmbrunn, in Schlesien. Dr. Brehmer, Specialist für Lungentuberkulose.
Gräfenberg (von Priefsnitz gegründet), in Oesterreichisch-Schlesien, bei Freiwaldau, 4 Meilen von Neifse, 1500 Fufs über dem Meere, rauhes Klima. Dr. Schindler.
Kaltenleutgeben. Dr. Emmel.
Gumpendorf. Bei Wien.
Laub.
Kreuzen, bei Grein, an der Donau.
Mühlau, bei Innsbruck.
Obermais, bei Meran.
Mallnerbrunn, bei Laibach.
St. Radegund, bei Graz.
Lauterberg, bei Klausthal, im Oberharz, stark besucht, rationelle Methode. Dr. Ritscher.
Alexisbad, im Selkethal des Harzes, romantisches Thal, Stahlquellen, vortrefflich eingerichtete Kaltwasseranstalt. Dr. Schauer.
Pelonken, bei Danzig, kleinere Anstalt. Dr. Jaquet.
Stuer, Mecklenburg. Arzt Dr. Bardey.
Eckerberg, bei Stettin. Arzt Viek.
Sophienbad, bei Hamburg. Dr. Andresen.
Salabona, bei Hamburg. Dr. Stein.
Schönsicht in Frauendorf, bei Stettin. Dr. Brand.

In Süddeutschland:

Auerbach,
Ingenheim, an der Bergstrafse.
Weinheim,
Michelstadt, im Odenwald.
Hub,
Teinach, im Schwarzwald.
Herrenalb, bei Wildbad, in Württemberg.

Gleisweiler, in der Rheinpfalz, Station Landau. Trauben-, Molken- und Kaltwasseranstalt. Dr. Schneider.
Brunnthal,
Dianabad, } bei München.

In der Schweiz:

Heiden,
Horn, } am Bodensee.
Marbach,
Albisbrunn, bei Hausen, im Canton Zürich, 1955 Fufs. Molken. Dr. Brunner.
Felsenegg, im Canton Zug, 3000 Fufs. Molken. Dr. Kaiser in Zug.
Engelberg, im Canton Unterwalden. Molken. Dr. Cattoni.
Tiefenau, im Canton Zürich. 1800 Fufs. Dr. Winkler.
Buchenthal, im Canton St. Gallen. 1550 Fufs. Dr. Freuler-Ringk.
Brestenberg, im Canton Aargau. Dr. Erismann.
Rigi-Kaltbad, 4480 Fufs, stark besuchte Pension.

---

b. Die Elementarwirkung warmer Bäder.

Während das kalte Wasser die Muskeln und Capillargefäfse der Haut und derjenigen Gewebe, auf welche sich die unmittelbare Einwirkung der Kälte erstreckt, zur Contraction bringt, und nach dem Aufhören des Kältereizes die Contraction von einer Erweiterung derselben, die lokale Anämie von einer Hyperämie ausgelöst wird, verläuft der mechanische Vorgang bei der örtlichen Einwirkung der Wärme in entgegengesetzter Weise: die Gewebe erschlaffen, die Capillaren dehnen sich aus und füllen sich anfangs, bei starker und lang dauernder Einwirkung, selbst bis zur passiven Stase, und dann folgt nach dem Aufhören des Wärmereizes die Contraction der Gefäfse und die erneuerte Beschleunigung des Blutlaufes. Die

Wirkung auf die Gefäfse der Haut.

Erfahrung an badenden Körpertheilen und die Beobachtung des Blutlaufes in der Schwimmhaut der Frösche bestätigen gleichmäfsig den Unterschied dieser beiden Vorgänge: in der Kälte vorhergehende Contraction und nachfolgende Erweiterung; in der Wärme vorhergehende Erweiterung und nachfolgende Contraction: in beiden Fällen aber ist das Schlufsresultat ungefähr dasselbe: schliefsliche Vermehrung der Circulation in der Haut und den dem physikalischen Einflufs zugänglichen Theilen.

Vermehrung der Wärme. Das kalte Bad entzieht dem Körper durch den Contact mit der Haut Wärme, das warme Bad (abgesehen von einem bestimmten Grade, und die Wärme nur als Gegentheil der Kälte betrachtet) erhöht die Wärme des Körpers, theils durch directe Zuführung, theils durch verhinderte Ausstrahlung und Ausdunstung der Wärme. Beide Veränderungen der Eigenwärme, sowohl die Abnahme in dem kalten, als die Zunahme im warmen Bade, fallen, gleichwie in der warmen und kalten Luft, in die Grenzen weniger Grade, weil die unwillkürliche Ausgleichungsthätigkeit des Organismus der Festsetzung gröfserer Temperaturextreme entgegenwirkt, und weil, wo die Grenze des Erträglichen erreicht ist und die verderhliche Wirkung aufzutreten droht, durch willkürliche Veranstaltungen, durch Abbrechung des Versuches das Individuum vor dem Aeufsersten sich schützt.

Kalte Bäder, welche in einer gewissen Zeit die Eigenwärme um 1—2 Grad herabsetzen, sind dem Allgemeingefühl weniger lange erträglich, als warme, die die Eigenwärme um ebenso viel erhöhen: theils weil die Empfindung der Kälte überhaupt feindlicher ist, als die der Wärme, theils weil die peripherische Gefäfscontraction in Folge der Kälte eine stärkere Congestion zu den inneren Organen, Lunge, Herz, Gehirn erzeugt, während die vermehrte Wärme zwar die Gefäfse und das Blut in diesen Organen ausdehnt, aber durch die gleichzeitige peripherische Hyperämie einen Theil der Blutmasse von innen nach aufsen ableitet.

Erleichterung der Functionen durch die Wärme. Von grofser Bedeutung ist der Unterschied in Betreff der Oxydation der Gewebs- und Bluthestandtheile. Die Einwirkung der Kälte, in erträglichem und heilsamem Grade, gibt sich kund in einer unmittelbaren Vertiefung der Respirationen und Verlangsamung des Herzschlages; dazu kommt die Einathmung einer dichteren, also absolut sauerstoffreicheren Luft und so erklärt sich aus dem lebhafteren Oxydationsprocefs nicht nur die innere Ausgleichung der äufseren Wärmeentziehung, sondern auch die Gesammtwirkung auf den Stoffwechsel. Bei dem warmen Bade verhält es sich anders: die Summe der respirirten Luft und des respirirten Sauerstoffs ist geringer, und trotzdem die Ausscheidung der Kohlensäure und des Wassers aus den Lungen vermehrt, wodurch bei sehr langer Dauer gröfserer Erwärmung das Blut sogar schwarz und theerartig dick wird; es findet hier auch eine vermehrte Oxydation statt, aber nicht vermittelst gröfserer Sauerstoffzufuhr und gesteigerter Summe der wärmebildenden Function, sondern vermöge des rein physikalischen Momentes der gröfseren Blutwärme.

Das Beispiel von der verschiedenen Wirkung des kalten und des warmen Bades auf das unmittelbare Verhalten der Muskeln stellt diesen Unterschied klar in's Licht. Ein relativ gesunder Mensch, welcher seine Muskeln durch lange Unthätigkeit geschwächt hat, sucht und findet die Anregung und Stärkung der Muskelkraft in einem kalten Bade; das Gefühl der Erfrischung unmittelbar nach demselben, das Gefühl höherer Kraft bekundet diese gute Wirkung und veranlafst ihn und setzt ihn in den Stand, die angeregte Kraft zu üben, und so kommt bei öfterem Gebrauch eine gröfsere Thätigkeit, in deren Folge ein gröfserer Stoffwechsel in den Muskeln und die Gesammtwirkung auf bessere Ernährung zu Stande. Dagegen gibt es für schmerzhafte Muskelermüdung nach heftigen Anstrengungen kein besseres Mittel, als ein warmes Bad, und selbst hohe Wärmegrade wirken hier erfrischend; die Müdigkeit der Muskeln beruht auf der übermäfsigen Ansammlung der Produkte ihrer Funktion, zu deren weiterer Oxydirung und Ausscheidung ein Mafs des Stoffwechsels erfordert wird, wie es die heftig ermüdete Muskelfaser nicht mehr leisten kann; hier tritt nun die vermehrte physikalische Wärme als augenblickliches Erleichterungsmittel der Oxydation ein, und ein warmes Bad hat oft im Augenblick die Wirkung, welche ohne dasselbe nur durch eine körperliche Ruhe von Stunden und Tagen erzielt wird. Im letzten Fall würde ein kaltes Bad nur um so mehr ermüden, im ersten ein warmes Bad nur um so mehr erschlaffen. Bekannt ist das Beispiel Napoleons, welcher nach einem Schlachttage, anstatt der Bettruhe und des Schlafes, ein warmes Bad zu nehmen pflegte, um in der Nacht den Marsch fortzusetzen und am andern Tage die zweite Schlacht zu liefern. Die Kälte erfrischt durch Anregung der Functionen, die Wärme durch physikalische Erleichterung derselben, und in diesem Satz ist die wichtigste praktische Differenz ausgesprochen.

Die Wärme ist überhaupt das dem organischen Leben adäquate Element, und ihre Vermehrung ein verwandter Reiz für alle Bedingungen desselben, für die physikalische und chemische Existenz der Zellen und Säfte, sowie für die physiologische Funktion der Gewebe. Je mehr Wärme dem Körper entzogen wird, um so mehr hat er durch die Summe der organischen Functionen zu ersetzen; je geringer der Wärmeverlust, um so geringer ist die Wärmeproduction und die Summe der für diese erforderlichen Lebensthätigkeit. Dieser Anschauung entspricht das verschiedene Befinden und Verhalten im Winter und Sommer und vor Allem das Verhältnifs gewisser Gegensätze der Körperconstitution zur Wärme und zur Kälte. Die Kälte wird am leichtesten ertragen, d. h. der Wärmeverlust am schnellsten ausgeglichen, wo die Wärmeproduction reichlich oder wohl gar übermäfsig von Statten geht, also von gesunden, reichlich ernährten Personen, oder von Kranken, deren Constitution in der Integrität einer gewissen Summe organischer Functionen die Voraussetzung jeder Kaltwasserkur erfüllt, oder endlich bei übermäfsiger Wärmeproduction in fieberhaften Krankheiten und in dem durch äufsere Veranstaltungen gesetzten Stadium der Hitze und des Schweifses; im ersten Fall wird die Wärme durch die Steigerung der gereizten Functionen reproducirt, im zweiten Fall ist sie schon vor der Anwendung der Kälte über die Norm hinaus vermehrt und wird durch die Kälte zur Norm zurückgeführt, ohne dafs ein besonderer Aufwand von Lebensfunctionen erforderlich wäre; im ersten Fall wirkt daher die Kälte erregend, im zweiten beruhigend. Die vermehrte Wärme wird am leichtesten ertragen von Individuen, deren Constitution den normalen oder gesteigerten Wärmeverlust nicht ohne eine gewisse Anstrengung und Consumtion auszugleichen vermag, von Individuen, deren organische Thätigkeit in der Verarbeitung der integrirenden Lebensreize das äufserste Mafs ihrer Leistungsfähigkeit oder gar ein Uebermaſs ihrer Aufgabe findet. Wenn daher der Reiz der Kälte an ein bestimmtes und nothwendig vorausgesetztes, robustes Maſs der Wärmeproduction, d. h. der organischen Leistung sich wendet, so hat die Anwendung der Wärme den Werth, das organische Leben, welches dieser selbstthätigen Leistung weniger oder gar nicht fähig ist, zu erleichtern; die Anregung erfolgt hier nicht auf Kosten gesteigerter, sondern zu Gunsten erleichterter Functionen, und wird daher von dem momentanen Gefühl und den späteren Folgen der Beruhigung begleitet. Die letzt genannte Wirkung tritt noch unter einem andern Gesichtspunkt ganz besonders deutlich hervor: Constitutionen, welche zu der oben bezeichneten Kategorie der Wärmebedürftigen gehören, werden nicht nur von der absoluten Wärmeentziehung, sondern auch von den rascheren Schwankungen, ja sogar von dem normalen Wechsel dieses physikalischen Einflusses afficirt; der Wärmeverlust an verschiedenen Körpertheilen ist verschieden, je nachdem diese mehr oder weniger bekleidet sind, und je nachdem die Ausdunstung der Haut an einem stärker ist, als am andern, auch je nach der wechselnden Zuführung erneuter und bewegter Luft; und diese beständige Schwankung im Wärmeverlust bildet gleichfalls eine Norm des Lebens, insofern sie zur Gewohnheit gehört, und die ausgleichende Wärmeproduktion sich mit ihr ebenso beständig in's Gleichgewicht zu setzen hat; jene schonungsbedürftigen, schwächlichen, widerstandslosen Constitutionen aber sind auch gegen diesen durch die Gewohnheit integrirend gewordenen Lebensreiz der Wärmeschwankung so empfindlich geworden, daſs dieser Wechsel sie unangenehm und feindlich berührt. Ein solcher Kranker, ebenso wie ein durch Anstrengung heftig Ermüdeter, empfindet lebhafte und unangenehme Temperaturunterschiede an verschiedenen Theilen des Körpers, und die sofort auftretende beruhigende Wirkung eines warmen Bades beruht zum Theil auf der Beseitigung des lokalverschiedenen Wärmeverlustes, indem das überall gleich temperirte Wasser diese Verschiedenheit aufhebt.

Nach den eben betrachteten Gesichtspunkten ist demnach der **Grundcharakter der Wirkung warmer Bäder**, im Gegensatz zu kalten, dahin zu bezeichnen: *Grundcharakter der Wirkung.*

1. Das warme Bad erleichtert, während seiner Dauer und solange seine Primitivwirkung anhält, durch die physikalisch vermehrte Wärme den normalen physikalischen und chemischen Zustand der Zellen, der Säfte und der organischen Gewebe.

2. Dadurch wird eine Steigerung organischer Functionen möglich und eine Anregung des Stoffwechsels, ohne dafs ein heftiger Reiz eine starke Reaktion verlangt, also ohne die Herausforderung einer selbstthätig erhöhten Lebenssteigerung, welche im Gegentheil nur durch die **Erleichterung** ihrer wichtigsten physikalischen Bedingung zu Stande kommt.

3. Indem das warme Bad den Wärmeverlust vermindert, stimmt es die normale ausgleichende Reaction herab, und indem es die Haut mit einem überall gleichmäfsig temperirten Medium umgibt, nimmt es dem Wärmeverlust das zeitlich und räumlich Schwankende und wirkt so beruhigend.

4. Der Blutkreislauf in der Haut und in den der Wärme zugängigen Theilen wird schliefslich beschleunigt, ebenso wie durch das kalte Bad, wenngleich der mechanische Vorgang ein anderer ist.

5. Stärkere Wärmegrade wirken zwar auf Herz und Gehirn reizend, aber theils ist diese Wirkung eine leisere und tritt nicht mit heftiger Erschütterung auf, und anderntheils leitet die Blutüberfüllung der peripherischen Theile von den Centralorganen des Kreislaufs und des Nervenlebens ab.

6. Zu Allem kommt die bekannte und selbstverständliche Eigenschaft des warmen Wassers, die Haut mehr zu erweichen und durch schnellere Auflösung mehr zu reinigen; indessen findet dies bei denjenigen Formen des kalten Bades gleichfalls statt, welche einen starken Schweifs erregen. Und endlich kommt die schweifserregende Wirkung sehr warmer oder mäfsig warmer Bäder, mit nachfolgender Betteinhüllung, in Betracht, mit derselben schliefslichen auslaugenden Wirkung, welche auch für den Schweifs der Kaltwassermethode den indicirten Zweck bildet.

Thermalmethode gegenüber der Kaltwassermethode. Es geht aus diesem Grundcharakter der Wirkung hervor, dafs der allgemeine therapeutische Zweck warmer Bäder ungefähr derselbe ist, welchen die Kaltwassermethode verfolgt und erreicht, aber bei andern Constitutionen, bei anderen Individualitäten und durch einen andern mechanischen Vorgang. Der allgemeinste praktische Grundsatz ist, dafs die Kaltwasserkur eine gewisse Integrität der organischen Functionen, ein gewisses Mafs der Leistungsfähigkeit zu ihrer Voraussetzung hat, und dafs die Warmwasserkur nicht so sehr diesen Anspruch an die eigene, gewaltsame Thätigkeit des Organismus erhebt. In Einem Punkte aber berühren sich beide Methoden so nahe, dafs die Wahl zwischen beiden gleiche Möglichkeiten setzt, nämlich in der beruhigenden Wirkung: diese ist den warmen Bädern und den kalten Bädern nach vorgängiger Schweifserregung gemeinsam; viele individuelle Fälle gestatten gleichmäfsig die eine und die andere Methode; und da die Schweifserregung mit nachfolgender kalter Abschreckung eines der gebräuchlichsten Mittel der Kaltwassermethode ist, so erklärt sich hieraus um so mehr die Concurrenz dieser Methode mit allen übrigen Badekuren, welche nur dann aufhört, die Einsicht zu verwirren, wenn man die principielle Uebereinstimmung zwischen ihr und anderen Methoden begreift.

Verschiedene Temperaturgrade der warmen Bäder.

Karner, in der oben (S. 83) citirten Schrift, gibt eine Uebersicht der Primitivwirkung der verschiedenen Badetemperaturen, welche so präcis und erschöpfend ist, dafs wir es vorziehen, sie wörtlich abzuschreiben, anstatt sie zu umschreiben.

Klassifikation.

„1. Die indifferente Temperaturwirkung der Bäder (zwischen 25 und 28 Grad R. je nach der Individualität des Badenden) beschränkt sich blofs auf das peripherische Nervensystem, und in einem so geringen Grade, dafs eine Fortpflanzung dieser Primärwirkung auf das Centralnervensystem und von da aus auf das arterielle System nicht zu bemerken ist. Wir finden daher keine Veränderung in der Pulsfrequenz, der

Die indifferente Temperatur.

Hautturgor wird nicht alienirt, der Stoffwechsel, die Se- und Excretionen werden weder gehemmt, noch angeregt; da dem Organismus keine Wärme entzogen und die im Körper entwickelte auch nicht zurückgehalten wird, so tritt keine Reaction ein, und die Eigenwärme bleibt unverändert dieselbe. Wo jedoch die Sensibilität der Nerven abnorm gesteigert und eine grofse Reizbarkeit vorhanden ist, da wird dieser Indifferenzpunkt schwer zu ermitteln und jedenfalls auf enge Grenzen beschränkt sein. Die Ausmittelung des Indifferenzpunktes ist aber unter allen Umständen nothwendig, weil wir auf diesem Wege zur Kenntnifs der individuellen Receptivität gelangen. Die indifferente Temperatur des Bades ist es, die der menschliche Organismus ohne Nachtheil am längsten erträgt, und Bäder, deren Dauer Stunden, ja halbe Tage lang währt, wie sie in einigen Badeorten der Schweiz noch Sitte sind, können nur in diesem Temperaturgrade ohne Schaden gegeben werden, wenn nicht ein besonderer Heilzweck eine eingreifendere Temperaturwirkung erfordert.

Das warme Bad. 2. **Warm** (Blutwärme und 1—2 Grad darüber) werden wir jenes Bad nennen, bei welchem sich die Temperaturwirkung vom peripherischen Nervensystem bereits auf das Centralnerven- und Blutsystem fortpflanzt und eine Reaction hervorruft, die sich durch ein mäfsig vermehrtes Zuströmen der Säftemasse zur Peripherie, durch Beschleunigung der Pulsfrequenz, bei unveränderter Athmung, durch leichte Anregung des Stoffwechsels und Einwirkung auf die Schleimhäute der Respirations- und Alimentationsorgane kundgibt, ohne dafs die Thätigkeit der vikarirenden Organe, die Nieren- und Darmsecretion, bemerklich geändert oder vermindert würden.

Das sehr warme Bad. 3. Treten diese Reflexwirkungen des Centralnerven- und Gefäfssystems in höherem Grade hervor; ist die Pulsfrequenz bedeutend erhöht; wird die Respiration ängstlich, beschleunigt und durch öftere, tiefe Inspirationen unterbrochen; tritt auf der Haut ein hyperämischer Zustand auf; ruft die zurückgehaltene und im Körper angehäufte Eigenwärme eine reichliche Hauttranspiration hervor: so haben wir die Wirkung des **sehr warmen Bades**, mag die Temperatur des Wassers sein, welche sie wolle. Bei Manchen wird diese Wirkung des sehr warmen Bades schon bei einer Temperatur von 30—31 Grad Réaumur, also wenig über der Blutwärme, eintreten, während bei Anderen erst bei 35—36 Grad R. dieselben Wirkungen erscheinen.

4. Das heifse Bad wird zu Heilzwecken nur ausnahms- *Das heifse Bad.* weise und mit grofser Vorsicht zu verordnen sein, und die Dauer desselben darf nur wenige Minuten betragen. Es dient als ein kräftiges Reizmittel, um das ganze Gefäfsleben zum höchsten Grade der Thätigkeit anzuspornen. Durch den starken Reiz, den das heifse Medium auf das ganze peripherische Nervensystem übt, entsteht die heftigste Reflexwirkung des Herzens und des ganzen arteriellen Systems. Wo wir also eine bedeutende Pulsfrequenz, eine beängstigte Respiration, Andrang *Das laue Bad.* des Blutes gegen die Centralorgane, Gehirn und Lunge, heftige Schweifserregung als die Wirkungen einer Badetemperatur beobachten, dort haben wir das heifse Bad.

5. Als laues Bad bezeichnen wir jenes, welches für eine bestimmte Individualität im geringen Grad herabstimmend wirkt, ohne eine bemerkbare Reflexwirkung hervorzurufen. Nebst der Maceration und Reinigung der Haut tritt bei dieser Badetemperatur eine raschere Regeneration derselben, ein geringerer Grad von Wärmeentziehung, eine unbedeutende Abnahme der Pulsfrequenz, Verminderung der gesteigerten Gefäfsaction und der erhöhten Nervenreizbarkeit, in ihrer sensiblen und motorischen Thätigkeit, ein. Sie ist die Tem- *Das kühle Bad.* peratur der eigentlichen Nervenbäder, wo die abnorm erhöhte Reizbarkeit des Nervensystems am Zweckmäfsigsten bekämpft wird.

6. Tritt die Einwirkung der niederen Badetemperatur auf eine bestimmte Individualität bereits mit einer deutlicher ausgesprochenen Reflexwirkung hervor, so müssen wir die Temperatur als kühles Bad bezeichnen. Hier tritt bereits eine fühlbare Wärmeentziehung ein — — — —."

Und nun folgt die Schilderung des kühlen und kalten Bades, wie wir sie früher gegeben.

Es ist nur noch hinzuzufügen, dafs für das lauwarme, von Karner Indifferenzbad genannte, und für das warme Bad, aufser den oben beschriebenen Primärwirkungen, noch die Wirkung der Beruhigung, durch die gleichmäfsige Temperirung der Haut, als sehr wesentlich in Betracht kommt.

Auf Grund dieser primären und allgemeinen Wirkungen werden nun die erfahrungsmäfsigen Indicationen für warme Bäder verständlich und begründbar sein.

Indicationen für warme Bäder.

Allgemeine Indication. Wenn, wie wir gesehen, der Grundcharakter der Wirkung warmer Bäder im Allgemeinen dasselbe Ziel verfolgt, wie die Kaltwassermethode; wenn die erregende sowohl, als die beruhigende Wirknng warmer Bäder an diejenigen Constitutionen sich wendet, welche, der Schonung bedürftig, vor der Erschütterung des kalten Bades bewahrt werden müssen und die von der Kälte geforderte Reaction nicht genügend zu leisten vermögen: so ist es natürlich, dafs wir in den Indicationen der warmen Bäder alle dieselben Krankheitsnamen finden, wie in denen der kalten, aber vermehrt um andere Krankheitskategorien, welche die Anwendung der Kälte ausschliefsen. Und wenn wir die Constitution des heutigen Geschlechtes und seine complicirten und oft physiologisch unnatürlichen Lebens- und Culturverhältnisse betrachten, wenn wir ferner erwägen, dafs eine chronische Krankheit, ihre Natur sei, welche sie wolle, bei einiger Dauer in den meisten Fällen den leidenden Organismus zu dem machen mufs, was wir im obigen Sinne eine schonungsbedürftige Natur nennen dürfen; so folgt daraus die Erwartung, dafs nur die kleinere Zahl der concreten Fälle in die Indicationen der Kaltwassermethode, die gröfsere in die der warmen Bäder fallen wird; und diese theoretische Erwartung begegnet denn auch durchgängig der in der Erfahrung begründeten praktischen Gewohnheit. Dazu kommt, dafs, wenn im concreten Fall die Alternative zwischen kalten und warmen Bädern durchaus zweifelhaft ist, sich mitttlere Badeformen ergeben, welche die extremen primären Wirkungen beider Methoden vermeiden, deren Gesammtwirkungen aber in sich vereinigen, z. B. lauwarme, einfache Bäder, kühlere, gasreiche Thermen, selbst Seebäder: und so ist es nicht zu verwundern, wenn vielleicht nur der zehnte Theil der Badekuren, sei es in der Krankenstube, sei es an Badeorten, der Kaltwassermethode gehört, und neun Zehntel den warmen Bädern.

Zwar muſs die Auswahl für die Krankheit auf dem erfahrungsmäſsig zu begründenden Verzeichniſs der Indicationen beruhen, aber die Entscheidung der Alternative für den concreten Fall hat den physiologischen und therapeutischen Grundcharakter der Wirkung zur Unterlage, und die individualisirende Kunst des Arztes besteht wesentlich darin, daſs er die individuellen Bedingungen auf allgemeine Grundsätze bezieht. Ist die Wahl zwischen kalten und warmen Bädern getroffen, so handelt es sich noch um den Temperaturgrad der letzteren, und für diese Entscheidung wird aus der richtigen Verwerthung der eben beschriebenen allgemeinen Differenzen der verschieden temperirten Bäder gleichfalls ein besserer Leitfaden zu finden sein, als aus besonders präcisirten Indicationen, welche mehr auf Analogieen beruhen und wesentlich widersprechend sein müssen, weil sie die individuellen Bedingungen des concreten Falles nicht in den Bereich ihrer Abstractionen ziehen können. In Bezug auf die Temperatur läſst sich im Allgemeinen nur sagen, daſs, unter übrigens gleichen Umständen, mit der steigenden Wärme die erregende, mit der sinkenden Wärme die beruhigende Wirkung des Bades mehr hervortritt, und daſs die Bedingungen des einzelnen Falles ergeben müssen, mit welchem Maſs der Erregung oder der Beruhigung das Gesammtresultat der Kur erreicht werden kann. Es geschieht mit Absicht, daſs wir diesen Gesichtspunkt immer von Neuem hervorheben: eine gesunde balneologische Praxis beruht wahrlich nicht auf dem Studium der in verwirrender Masse angehäuften Specialindicationen, sondern nur auf der denkenden Verarbeitung allgemeiner physiologischer und therapeutischer Thatsachen; letztere genügt vollkommen, um an der Hand der bebegleitenden Erfahrung den Wissenden zum Arzt zu machen; ersteres ist der gesuchte Nothanker des nicht denkenden Handwerkers, der in ihm höchstens eine Brücke für seine Verlegenheit und nur selten den Schutz vor Fehlgriffen findet.

Die nun folgenden Indicationen gelten für sämmtliche Formen der warmen Bäder. Was der besondere chemische Gehalt des Wassers der Wirkung hinzufügt, wird im folgenden Kapitel seine Stelle finden; das Feld der Wirksamkeit der indifferenten Thermen wird aber schon hier erschöpft, und das, was ihrer Methode und ihren klimatischen Einflüssen eigenthümlich ist, gleich hier hinzugefügt.

1. Allgemeine Schwäche und schwere Reconvalescenz.

Allgemeine Schwäche und schwere Reconvalescenz.

Das Wesen der Reconvalescenz nach akuten und chronischen Krankheiten besteht in einer gewissen Erschöpfung des Lebens und in der Restauration der verlorenen bis zur Wiederherstellung der früheren Norm: alle Gewebe haben an Masse und Gewicht verloren, die Menge des Blutes ist absolut vermindert, oft auch sind dessen einzelne Bestandtheile, Faserstoff oder Blutkörperchen, verringert, die Functionen sind energielos; was die Reconvalescenz leisten soll, beruht wesentlich in gesteigerter Ernährung des Blutes und aller Gewebe, das äußerlich erkennbare Maß dieser Leistung drückt sich in der Wiederherstellung der gesättigten Hautfarbe, in der Vermehrung des Körpergewichtes und in der Restauration der organischen Funktionen aus, aber — der Verlauf der Reconvalescenz ist langsam, weil eben die Funktionen geschwächt sind, und um so langsamer, je mehr dies der Fall. Die vermehrte Nahrungszufuhr geht langsam von Statten, weil die Assimilationsorgane nur allmählich lernen, mehr zu verarbeiten, und weil das energielose Nerven- und Gefäßsystem auf einen verhältnißmäßig zu lebhaften Verdauungs-, Assimilations- und Ernährungsproceß mit schädlicher Reizung antwortet. Das erforderliche Verhalten besteht demnach in dem richtigen Maß zwischen Erregung und Ruhe, und in dem richtigen Maß der Nahrungszufuhr; die anbildende Seite des Stoffwechsels soll erhöht werden, soweit es der Zustand der organischen Funktionen gestattet. In den meisten Fällen reicht das betreffende Régime, die Zeit und das instinktiv gebotene Verhalten des Rekonvalescenten für diesen Zweck aus, und die einfache, d. h. absolute Blutarmuth ist diejenige Krankheit, welche von der Natur am leichtesten und sichersten beseitigt wird, mag sie aus der Reconvalescenz von schweren Leiden, oder mag sie aus Mangel an guter und genügender Nahrung entstanden sein.

Oft aber geht die Ausgleichung dieses Zustandes über die Macht des bloßen Régimes hinaus, und dann erheischt die **erschwerte Reconvalescenz** besondere Maßregeln. Entweder hat die Erschöpfung und die Abmagerung einen so hohen Grad erreicht, daß der Fond auch für eine langsame

Restauration verloren gegangen ist; oder das Blut hat durch besondere Transsudate und Secretionen an Blutzellen- und Faserstoff so viel verloren, dafs neben der absoluten eine relative Anämie, Oligocythämie oder Hydrämie, besteht; oder die Centralorgane des Nervensystems sind erschöpft und überreizt, so dafs sie den geringsten integrirenden Lebensreizen nicht zu wiederstehen vermögen; oder die Haut ist atrophisch geworden und vermag den leiseren Temperatureinflüssen nicht den erforderlichen Widerstand zu leisten; oder endlich die Assimilationsorgane versagen ihren Dienst, sei es aus Mangel an gesunder Innervation, sei es aus Störungen ihres eigenen Gewebes.

In allen diesen Fällen, sowie bei normaler Reconvalescenz, welche aus besonderen Gründen und nach dem Verlangen des Kranken beschleunigt werden soll, treten eigene Indicationen ein, welche nach zwei Seiten auseinandergehen, oft aber in den mittleren Mafsen ihrer Mittel sich berühren. Man will entweder der grofsen Erschöpfung durch erregende und roborirende Mafsregeln direct zu Hilfe kommen, oder man will durch beruhigende Mittel den besonderen krankhaft reizbaren Organen Schonung und Beruhigung bieten; in der Regel aber kommen beide Maximen in Betracht, und es ist für den einzelnen Fall ein Verfahren zu finden, welches die Anbildung neuen Stoffes erleichtert, ohne den Verbrauch des vorhandenen allzu sehr zu steigern. Weder mit Gymnastik, noch mit anstrengenden Reisen, noch mit einer methodischen Kaltwasserkur beschleunigt man die erschwerte Reconvalescenz, weil diese Mafsregeln ungebührliche Ansprüche an die erschöpfte Kraft des Kranken erheben, sondern mit vorsichtig geleiteter Diät, mit dem ruhigen Genufs der Land- und Gebirgsluft, mit dem Aufenthalt in einem milden Klima, mit einem wohlthuenden Gleichmafs des Gemüthslebens, mit Mafsregeln, welche einen gesunden Schlaf herbeiführen.

Reichen aber solche Veranstaltungen nicht aus, so sind besondere Mittel erforderlich, und unter diesen stehen lauwarme, bei sehr schwachen Personen allenfalls auch warme Bäder obenan.

Von Wärme entziehenden Methoden ist ganz abzusehen, aber auch übermäfsige Wärme zu vermeiden. Bäder von der indifferenten Temperatur, oder etwas über derselben, erfüllen den Zweck am Besten, welcher darin besteht, die Production und den Verlust der Wärme gleichmäfsig zu machen, die Haut milde anzuregen, das Centralnervensystem von den peripherischen Nerven aus, je nach dem individuellen Bedürfnifs, zu beruhigen oder leise anzuregen, den Stoffwechsel auf eine milde Weise zu befördern; je mehr ein atonischer Zustand vorwiegt, desto wärmer und erregender mag das Bad sein; je mehr in dem Nerven- und Gefäfssystem die reizbare Schwäche obwaltet, um so mehr kommt es auf die beruhigende, den Puls etwas verlangsamende Wirkung der gemäfsigten Wärme an.

Alle warmen Bäder, mögen sie sonst enthalten, was sie wollen, eignen sich für diese Zwecke, einfache Wasserbäder, indifferente Thermen, alkalische Bäder, Soolbäder, oft auch schwache Schwefelbäder. Bei den Soolbädern kommt allerdings die stärkere reizende Wirkung auf die Haut und die peripherischen Nerven in Betracht; indessen gibt es theils viele sehr schwache Salzquellen, deren Salzgehalt im Bade kaum die Wirkung verstärkt, und anderntheils kann man an den meisten Badeorten durch Verdünnung den Gehalt gradiren; dagegen gibt es kein alkalisches Mineralwasser, dessen Natrongehalt so bedeutend wäre, dafs es, gleich einem stärkeren Pottaschenbade, kaustisch-reizend wirkte, und die alkalischen Bäder stehen daher, sofern sie nicht etwa einen bedeutenden Gehalt an Kohlensäure haben, den indifferenten Wässern gleich. Die mögliche Auswahl ist daher sehr grofs und erstreckt sich beinahe auf die ganze Zahl der Badeorte, eine Wahl, die im Uebrigen durch die äufseren Verhältnisse des Ortes, Einrichtungen, gesellige Lebensweise, Nähe und Entfernung, und Klima bestimmt wird.

Indifferente Thermen. Kommen die indifferenten Thermen zur Wahl, so sehen wir ab von specifischen Kräften ihrer Quellen, die man in früheren Zeiten behauptet hat, und bringen, aufser den geselligen Verhältnissen ihres Kurlebens, nur die Temperatur ihrer Bäder und das Klima ihrer Lage in Rechnung. (Siehe die Zusammenstellung der indifferenten Thermen.)

Es concurriren mit den einfachen oder in Bezug auf ihre Wirkung als einfach geltenden Bädern vorzüglich drei Mittel: das Seebad, die Eisenkur und die kohlensäurereichen Soolthermen Nauheim und Rehme.

Das Seebad kommt zur Wahl, wo, bei übrigens nicht trophisch veränderten Assimilationsorganen, der Mangel an Efslust und die dauernde Abmagerung in den Vordergrund tritt, dabei aber der Stand der Reaction die Einwirkung des kühlen und heftig bewegten Seewassers auszugleichen vermag. In der Regel werden die wärmeren Strandlagen vorzuziehen sein, und in manchen Fällen wird man sich mit dem Genufs der Seeluft bei gleichzeitigem Gebrauch der Wannenbäder von erwärmtem Seewasser begnügen müssen. *Seebad.*

Eine innerliche Eisenkur ist erfahrungsmäfsig für den allgemeinen, schonungsbedürftigen Zustand der schweren Reconvalescenz in den meisten Fällen ein zu starker, erhitzender Reiz und das Stahlwasser oder pharmaceutische Eisenpräparate für den Magen eines Reconvalescenten in der Regel schwer verdaulich und belästigend. Nur in den Fällen, wo die Anämie der Reconvalescenz durch directen oder beinahe directen Blutverlust, z. B. durch Blutungen, Exsudate auf der Pleura, enorme Eiweifsausscheidungen aus dem Darm, erzeugt wurde, führt die directe Eisenkur zum Ziele, und nur in diesen Fällen wird das Eisen gewöhnlich ertragen. Stahlbäder, als solche, d. h. Bäder, welche dem Körper Eisen zuführen, erkennen wir heut zu Tage nicht mehr an, wenngleich sie in der betreffenden Specialliteratur noch immer figuriren; was man so nennt, das sind bezüglich ihrer Wirkung entweder einfache Wasserbäder oder Kohlensäurebäder, wenn bei der künstlichen Erwärmung Gas genug zurückgeblieben; und wenn sie trotzdem wirksam sind, so sind sie es eben vermöge des warmen Wassers und der Kohlensäure, nur darf man nicht von Stahlbädern reden. *Eisen.* *Vermeintliche Stahlbäder.*

Die gasreichen Soolthermen Rehme und Nauheim concurriren mit allen anderen Mitteln besonders in solchen Fällen, wo bei sehr bedeutender Anämie eine directe Eisenkur entweder durch Complikationen contraindicirt oder bereits vergeblich versucht worden ist; hier kommt zu einer sehr mäfsigen Badetemperatur die in der Regel prompt eintretende Wirkung der Kohlensäure und übt, bei einer geringen Wärmeentziehung, einen centripetalen Reiz auf die Nervencentra und einen peripherischen auf die Gefäfse der Haut aus, welcher, mit der Wärmeentziehung, die Wirkung aus beruhigenden und erregenden Momenten zusammensetzt, ohne die Forderung einer *Rehme und Nauheim.*

gewaltsamen Reaktion zu stellen: der Puls wird seltener, die Efslust und Ernährung vermehrt, die Muskelkraft gesteigert und das fehlende Eisen aus den Nahrungsmitteln entnommen, aus welchen bei gesunden Menschen der normale Eisengehalt des Blutes sich conservirt. In andern zahlreichen Fällen, wo die Erschöpfung sich ganz vorzüglich auf das Gehirn und das Rückenmark erstreckt, sind die Thermalsoolbäder überhaupt das Hauptmittel, vermöge der kräftigen Erregung des Nervensystems; diese Fälle sind namentlich die Reconvalescenzen nach akuten Exanthemen, klimatischen Fiebern, akuten Magenkatarrhen, Typhus, epidemischer Meningitis cerebro-spinalis, Grippe; hier steigt die Schwäche des Gehirns oft bis zu paralytischen Zuständen, die des Rückenmarks bis zu ataktischer Parese; und wenngleich die meisten auch dieser schweren Fälle mit der Zeit von der Natur beseitigt werden, so empfiehlt sich doch die Beschleunigung der Besserung durch die Bäder von Rehme und Nauheim, welche in der Regel das in Wochen leisten, wozu der sich selbst überlassene Verlauf der Reconvalescenz Monate und Jahre bedarf.

Zustände, die der schweren Reconvalescenz ähnlich sind.
Wenn wir die Behandlung der schweren Reconvalescenz mit Bädern etwas ausführlicher besprechen, so geschieht es aus dem Grunde, weil hier die allgemeine Signatur der warmen Bäder am schärfsten und deutlichsten ihre Anwendung findet, und weil jener Zustand nicht blofs die Folge akuter, sondern auch der Begleiter fast aller chronischer Krankheiten ist, daher die Gesichtspunkte für die Behandlung der schwereren Reconvalescenz beinahe bei allen chronischen Krankheiten, wenigstens als Nebenmomente, in Betracht kommen. Gibt es doch krankhafte Zustände, welche, auch ohne vorangegangene Krankheit, der Reconvalescenz gleichen und ungefähr dasselbe Verfahren erfordern, z. B. mangelhafte Entwickelung im Kindesalter, phthisischer Habitus in der Pubertätsperiode, allgemeine Abmagerung nach schweren Berufsarbeiten oder nach länger dauernden deprimirenden Gemüthsbewegungen, Senectus praecox, d. h. Verödung der Zellen vor der normalen Zeit, nach einem in jeder Beziehung aufreibenden Leben, Neigung zu Abortus ohne lokale Ursache und nur in allgemeiner Schwäche beruhend, u. dgl. m.

Für alle diese Zustände treten dieselben Gesichtspunkte und dieselben Indikationen ein, wie für die schwere Reconvalescenz, und diese ist recht eigentlich das Modell für die allgemeine Methode jedes besonderen Kurverfahrens bei chronischen Krankheiten.

2. Anämie.

Die absolute Blutarmuth, welche in allen Fällen die allgemeine Abmagerung begleitet, ist oben unter der Reconvalescenz besprochen, und auch die relative Verminderung der Blutzellen und des Faserstoffs, d. h. die eigentlich sogenannte Anämie, gelegentlich erwähnt worden; doch fällt dieselbe nach ihrer gebräuchlichsten Indication mehr unter den Gesichtspunkt der Eisenkuren und findet bei dieser Gelegenheit ihre genauere Kritik, welche, unter anderen indirecten Erregungsmethoden, auch die Concurrenz der warmen und kalten Bäder hervorheben wird.

Anämie.

3. Allgemeine Ernährungskrankheiten

werden anderswo genauer gewürdigt, die Scrophulosis bei den Soolbädern und gasreichen Soolthermen, die Tuberkulosis bei Lippspringe und den klimatischen Kuren, Diabetes bei den Trinkkuren mit alkalischen Wässern: bei diesen Zuständen statuirt die warme und die kühle Bademethode nicht unwesentliche Indicationen, ohne indessen eine allgemein anerkannte, allgemein gewohnte Geltung zu haben.

Ernährungsstörungen.

4. Die Gicht.

Die chemischen Theorien über diese Krankheit, die zweifelhaften Leistungen der Kaltwassermethode bei derselben, die abenteuerliche Methode des massenhaften heißen Wassertrinkens von Cadet de Vaux sind bereits bei Besprechung der Kaltwasserkur erwähnt, und daselbst auch hervorgehoben worden, daß in vielen schweren Fällen mit großer reizbarer Schwäche sowohl die heftig erregende, als auch die deprimirende Wirkung des kalten Wassers nicht ertragen wird, und daß diese Fälle, wenn Bäder indicirt sind, den warmen Bädern vorzugsweise zugewiesen werden müssen. Hierbei ist aber der

Gicht.

Erfahrungssatz voranzustellen, dafs die Gicht, d. h. die gichtische Dyskrasie, auch durch warme Bäder ebenso selten geheilt wird, wie durch kalte; und es ist überhaupt sehr die Frage, ob jemals ein ernstlicher Fall der Gicht durch irgend eine Kurmethode in so kurzer Zeit geheilt worden ist, dafs man die Genesung der Kur zuschreiben durfte. Besserungen, welche einer Heilung nahe kommen, sind überhaupt, und auch dann nur selten, nur in Zeiträumen eines halben oder ganzen Menschenalters beobachtet worden, d. h. nur die langsame Reformirung der Constitution ist im Stande, die Krankheit zu beseitigen; und diesen langsamen Verlauf der Genesung zu unterstützen und zu beschleunigen, sind, wie die Erfahrung lehrt, Kaltwasser- und Thermalbadekuren viel weniger im Stande, als die häufige Wiederholung der altbewährten Trinkkuren mit starken alkalischen Wässern, wie Vichy, und mit den alkalisch-salinischen Quellen, wie Carlsbad und Marienbad. Nur diese Trinkkuren sind im Stande, die gichtische Dyskrasie selbst zu mäfsigen; forcirte Badekuren, namentlich mit sehr warmen und protrahirten Bädern, und starke Kaltwasserkuren können dasselbe leisten in den wenigen Fällen, wo die Integrität der allgemeinen Constitution mit heftigen Reizmitteln und starker Reaction sich verträgt; milde Badekuren mit mäfsig warmen Bädern mildern die Complikationen grofser Aufregung oder grofser Erschöpfung; auf bedeutende gichtische Exsudate haben milde Badekuren, mögen sie der kalten oder warmen Methode folgen, gar keinen Einflufs; sind die Exsudate über den gröfsten Theil der Gelenke verbreitet, so weichen sie überhaupt keinem Verfahren mehr; ist ihre Verbreitung eine beschränktere, so können sie durch forcirte Bademethoden vermindert werden, vorausgesetzt, dafs der allgemeine Zustand diese zuläfst; auch Trinkkuren sind im Stande, ein gewisses Mafs der Resorption in den Exsudaten hervorzurufen.

Prognose der Gicht. Das sind die Erfahrungen der Praxis. Sie müssen dem noch ungeübten Praktiker ungeschminkt und nackt vorgeführt werden, damit er sich von der balneologischen Literatur, die noch immer hundert Bäder für die Gicht bereit hat, nicht verwirren und zu verderblichen Versuchen und einer unbegründeten Prognose verleiten lasse und damit er gerade aus der schlechten Prognose für sich und für seine Kranken Vortheil ziehe. Veraltete und schwere Fälle der Gicht sind unheilbar.

und weil man sie dennoch hat heilen wollen, so hat man auf Kosten der Kranken zu Mitteln gegriffen, welche die Dyskrasie nicht beseitigt, den allgemeinen Zustand aber und die Complikationen verschlimmert haben. Von der schlechten Prognose ausgehend, sehe man von der Heilung der Krankheit ab und begnüge sich damit, die Constitution zu heben und, wo es angeht, die Exsudate zu vermindern; diese Genügsamkeit wird praktische und schöne Erfolge haben, wo die Vielgeschäftigkeit nur Schaden stiften kann.

Zur **Hebung des Allgemeinbefindens** dienen, je nach dem Fall, alle die Maſsregeln, welche bei der schweren Reconvalescenz besprochen sind, und nach den dort angegebenen Gesichtspunkten ist die Wahl zwischen einfachen Wasserbädern, Soolbädern, Thermalsoolbädern, warmen Seebädern am Strande zu treffen. Unter den indifferenten Thermen verdienen die kühleren für diesen Zweck den Vorzug, namentlich das sehr vernachlässigte **Schlangenbad**, welches mit Bädern von 22 bis 24 Grad R. ein mildes und frisches Klima und ein stilles geräuschloses Waldleben vereinigt; und es ist ganz falsch und gedankenlos, wenn man, weil die heiſsen Bäder von **Teplitz** auf die Resorption von Exsudaten wirken, sie auch zu dem Zweck der allgemeinen Anregung reizbarer Constitutionen empfiehlt. Die Hebung des Allgemeinbefindens ist etwas Anderes, als die Schmelzung von Exsudaten, und daſs Beides auf gichtischer Grundlage beruht, verhindert nicht die Verschiedenheit der Mittel und Indicationen.

Hebung der Constitution.

Zur **Schmelzung von Exsudaten** empfehlen sich, auſser den Brunnenkuren, vor Allem die warmen und sehr warmen Bäder, mit nachfolgendem Schweiſs im Bett, wie sie in **Teplitz, Pfäffers, Ragatz, Wildbad, Warmbrunn, Aachen, Wiesbaden** u. a. O. gebräuchlich sind. Auf den Gehalt oder Nichtgehalt an Salzen kommt es dabei sehr wenig an, die methodische Anwendung des warmen Wassers ist das Wirksame, und höchstens kommt ein reicher Salzgehalt als kräftigeres Reizmittel für die Haut in Betracht; auch **Moorbäder** gehören hierher, sie reizen die Haut stärker, ohne doch das Nerven- und Gefäſssystem allzu sehr aufzuregen. Nicht zwischen den **Wässern** handelt es sich demnach um eine Auswahl, sondern zwischen den **Badeorten** und ihrer verschiedenen Lage; daſs Teplitz in dieser Beziehung einen hervor-

Resorption gichtischer Exsudate.

ragenden Ruf besitzt, liegt an dem quantitativen Reichthum und der hohen Wärme seiner Quellen, an dem Alter seiner Existenz und dem Conflux aller Annehmlichkeiten eines großsartigen Badelebens. Je nachdem der allgemeine Zustand eine höhere oder weniger hohe Lage wünschenswerth macht, empfiehlt sich Gastein mit 3051 Fuſs, Pfäffers mit 2130, Ragatz mit 1530, Wildbad mit 1333, Warmbrunn mit 1083, Tüffer mit 755, Teplitz mit 648 Fuſs, Wiesbaden, Aachen u. A. mit geringerer Erhebung über dem Meeresspiegel.

Concurrirende Mittel.

Concurrirende Mittel.
Für die Besserung des Allgemeinbefindens concurriren alle Methoden, welche bei der schweren Reconvalescenz in Erwägung gekommen; für die Verminderung der Dyskrasie concurriren mit den Trinkkuren von Vichy, Marienbad und Carlsbad nur diejenigen Mineralwässer, welche diesen Repräsentanten der einfachen und salinischen Natronquellen ähnlich sind, Ems, Neuenahr, Rohitsch, Füred u. a.; für die Schmelzung von Exsudaten concurriren mit den reichlich warmen Bädern einmal die eben genannten Trinkkuren, sodann die Trinkkuren mit schwächeren Kochsalzwässern, wie Wiesbaden, Homburg u. dgl. wobei im Allgemeinen die warmen vorzuziehen sind, sodann die Kaltwasserkur, die Schwefelbäder und Schwefeltrinkwässer, namentlich bei Complikationen mit Leberhyperämie, die Moorbäder. Bei schweren Fällen muſs man sich in der Regel mit Einem von Beiden, mit der Badekur oder mit der Trinkkur, begnügen, wenigstens darf neben einer energischen Badekur keine energische Trinkkur, und umgekehrt, gleichzeitig durchgeführt werden.

5. Rheumatische Krankheiten.

Rheumatismus. Definition.
Es gibt kein Bad, welches nicht gegen Rheumatismus empfohlen würde, und ebenso gehört diese Krankheit zu denjenigen, für welche Hunderte von Volksmitteln geläufig sind, und an welche die Kunst- und Naturheilmethoden der Schwärmer und der Betrüger mit besonderer Vorliebe sich wenden;

schon mancher Industrieritter ist durch Rheumatismusketten und antirheumatische Balsame reich geworden, und unter den industriellen Indicationen des Hoff'schen Malzextracts und der Lampe'schen Kräuterkur steht der Rheumatismus obenan. Natürlich: eine Krankheit, welche in einem Theil der Fälle von der Natur selbst beseitigt wird, in einem andern Theil aber so hartnäckig und nebenbei so schmerzhaft ist, dafs die Kranken im widrigen Verlauf der Zeit verleitet werden, Alles, auch das Abenteuerlichste zu versuchen, — eine solche Krankheit ist das willkommene und dankbare Object der Volksmedicin und der beutelustigen Charlatanerie, um so mehr, wie es der Fall, wenn ihr Begriff nicht einmal praktisch genau zu bestimmen ist. Das Wort Rheumatismus, wenngleich dem Laien und dem Arzt so geläufig, bezeichnet nicht einen Begriff, welcher für die einzelnen Fälle und Gruppen von Fällen eine gemeinsame wissenschaftliche oder auch nur praktische Kategorie bildet. Von Allem, was man rheumatisch nennt, ist nur der akute Gelenkrheumatismus ein wirklicher und präciser Krankheitsbegriff; und alles Andere, was diesen Namen trägt, bildet ein Chaos verschiedener und zum Theil unerklärter Zustände. Für viele Fälle derselben bleibt, wenn man auf eine Definition dringt, kein anderes gemeinsames Merkmal übrig, als dafs sie durch Erkältung entstehen und durch Belebung der Hautthätigkeit geheilt werden. Der akute Rheumatismus ist eine akute, fieberhafte Dyskrasie des Blutes, durch Erkältung oder durch epidemische Einflüsse erzeugt, mit charakteristischer Neigung zur Entzündung seröser Häute, namentlich der Synovialhäute und des Pericardiums. Der Muskel- und Sehnenrheumatismus hat, aufser dem Namen, nichts mit dem akuten Rheumatismus gemein: keine Geschwulst läfst auf ein irgend beträchtliches Exsudat schliefsen, die Flüchtigkeit und das Wandern der Erscheinungen sprechen vielmehr für vorübergehende partielle Hyperämien und höchstens sehr geringfügige Ausschwitzungen, die Ergebnisse der Untersuchungen sind negativ; und wo in einzelnen Muskeln, z. B. dem Deltoideus, die Affection sich festsetzt, da zeigt sich die dauernde trophische Veränderung nicht in Anschwellung ihrer Masse, sondern in Atrophie derselben, gleich der Leberatrophie in Folge interstitieller Entzündung. Da nun ferner der Muskelrheumatismus in der Regel durch eine lokale Erkältung ent-

Akuter Rheumatismus.

Muskelrheumatismus.

steht, und zwar in einer dem Erkältungsort entsprechenden Lokalität, und da die Recidive sehr oft, von der erkälteten Hautstelle unabhängig, diejenigen Muskelparthien treffen, welche schon öfter der Sitz der Affection gewesen, so kann man, nach Allem, den Muskelrheumatismus als peripherische Neuralgie auffassen, veranlafst durch Hyperämie oder sehr geringe ent-

Chronischer Gelenk-Rheumatismus. zündliche Exsudate. Der chronische Gelenkrheumatismus ist entweder eine Folge des akuten Rheumatismus, wenn die Rückbildung der Exsudate nicht zu Stande gekommen; oder er entsteht durch lokale oder allgemeine Erkältung, fieberlos und allmählich, selten mit wässeriger Ausschwitzung, häufiger mit Verminderung der Synovia, in der Regel mit festen und hartnäckigen Exsudaten in der Umgebung der Gelenke; ebenso oft aber ist keine Erkältung als Ursache nachzuweisen, sondern eine Cachexie, Blutarmuth aus kümmerlicher Ernährung, Scrophulosis, Erschöpfung in Folge von Metallvergiftung oder von Gonorrhoe; und wie diese Fälle von den durch Erkältung erzeugten in Symptomen und Verlauf durch nichts sich unterscheiden, so gibt es auch Fälle, wo die Diagnose zwischen Gelenkrheumatismus und gichtischen Exsudaten ganz zweifelhaft bleibt, und wofür das Bedürfnifs den Namen

Darm-Rheumatismus. rheumatischer Gicht erfunden hat. Der Begriff eines Darmrheumatismus kann vor der Praxis nicht bestehen; er betrifft Fälle, wo in Folge grofser Hautschwäche bei Temperatureinflüssen Congestion und Hyperämie im Peritoneum und im Darm entstehen und sich durch Neuralgien und entweder Verstopfung oder wässerige Durchfälle äufsern. Einen ner-

Nervöser Rheumatismus. vösen Rheumatismus endlich, in dem vagen Sinne dieses gebräuchlichen Wortes, kann man noch weniger gelten lassen; bald versteht man darunter rheumatische Affectionen sogenannter nervöser Menschen, d. h. solcher, deren Nervensystem nebenbei an reizbarer Schwäche leidet; bald Fälle der verschiedensten Art, wo neuralgische Schmerzen und andere Hyperästhesieen als Symptome von Gehirn- und Rückenmarkskrankheiten, von Hysterie und Uterinleiden auftreten, peripherische Erscheinungen centraler oder von dem empfundenen Ort der Hyperästhesie entfernt gelegener Zustände, gelegentlich hervorgerufen und verschärft durch alle möglichen Gelegenheitsursachen, und unter diesen auch durch Erkältungen. Es gehört der Begriff des nervösen Rheumatismus dem Laienpnblikum und hat keine Stelle in dem Kreise wissenschaftlicher Anschauungen.

Die Therapie hat es zunächst mit der Erfüllung einiger Causalindikationen zu thun. Es sind, wie oben erwähnt, die Fälle nicht selten, wo Affectionen, welche ganz und gar dem chronischen Gelenkrheumatismus gleichen, auf Grund von Cachexieen sich ausgebildet haben, Blutarmuth aus ärmlicher Lebensweise, Scrophulosis, Metallvergiftungen; diese Ursachen erfordern natürlich ein besonderes Régime und besondere Kurmafsregeln, welche aber in sofern keine Verlegenheit bereiten, als, wie wir sehen werden, sich genug antirheumatische Methoden finden, die auch gegen jene Cachexieen direkt wirksam sind. *Causalindicationen.*

Die häufigste und wichtigste Causalindikation wird durch die Hautschwäche gestellt. In den leichteren Fällen von Muskelrheumatismus reicht die Erfüllung dieser Indikation für den ganzen Heilzweck aus, weil die lokale Affektion von selbst schwindet, wenn mit der Kräftigung der Haut die Ursache zu den häufigen Erkältungsrecidiven beseitigt ist. Kalte Abreibungen, kalte Begiefsungen nach dem Einwickelungsschweifs, Flufsbäder, Seebäder und die gasreichen, kühleren Thermalbäder in Rehme und Nauhein sind die Hauptmittel für diesen Zweck, deren Auswahl in vielen Fällen ganz beliebig, in andern nach besonderen individuellen Umständen zu treffen ist. Für solche individuelle Bedingungen lassen sich nicht Regeln, sondern nur Beispiele geben. So ist, unter übrigens gleichen Verhältnissen, die Kaltwasserkur da vorzuziehen, wo eine schlaffe, fettreiche Constitution dem heftigen Kältereiz und der einfachen Diät einer Kaltwasseranstalt die meiste Aussicht der Wirkung eröffnet; das Seebad, wo die Hautschwäche das Symptom einer allgemeinen mangelhaften Ernährung des Körpers ist; die Thermalsoolbäder als milderes Mittel in jenen Fällen, wo die Hautschwäche so bedeutend ist, dafs die Kurmittel der Hydrotherapie und des Seebades selbst jedesmal eine Erkältung und mit ihr die Erscheinungen der Krankheit hervorrufen, was namentlich bei den erwähnten antagonistischen Congestionen zum Darm der Fall ist. *Hautschwäche.*

In schweren Fällen von Muskelrheumatismus genügt die Hebung der Hautschwäche nicht, sondern es wird eine directe Beseitigung der lokalen Hyperämie oder der voraus- *Behandlung des Muskelrheumatismus.*

gesetzten intramuskulären Exsudate erheischt. Trinkkuren, namentlich mit alkalischen Wässern, welche man in der Annahme einer vermeintlichen Blutdyskrasie empfohlen, sind hier ganz wirkungslos; nur solche Mittel, welche auf die Haut und von dieser aus auf die nicht entfernt gelegenen Muskeln wirken, haben Erfolg, Ableitungen, örtliche Blutentziehungen, Hautreize, Jodsalbe und Jodtinctur, vor Allem aber Bäder, und zwar, je nach den Umständen, sowohl warme Bäder, als auch die Formen der Kaltwassermethode. Letztere bestehen hauptsächlich in Schweifserregung durch Einwicklung mit nachfolgender Anwendung der Kälte; ihre Voraussetzung ist ein der Reaktion fähiger Organismus, und ihr Vortheil ist die durch die Kälte ermöglichte gleichzeitige Erfüllung der Causalindication gegen die Hautschwäche. Was die Kaltwassermethode durch das Bad des Kranken im eigenen Schweifse bezweckt, das bezwecken die warmen Bäder direct und ohne den Anspruch einer eigenen Reaction. Ihr Erfolg würde im graden Verhältnifs zur höheren Temperatur des Wassers stehen, wenn nicht die begleitende Hautschwäche sich entgegensetzte und nach jedem sehr warmen Bade, nach jeder Erweichung und Erschlaffung der Haut die Gefahr der Erkältung bedingte und nach der ganzen Kur überhaupt noch vermehrt würde: dazu kommt, dafs in den meisten Fällen sehr warme Bäder überflüssig und mäfsig warme hinreichend sind, und so ist es im Allgemeinen eine unrichtige Maxime, gegen den schwächeren Gegner die schärferen Waffen zu verwenden und behufs einer geringeren Leistung die heifsen Bäder von Teplitz und Wiesbaden in Anspruch zu nehmen, während kühlere Methoden ausreichen, und bei letzteren die Causalindication, die Stärkung der Haut nicht vernachlässigt wird. Zu diesen weniger warmen Bädern gehören: 1) alle indifferenten Thermen, sofern man dort mit einer mäfsigen Temperatur sich begnügt, und hier trägt die Gebirgsluft schon zur Erfüllung der Causalindication bei; 2) Soolbäder, deren Salzgehalt die Reizung der Haut vermehrt; 3) Schwefelbäder und Moorbäder, welche gleichfalls die Haut auch bei geringer Temperatur mehr reizen; 4) die Thermalsoolbäder Rehme und Nauheim, welche mit dem Reiz des Salzes den der Kohlensäure verbinden und vermöge des letzteren bei kühlerer Temperatur als mächtiges Reizmittel der Haut gleichzeitig die Schwäche derselben heben. Hat man dennoch, sei es wegen der herausgestellten Hartnäckigkeit des Falles, sei es wegen der Heftigkeit des Schmerzes, oder aus äufseren Veranlassungen, eine Kur mit sehr warmen Bädern verordnet, so mufs ihr wenigstens die Erfüllung der Causalindication nachfolgen, und durch kalte Methoden oder durch See- oder Thermalsoolbäder die Haut nachträglich gestärkt werden.

Eine andere Causalindication ist noch zu erwähnen, und ihre Beachtung wird manchen dankbaren Erfolg bringen. Ein nicht unbedeutendes Contingent der hartnäckigsten Fälle von Muskel- und Sehnenrheumatismus stellen fettleibige, im Uebrigen aber ganz gesunde Personen; hier sind oft alle Kurversuche, Kalt- und Warmwasserkuren, Schwefelbäder, Sool- und Thermalsoolbäder ganz vergeblich, ehe nicht durch eine consequente Diät oder durch eine energische Kur in Carlsbad u. s. w. die Fettmasse um eine erhebliche Anzahl von Pfunden zum Schwinden gebracht ist: vermuthlich weil das Fett des subcutanen Zellgewebes der Wirkung des Bades auf die Haut, und das Fett der Muskeln der Resorption und der Circulation des Blutes widersteht. Einige Monate Bantingdiät leisten hier mitunter, was jahrelange Thermalkuren versagt haben.

Fettleibigkeit bei Muskelrheumatismus.

Bei dem chronischen Gelenkrheumatismus endlich darf zwar auch die Causalindication gegen die Hautschwäche nicht vernachlässigt werden, indessen tritt hier die Forderung der Resorption in den Vordergrund, weil die Functionsstörungen die Existenz des Kranken zu mächtig afficiren. Hier müssen die mäfsigen und milderen Bademethoden, die Soolbäder, Thermalsoolbäder, Schwefelbäder, die kühleren, indifferenten Thermen als vergebliche Versuche zurücktreten gegen die heroische und unerläfsliche Wirkung warmer und sehr warmer Bäder in Teplitz, Wiesbaden u. dergl. m., und gegen die mächtige resorbirende Kraft der Kaltwasserkur. Die Wahl zwischen diesen beiden Gegensätzen richtet sich nach der Leistungsfähigkeit des Kranken; da aber mit einer einigermafsen verbreiteten und veralteten Gelenkaffection in der Mehrzahl der Fälle eine verhältnifsmäfsige Armuth und Erschöpfung der Constitution sich ausbildet, so fällt die kleinere Zahl der Kaltwassermethode, die gröfsere den sehr warmen Bädern anheim; und wo auch diese einen unerträglichen Angriff auf den ge-

Behandlung des chronischen Gelenkrheumatismus.

schwächten Organismus machen, da bieten sich die **Moorbäder** dar, deren resorptionsbefördernde Wirkung mit einer geringeren Aufregung verbunden und an die Möglichkeit einer mäfsigeren Temperatur gebunden ist.

Prognose. Die Prognose des chronischen Gelenkrheumatismus ist etwas besser, als die der gichtischen Exsudate, immerhin aber schlecht genug, um zur Vorsicht, der Hoffnung des Kranken gegenüber, und zum sorgfältigen Studium der die geläufigen Mittel und Methoden betreffenden Empirie aufzufordern. Ganz besonders aber hüte man sich, bei der sogenannten rheumatischen Schwiele von irgend einer Badekur einen Erfolg zu erwarten und zu verheifsen; glaubwürdige Praktiker haben niemals einen Fall von Heilung erlebt, nur geringe Besserungen sind beobachtet worden, und auch diese nur im Verlauf vieler Jahre.

6. Exsudate von nicht rheumatischem und nicht gichtischem Charakter.

Exsudate Aus dem Grundcharakter der Wirkung warmer Bäder und aus der Analogie der Erfahrungen über die Thermalbehandlung gichtischer und rheumatischer Exsudate mag der Praktiker einen Leitfaden für die Indicationen der Bäder bei vielen anderen Ausschwitzungen ziehen; und wir stellen im Folgenden nur zusammen, was für mehrere der wichtigeren Fälle die Empirie ergibt.

Scrophulöse Exsudate. **Scrophulöse Exsudate** in Drüsen, Knochen, Unterhautzellgewebe verlangen im Allgemeinen ein energisches Verfahren, wovon bei Gelegenheit der Soolbäder die Rede sein wird, wärmere und längere Bäder, Trinkkuren mit jodhaltigen Soolwässern, Jodkali. Die Prognose ist bei bedeutenderen oder veralteten scrophulösen Exsudaten im Ganzen nicht günstig, weil die Resorption nur langsam von Statten geht; indessen kommt diese doch oft im Verlauf längerer Zeit zu Stande, wenn es der Kunst oder der Natur gelingt, in der Pubertätsperiode die allgemeine Cachexie zu heben. Auf Exsudate in der Cornea sind Bade- und Trinkkuren gewöhnlich ohne allen Einflufs; diese erheischen eine wesentlich lokale Behandlung.

Traumatische Exsudate, z. B. übermäfsige oder falsch situirte Callusbildung nach Frakturen, exsudative Ankylosen nach Frakturen, Luxationen oder Contusionen, Zellgewebsverhärtungen nach traumatischen Einflüssen und festen Verbänden, erheischen die stark resorbirenden Methoden der Thermal- oder der Kaltwasserkur nach den allgemeinen Grundsätzen dieser Alternative in ihrer Anwendung auf die individuellen Bedingungen des Falles. Congestionsabscesse und abgekapselte Abscesse widerstehen in der Regel den warmen Bädern; abgekapselte Geschwülste aber, namentlich Balggeschwülste, weichen überhaupt keinem Mittel, aufser dem Messer.

Ovariengeschwülste der verschiedensten Art figuriren in der balneologischen Specialliteratur und in den Handbüchern als Heilobjecte der Bade- und Brunnenkuren, namentlich der Natronwässer, der jod- und nicht jodhaltigen Soolwässer, der Soolbäder. Selbst die Heilung enormer Geschwülste wird gerühmt. Das Wahre an der Sache aber reducirt sich auf sehr ärmliche Ergebnisse. Jene consensuelle Hyperämie und Entzündung der Ovarien, namentlich eines derselben, wie sie die chronische Metritis und manche Menstruationsanomalieen, bei manchen Frauen überhaupt jede Menstruationsperiode begleitet, weicht wohl ganz oder zum Theil den warmen Bädern oder dem kalten Sitzbade oder resorptionsbefördernden Trinkkuren, unter denen Carlsbad vor den in Mode gekommenen Jodwässern oft der Vorzug gebührt; auch vermögen Badekuren, — nach den entwickelten allgemeinen Grundsätzen, — das Allgemeinbefinden zu heben; damit ist aber auch Alles gesagt, und alle balneotherapeutischen Indicationen für Eierstockswassersucht, Fibroid- und Colloidgeschwülste und Cysten gehören in das Gebiet der Curiositäten. Es ist uns nicht gelungen, von Einem unbefangenen Praktiker die Heilung eines solchen Falles zu erfahren, und auch der viel beschäftigte Scanzoni leugnet ausdrücklich, jemals eine merkliche Verkleinerung des Tumors beobachtet zu haben, und warnt vor der Anwendung wärmerer Bäder, welche leicht eine schädliche Congestion zu den Unterleibsorganen hervorrufen können. Der Grund des letzt genannten Bedenkens liegt in der bedeutenden Circulationsstörung, welche durch die Geschwulst selbst gesetzt wird, während bekanntlich bei chronischer Metritis ohne Betheiligung der Ovarien Bäder gut ertragen werden und oft sehr wirksam sind.

Chronische Metritis. Der chronische Infarkt wird nach den glaubwürdigsten Gynäkologen überhaupt selten geheilt, häufiger die Entzündung des Gebärmutterhalses und der Katarrh der Uterinschleimhaut. Abgesehen von der reinigenden und beruhigenden Wirkung warmer und dem tonisirenden Einfluſs kalter Injektionen und Douchen, gehören Bade- und Brunnenkuren zu den gebräuchlichsten und wirksameren Mitteln. Für energische Kaltwasserkuren eignen sich die wenigsten Fälle, wegen der reizbaren Schwäche, die meistentheils bei einiger Dauer die Krankheit begleitet, wohl aber für warme Bäder, für Trinkkuren mit Natron-, Salz- und Carlsbader Brunnen. Aufser dem Zwecke der Ableitung auf die Haut und der Beförderung der Resorption und Circulation in den Beckenorganen, bieten sich in den meisten Fällen Indicationen für das Allgemeinbefinden dar, für hysterische Erscheinungen, Spinalirritation, Anämie, welche nach den für sie geltenden Regeln zu berücksichtigen sind. Stahlbrunnenkuren zur Hebung der die chronische Metritis begleitenden Anämie sind in der Regel contraindicirt (siehe die Eisenkuren im folgenden Capitel). Auch Uterusfibroide will man durch Kalt- und Warmwassermethoden geheilt haben: glaubwürdig begründet ist aber nicht einmal eine Verkleinerung derselben: Fibroide sind der Resorption nicht fähig, sondern höchstens der Verjauchung, und dann in der Regel mit tödtlichem Ausgange.

Geschwülste der Mamma, wenn sie nur in der Anschwellung der Milchstränge oder in Wucherung der Bindesubstanz bestehen, werden mitunter, aber selten, durch resorbirende Brunnen- und Badekuren beseitigt oder vermindert; Soolbäder, Thermalsoolbäder, Trinkkuren mit Jodwässern, Soolen und Carlsbader Brunnen. Interessant sind die Erfahrungen von Dumreicher (Cannst. Jahresbericht 1861) über die gute Wirkung der Kälte beim Brustkrebs; es gelang ihm in mehreren Fällen, durch Wasser- und Eisumschläge die Entwicklung der Krankheit, die Vergröſserung und Erweichung der Geschwulst Jahre lang aufzuhalten.

Chronische Orchitis. Von den verschiedenen Hodenanschwellungen fallen nur die tuberkulisirten Exsudate, welche in der Pubertätsperiode ohne besondere Ursache oder später durch eine akute gonorrhoische Orchitis oder Epididymitis entstehen, in das Bereich balneologischer Kuren. Die Prognose ist im Allgemeinen ungünstig, Natur- und Kunstheilungen gehören zu den Ausnahmen, energische Kuren mit warmen und protrahirten Soolbädern und Thermalsoolbädern scheinen am meisten empfehlenswerth; und Kurversuche sind immerhin der Mühe werth, theils weil durch das Leiden die Potenz beeinträchtigt wird, theils weil, oft nach langen Jahren, der Ausgang in Fungus testiculi droht.

Hypertrophie der Tonsillen ist niemals durch allgemeine, sondern nur durch örtliche Mittel zu beseitigen, vor Allem durch Aetzmittel und Messer, und recht selten durch reizende oder adstringirende Dinge. Uns ist kein Fall bekannt, der durch die von Badeärzten oft gerühmten Douchen mit Soolwassser gebessert wäre, und ebenso keiner, wo eine innerliche Jodkur oder eine Badekur irgend einen Erfolg gehabt; die hypertrophischen Tonsillen gehören zu den Geschwülsten, deren lokale Veränderungen in einen allgemein erhöhten Stoffwechsel nicht hineinzureißen sind. *Mandelanschwellung.*

Hydrops, wenn das Transsudat lokal beschränkt oder die Constitution nicht sehr erschöpft ist, gestattet sehr wohl die Anwendung warmer Bäder, und die Literatur, wie die Einzelerfahrung liefert wohl constatirte Erfolge. Die fortgeschrittene Diagnose unserer Zeit hat zwar die „Wassersucht" unserer Vorgänger zu einem Symptom verschiedener und meist unheilbarer Krankheiten herabgesetzt; aber die Erfolge der Praxis scheinen dadurch vermindert zu sein, und die alten Hippokratiker, wie Heim, Sydenham, Heberden, haben mit ihren drastischen Mitteln mehr palliative Besserungen und Stillstände erzielt, als wir mit unserer exakten Diagnose und exspectativen Methode. Lokal bedingte Oedeme weichen sehr oft den Soolbädern, und namentlich den Thermalsoolbädern, und ebenso Varicen und Zellgewebsexsudate in der Umgebung derselben. *Hydrops.*

7. Syphilis.

Die Bedeutung der Kaltwasserkur für die Syphilis ist Seite 66 erörtert, und aus den daselbst angeführten Gesichtspunkten ergibt sich auch, was von warmen Bädern zu erwarten ist: eine Beihülfe für gewisse Seiten der Behandlung, *Syphilis.*

aber keineswegs eine Heilung. Der erste und directe Angriff gegen die Dyskrasie geschieht durch Quecksilber oder Jod, und die fernere Ausscheidung des Giftes bleibt dem nachfolgenden Verlaufe des natürlichen Stoffwechsels überlassen, welcher durch ein ruhiges, gleichmäfsiges Verhalten des Kranken und durch Mittel milder Art befördert wird. Zu diesen gehören vor Allem mäfsig warme Bäder, deren Auswahl nach dem Allgemeinbefinden des Kranken zu treffen ist, indifferente Gebirgsthermen, Soolbäder, Thermalsoolbäder, Schwefelbäder, kühle Bäder bei grofser Hautschwäche. Unbefangene und viel beschäftigte Praktiker, wie Hebra, bestreiten der besonderen chemischen Constitution der verschiedenen Bäder jede specifische Wirkung gegen die Syphilis und leugnen namentlich den

Schwefelbäder. Vorzug der Schwefelbäder, welche einen besonderen Ruf in dieser Beziehung haben. Derselbe gründet sich theils auf die alte Vorstellung von der „blutreinigenden" Kraft des Schwefels, theils auf die Wirkung der Schwefelwässer gegen Merkurialdyskrasie, welche diesen Wässern eine grofse Zahl von quecksilberkranken Syphilitischen zugeführt und dadurch die gute Wirkung warmer Bäder zu erproben vorzugsweise Gelegenheit gegeben hat, eine Wirkung, die man dann ausschliefslich dem Schwefel zugeschrieben. Wenn noch in neuester Zeit massenhafte Erfolge von der Aachener Trink- und Badekur, in Verbindung mit dem Gebrauch des Jodkali, gerühmt werden, so mufs zwar das Faktische dieser Erfolge keineswegs, wohl aber der specifische Antheil des Schwefels daran bestritten werden; indifferente Thermen haben dieselbe Wirkung, aber nicht diese massenhaften Erfolge aufzuweisen, weil sie nicht so häufig, wie Aachen, Gelegenheit haben, die Wirkung warmer Bäder bei Syphilis zu erproben.

Für die Rückbleibsel syphilitischer Exantheme sind Thermalkuren selbstverständlich unerläfslich, wenn man auf eine beschleunigte Regeneration der Epidermis rechnet.

Latente Syphilis. Latente Syphilis soll, nach einem allgemein und noch heut durch die balneologische Literatur verbreiteten Vorurtheil, durch den Gebrauch der Schwefelbäder geweckt werden, und diese Bäder demnach den unschätzbaren Werth eines diagnostischen Mittels bei zweifelhaften Fällen besitzen. Diese Behauptung ist gänzlich unwahr, von Schriftstellern erfunden und von erfahrenen Praktikern widerlegt. Jedes unzweckmäfsige Verhalten des Kranken, jede Ueberreizung durch Diätfehler oder erschöpfende Ausschweifungen, jede Störung, welche den Stoffwechsel des mit der Dyskrasie behafteten Organismus betrifft, jede Erkältung ist im Stande, die bisher latenten Erscheinungen der Syphilis hervorzurufen, und unter anderen haben auch kalte und warme Bäder, mögen sie Schwefel enthalten oder nicht, in solchen Fällen diese Wirkung, wo, im Verhältnifs zur Constitution, ihre Anwendung unzweckmäfsig, oder mit Ueberreizung und Erkältungen verbunden ist. Es ist traurig, dafs ein solches Falsum so langer Zeit bedarf, um entlarvt zu werden! Nur Ein specifisches Moment gibt es, welches constant die latente Syphilis weckt, und dies ist das Gift der Variolois und Varicella, deren Pusteln Anfangs regelmäfsig verlaufen, vor der Reife aber abtrocknen und sich in Condylome verwandeln.

8. Störungen der Unterleibsfunctionen.

Die Erregung der Hautthätigkeit, die centripetale Anregung des Nervensystems und die Bethätigung des Stoffwechsels sind die Momente, welche hier in Betracht kommen. Von den Brunnenkuren wird im folgenden Kapitel die Rede sein, die Bedeutung der Kaltwassermethode ist bereits erwähnt und auch die Alternative zwischen kalten und warmen Bädern bezeichnet. Letztere finden ihre Indication für Constitutionen und Zustände, bei denen überhaupt den Thermalbädern vor den kalten der Vorzug gebührt; auf den chemischen Gehalt kommt es nicht an, aufser wo eine stärkere Reizung durch den Kochsalz- oder den Gasgehalt an Schwefelwasserstoff oder Kohlensäure beabsichtigt wird; und da in vielen Fällen die Brunnenkur das Wichtigere, die Wirkung der Bäder aber hauptsächlich an das warme Wasser gebunden ist, so richtet sich die Wahl meist nach den Trinkquellen, bei denen ja immer auch Badeeinrichtungen bestehen.

Unterleibsstörungen.

9. Chronische Exantheme.

Chronische Exantheme. Diese sind S. 100 u. ff. ausführlich und genügend besprochen. Arsenik innerlich, die lokale Behandlung mit einer kleinen Anzahl empirisch bewährter Mittel und die Kaltwassermethode sind die Hauptmittel, neben denen die warmen Bäder nur die Bedeutung einer allerdings sehr oft nothwendigen Beihülfe haben. Wir wiederholen nur: 1) dafs bei Eczem die Haut in der Regel zu reizbar ist, um Soolbäder zu ertragen; 2) dafs wir die einzelnen Erfolge der verschiedenen, und darunter auch der Schwefelbäder, nicht leugnen; dafs aber 3) diese einzelnen Erfolge in früheren Zeiten berechtigt waren, Indicationen zu begründen, jetzt aber, wo seit der Hebra'schen Methode ein anderer Mafsstab an die Heilbarkeit hartnäckiger Exantheme gelegt wird, gegen die massenhaften Erfolge dieser Specialität gänzlich verschwinden.

10. Lähmungen.

Lähmungen. Warme Bäder bilden gegen fast alle heilbaren oder besserungsfähigen Lähmungen das gebräuchlichste und wichtigste Mittel; der für die Praxis wesentlich verschiedenen Formen der Lähmung gibt es so viele, dafs schon eine gewisse Einschränkung geübt werden mufs, um die wichtigsten Fälle auf einige zwanzig Rubriken zu vertheilen; auch die Indicationen der einzelnen gebräuchlichen Methoden bieten mehrere und wesentliche Differenzen. Aus diesen Gründen empfiehlt es sich, den Gegenstand nicht zu zerstückeln, sondern in einer für unsern praktischen Zweck erschöpfenden Abhandlung zusammenzufassen.

Classification. Die Eintheilung der Lähmungen, nach ihren allgemeinen Ursachen, in rheumatische, gichtische, syphilitische, saturnine Lähmungen, wie sie meistens in den Lehrbüchern der Ermittelung der Indicationen zu Grunde gelegt wird, ist von sehr geringer praktischer Bedeutung, einmal weil in vielen Fällen die Erfüllung der betreffenden Causalindication mit der directen Behandlung der Lähmung zusammenfällt; und sodann weil die letztere unbedingt voranzustellen ist bei einer Krankheit, welche in ihrer eigenen Dauer das Moment der Hartnäckigkeit und Unheilbarkeit trägt; denn es ist ein allgemeiner Erfahrungssatz, dafs die beleidigte Nervenfaser vermöge ihrer functionellen Unthätigkeit sehr rasch unheilbaren trophischen Veränderungen, der Atrophie, der Fettdegeneration, der Erweichung, der Sklerose verfällt. Ganz besonders aber mufs der Mifsbrauch hervorgehoben werden, welcher noch immer mit dem vagen Begriff der rheumatischen Lähmung getrieben wird. Von allen Fällen, die man dazu rechnet, verdient fast nur die peripherische Lähmung des Facialis diesen Namen, welche in ihrer plötzlichen Entstehung nach lokaler Erkältung und in ihrer oft schnellen Heilung durch ableitende Hautreize in der That dem Muskelrheumatismus (S. 133) ähnlich ist. Aufser ihr hat zwar die Meningitis spinalis in beinahe allen Fällen eine Erkältung zur Ursache, aber die ihr folgende Lähmung wird durch das meningitische Exsudat bedingt, dessen Existenz, dessen Wirkungen und dessen Beseitigung von der Erkältungsursache gänzlich unabhängig sind.

Von praktischer Bedeutung für Prognose und Therapie sind nur zwei causale Alternativen, nämlich der Unterschied zwischen dynamischer und organischer — und der Unterschied zwischen centraler und peripherischer Lähmung. Dynamisch nennen wir die Lähmungen, bei welchen das Vorhandensein von Exsudaten, Extravasaten und merklichen trophischen Veränderungen in der Nervensubstanz oder ihrer Umgebung weder von den Symptomen und dem Verlauf der Krankheit wahrscheinlich gemacht, noch von der anatomischen Untersuchung nachgewiesen wird, wie paralytische Schwäche aus Anämie, die Erschöpfung des Rückenmarks nach Typhus und anderen akuten Krankheiten, die hysterische Lähmung, die Reflexlähmung, die Lähmung nach Spinalerschütterung und die meisten Fälle von Impotenz. Organisch begründet ist dagegen die Lähmung, wenn die Nervensubstanz durch eigene trophische Veränderung oder durch Druck ihrer Umgebung beeinträchtigt wird, und nur für diese Kategorie gilt der praktische Unterschied zwischen centraler und peripherischer Lähmung. Peripherisch sind: Lähmungen in Folge von Verletzungen oder Druck der Nervenstämme, die rheumatische Lähmung des Facialis, Lähmungen in Folge von gichtischen

Exsudaten oder syphilitischen Knochenwucherungen, welche einen Druck auf peripherische Nervenfasern ausüben. Central sind die Lähmungen nach Apoplexie des Gehirns und des Rückenmarks, nach Erweichung und Sklerose in diesen Centralorganen, nach gichtischer und syphilitischer Knochenwucherung am Kopf nnd Rückgrat, nach Meningitis spinalis, Tabes dorsalis, ferner die Paraplegie nach Fracturen und Luxationen der Wirbel; Blasenlähmung kann sowohl peripherisch als centrai sein, im erstern Falle scheint aber mehr die Substanz der Blasenmuskeln, als die Nerven derselben zu leiden.

Der centrale oder peripherische Sitz der Lähmung hat auf die allgemeine Indication kaum einen Einflufs, weil die Mittel zu ihrer Behandlung ungefähr dieselben sind. Wohl aber bedingt der Charakter der Lähmung eine wichtige therapeutische Alternative, dynamische Lähmungen begründen eine andere Indication, als organische Veränderungen, wie Exsudate, Tabes, Apoplexie; und wenn auch die Mittel für beide Fälle oft übereinstimmen, so werden sie doch für jeden in anderer Absicht angewandt, und folglich auch oft in anderer Methode.

a. Dynamische Lähmungen.

Anämische Lähmungen.

1. **Lähmungen aus Anämie.** Direct und ausschliefslich durch Anämie veranlafst sind uns weder aus eigener, noch aus glaubwürdiger fremder Erfahrung Fälle bekannt geworden, welche, in dem angenommenen Sinne des Wortes, den Namen der Lähmung verdienten. Die Anämie, und nur in ihren äufsersten Graden, erzeugt mitunter eine **paralytische Schwäche**, welche selbst von dem milderen Grade der Lähmung, von der Paresis, sich noch wesentlich unterscheidet: sie ist allgemein und nicht, wie jede eigentliche Lähmung, auf einzelne Nervengebiete beschränkt, und es fehlt ihr die begleitende Anästhesie oder Hyperästhesie. Jede schwere Reconvalescenz stellt im Anfang das Bild dieser paralytischen Schwäche dar. Der eigentlichen ausgeprägteren Fälle dieser anämischen Paralyse sind aber besonders zwei hervorzuheben: 1) nähert sich die Schwäche oft der Lähmung bei Frauen, welche im Wochenbett, oder in Folge von Fibroiden und Polypen des Uterus enormen Blutverlust erlitten; 2) in manchen Fällen von

Chlorose junger Mädchen, welche einem der anämischen Constitution besonders gefährlichen nordischen Klima ausgesetzt sind und nebenbei an sehr copiösem Fluor albus leiden; diese Fälle werden namentlich von Rufsland geliefert, Fälle von Bleichsucht mit solcher Abmagerung und hinfälliger Schwäche, dafs man mitunter versucht ist, sie mit progressiver Muskelatrophie zu verwechseln. In der Regel werden solche Kranke von einer Eisenkur, von dem Genufs der Seeluft und der Seebäder überwältigt, und für eine Kaltwasserkur fehlt jeder eigne Fond von Reaktionskraft. Nur die mildesten Anregungsmittel werden ertragen und führen zum Ziel: ruhiger Genufs der Gebirgs- und Alpenluft, indifferente gaslose Thermalbäder von einer individuell zu ermittelnden Indifferenztemperatur (S. 119), in sehr atonischen Fällen die Thermalsoolbäder von Rehme und Nauheim, — vor Allem aber, wenn nicht jeder Erfolg in Frage gestellt werden soll, Vermeidung des nordischen Winters, klimatische Verpflanzung.

2. **Lähmungen durch Erschöpfung des Rückenmarks nach akuten Krankheiten.** Nach Typhus, namentlich Darmtyphus, Grippe und anderen akuten Krankheiten, ferner nach sehr schwieriger und lang dauernder Geburtsarbeit kommt öfters ein Zustand paralytischer **Schwäche** vor, welcher in der Form zwar ganz dem vorigen gleicht, aber nicht direct durch Anämie, sondern durch **Erschöpfung des Rückenmarks** begründet ist; dafs dies wirklich der Fall, beweist die Abwesenheit einer sehr ausgebildeten Anämie und die Verträglichkeit der Krankheit mit stärkeren Reizmitteln. Die Schwäche aller Muskeln ist noch mehr ausgeprägt, als im vorigen Fall, und nähert sich noch mehr der Lähmung, namentlich der Paraplegie, nicht weil die unteren Extremitäten mehr geschwächt wären, als die anderen Muskelgruppen, sondern weil sie mehr zu tragen haben, und ihre Schwäche deshalb besonders hervorsticht. Meistens beseitigt der natürliche Verlauf der Reconvalescenz allein die Lähmung; in schwereren und hartnäckigeren Fällen aber ist eine Kur mit anregenden Bädern indicirt, welche in höhern Wärmegraden ertragen werden und geboten sind, übrigens Bäder von jeder Art, wenn sie nur warmes Wasser enthalten, indifferente Thermen, Soolbäder, Schwefelbäder, Fichtennadelbäder; die schwersten Fälle aber, oder der Wunsch einer raschen Heilung erfordern die kohlensäure-

Erschöpfungslähmungen.

reichen Thermen in Rehme nnd Nauheim. Eisenpräparate, Stahlbrunnen, Kaltwasserkur und Seebad sind ebenso contraindicirt, wie bei der anämischen Lähmung. Von diesen Fällen der reinen paralytischen Schwäche aus Erschöpfung des Rückenmarkes sind wohl zu unterscheiden die specifische, lokal beschränkte Typhusparalyse und die exsudative Meningitis spinalis, welche in der Reconvalescenz nach akuter Krankheit durch Erkältung entsteht, und die wir unter den organisch-centralen Lähmungen unten anführen.

Lähmung der Intelligenz und des Willens.

3. **Lähmung der Intelligenz und des Willens durch Erschöpfung des Gehirns.** Wir haben die schwierige und lebhaft ventilirte Frage der Behandlung Geisteskranker mit kalten und warmen Badeformen absichtlich übergangen, weil Badeorte in der Regel nicht den passenden Aufenthalt für solche Kranke bilden, und die Wasserbehandlung derselben Sache der Irrenanstalten und Irrenärzte sein mufs. Andererseits aber gibt es Fälle, wo die Versetzung in eine Irrenanstalt verboten, der Aufenthalt an einem Badeort aber gestattet ist. Anstatt strikter und wohlerhärteter Indicationen, die wir nicht geben können, mag es nützlich sein, einige Beispiele für eventuelle Analogieen anzuführen.

Zwei Fälle betrafen Subalternbeamte, welche durch plötzliche Versetzung in ein anderes Amt und an einen anderen Ort in ihrer psychischen Potenz so überwältigt wurden, dafs sie den neuen Verhältnissen nicht gewachsen waren und sich von denselben verwirren liefsen; die Form der Erkrankung glich einer fieberlosen Nostalgie ohne Manie, wie denn auch die ursächlichen Momente die der Nostalgie waren: die Klarheit des Denkens war ungestört, aber das gewohnte Material der Gedanken stellte sich ungenügend und langsam zur Disposition; der Wille war gelähmt, aber keine Wahnidee beherrschte die allgemeine, matte Gemüthsstimmung; die Abmagerung des Körpers war deutlich und stand im Verhältnifs zum Mangel des Appetites und Schlafes; die Kur wurde mit einigen Dosen Opium begonnen, und darauf hatten die Thermalbäder in Rehme eine ähnliche Wirkung, wie man sie in günstigen Fällen vom Chinin erwartet: Appetit, Schlaf und Körpergewicht stiegen, das Interesse am Leben wuchs und die Genesung ist seit fünf, respective sechs Jahren, dauernd geblieben.

Ein dritter Fall betraf ein schwereres Leiden. Ein junger Gelehrter, welcher bereits einige schnell vorübergehende Anfälle von Lähmung der Intelligenz erlebt, wurde durch eine Vereinigung von Umständen und Ereignissen, nach vorangegangener starker und dauernder geistiger Arbeit, am Willen und an der Intelligenz so gelähmt, dafs er weder seine Verhältnisse beherrschen und sich in ihnen zurecht finden, noch das Material seines bedeutenden Wissens für die Zwecke des Augenblickes zusammenfinden konnte. Die ganze geistige Thätigkeit war richtig und an keinem Punkt von irrigen Vorstellungen unterbrochen, und ebenso war das Gemüthsleben in allen Beziehungen formell correct, aber ohne gesunde Energie: wie zwischen dem persönlich bewufsten Ich und dem Kreise seiner gewohnten Vorstellungen und Gedanken, so stand auch zwischen ihm und den Beziehungen seines Gemüthes eine Scheidewand, welche ihn verhinderte, beiden nahe zu treten, und deren Hindernifs ihm vollkommen, zwar nicht schmerzlich, aber doch wehmüthig bewufst war. Appetit, Schlaf und Ernährung waren mangelhaft, eigentliche Lähmungserscheinungen fehlten. Dieselbe Kur, wie in den anderen zwei Fällen, hatte denselben Erfolg, und seit sieben Jahren beherrscht der Genesene vollkommen seine Lebensaufgabe.

Wir sind fest überzeugt, dafs die anregende Wirkung, welche in diesen Fällen die Thermalbäder in Rehme geäufsert, von anderen Methoden, Kaltwasserkur, Gastein, Wildbad u. dgl. ebenso gut und ebenso rasch zu erreichen gewesen wäre, und führen sie nur als Beispiele von der Wirksamkeit der Bäder überhaupt auf.

4. **Hysterische Lähmungen** geben im Allgemeinen eine gute Prognose. Sie kommen und schwinden oft innerhalb kürzerer Zeiträume von selbst, und diese Thatsache rechtfertigt nicht allein ihre Bezeichnung als dynamische Lähmung, sondern ist auch für die Therapie von entscheidender Bedeutung, insofern sie dazu auffordert, eines gut prognosticirten Symptoms wegen nicht zu extremen Kurmethoden zu greifen, welche vielleicht von dem Allgemeinbefinden oder von Complicationen contraindicirt werden. Merkwürdiger Weise beschränken sich hysterische Lähmungen, trotzdem sie nicht in dauernden organischen Bedingungen begründet sind, in der Regel auf Ein Bein oder Einen Arm, ja sogar auf einzelne Muskelgruppen

Hysterische Lähmungen.

einer Extremität, und dieser Umstand begründet die Vermuthung, daſs auch dieses Symptom unmittelbar in der Spinalirritation basirt, welche wir Seite 97, 98 als wesentliche Complication der Hysterie erwähnt haben. Die ebendaselbst angeführten Kurmethoden gegen das Allgemeinleiden haben, mit ihrer allgemeinen Wirkung, in der Regel auch die Beseitigung oder Besserung der Lähmung zur Folge: und wo die allgemeine Wirkung ausbleibt, gelingt es doch oft, die Lähmung zu bessern. Je nach dem stärkeren oder schwächeren Hervortreten der Reizerscheinungen der Spinalirritation, hat man zwischen beruhigenden und erregenden Methoden zu wählen; im Allgemeinen ist Maſs zu halten zwischen beiden Extremen, und mäſsig warme Bäder, Soolbäder, Thermalsoolbäder den heiſsen und kalten Methoden vorzuziehen.

Unter den aushelfenden Mitteln hat der constante Strom, auf die entsprechende Stelle des Rückens angewandt, oft eine augenblickliche Wirkung, während der Inductionsstrom, der nicht in das Centrum dringt, in diesem Fall nur ein machtloses, locales Reizmittel ist.

Erschütterung des Rückenmarks. 5. **Paraplegie durch Erschütterung des Rückenmarks.** Es sind vereinzelte Fälle beobachtet worden, wo eine mechanische Concussion eine vollständige Paraplegie mit Betheiligung der Sphinkteren zur Folge hatte; andere, wo nur einzelne Muskelparthien gelähmt waren, oder wo die sexuelle Innervation betroffen war und Impotenz bedingte; die letzteren Fälle namentlich durch Unterbrechung des Coitus in Folge einer schreckhaften Störung. Wir wissen uns solche Erschütterung mit ihren Folgen nicht anders vorzustellen, als unter dem Begriff einer rein dynamischen Lähmung, und diese Vorstellung wird von der im Allgemeinen guten Prognose dieser Zustände bestätigt: manche Fälle gehen nach kurzer Dauer von selbst in Genesung über, andere wichen der energischen Anwendung der Wärme, namentlich der heiſsen Bäder in Teplitz, Wiesbaden u. s. w., in neuerer Zeit auch dem mächtigen Reiz des constanten Stromes. Ob günstige Erfahrungen über die Kaltwasserkur vorliegen, haben wir nicht erfahren können; die Vermuthung spricht dagegen, weil der Eindruck der Kälte selbst zunächst ein erschütternder ist.

Impotenz. 6. **Männliche Impotenz.** Hierher gehören natürlich nur solche Zustände, welche nicht in Krankheiten der Hoden, des Vas deferens oder der Prostata begründet sind, sondern in einer wirklichen paralytischen Schwäche der betreffenden Rückenmarkspartie; und aufserdem war von der akuten Impotenz in Folge der Erschütterung oben unter Nr. 5 die Rede. Die Ansichten und die praktischen Maximen in Bezug auf dieses wichtige Leiden gehen in grofser Verwirrung auseinander, und die Charlatanerie kommt der hastigen Sucht des Kranken nach Hülfe entgegen, um die klinische Erfahrung zu erschweren und zu verdunkeln. Im Allgemeinen sind zwei wesentlich verschiedene Innervationsheerde für die Geschlechtsfunction zu unterscheiden: die Medulla oblongata und der untere Theil des Rückenmarkes. Der physiologische Unterschied scheint darin zu bestehen, dafs die Medulla oblongata sowohl für den psychischen, als auch für den peripherischen Reiz, ein Centrum bildet, in welchem der Reiz von einer zur motorischen Sphäre des untern Rückenmarkes hinabsteigenden Innervation ausgelöst wird. Hierfür sprechen die charakteristisch verschiedenen Fälle der Impotenz: bei cervicaler Spinalirritation, wie sie gewöhnlich die Folge der Onanie ist, ist die Saamenabsonderung reichlich, der Geschlechtstrieb rege und übermäfsig, und der Act geht eilig von Statten; bei Impotenz ohne Spinalirritation dagegen, wie sie theils die natürliche Folge des höhern Alters ist, theils die Folge von Ausschweifungen, Erschütterungen und trophischen Veränderungen, die den untern Theil des Rückenmarkes lähmen, wird überhaupt kein Saame abgesondert, und wenn diefs einmal der Fall, so fehlt doch der geschlechtlichen Erregung die spinale Innervation zur Muskelthätigkeit.

In diesem Unterschied ist auch die praktische Differenz der Behandlung ausgesprochen. Die Spinalirritation verlangt eine beruhigende Therapie, und es hat sich hier am Meisten die Methode bewährt, nach beruhigenden lauwarmen Bädern die milde lokale Anwendung der Kälte, in kalten Waschungen, Umschlägen, Abreibungen, folgen zu lassen; sehr warme Bäder, wie in Teplitz, Wiesbaden, sind hier geradezu verboten und nur die mäfsig temperirten Thermen gestattet; z. B. Schlangenbad, welches nicht nur für weibliche, sondern auch für männliche Spinalirritation eine vortreffliche Vereinigung von Umständen bietet: stilles Waldleben, laue Bäder, frische und milde Luft. Dagegen erheischt die eigentliche Lähmung der unteren sexuellen Partie des Rückenmarkes starke Reizmittel, warme und heilse Bäder, wie in Teplitz und anderswo, peripherische Reizung durch den inducirten, centrale Erregung durch den constanten Strom, Thermalsoolbäder in Verbindung mit dem constanten Strom, selbst unter Umständen das Glüheisen; so schlecht im Ganzen die Prognose sein mag, so sind doch in neuerer Zeit durch solche erregende Methoden, auch durch kalte Sitzbäder, wirkliche, wenn auch vereinzelte, Erfolge erzielt worden; wogegen sich die Anwendung des Eisens und der Nux vomica oder des Strychnins als wirkungslos und oft als schädlich erwiesen hat.

Reflex-lähmungen.

7. **Reflexlähmungen.** Dieser Begriff ist von Romberg eingeführt worden und gründet sich auf die Annahme einer beständigen und normalen centripetalen Innervation, welcher das Rückenmark selbst von den peripherischen Theilen, mit denen es durch Nerven verbunden ist, unterliegen soll, namentlich von den Eingeweiden, besonders vom Darm, Uterus, Blase; wenn diese Innervation eine abnorme wird, so soll dadurch eine Lähmung erzeugt werden, die eben Reflexlähmung genannt wird. So dunkel diese Annahme, und so wenig allgemein sie durch einen abgeschlossenen Kreis zusammenhangender Beobachtungen begründet ist, so läfst sich doch nicht leugnen, dafs manche Krankheitsfälle ihr entsprechen: Leberanschwellungen in Folge klimatischer, namentlich tropischer Fieber, Blasenkrankheiten, Darmgeschwüre nach Typhus und Cholera sind in der That öfters von Paraplegieen der Beine oder Lähmung eines Armes begleitet, ohne dafs für diese der Nachweis einer besondern Ursache möglich ist; ob diese Zustände den Namen Reflexlähmung, in dem obigen Sinne, verdienen, bleibt so lange unentschieden, bis die Physiologie diesem nosologischen Begriff die erforderliche Unterlage gegeben hat. Einigermafsen wird aber die Romberg'sche Theorie bekräftigt durch die günstige Prognose, welche diese Lähmungen im Gegensatz zu ähnlich geformten Paralysen geben.

Die erregende Methode der Thermalkur bildet die Hauptindication; warme und sehr warme Bäder, kohlensäurereiche Thermalsoolbäder sind die entsprechenden Mittel. Die Kaltwassermethode ist, je nach dem Fall, principiell nicht ausgeschlossen; was aber ihre Literatur an geheilten Reflexlähmungen rühmt, das sind gröfstentheils Fälle von Spinalirritation und von hysterischer Lähmung.

b. Organische und peripherische Lähmungen.

Peripherische Lähmungen kommen, im Verhältnifs zu centralen, recht selten vor, viel seltener, als ihre häufige Erwähnung in den Lehrbüchern vermuthen lassen sollte. Druck einer Geschwulst oder eines Exsudates auf eine peripherische Nervenbahn mufs die Leitung unterbrechen, und die Behandlung kann nur in der Entfernung der Ursache bestehen, nach deren Beseitigung auch erregende Mittel, warme und sehr warme Bäder, der Inductionsstrom und dergl. indicirt sein können. Auch rheumatische Affectionen der Nervenscheiden können neben oder nach der Neuralgie Parese und Anästhesie bedingen, deren Behandlung neben der Indication der Erregung, den Zweck der Resorption unpalpabler Exsudate im Auge halten mufs. Nicht ganz selten kommt eine solche rheumatische Lähmung im Bereich des Plexus brachialis, etwas seltener im Musculus serratus posticus, häufiger aber in der Ausbreitung des Nervus facialis vor.

Alle diese Fälle sind nicht allein örtlicher Natur, sondern oft auch durch ganz lokale, partielle Erkältung der entsprechenden Hautstelle veranlafst; und da nicht selten gesunde und kräftige Personen von dieser örtlichen Erkältung befallen werden, so erklärt es sich, dafs energische erregende Kaltwasserkuren oft ertragen worden sind und Erfolg gehabt haben. Im Ganzen spricht aber die Vermuthung sowohl, als die Erfahrung mehr für warme und sehr warme Bäder, in torpideren Fällen für Sool-, Thermalsool- und Schwefelbäder, Dampfbäder; oft sind örtliche Mittel unerläfslich, Einreibung von Jodkalisalbe, Vesicatore, Inductionstrom, und dies ganz besonders bei der Lähmung des Facialis, weil hier im Bade die der Lähmung entsprechende Hautparthie nicht direct den Reiz der Wärme empfängt. Es gibt Fälle von Gesichtslähmung, welche in kurzer Zeit beseitigt werden, andere, welche hartnäckiger sind, und diese erfordern fast immer sehr dringend örtliche Ableitungsmittel und örtliche Reize.

Blasenlähmung. Unter den peripherischen Lähmungen ist nur noch eine als besonders schwieriges Object der Therapie hervorzuheben, die Blasenlähmung. Diese ist, wenn sie wirklich peripherisch ist, fast immer von organischen Krankheiten der Blase, Blasenkatarrh, Krebs, Anschwellungen der Prostata, bedeutenden Varicen in Mastdarm und Blase abhängig und in solchen Fällen in fettiger Atrophie der Blasenmuskeln begründet. Bei nicht langer Dauer der Grundkrankheit erholen sich wohl nach deren Beseitigung die Muskeln; bei längerer Dauer ist wenig zu hoffen, weder von warmen Bädern, noch von kalten Sitzbädern, noch auch von dem hier sehr bedenklichen galvanischen Strom, und am allerwenigsten von der Tinctura Cantharidum und dem Strychnin. Das letztere Mittel, zu welchem noch immer die Verlegenheit greift, muſs für die Behandlung der Lähmungen überhaupt verworfen werden: für peripherische Paralysen hat es keinen Sinn, und für centrale ist es ein viel zu heftiges Reizmittel des kranken Rückenmarkes, als daſs es ein Heilmittel sein könnte. Nur bei Rückenmarksschwäche wirken kleine Gaben Nux vomica angenehm erregend, und ebenso bei Atonie des Magens, woher die beliebte empirische Formel der Verbindung des Wismuth mit Nux vomica; dagegen haben wir von der Wirkung dieses Mittels bei eigentlichen Krankheiten des Rückenmarkes in einer groſsen Zahl von Fällen nur Ueberreizung gesehen und in einigen Fällen eine vorübergehende Besserung der begleitenden Blasenlähmung; und aus ähnlichen Erfahrungen mag wohl die Empfehlung gegen Blasenlähmung überhaupt herrühren.

c. Organische centrale Lähmungen.

Hemiplegie. 1. Gehirnapoplexie, hemiplegische Lähmungen. Die Prognose und Therapie dieser Lähmungen ergibt sich aus dem Krankheitsverlauf in den ersten Wochen, und die betreffende Maxime ist so sicher, als bei irgend einem anderen **Prognose. Leichte Fälle.** scharf prognosticirten Zustande. Wenn in den ersten drei Wochen sich nicht die Anfänge von Muskelcontracturen zeigen, so kann man sicher auf vollständige Genesung oder bedeutende Besserung rechnen, welche bei zweckmäſsigem Verhalten durch die Natur allein herbeigeführt und allenfalls durch eine Restaurationskur mit leicht anregenden, mäfsig warmen Bädern, indifferenten Thermen, Soolbädern, warmen Seewasserbädern am Strande, Thermalsoolbädern unterstützt wird. Ob in diesen leichten Fällen es nicht zu einem Blutaustritt, sondern nur zu congestiver Gefäfserweiterung gekommen, hat die Anatomie noch nicht entschieden; ihr numerisches Verhältnifs zu allen Fällen der Apoplexie beträgt, nach des Verfassers statistischer Erfahrung, ohngefähr fünf Procent.

Wenn Muskelcontracturen sich bilden, so entstehen sie schon in den ersten Wochen; sie bezeugen, dafs ein wirkliches Transsudat vorhanden, eine Narbe oder ein Erweichungsheerd in der Bildung begriffen ist; und ganz ähnlich verlaufen die Fälle, wo in Folge von Embolie und Thrombose im Gehirn eine Erweichungsstelle entsteht. Hier ist die Prognose durchaus schlecht: Contracturen werden nie beseitigt, weder von der Natur, noch von der Kunst, sie wachsen im Gegentheil mit der Zeit immer mehr, die contrahirten Muskeln gehen unrettbar zum Theil in fettige Degeneration über, und die nicht contrahirten gelähmten Muskeln finden gerade in der Contractur ihrer Antagonisten die Grenze ihrer Restauration, weil ihrer Zusammenziehung ein mechanisches Hindernifs entgegensteht. Es gibt allerdings unter diesen schweren Fällen auch einige leichtere, wo im Lauf der Zeit die Contracturen sich um ein Geringes vermindern, und dahin mögen auch die Fälle gehören, in denen es Remak gelang, hemiplektische Contracturen, die, wohl verstanden, nicht über ein Jahr bestanden, durch den centripetalen constanten Strom zu lösen: für die Mehrzahl aber ist die Prognose durchaus ungünstig, und jeder therapeutische Versuch zur Hebung der Contractur vergeblich. Alles, was in dieser Beziehung die balneologische Literatur an Erfolgen gerühmt hat, beruht auf Täuschung, die Regeneration einer zerstörten Gehirnparthie ist ein Ding der Unmöglichkeit, Unmögliches leisten, heifst Wunder verrichten, und an Wunder glaubt unsere Zeit nicht mehr.

Dennoch bleibt diese Lähmungsform immerhin ein wichtiger Gegenstand der ärztlichen Thätigkeit. Selten sind die nicht contrahirten Muskeln ganz gelähmt, sondern nur parctisch und einer merklichen Besserung fähig: aber weder kalte, noch warme Bäder reichen hin, das einzige wirksame Mittel zu diesem Zweck, den Inductionsstrom, zu ersetzen; die beste Aussicht geben in dieser Beziehung diejenigen Muskeln, deren Antagonisten nicht contrahirt sind. Sodann kann durch Bäder und alle Einflüsse, welche bei Badekuren sich geltend machen, das in der Regel beeinträchtigte Allgemeinbefinden gehoben werden, und hierzu empfehlen sich allerdings indifferente Gebirgsbäder, Thermalsoolbäder, Seebäder, leise Kaltwasserkuren, je nach den individuellen Umständen und namentlich nach der vermuthlichen gröfseren oder geringeren Neigung zu Recidiven. Ganz besonders kommt es bei solchen Kuren auf die Hebung des Gemüthes an; dieses ist fast ohne Ausnahme niedergedrückt und weibisch erweicht; die Hoffnung nicht geduldig und freudig, sondern hastig, heftig und ängstlich; und dadurch wird der Arzt oft verführt, dem Kranken einen Erfolg in sichere Aussicht zu stellen, welcher der Möglichkeit widerspricht. Dieser prognostische Fehler ist von höchster Wichtigkeit. Leider ist es in Deutschland so, dafs der Arzt am Kranken-, und selbst am Sterbebett meistens die traurige Wahrheit beschönigen mufs, obgleich es eines Menschen würdiger ist, dem Tode mit Bewufstsein, als mit erlogener Hoffnung entgegen zu gehen; das aber ist gewifs, dafs vielen Kranken schmerzlich geschadet wird, wenn man ihnen ein gröfseres Mafs der Genesung vorspiegelt, als die Art der Krankheit erlaubt. Gerade bei Apoplektikern mit ihrem weichlichem Gemüth ist der Rückschlag der getäuschten Hoffnung in Verzweiflung ein neues und oft beobachtetes Leiden, und sie sollten ein Noli me tangere für eine leichtsinnige Prognose sein.

Leichtfertige Prognose.

2. Erweichung und Sklerose des Gehirns sind weder einer Heilung, noch einer Besserung fähig. Gegen die begleitenden Reizungserscheinungen mögen beruhigende Bäder versucht werden; die symptomatische Lähmung widersteht jedem Mittel.

Erweichung des Gehirns.

3. Apoplexie des Rückenmarks, spinale Kinderlähmung. Es ist dies die von Anderen essentielle Lähmung genannte Form, welche bei jungen Kindern, meist in der Zahnperiode, durch fieberhafte Congestion zum Rückenmark entsteht, in den meisten Fällen ein Bein oder einen Arm, seltener zwei Extremitäten betrifft, mit hemiplektischen Lähmungen formell ähnlich und in mehreren Fällen auch in einem apoplektischen

Spinale Kinderlähmung.

Heerde des Rückenmarkes nachgewiesen worden ist. Auch hier bilden sich oft, aber nicht constant, Contracturen aus, dagegen ist die Gefahr der fettigen Degeneration der Muskeln noch dringender, als bei hemiplektischen Lähmungen, und diese Degeneration zu verhüten ist die Hauptaufgabe der Therapie. Daher muſs die erregende Behandlung sehr früh nach dem Anfall beginnen, und es ist hier die Furcht zurückzuweisen, als könne man durch starke Reizmittel ein Recidiv der Apoplexie des Rückenmarkes hervorbringen: dies ist ein Irrthum, das Rückenmark verhält sich hier ganz anders, als das Gehirn, und dem Verfasser sind weder aus eigener noch aus fremder Erfahrung Recidive bekannt geworden.

Wie bei der Gehirnapoplexie, so gibt es auch bei der spinalen Kinderlähmung einzelne leichte Fälle, wo die betroffenen Muskeln nur paretisch sind; diese weichen der Anwendung warmer Bäder, und namentlich der gasreichen Bäder in Rehme und Nauheim. Die meisten aber, besonders die mit Contracturen, sind hartnäckig und erfordern die genannten Badekuren nebst gleichzeitiger und unerläſslicher Anwendung des inducirten Stromes in jahrelanger Dauer und Wiederholung. Die Muskeln, welche von der fettigen Degeneration am meisten bedroht sind, sind die Streckmuskeln des Unterschenkels und des Fuſses; man darf oft, wenn diese Muskeln auf den galvanischen Strom jede Antwort versagen, sie dennoch nicht verloren geben: sehr oft ist noch einige Muskelsubstanz übrig und zeigt sich nach einigen Wochen in geringen, wellenförmigen Zuckungen oder Oscillationen; damit ist dann der Grund gegeben, auf welchem man weiter baut; und wenngleich die centrifugale Nervenleitung meistens schwach bleibt, so leistet doch schon ein geringerer Grad derselben etwas mehr, wenn ihr die eigene Kraft des Muskels entgegenkommt, und überdies haben besonders die Muskeln des Fuſses noch einen Werth als rein mechanische Tragbänder. Von Bädern allein ist kein nennenswerther Erfolg zu erwarten ohne die gleichzeitige Anwendung der Electricität, und auch mit dieser nur von Jahre langer Ausdauer. In den meisten Fällen gelangt man nicht weiter, als daſs die der Besserung fähigen Muskeln genügend erstarken, um mit Hülfe orthopädischer Vorrichtungen einen eingeschränkten Gebrauch der Extremität zu gestatten. Auch diese Prognose den Eltern des Kindes nicht zu beschönigen ist von Wichtigkeit, damit diese von Anfang an zur Ausdauer ermuntert werden.

Tabes dorsalis. Definition. 4. Die Tabes dorsalis stellt vorläufig einen durchaus klinischen Krankheitsbegriff dar, welcher so lange nicht zu entbehren ist, als die graue Degeneration der hinteren Stränge und andere anatomische Veränderungen nicht an constanten und genau umschriebenen Symptomengruppen erkannt werden. Der chronische Verlauf der Krankheit ohne fieberhaften Anfang, der Beginn mit leichter Anästhesie der Haut und nachfolgender Parese der untern Extremitäten, die vorwaltende Schwäche und Anästhesie eines Beines vor dem andern, die Störung des Muskelgefühls und die Ataxie der Bewegungen, das gänzliche Fehlen fettiger Atrophie der Muskeln, die — übrigens nicht constant beobachtete — Gürtelempfindung, die Abwesenheit von Krämpfen und Contracturen, die Abnahme der geschlechtlichen Kraft —, dies sind die charakteristischen Merkmale; andere Symptome sind weniger constant, z. B. Verziehung einer Pupille, Lähmung des Abducens und Oculomotorius, Atrophie der Retina (Spinalamaurose), Neuralgieen der gelähmten Glieder, Parese der obern Extremitäten.

Allgemeine Prognose. Die Prognose hat die Erfahrung dahin festgestellt, daſs die meisten Fälle sehr langsam verlaufen, oft in 20 und selbst in 30 Jahren, daſs einige frische Fälle geheilt worden sind, daſs viele der schwereren einer momentanen Besserung und eines Stillstandes fähig sind, daſs aber kein irgend bedeutender und älterer Fall geheilt wird.

Causalindicationen. Eine Causalindication mit Erfolg zu erfüllen, ist man selten in der Lage, weil die Tabes höchst selten aus einer einzigen, sondern fast immer aus einer Vereinigung von Ursachen entsteht, die übrigens gewöhnlich schon zu lange Zeit eingewirkt haben, als daſs ihre Beseitigung noch von wesentlichem Einfluſs sein könnte. Geschlechtliche Ausschweifungen und Miſsbrauch geistiger Getränke betheiligen sich viel seltener, als man es von jeher angenommen hat; Erkältungen, Anstrengungen, mechanische Verletzungen wirken nur im Verein mit andern Ursachen; Störungen der Unterleibscirculation disponiren oft zu Tabes, wahrscheinlich vermöge der Congestion zum Rückenmark; ganz directe Ursachen sind aber der Miſsbrauch mit Nicotin und der chronische Magenkatarrh, welcher bei längerer Dauer gern entweder Lungentuberkulose oder Tabes zur

Folge hat. Die Causalindicationen, welche sich hieraus ergeben, sind natürlich wichtig genug, bedürfen aber keiner näheren Auseinandersetzung.

Unter den Arten der Tabes figurirt auch eine hysterische Form, welche wir aber, nach unsrer in diesem Punkte reichen Erfahrung, nicht gelten lassen, sondern den S. 149 erwähnten hysterischen Lähmungen zuweisen. Wir haben allerdings wirkliche Tabes bei Frauen gesehen, aber ohne solche ausgeprägte gesteigerte Reflexthätigkeit, wie sie den Charakter der Hysterie bildet.

Die directe Behandlung der Tabes ist mit so verschiedenen Mitteln und mit so verschiedenen und einander widersprechenden Erfolgen versucht worden, daſs es für heut noch unmöglich ist, aus der klinischen Erfahrung bestimmte und für den concreten Fall begründete Indicationen zu schöpfen. Anstatt der Indicationen, welche aufzustellen voreilig sein würde, müssen wir uns mit einer Kritik der geläufigen Kurmethoden begnügen, und diese Kritik gründet sich in ihrem allgemeinsten Ergebniſs, d. i. in dem Widerspruch der Beobachtungen, auf die widersprechenden Resultate der pathologischen Anatomie. Ohne daſs es nur annähernd gelungen wäre, die verschiedenen Ergebnisse der anatomischen Untersuchung mit bestimmten Symptomgruppen und Verlaufsdifferenzen in eine einigermaſsen constante Verbindung zu bringen, haben Messer und Mikroskop sehr verschiedene Veränderungen nachgewiesen: in mehreren Fällen gar keine sichtbare Veränderung, in andern graue Degeneration der hintern Stränge mit verschiedenem Sitz und verschiedener Ausbreitung, fettige Entartung der hintern oder der seitlichen Stränge, zerstreute Fettkerne zwischen den unveränderten Markfasern, Injection der Pia mater, Atrophie der hinteren Stränge, Atrophie der sensiblen Nervenwurzeln, gelatinöse Atrophie, Erweichung der seitlichen Stränge, Atrophie des Nervus facialis, hypoglossus, der Nervi optici, Capillarerweiterung und Fettkerne in den in der Medulla oblongata gelegenen Nervenkernen des Facialis, hypoglossus, Vagus u. a. m. Wenn so bedeutende Verschiedenheiten in der Art, der Lokalität und der Ausbreitung anatomischer Veränderungen sich auf eine Krankheitsgruppe beziehen, welche unter einem einzigen klinischen Bilde zusammengefaſst wird, mag dies nun mit dem Namen Tabes, oder Ataxie, oder graue Degeneration bezeich-

Therapie.

net werden, so ist es nicht zu verwundern, dafs die prognostischen und therapeutischen Erfahrungen ratblos auseinander irren müssen. Stellt man die anatomische der klinischen Erfahrung gegenüber, so lassen sich aus den Symptomen des einzelnen Falles nicht mit irgend einem Grade von Sicherheit prognostische Vermuthungen und therapeutische Indicationen schöpfen; die anatomische Diagnose ist nur dem anatomischen Messer gegeben, und höchstens kann man aus dem schlechteren oder besseren Verlauf auf eine gröfsere oder geringere In- und Extensität der Degeneration schliefsen. Dies ist die Reserve, welche der Kritik der therapeutischen Versuche zu Grunde liegt. Für ein genaues Studium des Gegenstandes empfehlen wir vor Allen ein französisches Werk, welches dem practischen Bedürfnifs allseitig genügt: Nouvelles Recherches sur l'Ataxie locomotrice progressive par Marius Carré. Paris (A. Delahaye) 1865.

Von den Methoden, welche man versucht hat, sind die folgenden, als die wichtigeren, zu erwähnen.

Eisen. Eisenkuren, besonders Trinkkuren mit Stahlbrunnen, sind in früheren Zeiten und auch noch bis in die erste Hälfte unsres Jahrhunderts beliebt gewesen, weil man mit der Vorstellung einer reinen Atrophie das dunkle Bedürfnifs der „Stärkung der Kräfte" verband und die Erfüllung dieses Bedürfnisses aus der allgemeinen Signatur der Eisenwirkung ableitete. Die gehäuften Beobachtungen der letzten Decennien haben diesen Irrthum berichtigt: Das Eisen ist nicht blofs wirkungslos, sondern auch schädlich, indem es Reizungen setzt, welche die Widerstandskraft des degenerirten Rückenmarks übersteigen.

Chinin. China und Chinin. Das Chinin hat eine besondere Beziehung zum Rückenmark, wie schon sein Einflufs auf den Schüttelfrost der Intermittens lehrt. Die alten Aerzte haben die Tabes oft mit China behandelt, und es wäre interessant, ihre constatirten Erfolge zu ermitteln. Dem Verfasser hat sich das Mittel in einigen frischen Fällen mit dem Erfolg deutlicher Besserung, in älteren Fällen aber sehr oft bewährt bei Schmerzanfällen und bei der Schlaflosigkeit der Tabetiker; es wirkte hier dem Morphium gleich, aber ohne Narkose.

Strychnin. Das Strychnin wird noch heut oft, und ist früher vielfach in der Nux vomica gegeben worden. In allen Fällen, welche zu unserer Kenntnifs gekommen, hat es durch Ueberreizung geschadet und nur einigemal die begleitende Blasenlähmung vorübergehend gemindert.

Der Leberthran mufs, wie bei andern praktischen Verlegenheiten, auch bei der Tabes herhalten. Wir haben niemals eine Besserung gesehen, welche diesem ekelhaften Mittel zur Erzeugung der Dyspepsie zu verdanken wäre. *Leberthran.*

Jodkali soll einige Mal Erfolg gehabt haben; doch gleichen die betreffenden Fälle solchen Paraplegieen, wie sie als Folge meningitischer Exsudate unten beschrieben werden. *Jodkali.*

Opium und Morphium sind gefährliche Mittel, die man, nicht zur Heilung der Krankheit, sondern zur Linderung der Schmerzen und der Schlaflosigkeit anwendet; namentlich ist das Morphium, seit Erfindung der subcutanen Injection, wieder sehr beliebt geworden. Unsere Erfahrung läfst uns andern Mitteln den Vorzug geben, dem Chinin, der Belladonna; selbst ein Glas Wein vor dem Schlafengehen wirkt oft sicherer und natürlich angenehmer. In manchen äufsersten Fällen einer Tabes dolorosa kann allerdings das Morphium nicht entbehrt werden, und hier empfiehlt sich die Injection vor dem innerlichen Gebrauch; aber das Bedürfnifs stellt sich immer häufiger und dringender ein, wird zur Gewohnheit und erzeugt eine dauernde Narkose, deren traurige Rückwirkung auf die Krankheit nicht ausbleibt. *Morphium.*

Argentum nitricum. Schon früher als rein empirisches Mittel gegen Veitstanz, Epilepsie, Hysterie und ähnliche convulsive Formen mit wechselndem Erfolge versucht, wurde der Höllenstein im Jahre 1861 von Wunderlich dringend gegen Tabes empfohlen, und in den seitdem verflossenen 6 Jahren sind vielleicht nur wenige Tabetiker in Europa gewesen, welche nicht zum Experiment mit diesem Mittel gedient hätten. Nicht die Erfolge haben ihm diese Verbreitung verschafft, sondern die Verlegenheit gegenüber der hartnäckigen und in unsrer Zeit immer häufiger werdenden Krankheit; aber die gehäuften Versuche haben den Vortheil gebracht, dafs schon nach so kurzer Zeit die Frage, wenigstens für die Praxis, einigermafsen zum Abschlufs gekommen. Der Ueberzahl der Nichterfolge steht eine kleinere Zahl bedeutender Erfolge gegenüber. Zwar kann Verfasser selbst aus eigener Erfahrung nicht zu dem Verzeichnifs dieser Erfolge beitragen, trotz vielen Versuchen, — doch mufs dies wohl zufällig sein, da glaubwürdige Autoritäten das *Argentum nitricum.*

Gegentheil bekräftigen. Was uns das Argentum nitricum in mehreren Fällen geleistet hat, war eine deutliche und rasche Verminderung der Anästhesie. Im Allgemeinen müssen die gewonnenen Resultate auffordern, das Mittel in jedem Fall von Tabes zu versuchen: höchst wahrscheinlich aber versagt es seine Wirkung ganz, wenn nicht der Anfang derselben schon in den ersten Wochen deutlich eintritt; und ferner scheint seine Wirkung an kleine Dosen gebunden zu sein, $\frac{1}{10}-\frac{1}{5}$ Gran.

Ableitungen. Ableitungen mit Haarseilen, Moxen, Glüheisen sind sehr beliebt gewesen, und sind es zum Theil noch. Sie fügen dem Kranken neue Leiden hinzu, ohne auf die Symptome der Krankheit irgend einen nützlichen Einfluß zu üben.

Blut-Entziehungen. Oertliche Blutentziehungen, besonders durch Schröpfköpfe, sind in manchen Fällen als Palliativ gegen heftige Schmerzen, sowie gegen starke Anästhesie von großem Nutzen, namentlich wo die Vermuthung congestiver Zustände einigermaßen begründet ist. Dies ist besonders der Fall, wenn deutliche Störungen der Unterleibscirculation an der Disposition zur Krankheit sich betheiligen. Verfasser hat einen Fall beobachtet, in welchem alle Erscheinungen der beginnenden Tabes nach einmaliger Application von Blutegeln am After dauernd verschwanden, und einen andern, wo diese Wirkung zwei Jahre lang vorhielt, dann aber ein nicht geheilter Rückfall erfolgte. Ganz gleichgültig ist übrigens eine örtliche Blutentziehung nicht: es kamen Fälle vor, wo die Kranken durch eine mäßige Anzahl von Schröpfköpfen erschöpft, und alle Erscheinungen verschlimmert wurden.

Electricität. Ueber die Electricität sind die Acten erst eröffnet worden. Duchenne hat den Inductionsstrom als ein souveraines Mittel bei Tabes gerühmt, aber eine zahlreiche Erfahrung hat *Remak.* diesen Ruhm illusorisch gemacht. Remak hat einige auffallende Erfolge vom constanten Strom gewonnen, und wir haben uns von der Wahrheit dieses Erfolges in einigen Remak'schen Fällen selbst überzeugt. Auch von andern Seiten sind günstige Erfahrungen mitgetheilt worden. Der Erfinder des constanten Stromes hat der Einführung desselben in die Praxis geschadet durch sein sanguinisches, enthusiastisches Temperament und durch eine unpraktische Theoriefertigkeit, für welche seine enormen anatomischen und physiologischen Kenntnisse ihm ein stets bereites Material lieferten. Wir haben mit Remak kurze

Zeit vor seinem Tode verkehrt und benutzen diese Gelegenheit, dem Verstorbenen vielen Anfeindungen gegenüber, die er erfahren, einen Fleifs, eine unermüdliche Thätigkeit, eine Aufopferung für seine Idee und für seine Clientel nachzurühmen, wie sie nur jemals dem Propheten einer guten Sache eigen gewesen. Wie bei dem Argentum nitricum, so stehen auch bei dem constanten Strom Erfolge und Nichterfolge einander gegenüber; aber, wie dort, mufs auch hier die Forderung gestellt werden, dafs das Mittel überall zu versuchen ist, wo seine Anwendung ohne momentanen Nachtheil ertragen wird. Bei jedem Erfolge mit irgend einem Mittel ist die Vermuthung begründet, dafs die zu Grunde liegende anatomische Veränderung noch gering gewesen, aber — eine solche günstige Vermuthung wird eben erst durch den Erfolg wahrscheinlich und ist deshalb immer eines Versuches werth. Zum Beweise diene ein Fall aus des Verfassers eigener Erfahrung. Ein junger kräftiger Mann zeigte die Anfänge der Tabes, Anästhesie und Ataxie der Beine, und beginnende Anästhesie der Arme; nachdem die Thermalbäder in Rehme das Gefühl und die Coordination in den Beinen wieder hergestellt, wurde in drei Sitzungen ein constanter Strom von 30 Daniel'schen Elementen auf den Halstheil des Rückenmarks geleitet; die Wirkung erfolgte augenblicklich und die Anästhesie ist nicht wiedergekehrt.

Bäder. Es gibt kaum eine Therme, welche nicht gegen Tabes empfohlen und angewandt wurde. Warme Bäder in verschiedenen, den Umständen entsprechenden, Temperaturen gehören zu den gebräuchlichsten Methoden; frische Fälle sind durch sie geheilt oder wesentlich gebessert, ältere Fälle momentan gebessert, oder auf einige Zeit zum Stillstand gebracht; einzelne Symptome endlich sind gemindert, namentlich Neuralgieen und Schlaflosigkeit, Gürtelempfindung und Blasenschwäche. Was dem Verfasser eine Erfahrung über 170 Fälle von Tabes bezüglich der Thermalbehandlung ergeben hat, ist in Kürze Folgendes:

Sehr warme Bäder, sowie die strengeren Formen der Kaltwassermethode erschöpfen und überreizen die meisten Kranken, und wo sie Erfolg hatten, war wahrscheinlich eine diagnostische Verwechslung mit exsudativer Meningitis begangen worden. Dagegen kann nicht geleugnet werden, dafs mildere kalte Abreibungen oft einen sehr wohlthätigen Einflufs auf das Gemeinbefinden sowohl, wie auf einzelne Symptome der Krankheit ausüben. In neuerer Zeit hat in Deutschland die Praxis mit Vorliebe die Alternative zwischen den kohlensäurereichen Soolbädern in Rehme und den indifferenten Thermen, namentlich Wildbad und Gastein, festgehalten; und Verfasser hat aus dieser häufigen Concurrenz praktische Maximen gewonnen, welche ihn soweit mit einiger Sicherheit leiten, als es bei einer anatomisch so verschieden bedingten und prognostisch so unsicheren Krankheit möglich ist.

Rückenmarks-schwäche. Zunächst ist hervorzuheben, dafs sehr leichte Fälle von Tabes vorkommen, welche zwar durch einen geringen Grad wirklich tabetischer Symptome charakterisirt sind, aber vermöge des Wechsels der Erscheinungen und des günstigen Verlaufs vielleicht nicht den Namen der Tabes, sondern die Bezeichnung der Rückenmarksschwäche verdienen. Jedenfalls ist dieser Begriff besser begründet, als die unklare Vorstellung der sogenannten „Nervenschwäche": was hier „schwach" ist, sind nicht die Nervenstränge, sondern die Centralorgane; und in der That weist das Rückenmark einen so verschiedenen Grad der Leistungs- und Widerstandsfähigkeit auf, dafs oft die Entscheidung schwer fällt zwischen dem, was in das Gebiet der Krankheit, und dem, was noch in die Breite der Gesundheit fällt. Leichte Ermüdung und Gefühl von Schwere in den Beinen, geringe Anästhesie und leise Ataxie nach längerem Gehen und Stehen, mitunter begleitet von Reizbarkeit der Blase, das sind die Erscheinungen dieser Rückenmarksschwäche, welche durch kurze Kuren mit Thermalbädern in Rehme oder Gastein und Wildbad oft dauernd gehoben wird; und für diese Fälle steht die Wahl zwischen indifferenten Thermen und Rehme im Allgemeinen ganz frei, und selbst von einfachen Soolbädern und kalten Abreibungen haben wir mitunter denselben guten Erfolg beobachtet.

Hämorrhoidal-Tabes. Dasselbe gilt von den ähnlichen Fällen, wo jene leichten Erscheinungen, sei es aus den Symptomen, sei es ex juvantibus et nocentibus, auf eine sogenannte hämorrhoidale Ursache und einen geringen Druck der ausgedehnten Rückenmarksvenen hinweisen; auch hier scheint die Wahl zwischen den genannten Bädern gleichgültig zu sein, vorausgesetzt, dafs die Kur durch den innerlichen Gebrauch leichter Kochsalzwässer u. dgl. unterstützt wird. Ist aber der Druck der Venen stärker und die Erscheinungen heftiger, so wird von den Bädern ein gröfserer Eindruck auf die Haut verlangt, um auch von ihr aus die Blutcirculation in Anspruch zu nehmen, und für solche Fälle ist deshalb Rehme und selbst das Seebad vorzuziehen; auch die Brunnenkur hat hier entschiedener einzuwirken, und namentlich verdient das starke Schwefelwasser von Weilbach den Vorzug, wenn die Stockung des Pfortaderkreislaufs schon eine dauernde hyperämische Schwellung der Leber erzeugt hat.

Bei entschieden ausgeprägter Tabes widersprechen sich alle therapeutischen Erfahrungen so sehr, dafs an die Begründung durchgreifender Regeln nicht zu denken ist. Eine Heilung haben wir niemals erlebt, Besserung und Stillstand oft. Ob die Thermalbäder in Rehme nützen werden, das kommt sehr oft auf den Versuch an: fühlt sich der Kranke nach jedem Einzelbade schwer und steif in den Beinen, so erwarten wir keinen Erfolg von Rehme und dringen auf den Versuch einer indifferenten Therme; tritt aber nach dem Einzelbade ein allgemeines Gefühl des Wohlseins und der Leichtigkeit in den Beinen auf und begleitet es die Dauer der Kur, so stellt sich oft eine Besserung ein, die den Kranken vom Rollstuhl an die Krücke und den Stock bringt; und die Kur ist vorläufig zu beendigen, sobald das Einzelbad anfängt, jenen momentanen günstigen Erfolg zu versagen. *Schwere Fälle.*

Je weniger Reizungserscheinungen vorhanden sind, um so eher ist von Thermalsoolbädern ein Erfolg zu erwarten; je heftiger aber und häufiger excentrische Schmerzen auftreten, je mehr der Zustand den Namen der Tabes dolorosa verdient, um so entschiedener sind indifferente Thermen vorzuziehen. Oft haben solche Kranke in Schlangenbad, Gastein, Wildbad eine Linderung der Schmerzen erfahren und sind dann erst im Stande die Thermalsoolbäder zu ertragen und hier die Besserung ihrer Lähmungserscheinungen zu versuchen. Was die Wahl unter den indifferenten Thermen selbst betrifft, so richtet sie sich hauptsächlich nach dem Klima: im Sommer ist die höhere Gebirgslage von Wildbad und die Alpenlage von Gastein vorzuziehen, im Frühling das milde und frische Klima von Schlangenbad, Warmbrunn u. s. w. *Alternative zwischen Rehme und den indifferenten Thermen.*

Was in den Thermalsoolbädern wirkt, ist neben dem kräftigen Reiz des Salzgehaltes die Kohlensäure, welche eine starke centripetale Erregung des Gehirns und Rückenmarkes ausübt. Was von Rehme gesagt worden, gilt natürlich auch von dem durchaus ähnlichen Nauheim, doch ist hierüber ein besonderes Wort zu sagen. Während das Krankenpublikum an beiden Orten ohngefähr das gleiche ist, bemerkt man in Nauheim nur ein geringes, in Rehme aber seit der ersten Gründung des Bades ein sehr bedeutendes Contingent von Tabes dorsalis. Wenn nun Beneke in seiner Schrift über Nauheim bei der Tabes nicht allein keine Erfolge zu rühmen weifs, sondern die dortigen Bäder für diesen Zustand geradezu als contraindicirt bezeichnet, so kann der Grund einer so auffallenden Thatsache ein doppelter sein: einmal hat man in Nauheim nicht die reichliche Gelegenheit, wie in Rehme gehabt, Fälle zu beobachten und die Methode auszubilden; und andrerseits ist die Roulette- und Lorettenatmosphäre eines Spielbades nicht geeignet, jene Ebenheit und Gleichmafs des ruhigen Landlebens zu bieten, welches gerade für solche, in der Regel etwas demoralisirte und fast immer sehr erregbare Kranke unerläfslich ist.

Erweichung des Rückenmarks. 5. **Erweichung des Rückenmarkes**, chronische Myelitis und Sclerose sind im Leben nicht von einander zu unterscheiden; neben der Lähmung verschiedener motorischer und sensibler Nerven bestehen schmerzhafte und krampfhafte Erscheinungen, sowohl tonische Contracturen als auch klonische Bewegungen; die häufigste Ursache sind enorme geschlechtliche Ausschweifungen, demnächst die weiter entwickelte Tabes, sodann akute Myelitis, Wirbelbruch, Wirbelcaries und syphilitische Exostosen, auch Apoplexie des Rückenmarkes bildet mitunter Erweichungsheerde. Die Prognose ist durchaus ungünstig, alle Fälle vollenden ihren unglücklichen Verlauf, und zwar schneller, als die Tabes, mit Oedem, Bauchwassersucht und Decubitus und Lähmung der Sphincteren endend. Thermalsoolbäder haben weder einen Erfolg, noch werden sie auch nur ertragen. Höchstens lassen sich die Reizungserscheinungen mildern, und dazu eignen sich nur die indifferenten Thermen, unter denen die kühleren und höher gelegenen um so mehr den Vorrang haben, je mehr die Symptome der Reizung vorwalten.

Meningitis spinalis. 6. **Die Meningitis medullaris exsudativa**, mit der ihr folgenden Lähmung, bietet eine der wichtigsten und dankbarsten Indicationen für warme Bäder, namentlich aber für die Thermalbäder in Rehme und demnach auch wohl für die ähnlichen in Nauheim. Da man die Krankheit oft mit Tabes verwechselt und sie wohl gar „akute Tabes" genannt hat, und da überdies die praktische Kritik derselben von der reichhaltigen Erfahrung in Rehme ausgegangen ist, so mag es wohl zweckmäfsig sein, bei dieser Gelegenheit näher auf sie einzugehen. Sie tritt plötzlich und mit starkem Fieber auf, lokalisirt sich entweder in der pars lumbaris, oder in der Medulla oblongata und basis cerebri; excentrische Schmerzen in den Extremitäten während der fieberhaften Periode, schmerzlose Lähmung sämmtlicher Muskeln derselben nach Ablauf dieser Periode, aber ohne Ataxie, Zunahme der Lähmung bis einige Wochen oder Monate nach dem Anfall, Abnahme nach dieser Zeit und Auftreten der Ataxie in der Reconvalescenz — das sind die Charaktere der Krankheit, wozu noch das Fehlen oder der nur geringe Grad der Anästhesie kommt. Im akuten Stadium ist die Entzündung, im chronischen das Exsudat die Ursache der Erscheinungen. Nicht minder charakteristisch, als der Verlauf, ist auch die Aetiologie: die Krankheit entsteht niemals anders, als nach heftiger Erkältung, aber auch so nur dann, wenn der Körper durch akute oder gewisse chronische Krankheiten sehr heruntergekommen ist, nach Syphilis und wiederholten Sublimatkuren, in der Reconvalescenz nach der Grippe und nach akuten Exanthemen, bei Kindern namentlich nach Masern und Scharlach, bei Erwachsenen nach Pocken. Die Prognose ist ungünstig, wenn aus Verkennung der Art der Krankheit eine falsche Behandlung mit Strychnin, Höllenstein u. dgl. eintritt, und dafür die einzig richtige Methode versäumt wird; sobald das Exsudat länger als 6—8 Monate bestanden, wird es nicht mehr resorbirt. Durchaus günstig aber ist die Prognose, wenn das akute Stadium, trotz der anfangs fortschreitenden Lähmung, consequent antiphlogistisch behandelt wird mit örtlichen Blutentziehungen, örtlicher Kälte und später mit warmen Bädern; wenn dann die Lähmungserscheinungen allein übrig geblieben, so tritt eine strenge und methodische Badekur ein, wo es sein kann, mit Thermalbädern in Rehme und Nauheim, sonst mit Bädern, wie sie am besten zu erreichen sind. Frische Fälle bei jugendlichen Personen werden ganz geheilt, bei Erwachsenen bleibt oft eine leichte Parese übrig. Uebrigens glauben wir, dafs die bedeutenden Erfolge, denen Rehme seinen Ruf verdankt, auch von andern Methoden erwartet wer-

Marginalia: Verlauf. Prognose. Behandlung.

den können, vielleicht selbst von Kaltwasserkuren, wenn sie nur früh genug unternommen werden.

*Hat man das akute Stadium der Krankheit vernachlässigt oder unrichtig behandelt, so bleibt das Exsudat mit der Lähmung zurück, und diese Fälle sind von Einigen als Tabes secundaria bezeichnet worden. Je älter ein solcher Fall, um so geringere Aussicht besteht für einige Besserung; stark resorbirende und erregende Methoden sind hier indicirt, sehr warme Bäder in Teplitz, Wiesbaden u. s. w. und auch, wo die übrigen Umstände es gestatten, energische Kaltwasserkuren.

Tabes secundaria.

7. Die diphtheritische Lähmung hat erst seit kurzer Zeit Aufmerksamkeit erregt. Abgesehen von Lähmungen des Gaumensegels, welche örtlich begründet sein können, sind die wenigen Fälle, welche zu unserer Kenntniſs gekommen, ganz wie Meningitis medullaris acuta aufgetreten und haben auch denselben günstigen Verlauf gehabt. Einige Fälle wurden von der Natur, einige in Rehme geheilt. Vermehrte Beobachtungen werden hoffentlich ermitteln lassen, ob wir es hier mit einer in der Reconvalescenz nach Diphtherie entstandenen Meningitis zu thun haben. Ist die Prognose, unsern Beobachtungen entsprechend, allgemein günstig, so wird man von den Thermalbädern in Rehme und Nauheim absehen und sich mit irgend einer erregenden Bademethode, wie sie die beste Gelegenheit darbietet, begnügen können. In einem der von uns beobachteten Fälle war der gröſsere Theil der Lähmungserscheinungen schon zu Haus durch den Gebrauch des Jodkalis beseitigt worden.

Diphtheritische Lähmung.

8. Lähmung durch Druck, in Folge scrophulöser oder syphilitischer Wirbelanschwellungen und gichtischer Exsudate. Die verschiedene dyskrasische Ursache bedingt durchaus keinen Unterschied in den Erscheinungen und im Verlauf; dieser ist vielmehr ausschlieſslich von dem Sitz und der Gröſse der Anschwellung abhängig. Die Behandlung kann sich nicht mit der Erfüllung der Causalindication begnügen, weil die Lähmung an sich ein dringendes Symptom ist, welches, womöglich, palliative Linderung erheischt. Energische Kuren mit warmen Bädern sind das Hauptmittel, und wo diese die Reizungserscheinungen vermehren, treten die Schlammbäder ein, eine rein empirische Thatsache, die wir aus vielfacher Erfahrung bestätigen, ohne einen wahrscheinlichen Grund angeben zu können.

Lähmung durch Druck.

9. **Die typhöse Lähmung**, wohl unterschieden von der unter andern auch nach Typhus vorkommenden allgemeinen paralytischen Schwäche (S. 147), ist eine specifische Form, entstanden während des typhösen Fiebers oder kurz nach dessen Ablauf, anfangs unter dem Bilde der allgemeinen paralytischen Schwäche, dann aber, nachdem diese in allen andern Muskeln verschwunden, als deutliche Lähmung der Musculi tibialis anticus, peronaeus longus, Extensor digitorum zurückbleibend. Man erkennt solche Kranke an dem klappenden Gang, wie er die spinale Kinderlähmung auszeichnet, und mit dieser Form hat der Zustand auch das gemein, dafs die genannten Muskeln, wenn sie nicht frühzeitig mit dem inducirten Strom gereizt werden, unrettbar in fettige Degeneration übergehen. Eine Betheiligung der oberen Extremitäten, und zwar gleichfalls der Streckmuskeln, haben wir nur einmal beobachtet. Die Prognose ist nicht ganz so günstig, wie bei der exsudativen Meningitis; vollkommene Heilungen sind selten, bedeutende Besserungen aber sehr häufig. Es ist traurig, dafs gerade solche Kranke noch oft mit Strychnin überreizt werden: Thermalbäder in **Rehme** oder **Nauheim**, **Moorbäder**, oder irgend welche **warme Bäder** in Verbindung mit fleifsiger **Faradisirung** der von fettiger Atrophie bedrohten Muskeln sind allein im Stande, die Kranken vor jener Verkrüppelung zu bewahren, welcher die meisten Fälle von spinaler Kinderlähmung verfallen.

Typhöse Lähmung.

11. **Hyperästhesieen und convulsive Formen.**

Es fallen unter diese Rubrik sehr verschieden begründete Zustände und grofsentheils Symptome von Gehirn- und Rückenmarkskrankheiten. Rein peripherische Neuralgieen haben dieselbe Bedeutung, wie peripherische Lähmungen und verlangen die Erfüllung der Causalindication. Der Prurigo ist unter den chronischen Exanthemen erwähnt worden. Nur einige Zustände verdienen noch einer besonderen Erwähnung.

1. **Paralysis agitans.** Prognose durchaus schlecht. Nur vereinzelte Besserungen durch warme Bäder, kalte Uebergiefsungen, constanten Strom. Das Zittern der Säufer, in der Regel auf einer geringen Verdickung der Pia mater beruhend, wird durch warme Bäder, Seebäder, Thermalsoolbäder mit-

Paralysis agitans.

unter wesentlich gebessert, wenn der Alkoholgenufs eingeschränkt wird.

Chorea. 2. **Chorea.** Warme Bäder sind seit sehr alten Zeiten gebräuchlich, auch kalte Uebergiefsungen, Flufsbäder, Seebäder. Die Erfahrungen widersprechen sich sehr. Individuelle Umstände müssen entscheiden, und Regeln lassen sich nicht aufstellen. Im Allgemeinen aber sind die Formen der beruhigenden Methode zu wählen.

Epilepsie. 3. **Epilepsie** sollte im Allgemeinen nicht Gegenstand von Badekuren sein, wenn auch der diätetische Gebrauch warmer und kühler Bäder in manchem Fall von Nutzen sein mag. Auch hier müssen reizende Methoden vermieden und nur beruhigende Badeformen angewandt werden. Gerühmte Erfolge sind zum Theil so selten und zum Theil so zweifelhaft, dafs sie unmöglich balneologische Indicationen begründen können.

Ischias. 4. **Ischias.** Heilungen sind sehr selten und am öftesten noch der sehr warmen Methode, den Bädern in Teplitz, Wiesbaden, warmen Schwefelbädern, verdankt worden, wenngleich auch die Kaltwassermethode viele Erfolge gerühmt hat. Die Prognose ist mit grofser Reserve zu stellen; dem wirksamsten Mittel, lange Zeit beobachteter ruhiger Lage, bequemt sich nur selten ein Kranker. Vergl. den Paragraphen über Diabetes und dessen Complication mit Ischias. Auch eine Neuralgia dorsalis pedis haben wir in mehreren Fällen beobachtet, welche jedem Mittel, aufser der absoluten Ruhe, widerstand.

Gesichtsschmerz. 5. **Gesichtsschmerz** ist in den meisten Fällen centralbegründet und dann unheilbar; die peripherisch bedingten Fälle sind theils rheumatischer Natur, theils vom Reiz cariöser Zähne abhängig; im ersteren Fall mögen antirheumatische Badekuren, im zweiten Fall beruhigende Methoden genützt haben; bedeutende Erfolge hat aber die Balneotherapie nicht zu rühmen, weil die Affection des Nervu trigeminus zu denjenigen gehört, die nach einiger Dauer sich von der ersten Ursache emancipiren und selbstständig werden. Dem empirisch erprobten Arsenik gegenüber ist auf Badekuren wenig Gewicht zu legen; ob subcutane Morphium-Injectionen mehr als palliative Hülfe zu bringen vermögen, ist noch nicht ermittelt.

Die indifferenten Thermen.

Indifferente Thermen.

Nachdem in Obigem das Gebiet der Wirksamkeit warmer Bäder, als solcher, ohngefähr erschöpfend skizzirt worden, mit Uebergehung der scrophulösen Zustände, welche bei Gelegenheit der Soolbäder ihre genauere Würdigung finden: so erübrigt für dieses erste Kapitel nur noch die Aufzählung und Charakterisirung derjenigen gebräuchlichen Badeorte, deren Quellen aufser dem warmen Wasser kein anderes dynamisches Moment enthalten und deshalb indifferente Thermen genannt werden. Die allgemeinen Indicationen für dieselben sind in den Rubriken des eben beendigten Abschnittes enthalten; die einzelne Wahl unter denselben richtet sich nach der Temperatur ihrer Quellen, dem Klima ihrer Lage, den geselligen Verhältnissen und der üblichen Methode. Da der Gasgehalt gering oder gleich Null, der Salzgehalt verschwindend und ohne Bedeutung ist, so würde man mit der Anlage künstlich erwärmter Bäder in passenden klimatischen Orten dasselbe erreichen können; und die natürliche Wärme der Quellen hat keine andere Bedeutung, als dafs sie, ohne Kosten, grofse Quantitäten Badewasser für eine grofse Zahl von Kranken liefert. Der in der älteren Vorstellung beliebte geheimnifsvolle Brunnengeist beruht auf der Wirkung der feuchten Wärme, des Klimas, der Methode.

Allgemeiner Charakter.

Die Temperaturunterschiede zwischen den einzelnen indifferenten Thermen sind nicht unerheblich. Die zwei Bäder, welche in dieser Beziehung die Grenze nach oben und unten bilden, unterscheiden sich auch am meisten in der Häufigkeit ihrer Anwendung und in der Art der Krankheiten, für welche sie in Gebrauch gezogen werden. Diese Zwei sind Schlangenbad und Teplitz, ersteres das kühlste, letzteres das wärmste dieser Gruppe, beide in klimatischen Verhältnissen nicht sehr abweichend, in der Ausdehnung und dem Gebiet ihrer Anwendung aber Antipoden: Teplitz, alljährlich von vielen Tausenden besucht, eine Menge der schwersten Fälle von Gicht, Rheumatismus und Lähmungen versammelnd, für deren Besserung eine heroische Wirkung auf die Aufsaugung von Exsudaten und eine mächtige Reizung der Haut oder des Nervensystems gefordert wird; Schlangenbad dagegen auf eine viel kleinere Zahl von

Temperaturunterschiede.

Kranken und auf ein geringeres Gebiet von Krankheitsfällen beschränkt, für welche es meistens die Indication der Beruhigung des Nervensystems und der sehr discreten Anregung reizbarer Organismen zu leisten hat.

In Beziehung auf hohe Temperatur kommt Gastein Teplitz am nächsten, und dieser Verwandtschaft entspricht auch die Aehnlichkeit ihrer Krankheitsfälle. Auch in Gastein sind es die Lähmungen, die gichtischen und rheumatischen Exsudate, welche die Hauptfrequenz bilden, aber mit dem bedeutsamen Unterschiede, dafs Gastein vorwiegend für sehr geschwächte, heruntergekommene, der Schonung bedürftige Individuen sich empfohlen hat; und der Grund dieser Thatsache kann, bei der Gleichheit der übrigen Verhältnisse, nur in den klimatischen Verhältnissen liegen: vermöge seiner hohen Lage (3051 Fufs) bietet Gastein dem Kranken eine Alpenluft, deren Verdünnung an sich eine Seite des Stoffwechsels verlangsamt, oder integrirende Lebensreize in dem Grade mildert, dafs die stärkere Anregung warmer Bäder um so mehr ertragen werden kann. So ist die Alternative für Gastein und Teplitz von der Erfahrung dahin festgestellt worden, dafs warme und sehr warme Bäder von reizbaren Individuen in Gastein mit weniger Aufregung ertragen werden, als in Teplitz; je indolenter ein Organismus, um so mehr eignet sich Teplitz, je reizbarer, um so mehr Gastein.

Je höher die Lage, um so höhere Badetemperaturen sind bei reizbaren Organismen erlaubt; je niedriger die Lage, um so kühler mufs das Bad für solche Constitutionen gewählt werden; je reizbarer der Kranke, um so mehr ist niedere Temperatur oder höhere Lage, je atonischer jener, um so mehr hohe Temperatur und niedere Lage indicirt; und für gemischte Fälle, wo beide Rücksichten gleiche Bedeutung haben, finden sich Badeorte, welche in beiden Beziehungen die Mitte halten. Nach diesem Grundsatz sind die indifferenten Thermen, seit alter Zeit Wildbäder genannt, behufs Auswahl für den einzelnen Fall zu gruppiren, und im Uebrigen die wahrscheinlichen Wetterverhältnisse, so wie die gröfsere oder geringere Schwierigkeit der Reise und auch die geselligen Verhältnisse des Ortes in Anschlag zu bringen. Die folgende Tabelle nimmt Leuk, trotz seinem Kalkgehalt als chemisch indifferent, und Wiesbaden mit auf, welches als sehr warmes Bad durchaus die Teplitzer Indicationen aufweist und mit ohngefähr $\frac{2}{3}$ Procent Salzgehalt, als Bad wenigstens, kaum zu den Soolbädern gerechnet werden kann. Selbst die Schwefelthermen könnten für viele Fälle, wo es nicht auf die Wirkung des Schwefels, sondern des warmen Wassers ankommt, in solche tabellarische Uebersicht aufgenommen werden. Der chemische Gehalt der eigentlichen Wildbäder variirt zwischen 0,3 und 3,7 Gran auf 16 Unzen; nur Leuk hat 14,6 Gr. und darunter 11 Gr. schwefelsauren Kalk. Freie Kohlensäure ist in den meisten vorhanden, aber in so geringer Menge, dafs sie bei der Wirkung nicht in Betracht kommt. Von Schwefelwasserstoffgas enthalten einige geringe Spuren, die ebenfalls unerheblich sind.

	Gebräuchliche Réaum.- Temperatur.	Höhe.
Plombières	15—52.*)	1310.
Leuk	31—40,5.	4404.
Teplitz	28—34.	648.
Wiesbaden	27—33.	323.
Warmbrunn	32,5.	1100.
Gastein	26—32.	3315.
Tüffer	29,5.	700.
Pfäffers	29.	2115.
Ragatz	29.	1570.
Wildbad	28.	1323.
Neuhaus	28.	1200.
Schlangenbad	24—26.	900.
Bertrich	26.	500.
Badenweiler	24—26.	1425.
Landeck	25—26.	1398.

	Höhe.	Gebräuchliche Réaum.- Temparatur.
Leuk	4404.	31—40,5.
Gastein	3315.	26—32.
Pfäffers	2115.	29.
Ragatz	1570.	29.
Badenweiler	1425.	24—26.

*) Dampfbad.

	Höhe.	Gebräuchliche Réaum.- Temperatur.
Landeck . .	1398.	25—26.
Wildbad .	1323.	28.
Plombières .	1310.	15—52.
Neuhaus . .	1200.	28.
Warmbrunn .	1100.	26—32.
Schlangenbad	900.	24—26.
Töffer . . .	700.	29,5.
Teplitz . .	648.	28—34.
Bertrich . .	500.	26.
Wiesbaden .	323.	27—33.

Teplitz. **Teplitz** (648 Fufs), Böhmen, Leitmeritzer Kreis, in gleicher Entfernung zwischen Prag und Dresden, Station einer Zweigbahn, mit dem Dorf Schönau zusammen hinreichende Anstalten für 4000 tägliche Bäder bietend, ist eines der besuchtesten Bäder Europas (10,000 Fremde). Die Gegend ist angenehm und reich au Vegetation, das Klima zwar nicht rauh, aber auch nicht vor scharfem Wechsel, namentlich des Abends, geschützt, daher ein sorgfältiges Verhalten gegen Erkältungen nothwendig. Die vorherrschende Methode liebt sehr warme Bäder, bis zu 33 und 34 Grad R., die Badestunden liegen, wegen des starken Bedürfnisses, zum Theil sehr früh (3 — 6 Uhr), und dem einzelnen Bade folgt meistens eine 1—2stündige Ruhe im Bett mit gelinder Transpiration. Darin bestehen die Vortheile und die Nachtheile der Methode: die Vortheile für die stark erregende Wirkung, die Nachtheile für die Fälle, welche sehr reizbare und schonungsbedürftige Personen betreffen, und wo eine gewisse Hautschwäche zu Erkältungen geneigt macht. Daher rührt es, dafs Teplitz neben einer Menge bedeutender Erfolge eine nicht unbeträchtliche Zahl von Mifserfolgen aufweist. In neuerer Zeit hat man demgemäfs auch angefangen, die alt hergebrachte Schablone aufzugeben und die beiden Hauptseiten der Wirkung warmer Bäder nach dem concreten Falle zu scheiden, sehr warme Bäder bei indolenten, mäfsig warme bei reizbaren Individuen zu geben und den letzteren, zum Zweck der frühen Morgenbäder, nicht die erforderliche Nachtruhe zu verkürzen. Nach sehr warmen Thermalkuren erfordert die gesteigerte Hautschwäche oft eine unerläfsliche Nachkur mit Seebädern, Thermalsoolbädern u s. w.; uud sehr oft ist überhaupt in Teplitz nur Eine Indication zu erfüllen, nur Eine Seite der Krankheit zu mäfsigen, und darauf durch restaurirende Methoden andere Zwecke zu verfolgen. Im Uebrigen können wir es uns erlassen, die einzelnen Indicationen zu wiederholen, welche wir bei der therapeutischen Würdigung warmer Bäder im Zusammenhange gegeben haben. Zu bemerken ist noch, dafs jüngst auch eine Anstalt für Moorbäder angelegt worden.

Aerzte sind: Eberle, Haas, Höring, Hirsch, Karmin, Karner, Kraus, Preiss, Richter, Schmelkes, Seiche, Willigk.

Plombières, im Departement der Vogesen, in einem tiefen und engen Thal gelegen, 1300 Fufs, ist das französische Teplitz. Die Quellen sind unter allen indifferenten Wässern die gehaltlosesten und gleichen fast dem Regenwasser, nur dafs sie vollkommen klar sind. Die Bäder werden in ähnlichen hohen Temperaturen gegeben, wie meist in Teplitz, aber in den meisten Fällen von der Dauer einiger Stunden; und die Krankheitsfälle, welche die Hauptfrequenz bilden, sind ohngefähr die von Teplitz und Gastein. Aufserdem aber wird das gehaltlose Wasser getrunken und besonders bei chronischem Magenkatarrh und Gastralgie gerühmt; ob dabei das Bad nicht die Hauptrolle spielt, ist sehr fraglich: James (Guide pratique aux eaux minérales) sagt, man habe von der Versendung des Brunnens in letzter Zeit Abstand genommen, weil mit der Entfernung von der Quelle seine Wirkung aufhöre — sehr bezeichnend für den Standpunkt der französischen Balneotherapie.

Leuk (Louèche), im Canton Wallis, 4400 Fufs über dem Meer, in einem Bergkessel in grofsartiger Alpennatur gelegen, von Genf aus, mit Ausnahme eines Weges von 4 Stunden, durch Eisenbahn zu erreichen, ist das höchste der Wildbäder und durch die daselbst waltende Methode sehr merkwürdig. Das Wasser der zwischen 31 und 40 Grad R. warmen Quellen enthält auf 16 Unzen ohngefähr $10\frac{1}{4}$ Gran schwefelsauren Kalk, $2\frac{1}{2}$ Gran schwefelsaure Magnesia, und 1 Gran andere Salze, nebenbei eine geringe Spur freier Kohlensäure; innerlich genommen ist es, vermöge des Gypsgehaltes, nicht ganz leicht verdaulich; als Bad mufs es zu den indifferenten Thermen zählen, da der Gyps weder resorbirt wird, noch in der vorhandenen Quantität als besonderes Reizmittel für die Haut gelten kann. Hauck (die Heilquellen Deutschlands 1865) erzählt, wie es scheint, aus eigener Anschauung, die Methode so: „Im Durchschnitt werden 25 Tage auf die Kur gerechnet, während welcher Zeit man einen Tag um den andern, oder täglich 1—2 Mal badet. Die Dauer des Bades wird allmählig von $\frac{1}{2}$ Stunde bis zu 5, bis zu 8 Stunden, auf den Vor- und Nachmittag vertheilt, ausgedehnt, dann nach 8—12 Tagen wieder in umgekehrter Weise verringert. Herren und Damen — meist Schweizer und Franzosen — baden gemeinschaftlich in Bassins für ungefähr 20 Personen, die sich durch Unterhaltung, Lesen, Frühstücken und Dominospielen auf schwimmenden Brettchen die Zeit verkürzen. Die Badenden, mit wollenen Mänteln und Halskragen bekleidet, entgehen auf solche Weise der hier unvermeidlichen Langenweile. Des Mittags werden die Bassins theilweise, des Abends vollständig abgelassen und wieder gefüllt; während der Nacht kühlt sich dann das Wasser auf ohngefähr 29 Grad R. ab." Die Krankheiten, welche auf solche Weise behandelt werden, sind gichtische und rheumatische Exsudate, Scrophulosis und vor Allem chronische Exantheme, Psoriasis, Excem, Prurigo. Was die letzteren betrifft, so ist es allerdings wahrscheinlich, dafs eine so lang dauernde Maceration der Haut eine bedeutende Wirkung auf dieselbe ausüben kann, und verweisen wir auf Hebra's Ausspruch über die Wirkung lange protrahirter Bäder. Im Allgemeinen aber folgt aus der Methode in Leuk, dafs lange dauernde blutwarme Bäder in der That von vielen Menschen ertragen, und zwar mit Nutzen ertragen werden.

Wirkung der Leuker Bäder auf Hautkrankheiten. Die Wirkung einer solchen Methode auf scrophulöse, rheumatische und gichtische Exsudate, d. h. auf die Krankheitszustände, bei denen ein höherer Grad der reizenden Wirkung indifferenter Thermen indicirt ist, kann man sich leicht erklären, und der Einflufs der hohen Lage mag es wesentlich bedingen, dafs die enorme Reizung ertragen wird. Der Ruhm des Bades bei chronischen Hautkrankheiten scheint aber doch einigen Zweifeln zu begegnen. Gerade die schweren und hartnäckigen Formen, Psoriasis und Excem, werden als die eigentliche Domaine für Leuk in Anspruch genommen, und diese würden also nur unter der Bedingung ihre allgemein bekannte

Hartnäckigkeit besitzen, wenn sie nicht in Leuk oder überhaupt nicht mit protrahirten Bädern behandelt würden. Zwar hat Hebra mit solchen permanenten Bädern Fälle geheilt, aber nur einzelne, und diese in einer Frist von so viel Monaten, als man Wochen zu bedürfen in Leuk behauptet. Nun ist ferner der Ausbruch eines Exanthems in Folge der Leuker Methode constant, und zwar unter sehr verschiedenen Formen der Hautentzündung; und wenn man diese Thatsache mit der Erfahrung zusammenhält, dafs das chronische Eczem oft gar nicht, oft erst nach langer Zeit der Behandlung Reizmittel erträgt, so erhebt sich ein neuer Zweifel.

Manche atonische Fufsgeschwüre, namentlich mit kallösen Rändern, ferner manche schuppige und borkige Formen chronischer Hautkrankheiten werden wohl der guten Einwirkung permanenter Bäder besonders zugänglich sein, und aus solchen Erfahrungen Gebrauch und Methode in Leuk sich ausgebildet haben.

Aerzte: Dr. Bonvin, Brunner, Grillet, Mengis sen. und Mengis jun.

Pfäffers und **Ragatz**, im Canton St. Gallen, letzteres Station der von Rorschach nach Chur führenden Eisenbahn, ersteres eine Stunde davon entfernt. Die Thermen sind in ihrem Gehalt durchaus indifferent und haben in den Bädern in Pfäffers eine Temperatur von $29\frac{1}{2}$ Grad R., in Ragatz, wohin die Quelle von Pfäffers abgeleitet wird, nicht ganz 28 Grad. Pfäffers liegt in einer engen Thalschlucht, 2130 Fufs über dem Meer, Ragatz in einem hellen, breiteren Thal, 1570 Fufs über dem Meer. Beide Orte zusammen vereinigen daher einigermafsen die beiden Gegensätze, welche für indifferente Thermen in Betracht kommen: höhere Lage mit wärmeren, etwas tiefere Lage mit mäfsig warmen Bädern. Beide eignen sich, gleich Gastein, besonders für reizbare, schonungsbedürftige Constitutionen, und namentlich für Individuen, für welche der Genufs einer grofsartigen Alpennatur und die Anschauung eines lebhaften kosmopolitischen Weltverkehrs ein psychisches Kurmoment zu bilden vermag; für den ersten Zweck mehr das einsame Pfäffers, für den letzten mehr das belebte Ragatz. Das Wasser strömt beständig durch die Badewannen und unterhält so im Bade sowohl, als auch in den Badezellen eine gleichmäfsige Temperatur. Die Dauer des Bades beschränkt sich in der Regel auf eine

Stunde, nachdem man die auch hier früher üblich gewesene Methode der permauenten Bäder aufgegebeu hat. Arzt in Pfäffers: Dr. Dormann; in Ragatz: Dr. Kaiser.

Gastein. **Gastein**, 13 Stunden von Salzburg, mit dem es durch eine romantische Strafse und regelmäfsige Posten verbunden ist, in einem engen Thal 3350 Fufs über dem Meere gelegen, von grofsartig ernster Alpennatur umgeben, ist, neben Wildbad, in Deutschland der Hauptrepräseutant der indifferenten Wildbäder geworden. Die klimatischen Verhältnisse des Ortes sind in sofern nicht sehr günstig, als namentlich die Sommermonate Juni, Juli, August beinahe 60 Procent Regentage aufweisen; dennoch macht sich hier mehr, als irgendwo, der Einflufs des Alpenklimas geltend, die Beruhigung und Anfrischung reizbar schwacher Constitutiouen und die Erträglichkeit warmer Bäder bei Individuen, auf welche diese in tiefer Lage überreizend wirken; überdiefs sind die Regentage selten ganz feuchte, sondern der Regen dauert meist nur Stunden lang. Grofse Hitze kommt nicht vor, die höchste beobachtete Temperatur war 24 Grad R.; heftige Abkühlungen sind nicht häufig, die Barometerschwankungen mäfsig. Das gesellige Leben hat, sowohl durch die majestätische Umgebung, als auch durch die Frequenz schwer kranker Personen, mit der Zeit einen ernsten Charakter angenommen, welcher ein gewisses Gleichmafs im Leben überreizter und reizbarer Constitutionen begünstigt. Das Wasser der verschiedenen Quellen ist sehr klar und weich, an den Quellen 29—37 Grad R., in den Bädern meist 28—30 Grad R., seltener 24—28 Grad Réaumur. Die Dauer des Bades war früher, wie auch anderswo, länger und nach der üblichen Schablone bestimmt; seitdem aber Gastein der Hauptrepräsentant milder Thermalkuren geworden, hat sich die Methode geklärt und individualisirt, und neben Bädern von einer Stunde werden solche von 10—15 Minuten gegeben.

Verschiedene Schätzung von Gastein. So allgemein verbreitet auch der Ruf Gasteins ist, so verschieden ist doch seine Geltung, und neben Erfolgen verwirren Mifserfolge seine Schätzung Seitens der einzelnen Aerzte. Der Grund liegt darin, dafs man früher von der specifischen Wirkung von Gastein, wie von Teplitz, specifische Erfolge erwartet hat, anstatt die Prognose aus den Erfahrungen warmer Bäder überhaupt abzuleiten, wie wir sie im Vorhergehenden zusammengestellt habeu: eine Menge unheilbarer und selbst einer Besserung unfähiger Fälle, ferner Fälle, welche auch die leiseste Thermalwirkung nicht ertragen, ohne mit Reizung oder Erschöpfung zu antworten, sind nach Gastein dirigirt worden; andere Mifserfolge sind für einzelne Individuen aus besonders schlechten Wetterverhältnissen abzuleiten; und endlich vergleiche man unsere Abhandlung über die Indicationen warmer und kalter Bäder mit den Erfahrungen, welche jeder beschäftigte Arzt gemacht hat, um es erklärlich zu finden, dafs für viele Fälle nur der Versuch entscheidend ist, dafs die Erwartung, welche man von Einer Methode sicher hegen zu dürfen glaubte, von einer andern, oft formell entgegengesetzten, erfüllt wurde.

So hat in einzelnen Fällen Gastein mit anderen Methoden, mit Teplitz, Schlangenbad, Seebad, Rehme, Kaltwasserkur, bald glücklich, bald unglücklich concurrirt. Namentlich sind es die Lähmungen, und besonders die Tabes dorsalis, welche in dieser Concurrenz die widersprechendsten Erfahrungen geliefert haben, und wenngleich sich uns (siehe S. 165) für die Alternative zwischen Gastein und Rehme bei Tabes der Gesichtspunkt der gröfseren und geringeren Reizbarkeit als ungefähr mafsgebend ergeben hat, so lehrt doch die S. 159 gegebene Aufzählung der verschiedensten anatomischen Befunde, dafs man bei jedem Fall von Tabes darauf gefafst sein mufs, Prognose und Indicationen von der therapeutischen Erfahrung selbst berichtigen zu lassen.

Im Allgemeinen vereinigt Gastein die Indicationen von Teplitz und die der milderen Thermalmethoden. Für rheumatische und gichtische Exsudate, für atonisch-paralytische Zustände bieten sich die sehr warmen Bäder, wie in Teplitz, und die Entscheidung zwischen beiden hängt von der Erwägung der klimatischen und geselligen Verhältnisse und der verschiedenen Reisegelegenheit ab: je mehr eine Ueberreizung durch sehr warme Bäder zu fürchten ist, um so mehr wird für energische Thermalkuren Gastein, nebst den anderen Wildbädern, den Vorzug vor Teplitz haben; und diefs ganz vorzüglich für solche Zustände, wo überhaupt nicht die erregende, sondern die beruhigende Wirkung warmer Bäder verlangt wird, Tabes dolorosa, Hysterie, Hypochondrie und dergl. Eine allgemeine Indication für Gastein bei Impotenz zu stellen, ist so unwissenschaftlich, als unpraktisch: die Impotenz ist Symptom principiell verschiedener Zustände, in

Allgemeine Indicationen von Gastein.

einem Theil der Fälle in Spinalirritation bei Onanisten begründet, in einem andern Theil in paralytischer Schwäche des unteren Rückenmarkes; im erstern Fall mag die beruhigende Methode in Gastein einzelne Erfolge gehabt haben, im zweiten schwerlich, und die Heilung dieses Zustandes ist überhaupt zu selten, um präcise Indicationen zu begründen; nur Versuche sind es, worauf die Therapie sich beschränkt.

Eine Stunde von dem Wildbade Gastein entfernt und 500 Fuſs niedriger, liegt

Hofgastein. **Hofgastein,** wohin die Quellen vom ersteren abgeleitet und mit 28 Grad Réaumur benutzt werden. Die Verhältnisse sind übrigens ungefähr dieselben, und das Bad ist hauptsächlich zur Aushülfe bei der beständig zunehmenden Frequenz angelegt worden.

Aerzte in Gastein: Dr. v. Hoenigsberg, Pröll, v. Haerdtl. Arzt in Hofgastein: Dr. Pfeiffer.

Wildbad. **Wildbad,** im württembergischen Schwarzwald, 1330 Fuſs über dem Meere, 4 Meilen von Baden-Baden, in einem romantischen Thal mit reicher Laub- und Nadelvegetation, ist nächst Teplitz die besuchteste indifferente Therme in Deutschland und, vermöge seiner vortrefflichen Einrichtungen, ein vornehmes Modebad geworden; trotz dem etwas unbeständigen Klima, welches aber bei jedem Wildbad in den Kauf zu nehmen ist und, wie es scheint, die wohlthätige Einwirkung der Gebirgslage nicht hindert. Die Bäder schwanken zwischen 27 und 31,5 Grad R., theils Wannenbäder, theils Gesellschaftsbäder mit getrennten Geschlechtern, zum Theil auch Vorrichtungen, mittelst derer die Kranken in die Baderäume hinabgesenkt werden, ohne mit der äuſseren Luft in Berührung zu kommen. Es gilt von Wildbad, was von Gastein, nur kommt bei letzterem die bedeutend höhere Lage, die Alpennatur und ein geräuschloseres, ernsteres Leben in Betracht. Für ein so altes Bad, wie Wildbad ist, haben sich natürlich auch gewisse Indicationen par excellence Geltung verschafft, namentlich bei Paralysen; der Abschnitt über die Thermalkuren liefert das Material, um solche einseitigen Vorstellungen, die sich an den Namen eines Bades knüpfen, einzuschränken und auf die Dynamik der allgemeinen Gruppe zurückzuführen, welche der besondere Name vertritt.

Aerzte: Dr. Burkhardt, Fallati, Gruel, Hausmann und Schönleber.

Schlangenbad, 900 Fufs über dem Meer, in einem lieblichen Thal des Taunus gelegen, mit mildem, frischem, gleichmäfsigem Klima und reicher Vegetation, in geringer Entfernung von Bibrich, Wiesbaden, Schwalbach, ist für die milde, beruhigende und erfrischende Wirkung der Thermalkuren einer der geeignetsten Heilorte. Die Quellen sind klar und weich und haben eine Temperatur von 22—24 Grad R., welche für die Bäder auf 25—27 Grad erhöht wird; die Einrichtungen sind in jeder Beziehung vorzüglich, das Leben geräuschlos und von feinem Ton, die Hauptfrequenz hysterische und uterinkranke Frauen. Der Ort ist klein genug, um ein geräuschloses Leben zu gestatten, und doch so zusammengedrängt, um in der Stille des Waldlebens nicht die Langeweile aufkommen zu lassen, die nebenbei durch den nahen Verkehr mit den genannten Nachbarorten leicht erfrischt werden kann; und wir kennen kein Thermalbad, welches auf schonungsbedürftige Kranke so reizmildernd und erfrischend zugleich wirkte, wie Schlangenbad. Namentlich gilt, was wir S. 165 über die Concurrenz zwischen Rehme und Gastein berichtet, sehr oft in gleicher Weise von Schlangenbad; und in manchen Fällen, wo wir bei Tabes dolorosa die Schmerzen mildern wollten, ehe wir den Kranken der Erregung unserer Thermalsoolbäder aussetzten, hat uns das nahe und klimatisch sichere Taunusbad dasselbe geleistet, was wir sonst von dem fernen und oft regnerischen Gastein erwarten. Schlangenbad ist vermöge der Quantität seiner Quellen und der Form seines Thales ein kleines Bad und wird es immer bleiben; aber das ist gerade einer seiner Vorzüge für die allgemeinen Bedürfnisse nervös reizbarer Naturen.

Aerzte: Dr. Baumann, Bertrand.

Warmbrunn, im Hirschberger Thal, am nördlichen Abhang des Riesengebirges, 1100 Fufs über dem Meer gelegen, ein alt begründetes und stark besuchtes Bad, mit guten und für eine zahlreiche Frequenz ausreichenden Einrichtungen. Das Klima ist sehr frisch, rauhe Winde zwar ausgeschlossen, schroffe Temperaturwechsel aber häufig. Die Quellen sind 29—32 Grad Réaumur warm und werden mit 25—30 Grad für die Bäder benützt, in manchen Fällen auch bis 32 Grad. Sie sind so arm an Bestandtheilen, wie die anderen indifferenten Thermen, und in früheren Zeiten fälschlich zu den **Schwefelthermen** gerechnet worden, weil sie nach Schwefelwasserstoffgas riechen und schmecken, ohne indessen wägbare Mengen dieses Gases zu enthalten. Auch der kaum meſsbare Gehalt an Kohlensäure ist für die Wirkung ganz irrelevant. Je nach der höhern oder geringeren Temperatur der Bäder fallen Warmbrunn dieselben Indicationen zu, wie sie für **Teplitz**, **Gastein** und andre indifferente Thermen begründet sind, mit der Einschränkung, daſs das Verhalten den Kranken noch sorgfältiger gegen Erkältung schützen muſs, als in Teplitz.

Aerzte: Dr. Luchs, Preiſs.

Landeck. **Landeck**, in der schlesischen Grafschaft Glatz, 1398 Fuſs über dem Meere, in romantischer, aber rauher Gegend gelegen, ist früher auch zu den Schwefelbädern gerechnet worden; die Quellen enthalten aber so wenig Schwefelwasserstoff, daſs sie, bei sonst geringem Salzgehalt, zu den indifferenten Thermen zählen müssen. Ihre Temperatur beträgt 15—23 Grad, und sie werden zu den Bädern erwärmt; da die Erwärmung groſser Wassermengen leichter und sicherer von Statten geht, als die Abkühlung, so ist hier die Möglichkeit individuell passender Temperaturgrade reichlich geboten. Im Allgemeinen empfiehlt daher das frische, aber rauhe Klima Landeck für die Anwendung mäſsig erregender Wärmegrade bei solchen Constitutionen, die weniger einer Schonung, als einer Anfrischung bedürfen, und nicht mit allzu groſser Hautschwäche behaftet sind. Ueber dieſs machen gute Einrichtungen, heiteres Leben und Billigkeit der Lebensweise Landeck zu einer passenden Sommerfrische.

Aerzte: Dr. Adamczik, Langner, Schütze, Wehse.

Tüffer. **Tüffer**, auch **Römerbad** genannt, bei Cilli in Steiermark, an der österreichischen Südbahn in einem weiten Thalkessel auf mäſsiger Anhöhe gelegen, 755 Fuſs über dem Meer, hat ein mildes und frisches subalpines Klima ohne schroffe Tagesübergänge. Die Bäder, in Bezug auf Salzgehalt zu den indifferentesten zählend, variiren in der Temperatur zwischen 27,5 und 29,5 Grad R., und werden theils in Wannenbädern, theils in Bassins genommen. Die klimatischen Verhältnisse sind ungefähr denen von **Schlangenbad** gleich, das Leben aber freundlicher und groſsartiger. Gleich Schlangenbad, ist Tüffer besonders für Hysterie und chronische Uterinleiden beliebt, kann aber sehr wohl einen Theil der Indicationen von Teplitz und Gastein erfüllen, namentlich bei Lähmungen und Exsudaten, wenn blutwarme Bäder hinreichen. Unter allen indifferenten Thermen hat Tüffer das mildeste Klima und gestattet noch Kuren bis tief in den Herbst hinein.

Aerzte: Dr. Bunzel, von Pernhoffer.

Neuhaus, gleichfalls in Steiermark, einige Stunden von Cilli und Tüffer, 1200 Fuſs über dem Meer, in schöner, freundlicher Lage, mit indifferenten Bädern von 28 Grad, theils in Wannen, theils in Bassins, ist in klimatischen Verhältnissen Tüffer sehr ähnlich. Hier sowohl, wie in Tüffer, sind auſser dem gute Molkenanstalten.

Arzt: Dr. Schüler.

Liebenzell, im württembergischen Schwarzwald, eine Meile von der Station Pforzheim, 1000 Fuſs über dem Meere, in einem milden, waldreichen Thale gelegen, mit Quellen, welche von 18—20 Grad R. zu Bädern erwärmt werden und 5 Gran Kochsalz nebst 0,1 Gran kohlensaures Eisenoxydul enthalten, dazu eine geringe, aber doch merkliche Quantität Kohlensäure, muſs als Bad zu den indifferenten Thermen zählen, da von dem geringen Kohlensäuregehalt bei der künstlichen Erwärmung nicht viel übrig bleibt; für Trinkkuren aber kommt sowohl der Salzgehalt, als auch der Eisen- und Gasgehalt in Betracht, und in dieser Beziehung stellt das Wasser eine sehr schwache muriatische Eisenquelle dar. Es empfiehlt sich daher Liebenzell bei den für die beruhigende Thermalwirkung passenden Zuständen, wo eine merkliche Anämie ein leicht tonisirendes Verfahren gestattet und verlangt.

Arzt: Hartmann.

Badenweiler, im Breisgau, seit einiger Zeit ein beliebter klimatischer Kurort für Brustkranke, mit frischem und doch mildem Klima, 1425 Fuſs über dem Meer, hat eine indifferente Therme von 22 Grad R., welche auf höhere Temperaturen erwärmt zu Bädern benutzt wird. Die köstliche Gegend, das schöne Klima, der ländliche Charakter des Lebens und des geselligen Verkehrs machen Badenweiler sehr geeignet für solche Thermalkuren, wobei nicht die reizende und eingreifende, sondern die beruhigende und mild anregende Wirkung der Wärme indicirt ist. Die Lage ist noch etwas höher, als Wildbad, und das Wetter gleichmäfsiger als dort; und so ist zu erwarten, dafs selbst höhere Badetemperaturen ohne Aufregung und ohne Erkältung ertragen werden. Bis jetzt ist Badenweiler vorzugsweise für klimatische und Molkenkuren benutzt worden; vielleicht aber eignen sich wenige Orte so sehr, wie dieser, für die Thermalmethode. Warmes Wasser und klimatisch günstige Bedingungen sind an vielen Orten vorhanden; aber gerade für das Krankenpublikum der indifferenten Bäder mufs es, neben den stark besuchten und comfortabel eingerichteten, auch stillere, einfachere und billigere Kurorte geben, eigentliche Wildbäder im alten Sinne des Wortes, in denen an die Finanzen und an das Gemüth des Kranken nicht gröfsere Ansprüche gemacht werden, als ein beruhigendes Naturleben, und der nothwendige ungekünstelte Verkehr mit ähnlich gestimmten Menschen verlangt: und ein solcher Ort ist Badenweiler, ein solcher ist Neuhaus in Steiermark, Liebenzell im Schwarzwald, zum Theil auch Schlangenbad, Johannisbad, Dobbelbad.

Aerzte: Bück, Siegel.

Johannisbad. **Johannisbad**, im böhmischen Riesengebirge, von den Eisenbahnstationen Schwadowitz und Falgendorf in 4—6 Stunden zu erreichen, 1955 Fufs über dem Meer, mit einer indifferenten Therme von 23 Grad R., in einem romantischen, waldreichen Thal gelegen, im Ganzen von 600 bis 800 Personen besucht, empfiehlt sich durch hohe Lage und Billigkeit und Einfachheit des Lebens, gleich den oben genannten kleineren Badeorten.

Arzt: Kopf.

Dobbelbad. **Dobbelbad**, in Steiermark, anderthalb Meilen von Graz, 1200 Fufs über dem Meer, gehört ebenfalls zu den kleineren Wildbädern.

In England sind die indifferenten Thermen vorzüglich durch

Bath. **Bath** vertreten, einen grofsartigen Badeort mit sehr warmen Thermen, deren Zusammensetzung der Quelle von Leuk ähnlich ist; bei dem sehr milden und beständigen Klima und bei der Häufigkeit der Gicht in England ist Bath das englische Teplitz und hat vor diesem die Gunst des Klimas voraus.

Aus der obigen Aufzählung geht hervor, dafs die Auswahl der indifferenten Thermen nicht gering ist, und für jeden Fall wenn nach Anleitung der für Thermalkuren überhaupt geltenden Grundsätze eine bestimmte Indication für eine besondere Thermalmethode gefunden worden, sich leicht ein Badeort darbietet, welcher nicht nur der Indication, sondern auch den Lebensverhältnissen des Kranken entspricht. Die Auswahl erweitert sich aber noch mehr, wenn man, wie es für sehr viele Fälle erlaubt ist, bei schwachen Sool- und Schwefelbädern, sowie bei alkalischen Wässern, die wenig Kohlensäure enthalten, von der besonderen Wirkung der chemischen Bestandtheile absieht und die des warmen Wassers in Betracht nimmt. Auch unter diesen Quellen giebt es viele, welche vermöge ihrer Temperatur und ihrer Gebirgslage die wesentlichen Bedingungen einer Thermalkur vereinigen. Selbst mit einer gewissen praktischen Nothwendigkeit kann eine solche Alternative auftreten: wenn z. B. ein Glied einer Familie, wegen Scrophulosis, eines Soolbades bedarf, für ein anderes derselben Familie aber eine Thermalkur überhaupt indicirt ist, so fragt es sich, ob man beide aus einander führen, oder für das Letztere nicht auch schwächere Soolbäder oder einfache Wasserbäder an demselben Ort bestimmen soll, und unter der Zahl der Soolbäder wird sich leicht eines finden, welches in klimatischen und anderen Verhältnissen für beide Zwecke sich eignet. Ein anderer, nicht seltener und sehr wichtiger Fall ist der, wo ein Kranker mit Spinalirritation, Hypochondrie, Hysterie, Tabes vermöge seiner Krankheit oder seiner individuellen Disposition geneigt ist, ein gewisses psychisches Contagium auf sich wirken zu lassen, wenn er in einem Badeort mit Seinesgleichen, d. h. mit ähnlich leidenden Kranken verkehrt; ein solcher darf nicht in ein Modebad reisen, d. h. an einen Ort, der Zustände seiner Art in vielen Exemplaren vereinigt, weil er hier, anstatt aus sich herauszutreten, immer von Neuem wieder in sich hineinfällt und in dem hastigen und ansteckenden Verkehr mit Leidensgenossen nicht der Beruhigung, sondern der Leidenschaft seines Zustandes verfällt. Diese Rücksicht ist besonders zu nehmen bei jüngeren Männern, welche an irgend einer Form der Spinalirritation, namentlich in Folge von Onanie, leiden und von selbstquälerischer Hypochondrie verfolgt werden; diese finden, wie Ver-

Rückblick auf die indifferenten Thermen.

Soolbäder und Schwefelbäder als indifferente Thermen.

fasser aus vielfacher Erfahrung weifs, mit einem gewissen dämonischen Instinct ihre Gefährten heraus und nähren, Einer am Andern, ihre Angst und Verzweiflung. In solchen praktischen Regeln beruht die individualisirende ärztliche Kunst, nicht aber in der Erwägung unbedeutender chemischer Differenzen, und noch weniger in den besonderen Indicationen, welche für einzelne Heilorte die Mode und der Zufall verbreitet haben.

Zweites Kapitel.

Die besonderen chemischen Eigenschaften der Mineralbäder, die pharmakodynamische Signatur der charakteristischen Gruppen:
Soolbäder, gasreiche Soolthermen, Seebäder, Schwefelbäder, Moorbäder, alkalische Bäder und vermeintliche Stahlbäder.

So sehr es sich aus anderen Gründen empfehlen mag, den pharmakodynamischen Charakter der einzelnen Mineralquellengruppen mit gleichzeitiger Berücksichtigung des äufsern und innern Gebrauches darzustellen, so ziehen wir doch eine getrennte Behandlung vor, um die zwei wesentlich verschiedenen Anwendungsformen aus einander zu halten, und zunächst an die allgemeinen Methoden der kalten und warmen Bäder, wie sie im ersten Kapitel gegeben sind, die Bademethoden chemisch differenter Wässer anzureihen und so das Feld der eigentlichen Badekuren im Zusammenhang zu umschreiben. Nach der im vorigen Kapitel (S. 72 ff.) gegebenen Kritik der betreffenden Frage haben wir die Absorption von salzigen Badebestandtheilen bei der Wirkung der Bäder aufser Berechnung zu setzen, und nur die Aufsaugung der Gase, des Schwefelwasserstoffs und der Kohlensäure in Anschlag zu bringen. Es fällt daher für die Würdigung der Bäder der Gehalt derselben an Eisen, Kalk, Glauber-, Bittersalz, Natron, Jod, Brom, Arsenik aus, und es bleiben als besondere Bäder nur die schwefel- und die kohlensäurehaltigen, aufserdem aber die Soolbäder übrig, deren besondere Wirkung klinisch begründet und auf eine mechanisch chemische Weise zu erklären ist; aufserdem die Moorbäder, in welchen zu der allgemeinen Thermalwirkung besondere chemische Agentien hinzutreten, und die Seebäder. Der Gehalt an Salzen hat nur für Brunnenkuren seine Bedeutung, und selbst die Gase, Schwefelwasserstoff und Kohlensäure, wirken, innerlich genommen, durchaus anders, als in äufserer Anwendung auf die Haut.

Die chemischen Unterschiede der Bäder.

1. Bäder mit Kochsalzgehalt, Soolbäder.

Soolbäder. Allgemeiner Charakter.

Die Soolbäder sind von jeher, und bis auf unsere Zeit, die der Zahl und der Anwendung nach gebräuchlichsten Bäder; ihre Zahl ist vor allen anderen überwiegend, und nicht blofs in schwer zugänglichen Gebirgsgegenden, sondern auch im flachen, leicht erreichbaren Lande waren seit alten Zeiten natürlich quellende oder künstlich erbohrte Salzquellen vorhanden und in reichlichem Gebrauch. Das Gebiet ihrer Indicationen hat sich früher auf das ganze Feld der Balneotherapie erstreckt, um so mehr, als man der Aufsaugung der Salze einen grofsen Antheil an der Wirkung zuschrieb; mit dem Aufkommen der Kaltwassermethode aber, mit der steigenden Benutzung der indifferenten Thermen, mit dem Elementarstudium der Wasserwirkung, mit der weiter verbreiteten Würdigung der Seebäder, kurz mit der Aufklärung, welche seit einigen Decennien begonnen hat, die Dunkelheit der Balneotherapie zu lichten, sind auch Gebrauch und Indicationen des Soolbades eingeschränkt und geklärt worden. Die Frequenz der Soolbäder hat dabei keineswegs ab-, sondern im Gegentheil zugenommen, und zu den alten sind eine Menge neuer in Aufnahme gekommen: die Zahl der Indicationen aber ist vermindert, und die Deutung ihrer Wirkung vereinfacht worden. Ein grofser Theil der früher und noch jetzt üblichen Indicationen und Erfolge beruht auf der Wirkung des warmen Wassers, welche die Soolbäder mit indifferenten Thermalbädern gemeinsam haben; und als Vorzug der Soolbäder hat die klinische Erfahrung ihren kräftigen Einfluſs auf bessere Ernährung scrophulöser Kranken, auf Resorption scrophulöser Geschwülste, aut kräftige Erregung der Haut bei rheumatischen Fällen begründet und auſserdem im Allgemeinen festgestellt, daſs die erforderliche Anregung der Haut in einem stärkeren Soolbade von einer geringeren Temperatur geleistet wird, als in einem indifferenten Bade. Ob, wenn sie einmal nachgewiesen werden sollte, eine geringe Resorption des Kochsalzes, welches einen bedeutenden und constanten Bestandtheil des Blutes bildet, bei dieser Wirkung in Anschlag zu bringen, ist sehr die Frage; und die für jetzt mögliche Erklärung begnügt sich mit der Annahme eines stärkeren Reizes, welchen das Kochsalz auf die Haut, auf die Gefäſse und Nerven derselben ausübt, eine Erklärung, die in der bekannten ätzenden Wirkung concentrirter Kochsalzlösungen ihren Anhalt findet.

In Verbindung mit dieser Erklärung steht die Thatsache, daſs auf die Ernährung scrophulöser Kinder, auf die Beförderung der Blutcirculation, auf die Anregung und Ernährung der Haut die Soolbäder kräftiger einwirken, als einfache Wasser- und alkalische Bäder; ferner die Beobachtung des Verlaufs der Kur, während und nach welcher mit dem Verschwinden der Krankheitserscheinungen die Eſslust und die Assimilation gesteigert und das Körpergewicht vermehrt wird; endlich die Untersuchungen von Bencke, L. Lehmann u. A., welche auch in der Harnausscheidung den Ausdruck eines erhöhten Stoffwechsels fanden: Alles dies stellt die Soolbäder in der Art ihrer Wirkung den Seebädern gleich und weist ihnen nur einen mäſsigern Grad derselben an.

Kräftige Anregung und Ernährung der Haut und Steigerung des Stoffwechsels ist der dynamische Charakter der Soolbäder; an welchen quantitativen Salzgehalt diese Wirkung geknüpft ist, ist schwer zu ermitteln, weil die Haut verschiedener Individuen eine sehr verschiedene Reizbarkeit besitzt; im Allgemeinen ist ein Gehalt von $2-3$ Proc. als ein mittleres Maſs zu bezeichnen, welches in den meisten Fällen die Wirkung trägt; ein Gehalt von 10 Procent wirkt oft schon ätzend, aber bei manchen reizbaren Individuen entfaltet schon eine geringe Concentration von $\frac{1}{2}-1$ Procent die erregende Wirkung, wobei die anderen Chlorverbindungen mit Magnesium und Calcium dem Chlornatrium hinzu und gleich gerechnet werden. Da indessen die meisten Soolquellen einen gröfseren Gehalt an Chlorverbindungen, sei es von Natur, sei es durch Gradirung, besitzen, und an Ort und Stelle durch Verdünnung die Bäder in beliebiger Stärke gegeben werden, so richtet sich die Auswahl viel weniger nach der Analyse der Quellen, als nach den begleitenden Umständen. Was aber an anderen Salzen, und namentlich au Jod und Brom enthalten ist, das kommt für die Bäder gar nicht iu Betracht, so lange nicht eine erhebliche Resorption derselben nachgewiesen oder wahrscheinlich gemacht ist. Anders verhält es sich mit der Kohlensäure, welche ein bedeutendes Moment der Wirkung der Soolbäder hinzufügt, und mit dem Seebade, welches, bei der Kürze der jedesmaligen Anwendung, weniger vom Salzgehalt, als von dem mechanischen Einflufs des Wellenschlages, der Kälte des Wassers und der Kraft der Seeluft abhängig ist. Ganz besonders aber mufs für die Beurtheilung der Wirkung der Soolbäder gegen die Scrophulosis die Frage beachtet werden, ob mit der Badekur eine Brunnenkur verbunden wird, und welchen Antheil der Gesammtwirkung man den Soolbädern, welchen den Sooltränken zuschreiben darf. In der Erfahrung des Einzelnen, wie in der balneologischen Literatur, ist durch das Vermischen beider Kurmomente eine Verwirrung eingetreten, welche klare, differentielle Indicationen sehr erschwert; ein Erfolg oder Mifserfolg, überhaupt eine therapeutische Erfahrung, in Kreuznach z. B., hat keinen allgemeinen Werth, wenn sie nicht das Auseinanderhalten der Bade- und der Trinkkur ermöglicht; und wir werden bei Gelegenheit der wichtigen Alternative zwischen Kreuznach und Rehme sehen, wie es auf diese kritische Trennung beider Momente allerdings wesentlich ankommt, wenn man für verschiedene Fälle von Scrophulosis verschiedene und individuelle Indicationen stellen will.

Kritik der Indicationen.

Drei Momente sind es, welche die Wirkung der Soolbäder bezeichnen: erstens haben sie mit den indifferenten Thermen und allen übrigen Bädern die Wirkung des warmen Wassers gemeinsam; zweitens tritt zu dieser Wirkung die gröfsere Reizung der Haut und die kräftigere Anregung des Stoffwechsels; und drittens entfalten sie ihre Wirkung, vermöge dieser gröfseren Reizung, im Allgemeinen bei niedrigerer Temperatur, als die einfachen Wässer, so dafs ein stärkeres Soolbad von 27 Grad R. in Bezug auf die Empfindung des Kranken und die Wirkung des Bades oft schon einem indifferenten Bade von 29 Grad R. gleichkommt. Aus diesen drei Gesichtspuncten ergibt sich die Kritik der geläufigen Indicationen.

1. Hautschwäche (siehe S. 99). Wärmere, erschlaffende Bäder sind hier verboten, und die kühle Methode ist indicirt. Am angeführten Ort wurden die Kaltwasserkur und das Seebad als die kräftigsten Mittel, die gasreichen Thermalsoolbäder als eine mittlere Form bezeichnet, und man wird in dringenden Fällen und wo die Hautschwäche das vorwiegende Object der Behandlung ist, zwischen diesen wählen; und zwar die Kaltwasserkur bei mehr isolirter Hautschwäche, das Seebad in Fällen, wo letztere nur das Symptom allgemein gesunkener Körpererhährung ist, die Thermalsoolbäder, wo die Schwäche der Haut an sich so grofs ist, dafs die jedesmalige Anwendung der Kälte oder Kühle eine neue Erkältung bedingt. Eine ähnliche Bedeutung als mittlere Form haben die Soolbäder, deren reizende Wirkung auf die Haut bei einer Temperatur von 1—3 Grad R. unter der Blutwärme, und deren Gesammtwirkung auf Stoffwechsel und Ernährung des Körpers, namentlich aber der Haut selbst, sie als milderes Seebad charakterisirt. Sie kommen daher in Anwendung, und die Erfahrung hat ihre Wirkung hinreichend constatirt: 1) wo ein mäfsiger Grad der Hautschwäche entweder die Wahl zwischen den genannten Mitteln überhaupt frei läfst, oder die Kaltwassermethode und die Seebäder zu kühl befunden, der Reiz der Kohlensäure aber zu vermeiden ist; 2) wo die Hautschwäche begleitendes Symptom

eines andern Zustandes ist, für welchen aus anderen Gründen den Soolbädern der Vorzug gegeben wird. Der Grad der Concentration des Soolbades richtet sich nach der individuellen Reizbarkeit der Haut, im Allgemeinen aber sind stärkere Grade vorzuziehen, um so mehr, als sie kühlere Badetemperaturen gestatten. Z. B. können die schwachen und blut- oder überblutwarmen Bäder in Wiesbaden für diesen Zweck nicht als Soolbäder gelten.

2. Chronische Exantheme (vgl. S. 100 und S. 144). Die Unklarheit früherer Zeiten, welche von jedem Bade bei jeder Krankheit specifische Wirkungen erwartete, die theoretische Vermuthung, dafs ein Bad, welches überhaupt so erregend auf die Haut wirkt, auch heilend auf deren Secretionskrankheiten wirken müsse, und endlich die frühere mangelhafte Praxis der Hautkrankheiten überhaupt — haben die Soolbäder als eines der wichtigsten Mittel gegen die meisten chronischen Exantheme eingeführt, und sie figuriren als solches in den meisten Lehrbüchern der Balneotherapie und der Pharmakologie. Man braucht nur an die eigene und an die Erfahrung der Mehrzahl der Aerzte, und namentlich auch der unbefangenen Soolbadeärzte zu appelliren, um diese vermeintliche Wirkung der Soolbäder als einen totalen Irrthum zu erkennen, der als solcher vielleicht nur deshalb nicht ausgesprochen wird, weil man nicht wagt, in das gebräuchliche Schema der Schulbücher eine Lücke zu reifsen, gegen welche die vis inertiae der Gewohnheit sich wehrt. Verfasser ist seit 12 Jahren Arzt an einem sehr frequenten Bade, welches neben Thermalsoolbädern auch gaslose, einfache Soolbäder bietet, und hat oft Gelegenheit gehabt, die Erfolglosigkeit, ja selbst die Schädlichkeit der Soolbadekuren bei chronischen Exanthemen zu erfahren. Die Heilung oder Besserung des Eczems wurde niemals, wohl aber oft eine bedeutende Verschlimmerung beobachtet. Acne, Sycosis blieben unberührt, ein einziges Mal wurde ein leichterer Fall von Psoriasis geheilt, ohne aber ein Recidiv nach zwei Jahren zu verhindern. Nur leichte, zerstreute pustulöse Formen, welche scrophulöse Zustände begleiteten, besserten sich oder verschwanden, Impetigo, Crusta lactea, Pithyriasis versicolor, letztere auch immer mit Recidiven, wenn nicht so starke und bedenkliche Mittel, wie Sublimatwaschungen, angewandt wurden. Diese Erfahrung

wurde uns von vielen Seiten bestätigt, und auch bei Hebra, dem, als ächtem Empiriker, jedes Mittel willkommen ist, wenn ihm nur theoretische Vermuthung oder die Aufmunterung eines behaupteten Erfolges zur Seite steht, finden wir die Soolbäder. diese „große Panacee der Schule", so wenig erwähnt, als ob sie gar nicht existirten.

Wenn schon, wie wir gesehen, die Thermalmethode mit indifferentem Wasser nur geringe Erfolge verspricht, und auch die unleugbare Wirkung der Kaltwassermethode vor der örtlichen Behandlung zurücktritt, so kommt für die Soolbäder noch besonders der örtliche schädliche Reiz des Salzgehaltes hinzu. Selbst der schwache Gehalt des Brunnenwassers ist für viele Fälle zu reizend, Chlorverbindungen aber, sogar in starker Verdünnung, sind für die meisten Fälle chronischer Exantheme ein schmerzhafter, entzündlicher und selbst kaustischer Reiz. Der Grund liegt in der Natur der Exantheme selbst: bei allen fehlt die gesunde, für äußere Flüssigkeiten impermeable Epidermis, und auch die dicksten Ablagerungen, Krusten, Schuppen, Schorfe, gestatten jedem Fluidum das Eindringen auf die unter ihnen liegende entblößte und äußerst empfindliche Hautschicht.

Die Behandlung der Exantheme zerfällt in zwei wesentliche Perioden: in der ersten werden durch erweichende Mittel die Ablagerungen entfernt, der von ihnen beständig gesetzte Reiz vermindert, die Empfindlichkeit der Haut beruhigt und die Regeneration der äußeren Schicht derselben eingeleitet: in der zweiten wird durch tonisirende Mittel der letzte Zweck weiter und bis zum Schluß ausgeführt; für den zweiten Zweck sind — den gebräuchlichen Mitteln gegenüber — die Soolbäder wirkungslos, für den ersten sind sie untauglich und schädlich.

Daß hie und da ein Fall von Psoriasis durch Soolbäder geheilt worden, kann keine Indication begründen, sondern bestätigt nur die alte Erfahrung, daß der Organismus überhaupt mitunter ausnahmsweise erträgt, was ihm in der Regel schädlich ist. Selten aber wird der Reiz des Kochsalzes von einer mit Eczem behafteten Haut ertragen, und noch seltener sind die Fälle, wo das Eczem durch Salzbäder nicht verschlimmert wird.

Fufsgeschwüre. Von allen bei Hautkrankheiten gebräuchlichen Indicationen bleibt nur die einzige für atonische Fufsgeschwüre bestehen, die allerdings so heftige Reizmittel, wie Salzwasser, nicht allein ertragen, sondern auch in Folge ihrer Wirkung gebessert und geheilt werden. Indessen sind dieselben kaum als Hautkrankheiten zu betrachten, da bei ihnen die Haut meistens nur secundär leidet, während das Grundleiden im subcutanen Zellgewebe und in den Venen seinen Sitz hat. Und auch hier mufs bemerkt werden, dafs zu radicalen und dauernden Erfolgen Badekuren nur selten ausreichen, wenn nicht andere Reizmittel, und namentlich Druckverbände, zu Hülfe genommen werden.

Rheumatismus. 3. **Rheumatische Zustände.** Für die Behandlung rheumatischer Leiden tritt sehr oft die Causalindication zur Beseitigung der begleitenden und ursächlichen **Hautschwäche** ein. Die Bedeutung der Soolbäder für diese Indication ist oben Seite 193 erwähnt worden.

Muskelrheumatismus. Für **Muskelrheumatismus** gelten die bei den Thermalkuren (S. 135) angeführten Gesichtspunkte, und es tritt in Betreff der Soolbäder hier zu den Wirkungen der feuchten Wärme überhaupt die stärkere, ableitende Reizung der Haut, und damit verbunden ein gröfserer Einflufs auf die Circulation und die Resorption in den betroffenen Muskeln. Daraus erklärt sich denn die stärkere und schnellere Wirkung der Soolbäder auf Muskelrheumatismus und der Vorzug, welcher ihnen vor indifferenten und alkalischen Thermen allgemein beigelegt wird. Als warme Bäder concurriren sie in einer grofsen Anzahl von Fällen nach völligem Belieben mit den nicht sehr warmen Thermen, und ist von ihnen, im Allgemeinen, ein rascherer Erfolg zu erwarten; im andern Falle richtet sich die Concurrenz nach wirklich ausgesprochenen individuellen Bedingungen: für sehr schonungsbedürftige Individuen wird man **hoch gelegene Wildbäder** oder auch einige **Soolbäder** von subalpiner Lage wählen, für sehr heruntergekommene Ernährung bei übrigens leichtem Rheumatismus das **Seebad**, für schwere Fälle, wo aber die heftige Wirkung gröfserer Wärme sich verbietet, die gashaltigen **Thermalsoolbäder**, bei fettleibigen, indolenten Naturen die **Kaltwassermethode**.

Gelenkrheumatismus. **Chronischer Gelenkrheumatismus**, besonders bedeutende Gelenkexsudate, erfordern (Seite 105 ff) meist sehr eingreifende, die Resorption befördernde Methoden, Kaltwasserkur, die heifsen Thermen. Unter den gegen diese übrigens schwer heilbaren Zustände empfohlenen Mitteln stehen auch die Soolbäder obenan, aber mit einer gebotenen Einschränkung: nicht jedes Soolbad und nicht jede Soolbadmethode eignet sich für veraltete und verbreitete Gelenkexsudate, sondern nur diejenigen, welche sich der stärkeren Thermalmethode nähern. Der Ruf, welchen Wiesbaden bei diesen Krankheiten geniefst, ist viel weniger an den schwachen Salzgehalt seiner Thermen, als vielmehr an die hohe Temperatur seiner Bäder gebunden; die Erfahrung lehrt es hinreichend, welche für Wiesbaden fast ganz dieselben Indicationen begründet hat, wie für Teplitz mit seinen indifferenten Bädern. Was Wiesbaden und Teplitz, das leistet jedes Soolbad von gleich hoher Temperatur, ja ein gröfserer Salzgehalt ermöglicht sogar die kräftigere Wirkung bei geringerer Wärme, und der mächtigere Einflufs auf den Stoffwechsel kommt auch der Resorption der Exsudate zu Statten. Es kommt also weniger auf die Wahl zwischen diesem oder jenem Soolbade an, natürlich abgesehen von den klimatischen und übrigen Verhältnissen, als auf die Temperatur der Bäder, welche die Anstalten oder die Methoden einzelner Kurorte darbieten. Das ist die Einschränkung, unter welcher bei chronischem Gelenkrheumatismus die Soolbäder ihren Rang behaupten: die Form ihrer Anwendung mufs die der stark erregenden Thermalmethode sein, und der stärkere Salzgehalt gestattet allenfalls eine Temperatur von 27 bis 28 Grad R., wo indifferente Wässer mit 29—32 Grad R. gegeben werden.

Vor Allem aber empfehlen sich, je nach den individuellen Verhältnissen, neben milden Thermalkuren, mäfsig temperirte Soolbäder in solchen Fällen, wo eine einsichtsvolle Prognose auf die Resorption der Exsudate verzichtet und nur die Indication der Milderung, des Stillstandes, der Hebung der Kräfte zuläfst und den Kranken vor eingreifenden Kuren bewahrt, die nur einen sehr unsichern Erfolg versprechen. In diesen Fällen hat eine mäfsige Soolbadkur mit 26—28 Grad R. in der Regel noch den grofsen Vortheil, dafs mit ihr eine Trinkkur, z. B. von Carlsbader Brunnen, verbunden werden kann, ohne allzu grofse Ansprüche an den Widerstand des Organismus zu erheben, während eine sehr warme Bademethode meistens eine eingreifende Brunnenkur verbietet.

Gicht. Gicht. Ganz ähnlich verhält es sich mit der Behandlung gichtischer Exsudate, für welche unter den Bademethoden die starken auslaugenden Formen der Kaltwasser- und der Thermalmethode, neben Brunnenkuren in Carlsbad u. dgl., nach Theorie und Erfahrung voranstehen. Siehe S. 67 und 105. Die Prognose ist hier viel ungünstiger noch, als bei rheumatischen Exsudaten, und deshalb eine weise Einschränkung auf das möglich Erreichbare noch häufiger und dringender geboten, als dort. Auch hier hat der grofse Ruf, welchen Wiesbaden mit Teplitz theilt, seinen Grund in der hohen Temperatur der Bäder, aufserdem aber in der gebräuchlichen Brunnenkur mit seinem warmen Salzwasser, welches, als nur schwach salzhaltig, von vielen Kranken gut vertragen wird und die Wirkung auf die Resorption mächtig unterstützt. Gewifs verdienen alle Soolbäder, wenn sie nur als wirkliche, hochtemperirte Thermalbäder gegeben werden, die gleiche Empfehlung, wie bei rheumatischen Exsudaten; und auch hier empfehlen sie sich dringend in den hier noch häufigeren Fällen, wo man von der Resorbirung der Exsudate absehen und auf die Besserung des Allgemeinbefindens sich beschränken mufs.

Neurosen. Neurosen. Das weite Gebiet der Neurosen weist gleichfalls für die Soolbäder eine Menge specieller Indicationen auf, von denen auch nicht Eine den Soolbädern vorzugsweise gebührt. Was Thermen überhaupt bei Neurosen leisten, das ist auch den Soolbädern möglich, vorausgesetzt, dafs klimatische und andere Verhältnisse sich gleichen, dafs die Temperatur dem Falle angepafst wird, und dafs nicht eine ganz enorme Reizbarkeit die stärkere örtliche und allgemeine Erregung der Soolbäder verbietet. Es kommt hierbei die Möglichkeit einer etwas geringeren Badetemperatur in Betracht, ferner die stärkere Gesammtwirkung auf den Stoffwechsel und die Ernährung, und so steht in dieser Beziehung das Soolbad in der Mitte zwischen indifferenten Wildbädern einerseits, und Seebädern und gasreichen Thermalsoolbädern andrerseits. Den letzteren gegenüber wirkt z. B. das einfache Soolbad oft beruhigend und wird in Rehme zwischen den erregenden Thermalbädern zur Milderung der Schmerzen und der Schlaflosigkeit bei Tabes dolorosa gegeben.

Wenn also die Lehrbücher und die Specialliteratur bei vielen Formen der Neurosen, sowohl bei Lähmungen als bei Hyperästhesieen, aus zerstreuten Erfahrungen specielle Indicationen für die Soolbäder ableiten, so fallen diese im Allgemeinen in die Wirkung der Thermalmethode überhaupt; und ein Vorzug der Soolbäder, als solcher, betrifft nur die Fälle, wo eine kräftigere Erregung des Stoffwechsels erlaubt und geboten ist, und aufserdem, wo der rheumatische Charakter der Krankheit oder ein gewisser Grad von Hautschwäche den stärkeren Reiz des Salzwassers indicirt.

Scrophulosis. Die Scrophulosis ist das häufigste Object balneotherapeutischer Kuren und überhaupt, als eine der verbreitetsten Krankheiten, mit einer kaum übersehbaren Zahl von empfohlenen und gebräuchlichen Heilmitteln bedacht. Die Kritik dieses Arzneischatzes hat die Zeit und die fortschreitende Erfahrung geübt und die meisten der gerühmten Specifica als bedeutungslos zurückgewiesen. Die anfängliche Verwirrung hatte ihren Grund in der Natur der Krankheit, welche in der Regel nicht zum Tode führt und auch, wenn sie dies thut, doch meist nur einen langsamen Verlauf mit momentanen Stillständen und Besserungen zuläfst, aufserdem aber oft durch die fortschreitende Entwicklung in der Kindheits- und Pubertätsperiode ganz oder theilweise in ihren Erscheinungen beseitigt wird. Da nun überdies für die physische Entwicklung des Körpers die physische Erziehung die Hauptbedingung, und mit der fortschreitenden Verbreitung gesunder physiologischer und namentlich diätetischer Anschauungen auch die Erziehung und das Regime scrophulöser Kinder ein besseres geworden ist, so hat sich mit der Zeit die Einsicht begründen können, dafs nicht dem specifischen Arzneischatz, sondern der natürlichen Entwicklung in vielen Fällen die antiscrophulöse Heilkraft zuzuschreiben war. In gewissem Sinne kann man behaupten, dafs bei der Scrophulose jedes methodisch angewandte Mittel, wenn es nur nicht deletäre Wirkungen hat, von wohlthuendem Einflufs ist, weil mit jedem consequenten Heilverfahren eine gröfsere Aufmerksamkeit auf das Verhalten und die Diät eines Kranken nothwendig verbunden ist; und aus solchen Gesichtspunkten ist es zu erklären, dafs selbst Calomel und der von dem Alles glaubenden Hufeland als Panacée gerühmte salzsaure Baryt nicht allein von vielen scrophulösen Naturen ertragen worden

Scrophulosis.

sind, sondern auch bei der indifferenten, nicht denkenden Masse der Aerzte und Laien einen Ruf erlangen konnten.

Von allen specifischen Mitteln der älteren Praxis sind nur wenige übrig geblieben: das Jod und Jodeisen, der Leberthran, die Trinkkuren mit salzhaltigen Wässern, die Soolbäder, die gasreichen Thermalsoolbäder, die Seebäder; und die Wirkung dieser wenigen Mittel findet in allgemeineren Mafsregeln ihre nothwendige und wohlbegriffene Unterstützung, in der Erziehung, der Gymnastik, der Diät, der klimatischen Verpflanzung.

Wallnufsblätter. Seit einiger Zeit sind, nach der Empfehlung von Negrier, die Blätter und die grüne Schaale der Wallnüsse beim ärztlichen und Laienpublikum in Aufnahme gekommen und werden in der Form des Decoctes oder des Extractes fast so häufig angewandt, als der Leberthran, auch wohl gleichzeitig mit diesem; die physiologische Wirkung des Mittels ist nicht geprüft worden, die chemische Untersuchung hat nur Gerbsäure und einen bitteren Extractivstoff in nennenswerther Quantität nachgewiesen, und die vermeintlichen Erfolge sind theils der Leichtigkeit der Fälle, theils dem übrigen Regime, theils vielleicht dem tonisirenden Einflufs beider Bestandtheile auf den Magen zuzuschreiben; stärkere Gaben bringen sogar Brechreiz und Dyspepsie hervor und wirken abtreibend auf den Spulwurm. Fremde und eigene Erfahrungen lassen uns für die tonisirende Wirkung auf den Magen, wenn die Complication dieselbe verlangt, die Mittel der alten Aerzte vorziehen, kleine Gaben China und Rheum, letzteres in Verbindung mit säuretilgenden Alkalien oder Erden. Universalmittel werden freilich sehr rasch eingeführt, und dafür um so langsamer wieder verlassen, und so wird wohl geraume Zeit vergehen, ehe der Gebrauch der Wallnufsblätter seinen populären Nimbus verliert.

Leberthran. Der Leberthran ist, auch bei den Aerzten, noch bei weitem populärer, als der Wallnufstbee, seine Wirksamkeit bei Vielen ein unerschütterliches Axiom, und dennoch wird vielleicht eine spätere Zeit die allgemeine Anwendung dieses Mittels, gleich anderen veralteten Methoden, in das Gebiet der Vorurtheile und der mangelhaften klinischen Aufklärung verweisen. Man hat auf den Jodgehalt des Leberthrans Gewicht gelegt, aber dieser ist viel zu gering, um sich wesentlich an der Wirkung zu betheiligen: ein Leberthran, welcher mehr als $\frac{1}{5}$ Gran Jod auf eine Unze enthält, ist nach Schlofsberger verfälscht, und mehr' als eine Unze pro die wird selten gegeben und selten vom Magen ertragen. Aufserdem besteht er aus Gallensäuren und Fett: erstere sind auch in so geringer Menge vorhanden, dafs sie schwerlich an der Beförderung der Verdauung Theil nehmen; und das Fett, zum gröfsten Theil Oelsäure, ist schliefslich der Bestandtheil, welchem man die Wirkung zuschreiben mufs. Nun ist es richtig, dafs bei dem Gebrauch des Leberthrans oft die Ernährung steigt und damit auch ein Theil der scrophulösen Symptome gebessert wird; unbefangene Beobachtung ergibt aber, dafs dies nur bei solchen Individuen der Fall ist, deren schlechte Ernährung von der mangelnden Zufuhr des Fettes herrührt, also besonders bei scrophulösen Kindern der ärmeren Klassen. Ob aber zu diesem Zweck dem leicht ranzig werdenden und übelschmeckenden Thran der Vorzug gebührt vor einer wohlschmeckenden, fettreichen Nahrung, das ist sehr die Frage; und noch fraglicher, ob die Maxime, den Leberthran in den leeren Magen zu bringen, richtig ist der Erfahrung gegenüber, dafs Fett überhaupt nicht im Magen, sondern im Darm verdaut wird und den Magen nur dann nicht belästigt, wenn es in gröfseren Quantitäten des Speisebreies eingehüllt ist.

Der Gebrauch des Jods gehört allerdings der rationellen Therapie an, aber nur unter der Bedingung, dafs seine Indication nicht allgemein aus dem Wort Scrophulose, sondern aus dem besonderen Zweck abgeleitet wird, welcher nur einen Theil der Fälle ihm zuweist. Weder gegen die scrophulöse Dyskrasie, noch gegen die allgemeine Atrophie, sondern nur für die schnellere Resorption scrophulöser Exsudate entfaltet das Jod seine Wirkung; für das Allgemeinleiden hat es die Bedeutung, welche ihm als Pharmakon überhaupt zukommt, nämlich die Bedeutung eines Giftes, und lange fortgesetzte Jodkuren machen anämisch und zerstören die Ernährung. Wenn trotzdem der Erfolg des Jodes sehr oft mit einer Besserung des Allgemeinbefindens und mit gröfserer Ernährung des Körpers schliefst, so geschieht dies dadurch, dafs seine Anwendung in kleineren und weniger schädlichen Dosen durch Resorption von Exsudaten, namentlich durch Verkleinerung angeschwollener Lymphdrüsen die Circulation und Assimilation wieder frei macht, also indirect durch Milderung störender Symptome. Zwar wirkt das Jod nicht so giftig, wie das Quecksilber, dem eine

Jod.

noch mächtigere Resorptionserregung zukommt, immerhin aber erfordert seine Anwendung ein vorsichtiges Maſs, und es ist nicht ohne Grund, daſs in neuerer Zeit unter den Jodpräparaten das Jodeisen den allgemeinen Vorzug gewonnen hat, weil die Anämie des Jodismus im Eisen ein Präservativ und Gegengift findet. So gedankenlos es aber ist, den Leberthran, eben so gedankenlos ist es, das Jod als Universalmittel gegen die scrophulöse Dyskrasie zu verwenden: nur wo der Fall eine schnelle Resorption von Exsudaten erheischt, findet es seine Stelle, und nur durch die Beseitigung solcher Complicationen vermag es indirect dem Allgemeinbefinden zu nützen.

<small>Die therapeutische Alternative bei der Scrophulose.</small>

<small>Allgemeine Belebung der Ernährung.</small>

In der Auswahl zwischen den Soolbädern, den Jodkuren, den Trinkkuren, den Thermalsoolbädern und dem Seebad ist die rationelle Behandlung der Scrophulose begriffen, und diese Auswahl gründet sich im Allgemeinen auf zwei verschiedene Anforderungen, von denen im concreten Fall entweder die eine vor der andern eine vorwiegende, oder beide eine gleiche Bedeutung haben: entweder ist die allgemeine Verbesserung der Ernährung, oder es ist die schnelle Resorption von Exsudaten vorwiegend geboten. In dem ersten Fall sind die lokalen Affectionen, sei es nach ihrer Ausdehnung, sei es nach ihrem Sitz, so unbedeutend, daſs sie für sich, die Functionen und die Ernährung der Gewebe nicht wesentlich stören und auch den Erfolg einer allgemeinen stoffverbessernden Kur, der auf einer gewissen Integrität der Functionen beruht, nicht sehr beeinträchtigen; im andern Fall aber drängen sich die örtlichen Erscheinungen so störend und drohend hervor, daſs sie nicht allein die Ernährung und Blutbildung erschweren, sondern auch die Wirkung einer auf den Stoffwechsel gerichteten Kur paralysiren. In dem ersten Fall sind die allgemein wirkenden Methoden, und nur diese, angezeigt, Landleben, wohl regulirte Diät, Anregung des Magens durch tonisirende Mittel, Soolbäder, Seebäder, gasreiche Soolbäder, je nach dem geringeren oder gröſseren Darniederliegen der Ernährung. Diese Mittel befördern den Stoffwechsel und mit ihm die Resorption der geringen Exsudate, welche selbst für sich die Ernährung wenig oder gar nicht stören. Obenan steht das Seebad, das Ideal aller den Stoffwechsel und die Ernährung hebenden Kurmethoden, doch erfordert es gute Assimilationsfunctionen und eine Constitution, welche die Erschütterung kühler und stark bewegter Bäder erträgt. Milder wirken die Soolbäder, welche ohne diese bedeutenderen Ansprüche den Stoffwechsel befördern; und zwischen beiden stehen die kohlensäurereichen Thermalsoolbäder Rehme und Nauheim, deren stärker erregende Wirkung ein ähnliches schliefsliches Resultat hat, wie das Seebad.

Für den zweiten Fall, wo es sich um die schnelle Resorption von Exsudaten, namentlich in einem grofsen Theil der Lymphdrüsen handelt, wo durch Störung der Lymphcirculation die Ausführung verbrauchter Gewebstheile und die Zuführung verdauten Nahrungsstoffs so beträchtlich verhindert ist, dafs aus dieser lokalen Ursache die Ernährung tief darnieder liegt, nützen die genannten Methoden nicht, weil ihrer allgemeinen Wirkung die Consequenzen der lokalen Erscheinungen sich widersetzen. Eine Behandlung dieser Fälle mit gewöhnlichen Soolbadekuren, Seebädern, Thermalbädern in Rehme ist ganz vergeblich, solange nicht durch eine energische Resorptionsmethode die Drüsenexsudate bis zu einem Grade geschmolzen sind, welcher den Strom der Lymphe wesentlich erleichtert. Und erst, nachdem diese Indication erfüllt ist, tritt die erste, auf Verbesserung der Ernährung direct gerichtete, ein.

Resorption scrophulöser Exsudate.

Als Mittel zur Anregung einer so mächtigen Resorption bewährten sich uns, in der Erfahrung über einige hundert Fälle, folgende: 1) der innere Gebrauch mäfsig abführender Kochsalzwässer; 2) milde aber fortgesetzte Kuren mit Karlsbader Wasser, welches eine häufigere Anwendung, als die Gewohnheit bringt, verdient; 3 energische, auslaugende Kaltwasser- und Thermalmethode; 4) die innerliche Anwendung des Jodes, namentlich in Verbindung mit länger dauernden Soolbädern oder andern Bädern.

Für die energische Thermalmethode mit sehr warmen Bädern von langer Dauer eignen sich nur wenige Fälle dieser Gruppe der Scrophulose, wenngleich gerade sie in die Rubrik der sogenannten torpiden Form fallen; die starke Anwendung der Wärme bringt in der Regel so heftige Reizungserscheinungen hervor, dafs deren gesunde Verarbeitung Seitens der tiefdaniederliegenden Blutbildung die Kräfte des Individuums übersteigt, und die torpide in die erethische Form verwandelt wird. Dagegen wird die Thermalmethode öfters und mit leidlichem Erfolge von Erwachsenen ertragen, bei de-

Thermalmethode.

nen, schon jenseit des kindlichen Alters, ein grofser Theil der Cervicaldrüsen angeschwollen ist, wenngleich in schwereren Fällen nur vom Messer Hülfe zu erwarten ist.

Kaltwasserkur. Die Kaltwassermethode, in so energischer Form, wie sie der Zweck einer bedeutenden Resorption erheischt, liegt gleichfalls in den meisten Fällen über der Leistungsfähigkeit des Organismus, und es ist bei ihr, gleichwie bei der starken Thermalmethode, immer die Congestion zu inneren Organen zu fürchten.

Trinkkuren Die Trinkkuren mit kochsalzhaltigen Wässern und mit Karlsbader Wasser, wenn sie den individuellen Verhältnissen entsprechend geleitet werden, sind fast immer erträglich und erfüllen sehr oft, neben den Soolbädern, den Zweck der Anregung des auslaugenden Stoffwechsels und der Resorption. Ueber das Nähere auf das 3. Kapitel verweisend, bemerken wir hier nur, dafs die Wirkung beider Arten von Brunnenkuren *Kochsalzwässer* ohngefähr dieselbe ist: Anregung der Darmbewegung und *und Karlsbad.* der Darmsecretion, Vermehrung der Gallenabsonderung, Zuführung des Natrons zum Blut zur Unterhaltung seiner Alkalescenz, directe Vermehrung des regressiven und, demnach folgend, indirecte Steigerung des productiven Stoffwechsels. Der Unterschied zwischen Beiden liegt in dem verschiedenen Grade der Wirkung: Carlsbad ist milder, als die meisten Kochsalzwässer, die Ausscheidungen sind geringer, die örtliche Wirkung auf die Darmschleimhaut mäfsiger; während beim Gebrauch der Kochsalzwässer die laxirende Wirkung, mag sie copiös sein, oder nicht, meistens auf Grund einer katarrhalischen Reizung erfolgt, bleibt es bei einer milden Karlsbader Kur in der Regel bei einer einfachen, serösen, reizlosen Secretion; und während dort oft die eingeführten Salze durch die katarrhalische Diarrhoe mit den Excrementen entfernt werden, findet die Resorption der Salze im Karlsbader Wasser leichter und vollständiger statt. Es gibt allerdings sehr schwache Kochsalzwässer, wie Kissingen mit 44, Mergentheim mit 51, Wiesbaden mit 52, einige Quellen in Soden mit 17—26, Schmalkalden mit 71, Cannstadt mit 16—19 Gran Chlornatrium auf 16 Unzen, dazu Baden-Baden mit 16, Bourbonne les Bains mit 46, die Riedquelle in Arnstadt mit 26, die Elisenquelle in Kreuznach mit 72, Dürkheim mit 49—71, Adelheidsquelle mit 38, allenfalls Hall mit 112 Gran; — aber es ist auch nothwendig, sich mit diesen schwächeren Wässern zu begnügen, und nicht, wenigstens nicht unverdünnt, Quellen von 200—1000 Gran Salzgehalt nur deshalb, weil sie an den respectiven Badeorten sprudeln, dem anämischen Organismus und der geschwächten Darmschleimhaut eines scrophulösen Kindes zur Verarbeitung anzubieten. Ebenso ist es oft geboten, die kohlensäurehaltigen Salzwässer, Kissingen, Soden, Cannstadt, den gaslosen vorzuziehen, weil die Kohlensäure die Verdaulichkeit des Wassers und seine Resorption befördert, daher man für die allgemeine Wirkung auf das Blut in der Regel mit einer geringeren Quantität gashaltigen Salzwassers ausreicht, als gaslosen. Die Versendung natürlicher und künstlicher Mineralwässer ermöglicht die Auswahl an jedem Badeorte, und es ist oft eine unglückliche Maxime, das Wasser des Ortes, welches sich zur Badekur eignet, auch für die Trinkkur zu verwenden.

    Die Jodkur findet am sichersten statt vermittelst genau abgewogener Dosen von Jodpräparaten und mit individuell geleiteter Steigerung und Verminderung der Gaben; sie ist für schwere Fälle, welche eine schnelle Resorption von Exsudaten, namentlich der Lymphdrüsen und der Knochen, erfordern, die wichtigste und handelt mit einem Mittel, welches in Bezug auf mögliche giftige Wirkung und auf die Nothwendigkeit einer sorgfältigen Methode dem Quecksilber nahe steht. Die reizende und selbst entzündliche Wirkung auf die Magen- und Darmschleimhaut, der allgemeine zersetzende Einfluſs auf das Blut, die Erscheinungen des Jodismus in der Respirationsschleimhaut und im Central-Nervensystem dringen absolut auf eine ernstliche Methode, und die Kenntniſs der Normaldosen der einzelnen Präparate ermöglicht diese in den meisten Fällen. Die Normaldosen der gebräuchlichsten Jodpräparate, Jodkali und Jodeisen, sind 2, 4, 6—8 Gran pro dosi, bis zu ½ Drachme für den Tag; in vielen Fällen sind noch gröſsere Gesammtdosen ohne Schaden gegeben worden, und für Kinder beträgt die tägliche Gabe, wenn sie den Zweck einer raschen Resorption erfüllen soll, je nach dem Alter mindestens 6—8 Gran pro die. *Jodkur.*

    Vergleichen wir mit dieser pharmaceutischen Praxis den üblichen Gebrauch der jodhaltigen Mineralwässer, so stoſsen wir auf einen bemerkenswerthen Widerspruch. In Kreuznach *Die Jodwässer.*

gibt man scrophulösen Kindern den Elisenbrunnen zu 20—30 Unzen auf den Tag, und mit dieser Quantität (0,035 auf 16 Unzen) $\frac{4}{100}$ bis $\frac{7}{100}$ Gran Jodmagnesium; in Krankenheil $\frac{1}{100}$ bis $\frac{3}{100}$ Gran Jodnatrium: in dem Dürkheimer Brunnen eben so viel; im Haller Jodwasser $\frac{7}{100}$ bis $\frac{1}{10}$ Gran; im Adelheidsbrunnen $\frac{3}{10}$ bis $\frac{4}{10}$ Gran. Gesetzt nun, man wollte auch das Bromnatrium oder Brommagnesium, trotzdem dafs die Bromwirkung keineswegs schon genügend constatirt worden, den ähnlichen Jodverbindungen als gleichwerthig und gleich wirkend hinzurechnen, so würden sich folgende Werthe ergeben: für Kreuznach $\frac{7}{10}$ bis 1 Gran Jod- und Bromverbindungen zusammengenommen, für Dürkheim $\frac{1}{10}$ bis $\frac{3}{10}$, für den Haller Brunnen $\frac{6}{10}$ bis 1 Gran, für den Adelheidsbrunnen $\frac{6}{10}$ bis 1 Grad Jod- und Bromsalze zusammengenommen, während das Krankenheiler Wasser kein Brom enthält. Da nun die pharmaceutische Dosis des Bromnatriums dieselbe ist, wie die des Jodnatriums, so würde, wenn wir das Brom als gleichwirkend mit dem Jod betrachten und die Quantität des ersteren zu der des letzteren zählen dürfen, in allen diesen Trinkwässern nicht mehr als Ein Gran Jodsalz für den Tag in den Körper eingeführt werden, d. h. nicht mehr, als der sechste bis achte Theil der Gabe, welche sich in den mittleren, und nur der dreifsigste Theil derjenigen, die sich in schwereren Fällen als wirksam herausgestellt hat!

Im Gefühl dieses Widerspruches haben nun die Vertreter jener gebräuchlichen Jodwässer die Behauptung aufgestellt, dafs die besondere Verbindung mit anderen Salzen die Resorption des Jodes befördere. Ob dies der Fall, das ergibt sich aus der bekannten Wirkung des Kochsalzes, welches den Hauptbestandtheil dieser Wässer bildet, durchaus nicht, im Gegentheil könnte man vermuthen, dafs die durch dasselbe veranlafste gröfsere Secretion der Darmschleimhaut und die vermehrte Darmbewegung die Aufsaugung verhindern kann; doch ist diese Frage gleichgültig, weil das Jod fast unter allen Umständen schnell und vollständig resorbirt wird. Während nun die Vertreter der salzhaltigen Jodquellen gerade dem Salzgehalt die erleichterte Resorption zuschreiben, figurirt in den Anpreisungen von Krankenheil, welches auf 30 Unzen Wasser kaum $\frac{3}{100}$ Gran Jodnatrium enthält, gerade der Mangel an Salzen als Vorzug; und um den Widerspruch gänzlich zur Confusion zu steigern, lassen dieselben Protectoren von Krankenheil noch oft dem Wasser 100 bis 200 Gran abgedampftes Quellsalz zusetzen, wodurch ein Kochsalzgehalt von 40 bis 50 Gran und ein Gehalt an Jodnatrium von $\frac{1}{3}$ Gran hergestellt wird. Dazu kommt nun der Mifsbrauch, welcher mit dem versandten Krankenheiler und andern Wässern vielfach insofern getrieben wird, dafs man sie nur Unzenweise gibt, aus Furcht, ein Wasser, welches auf die Unze $\frac{1}{3}$ Gran Kochsalz und $\frac{1}{100}$ Gran Jodnatrium enthält, möchte zu stark wirken! Diese Verirrung gehört zu denjenigen, welche man nur dann für möglich hält, wenn man sie erlebt. Den über die wunderbaren Wirkungen von Krankenheil alljährlich circulirenden Programmen pflegen Zeugnisse beigefügt zu werden, unter welchen sehr bekannte Namen stehen, und aus welchen man sicher zu schliefsen berechtigt wäre, dafs seit der Entdeckung von Krankenheil kaum eine Hypertrophie oder Fibroid des Uterus ungeheilt bliebe, und dafs die Prognose dieser Krankheiten durch jene Entdeckung gänzlich umgestaltet worden. Was davon zu halten, weifs jeder Praktiker.

Der Schlufs aus unsrer Auseinandersetzung ergibt sich von selbst: so lange nicht neue, unbekannte Bestandtheile in den gebräuchlichen Jodwässern aufgefunden werden, und so lange nicht der Beweis geführt wird, dafs ein Jodsalz in einer Kochsalzlösung zehn- und zwanzigfach stärker wirkt, als in einer einfachen Wasserlösung: so lange ist man nicht berechtigt, jene Mineralwässer, in Bezug auf ihre Wirkung, als energische Jodmittel zu betrachten und zu verordnen. Kreuznach enthält fast 100 Gran Chlorverbindungen auf 16 Unzen, Dürkheim 87, Hall 118, Adelheidsquelle 38, und diese sind daher in ihrer Wirkung auf die Resorption als Kochsalzwässer zu betrachten; Krankenheil aber hat überhaupt nur 6 Gran feste Bestandtheile, worunter etwas über 2 Gran Kochsalz und eben so viel kohlensaures Natron, es ist daher nichts weiter, als ein Brunnenwasser mit $\frac{1}{100}$ Gran Jodnatrium auf 16 Unzen. Nach all diesem wird die Reclame der Heilquellen und der in die Praxis eingeschlichene und in der Literatur verbreitete Irrthum dem nüchternen Praktiker verstatten müssen, die innere Wirkung der Mineralwässer auf das Kochsalz zu deuten und, wo Jodkuren indicirt sind, die gröfseren und abgewogenen pharmaceutischen Dosen zu geben, welche die klinische Erfahrung erprobt hat; die Wahl aher, ob der letzteren oder der verwirrungsvollen balneologischen Literatur der Vorzug gebühre, kann nicht schwierig sein. Geschichtlich ist der Irrthum über die vermeintliche grofse Jodwirkung der genannten Mineralwässer leicht zu erklären. Seit dem Jahre 1834 blühte Kreuznach als Badeort anf, und es bildete sich daselbst von Anfang an die noch heut bestehende Methode starker, länger dauernder und mit Trinkkuren verbundener Bäder aus, eine Methode, die sich als kräftig resorptionsbefördernd bei scrophulösen Exsudaten herausstellte, und von deren empirischer Uebung die innere Auwendung kochsalzhaltiger Wässer bei Scrophulose überhaupt ausgegangen ist. Die Methode, in Verbindung mit trefflicher ärztlicher Leitung und mit dem herrlichen Klima des Ortes gab Erfolge, welche Kreuznach in sehr kurzer Zeit den Ruf gegen Scrophulose par excellence verschafften, und mit der bald folgenden Entdeckung des Jod- und Bromgehaltes bot sich um so leichter eine besondere, pharmakologische Theorie der Wirkung dar, als damals der Glaube an die Aufsaugung der Badesalze noch nicht erschüttert war. Nun kam eine an Analysen sehr fruchtbare Zeit: in den meisten Soolquellen wurde Jod und Brom aufgefunden, daraus ein wesentlicher Theil der Wirkung der Bäder erklärt und auch auf den inneren Gebrauch, selbst sehr starker und nicht trinkbarer Soolwässer gedrungen. Als sodann die Untersuchung der Frage über die Resorption im Bade ein verneinendes Resultat ergeben, hielt man an der inneren Wirkung des Jodes fest und erklärte aus ihr den Vorzug der Kuren in Kreuznach, der in Wahrheit nur in der Methode beruht. Gleichzeitig traten für den inneren Gebrauch die Concurrenten Hall, Adelheidsbrunnen, Dürkheim und Krankenheil auf und fanden eine leichte Aufnahme, die sich gröfstentheils auf den Ruhm von Kreuznach gründete und in der nun beseitigten Meinung von der Wirkung sehr kleiner Dosen Jod eine wesentliche Unterstützung fand. Für Krankenheil, welches eigentlich nur Spuren von Jodnatrium enthält, hat sodann die Industrie und Reclame das Ihrige gethan. So ist es dahin gekommen, dafs man die Wirkungen, welche empirisch erprobte Dosen Jod besitzen, oft dem blofsen Namen „Jod" zuschreibt.

7. **Anämische Zustände.** Die mildere Form der Soolbadekur mit mäfsig temperirten und kürzeren Bädern, deren

Wirkung in Kräftigung der Haut und mäfsiger Anregung des Stoffwechsels besteht, und deren Indication für die allgemeine Ernährungsschwäche der scrophulösen Constitution hervorgehoben worden ist, findet nun dieselbe Indication für andere anämische Zustände und concurrirt mit den Eisenkuren in allen den Fällen, welche bei der Besprechung derselben bezeichnet werden. (Siehe das 3. Kapitel.)

8. Nicht scrophulöse Exsudate fallen, gleich den scrophulösen in die Indication der energischen Soolbadmethode, mit wärmeren, längeren Bädern und mit dem inneren Gebrauch von kochsalzhaltigen und anderen Mineralwässern. Es gehören hierher besonders die verschiedenen Formen der Gelenk-Entzündung, die Periostitis, Caries und Necrose der Knochen, und Tumoren in den Beckenorganen, bei welchen letzteren indessen die Soolbäder, gleich allen andern Mitteln, nur wenig bedeutende Erfolge versprechen, ferner Anschwellungen der Hoden, der Brüste, kurz alle organische Ernährungsstörungen, welche in einen allgemein erhöhten Stoffwechsel einzuführen beabsichtigt wird. Die Concurrenz der Soolbäder im einzelnen Fall mit allen Formen der Kaltwasser- und der Thermalmethode ist aus den individuellen Bedingungen des Falles und aus dem skizzirten Grundcharakter der verschiedenen Methoden zu beurtheilen. *Verschiedene Exsudate.*

Eine Differenz zwischen den zahlreichen einzelnen Bädern besteht nur im Klima und kaum in der verschiedenen Stärke des Wassers, da an den meisten Orten überhaupt Bäder verschiedenen Grades gemischt werden; und es ist schwer verständlich, wenn für Ischl, Baden und viele andre einzelne Soolbäder ganz specielle und jedem eigene Indicationen aufgestellt werden, zumal sie meist dieselben sind und mit denselben Worten in Lehrbüchern und balneologischen Specialschriften wiederholt werden. Soolbad ist Soolbad, d. h. eine Auflösung von Chlornatrium, mit geringeren Mengen von Chlorcalcium, Chlormagnesium und andern Salzen, und wirkt nur vermöge dieses Gehaltes an Chlorverbindungen stärker erregend auf die Haut und von dieser aus auf die centralen Functionen. Wo die natürliche oder künstlich bereitete Soole zu schwach ist, da wird sie mit concentrirter Soole, mit abgedampftem Badesalz, oder mit Mutterlauge, d. h. der nach dem Absieden des Kochsalzes übrig bleibenden sehr concentrirten Lösung von Chlor- *Geringe praktische Differenz der einzelnen Soolbäder.*

Mutterlauge.

calcium, Chlormagnesium, Chlorcalium, auch Chlornatrium und andern Salzen, verstärkt; wo sie an sich schon zu stark ist, da wird sie, wie z. B. in Ischl, Kösen u. a. O. verdünnt. Der Grad der Concentrirung, bei welchem ein Soolbad erträglich ist und seine ihm eigene Wirkung entfaltet, und welcher durch Verdünnung oder Verstärkung hergestellt wird, beläuft sich im Mittel auf 2—4 Procent Chlorsalzgehalt; doch wirken auf sehr reizbare Personen auch schwächere, bei sehr torpider Haut auch stärkere Lösungen wohlthuend und erregeud. An vielen Badeorten, namentlich solchen, die mit Salinen verbunden sind, wird die Concentration mit gradirter Soole, an andern mit Badesalz oder mit Mutterlauge bewerkstelligt, und von deren Gehalt hängt es ab, ob in dem Wasser des Bades das Chloruatrium, oder ob das Chlorcalcium, Chlormagnesium vorwaltet. Da indessen alle diese einzelnen Chlorsalze auf die Haut dieselbe reizende Wirkung ausüben, wie das Kochsalz, eine Wirkung, welche nur von dem Chlor, nicht aber von den Basen abhängt und von den letzteren, soweit bekannt, nicht einmal modificirt wird, so ist die Wahl unter den verschiedenen Mutterlaugen und Badesalzen sehr gleichgültig, und es reicht hin, ihren quantitativen Gesammtgehalt von Chlorverbindungen zu kennen, um danach den für die beabsichtigte Verstärkung des Bades erforderlichen Zusatz zu bestimmen. Der vermehrte Gehalt mancher Mutterlaugen und Badesalze an Jod- und Bromverbindungen, welche für das Bad ohne Wirkung sind, hat nur eine technische Bedeutung für die Gewinnung namentlich des Broms, und die Wahl zwischen den einzelnen Mutterlaugen nur eine lokale Bedeutung, je nach der gröfsereu oder geringeren Entfernung des Fabrikationsortes, also je nach den gröfseren oder geringeren Transportkosten. Das Publikum ist zwar gewohnt, an specifische Wirkungen der einzeluen Mutterlaugen zu glauben, und auch Aerzte sind mitunter scrupulös genug, um Rehmer, Kreuznacher, Wittekinder Mutterlauge und Badesalz für entfernte Gegenden zu verordnen, wo nähere Productionsorte die Beziehung eines billigeren Produktes gestatten, welches, in Bezug auf seine Badewirkung, auch nichts anderes ist, als jene, d. h. eine concentrirte Lösung oder ein krystallisirtes Gemisch von Chlorverbindungen.

Gradirung der Bäder. Ein Soolbad von mittlerer Stärke ist dasjenige, dessen Wasser 2—4 Procent Chlorverbindungen euthält, also ohngefähr 150 bis 300 Gran auf 16 Unzen. Soll dieser Gehalt, oder je nach den Umständen ein geringerer oder gröfserer hergestellt werden, so hat man aus dem procentischen Gehalt der gradirten Soole, des Badesalzes oder der Mutterlauge, welche zuzusetzen ist, und aus der Menge der Badeflüssigkeit, welche in gewöhnlichen Wannen 5—700 Pfund beträgt, die Quantität des Zusatzes zu bestimmen. In der folgenden Tabelle geben wir zu diesem Zweck eine Vergleichung mehrerer gebräuchlichen Zusätze.

Die concentrirte Soole von Ischl: 1900 Gran Chlorverbindungen auf 1 Pfund oder 25 Procent.

Die concentrirte Soole von Hall (Tyrol): ebensoviel.

Die concentrirte Soole von Münster am Stein (Kreuznach): 1100—1500 Gran oder 14—18 Procent.

Die concentrirte Soole von Rehme: 600 bis 1100 Gran oder 8—14 Procent.

Die concentrirte Soole von Dürkheim: 2—13 Procent.

Die Mutterlauge von Kreuznach: 2400 Gran oder 34 Procent.

Die Mutterlauge von Elmen: 1200 Gran oder 16 Procent.

Die Mutterlauge von Salzungen: 2270 Gran oder 34 Procent.

Die Mutterlauge von Reichenhall: 2560 Gran oder $33\frac{1}{3}$ Procent.

Die Mutterlauge von Arnstadt: 2690 Gran oder 35 Procent.

Die Mutterlauge von Dürkheim: 3000 Gran oder beinahe 40 Procent.

Die Mutterlauge von Pyrmont: 1880 Gran oder 24 Procent.

Das Badesalz von Wittekind: 4840 Gran oder 64 Procent.

Das Badesalz von Arnstadt: 2690 Gran oder 32 Procent.

Es gibt indessen mehrere Soolquellen, welche sich in ihrem Chlorgehalt den Mutterlaugen nähern und daher, nach Verhältnifs ihres Gehaltes, mit einfachem Wasser verdünnt werden müssen. Die bekannteren sind folgende:

Salzungen mit 1997 Gran Chlorverbindungen = 26 Procent,
Reichenhall mit 1736 Gran do. = 24 Procent,
Jaxtfeld mit 1970 Gran do. = 25 Procent,
Arnstadt mit 1811 Gran do. = 23 Procent.

Diese Quellen sind als Mutterlaugen zu betrachten und zu behandeln, d. h. zu verdünnen, und wenn die Reclamen für das übrigens sehr comfortable und empfehlenswerthe Salzungen dieses Bad als das „stärkste Soolbad Deutschlands" anpreisen, so heifst das weiter nichts, als dafs daselbst die Soole nicht, wie an andern Orten, verstärkt oder natürlich, sondern verdünnt zu Bädern in Anwendung kommt. Die „Stärke" interessirt den Chemiker, Techniker und Geologen, nicht aber den Arzt.

<small>Schwache Soolquellen.</small> Andere salzhaltige Quellen gibt es, welche einen so schwachen Gehalt an Chlorverbindungen besitzen, dafs sie nur bei gehörigem concentrirten Zusatz als Soolbäder gelten können, z. B.

Baden-Baden mit 18 Gran Chlorverbindungen auf 16 Unzen, oder 0,24 Procent.

Cannstadt mit 15, 16 und 20 Gran = 0,24 Procent im Mittel.

Kronthal mit 23 und 28 Gran = 0,3 und 0,36 Procent.

Adelheidsquelle mit 38 Gran = 0,5 Procent.

Soden bei Aschaffenburg mit 40 und 111 Gran — 0,51 und 1,6 Procent.

Wiesbaden mit 45 und 58 Gran = 0,6 und 0,8 Procent.

Mergentheim } mit 52 Gran = 0,7 Procent.
Bourbonne

Kissingen mit 45, 50 und 137 Gran = 0,6, 0,65, 1,7 Procent.

Iwonicz mit 47 und 60 Gran = 0,6 und 0,8 Procent.

Dürkheim mit 46, 70, 88 und 96 Gran = 0,6, 0,85, 1,2, 1,28 Procent.

Wildegg
Schmalkalden } mit 80 Gran = 1 Procent.
Salzhausen

Homburg } mit 95 Gran = 1,24 Procent.
Mondorf

Hall (Oesterreich) mit 100 Gran = 1,3 Procent.

Kreuznach mit 77, 91, 122 Gran = 1, 1,2, 1,6 Procent.

Soden (am Taunus) die stärkste Quelle mit 116 Gran = 1,7 Procent.

Zur näheren Illustration dieser Zusammenstellung ist zu bemerken, dafs in Kreuznach (mit 1, 1,2 und 1,6 Procent Salzgehalt) nur höchst selten die natürliche Soole, sondern in den meisten Fällen mit Mutterlaugensalz zu Bädern verwendet wird; und so werden die obengenannten, zum Theil viel schwächeren Bäder es sich gefallen lassen müssen, dafs sie nur unter der Bedingung zu den Soolbädern gezählt werden, wenn mit der Quelle Anstalten zur Verstärkung des Badewassers verbunden sind. Wo diese fehlen, wie z. B. in Baden-Baden mit 18 Gran und in Cannstadt mit 15—20 Gran auf 16 Unzen, da haben die Bäder nur die Bedeutung künstlicher oder natürlicher indifferenter Thermen; bei einigen andern schwächeren Soolquellen kommt sodann noch der geringe, aber merkliche Gehalt an freier Kohlensäure, als Unterstützungsmittel in Betracht.

Wenn nun ein Bad in Baden oder Cannstadt durch Zusatz einer fremden Mutterlauge zu einem wirklichen Soolbade, z. B. von 3 Procent verstärkt werden soll, so sind dazu, das Bad zu 600 Pfund Wasser gerechnet, im Badewasser selbst 12,000 Gran Chlorverbindungen vorhanden; 137,000 Gran aber entsprechen 3 Procent, und es müssen demnach 125,000 Gran zugesetzt werden, welche einer Quantität von 52 Pfund Kreuznacher Mutterlauge entsprechen. Dadurch würde ein einzelnes Bad nach den üblichen Preisen um 3—4 Thlr. vertheuert werden, und diese Vertheuerung würde selbst bei den stärkeren der oben genannten schwachen Soolquellen, sich immer noch auf 1—2 Thlr. belaufen. Um dieser finanziellen Verlegenheit abzuhelfen, begnügt man sich allerdings, sowohl zu Haus, als auch an vielen Badeorten, mit einem geringen Zusatz von $\frac{1}{2}$ bis 2 Quart, der natürlich nicht die verlangte Wirkung, sondern nur eine nominelle Bedeutung hat; scheut man doch sogar die Kosten von 12—15 Pfund Kochsalz, welche dem genannten Bedürfniss entsprechen würden, und die sich mit der Abschaffung des Salzmonopols in Deutschland allerdings bedeutend ermäfsigen werden. Es ist dies eine ähnliche Täuschung, wie bei der Verordnung des Moschus und Castoreum, welche der hohen Kosten wegen sehr oft in kleinen und unwirksamen Dosen gegeben werden. Da aber ein solcher Missbrauch mit dem Namen eines Mittels und Ignorirung der nothwendigen Dosis die eigentliche Bedeutung der Soolbäder empfindlich berührt, und der Preis mehrer Thaler für ein Einzelbad den meisten Kranken nicht gleichgültig ist, so halten wir diesen Gesichtspunkt für praktisch genug, um auf ihn die Eintheilung der einzelnen Soolbadeorte zu gründen.

a. Schwache Soolbäder ohne Gelegenheit zur Concentration des Badewassers.

Baden-Baden, End-Station einer Zweigbahn der badischen Eisenbahn, 616 Fufs über dem Meer in einem herrlichen Thal

Baden.

gelegen, ist vermöge eines überaus milden Klimas, welches Badekuren bis tief in den Herbst hinein gestattet, vermöge seiner Ausdehnung, seiner comfortablen Hotels, Villen und Privathäuser, ferner eines Confluxes von 50,000 Fremden aller Nationen und namentlich der höheren und höchsten Stände, der glänzendste Badeort Deutschlands und vielleicht der ganzen Welt, leider geschändet durch eine berühmte Spielbank, welche, unter andern, auch ihre ekelhafteste Consequenz, das glänzend übertünchte Pariser Lorettenthum, in das paradiesische Thal gezogen hat.

Die überaus reichen Quellen, von 37—54 Grad R., haben nur 22 Gran feste Bestandtheile auf 16 Unzen, darunter $16\frac{1}{2}$ Gran Chlornatrium und nebenbei so geringe Spuren freier Kohlensäure, daſs sie für den Gebrauch nicht als Soolquellen, sondern nur als indifferente Thermen gelten können. Die gebräuchlichen Indicationen für Gicht, leichte Formen der Scrophulose und Rheumatismus, beziehen sich daher theils auf die Brunnenkur, für welche das schwache Salzwasser sich trefflich eignet, theils auf die Wirkung der indifferenten Bäder. Die Abhandlung der Thermalkuren im vorigen Kapitel wird die Anleitung geben, in welchen Fällen der Gebrauch dieser Thermen, in mäſsiger Erhebung über dem Meer und mit dem Genuſs und Anblick eines groſsartigen und geräuschvollen Badelebens, sich empfiehlt.

Aerzte: Berg, Berton, Brandis, Brumm, Gaus, Heiligenthal, Jörger, Müeller, Rueff, Schmidt, Schrauder, Wilhelmi.

Cannstadt. **Cannstadt**, Eisenbahnstation, eine Stunde von Stuttgart, 600 Fuſs über dem Meere, in einem schönen, weiten und vegetationsreichen Thal gelegen, mit einem Klima, welches an Milde dem von Baden-Baden gleichkommt, bietet auch in seinen Quellen ohngefähr dasselbe, wie Baden, einen Gehalt an Kochsalz von 16—19 Gran, auſserdem aber 19—27 Kubikzoll freie Kohlensäure. Da die Temperatur der Quellen nur $14-16\frac{1}{2}$ Grad R. beträgt, so entweicht zwar bei der erforderlichen Erwärmung derselben ein groſser Theil der Kohlensäure, immerhin aber bleibt doch soviel zurück, um einen Theil der erregenden Wirkung zu entfalten. Es sind demnach die Bäder als indifferent, aber mit mäſsig-erregender Wirkung der Kohlensäure, zu betrachten; und für die Brunnenkur tritt der Gasgehalt als wichtiges Moment hinzu, um die erregende Wirkung auf die Magen- und Darmschleimhaut zu erhöhen, und die Verdaulichkeit des Wassers zu steigern, welches überdies vermöge eines Gehaltes von $6\frac{1}{2}$ Gran Glauber- und Bittersalz etwas stärker auf die Darmsecretion wirkt, als die Quellen von Baden.

Cannstadt bietet, bei einer Frequenz von 3000 Personen und bei vortrefflichen Einrichtungen, ein angenehmes Badeleben ohne die Zuthaten des Luxus und der Corruption und aufserdem zwei Specialanstalten von wohlbegründetem Ruf: Die Flechtenheilanstalt des Dr. von Veiel und das orthopädische Institut des Dr. von Heine, des Verfassers der gründlichen Monographie über spinale Kinderlähmung.

Aerzte: Kiel, Rühle, Tritschler senior und junior, Wadelin.

Soden bei Aschaffenburg, $1\frac{1}{2}$ Stunden von dieser Stadt entfernt, 440 Fufs über dem Meere, in geschützter, waldreicher Lage mit frischem Klima, ist eine kleine Badeanstalt mit stillem, ländlichem Leben und einfachen Einrichtungen. Die beiden kalten Quellen enthalten 61, respective 160 Gran Chlorverbindungen, und die letztere also stellt mit 2 Procent ein schwaches Soolbad dar. Die schwächere Quelle wird besonders zu Brunnenkuren verwandt.

Soden bei Aschaffenburg.

Arzt: Oehrlein.

Soden am Taunus, am Fufs des Gebirges, Station einer Zweigbahn der Taunus-Eisenbahn, 440 Fufs über dem Meere, in sehr geschützter Lage, mit sehr mildem Klima, im Sommer freilich oft mit grofser Hitze, übrigens mit vortrefflichen Einrichtungen und theils ländlichem, theils modern-comfortablem Leben, ist seit ohngefähr 20 Jahren für Brunnenkuren bei chronischen Lungenkatarrhen, Tuberkulose und Unterleibsstörungen sehr in Aufnahme gekommen. Vergl. das 3. Kapitel. Was die Bäder betrifft, so enthalten die stärkeren Quellen ohngefähr 115 Gran Chloralkalien, gleich $1\frac{1}{2}$ Procent, und zählen also zu den schwachen Soolbädern; doch kommt dazu, wie in Cannstadt, (vergl. Ischl) ein beträchtlicher Gehalt an Kohlensäure, der allerdings bei der Erwärmung des sehr kalten Wassers zum Theil verloren geht. Für scrophulöse Naturen, welche der Anregung frischer klimatischer Einflüsse bedürfen, empfehlen sich andre Badeorte mehr, wenigstens für die Sommermonate.

Soden am Taunus.

Aerzte: Bröking, Koehler, Pagenstecher, Thilenius senior und junior.

Neuhaus bei Neustadt im bairischen Franken, 2 Meilen

Neuhaus.

von Kissingen, 700 Fufs über dem Meer, bietet an Chlor- und Kohlensäuregehalt ohugefähr dieselben Bäder, wie Soden am Taunus, und dazu ein stilles Waldleben in frischem und doch mildem Klima, mit Einrichtungen, welche mäfsigen Bedürfnissen und finanzieller Einschränkung vollständig genügen.

Arzt: Metz.

Cronthal. **Cronthal**, ½ Stunde von Soden, am Taunus gelegen, 500 Fufs über dem Meere, in einem anmuthigen Thal mit mildem und frischem Klima, bietet Bäder, welche den Cannstadter Bädern ähnlich sind, d. i. indifferent (24—28 Gran Chlorverbindungen) mit Kohlensäure; und ebenso, wie in Cannstadt, eignen sich die Quellen für Brunnenkuren in solchen Fällen, wo eine schwächere Wirkung der Kissinger Quellen verlangt wird. Cronthal ist eine kleinere, billige Badeanstalt mit ganz ländlichem Charakter, übrigens aber guten Einrichtungen.

Arzt und Eigenthümer: Küster.

Schmalkalden. **Schmalkalden**, am Thüringer Wald, 1000 Fufs über dem Meere, in einem waldreichen Thal gelegen, hat eine Soolquelle von 80 Gran Chloralkalien, also etwas über 1 Procent, die daher nur sehr schwache Soolbäder liefert und, bei einem Gehalt von 22 Gran Gyps, sich nicht sehr zu Brunnenkuren eignet; aufserdem Fichtennadelbäder. Das Klima ist anregend, das Leben sehr billig. Die Stadt liegt eine Stunde entfernt von der Station Wernhausen der Werrabahn.

Aerzte: Fuchs, Hammer, Wachenfeld.

Homburg. **Homburg**, Eisenbahnstation, ½ Stunde von Frankfurt a. M., bietet Quellen, welche an Chlorverbindungen, Kohlensäure und Eisen etwas reicher sind, als Kissingen, und daher, für die Trinkkur, die Indicationen von Kissingen ohngefähr theilen. Die Kohlensäure geht bei der Erwärmung des sehr kalten Wassers zum grofsen Theil verloren, und das Bad mit 95 Gran Chlorverbindungen = $1\frac{1}{4}$ Procent ist ein sehr schwaches Soolbad, welches natürlich von der Reclame dieses schmutzigsten aller Spielbäder als Panacee gegen alle möglichen Zustände gerühmt wird.

Aerzte: Aug. Becker, Alb. Becker, Deetz, Friedlieb, Hitzel, C. Müller, W. Müller, G. R. Müller, Will.

Wiesbaden. **Wiesbaden**, Hauptstadt des ehemaligen Herzogthums Nassau, mit 20,000 Einwohnern, vereinigt alle Annehmlichkeiten und Unannehmlichkeiten eines grofsartigen Bade- und Fremdenverkehrs und bietet dabei Gelegenheit für den luxuriösesten, wie für den einfachsten und billigsten Aufenthalt. Das Klima ist sehr milde, der Winter einer der wärmsten in Deutschland, Frühling und Herbst besonders schön, der Hochsommer aber heifs und erschlaffend. Lage 323 Fufs über dem Meere. Die Bäder befinden sich in den Souterrains von 20 Logirhäusern und Hotels und werden unmittelbar aus den Quellen gespeist. Diese sind natürliche Thermen von über 50 Grad R. und müssen daher für das Bad abgekühlt werden. Von dem wichtigen inneren Gebrauch der Quellen wird im folgenden Kapitel die Rede sein; für die äufsere Anwendung sind sie, mit 45 bis 58 Gran Chlorverbindungen, gleich $\frac{3}{4}$ bis $\frac{4}{5}$ Procent, und einem schwachen Gehalt an Kohlensäure, kaum mehr, als indifferente Thermen, und theilen somit die Indicationen, welche wir für diese, und namentlich für Teplitz, besprochen haben, mit der Einschränkung, dafs das Wasser, so schwach es ist, doch Chlorsalze genug enthält, um es, nach Hebra's Warnung, für chronische Exantheme, besonders Excem, zu contraindiciren. Die gerühmte und wohlbegründete Wirkung von Wiesbaden auf Magenkatarrh, Unterleibsstasen und zum Theil auf die Gicht ist der Brunnenkur, die Wirkung auf rheumatische Zustände, Lähmungen, und zu einem andern Theil auf die Gicht der Thermalbadekur zuzuschreiben und nach den Grundsätzen der Thermalmethode zu beurtheilen. Die hoffentlich bald erfolgende Beseitigung der Spielbank wird Wiesbaden zu dem machen, was es zu sein verdient, zu einem der schönsten, amüsantesten und wirksamsten Bäder, welchem in der Befriedigung aller Bedürfnisse, der einfachsten und complicirtesten, und in den vortrefflichen Einrichtungen seiner Kurmittel nur wenige an die Seite zu stellen sind. Zwei Kaltwasserheilanstalten und die Augenklinik des Dr. Pagenstecher vervollständigen überdies den Heilapparat.

Aerzte: Alefeld, Deusser, Dörr, Fritze, Graef, Haas, Hartmann, Herz, Jäger, Kopp, Maeckler, Mahr, Müller, Pagenstecher, Reuter, Roth, Rullmann, Vogler, Wilhelmi.

Bourbonne les Bains in Frankreich, am Abhange der Vogesen, ist in Bezug auf den Gehalt und die Temperatur seiner Quellen, sowie auf deren Anwendung das französische Wiesbaden. *Bourbonne.*

Die **Adelheidsquelle** in dem Dorfe Heilbrunn, an den bai- *Adelheidsquelle.*

rischen Voralpen, 2400 Fuſs über dem Meere. Was von der Jodwirkung dieser Quelle zu halten, ist S. 206 erwähnt worden. In letzter Zeit ist man bei den Brunnenkuren an Ort und Stelle bis auf 72 Unzen täglich gestiegen, eine Quantität, welche wirklich die geringe Dosis von $\frac{9}{10}$ Gran Jodnatrium enthält. Wir überlassen es dem einfachen Rechenexempel des gesunden Menschenverstandes, ob die Wirkung auf die Resorption dieser Dosis Jodnatrium, oder dem reichlichen Trinken eines Wassers mit 38 Gran Chlornatrium und 13 C. C. Kohlensäure zuzuschreiben ist. Es ist nun daselbst auch eine Anstalt für Bäder, die mit $\frac{1}{2}$ Procent nur den Werth einer künstlichen, aber hochgelegenen Therme besitzen und mit billiger und einfacher Lebensweise den Genuſs der Alpenluft bieten.

Arzt: Vogel in Bichel.

Wildegg. Wildegg in der Schweiz, bei Schinznach, hat eine erbohrte Soolquelle mit 95 Gran Chlorverbindungen, also 1$\frac{1}{2}$ Procent.

Sulzbrunn. Sulzbrunn, 1 Stunde von Kempten (Station an der bairischen Südbahn), in den bairischen Voralpen, 2670 Fuſs über dem Meere gelegen, ist in den Handbüchern und Kalendern auch als Kochsalzquelle verzeichnet. Mit einem Gehalt von 16 Gran Chlorverbindungen, also noch nicht $\frac{1}{4}$ Procent, haben die Bäder keine andere Bedeutung, als die einer indifferenten künstlichen Therme mit ziemlich hoher Gebirgslage. Für den inneren Gebrauch bietet die Quelle diese schwache Salzlösung mit $\frac{1}{10}$ Gran Jodmagnesium auf 16 Unzen, und so würde, wenn die Brunnenkur eine wirkliche Jodwirkung beabsichtigt, das Wasser schon quartweise genommen werden müssen. Die geheimniſsvolle Kraft der Jodwässer ist aber so erstaunlich, daſs bei kleinen Kindern sogar mit Eſslöffeln der Sulzbrunner Quelle Wunder verrichtet werden; ja man geht so weit, die Ziegen mit der Quelle zu tränken und so eine Jodmilch und Jodmolke herzustellen, welche auf 16 Unzen $\frac{1}{75}$ Gran Jodnatrium enthält, und mit welcher Wunderthaten verrichtet werden! So groſsen Respect flöſst der Name des Jodalkali ein, daſs man von dessen homöopathischen Dosen Wirkungen rühmt, welche die rationelle und ehrbare klinische Praxis nur mit Granen und halben Drachmen desselben erzielt.

Arzt: Hertel.

Mondorf. Mondorf, im Groſsherzogthum Luxemburg, 3 Stunden von der Stadt Luxemburg, 600 Fuſs über dem Meere, hat eine

Quelle, welche 106 Gran Chlorverbindungen auf 16 Unzen, also $1\frac{1}{2}$ Procent enthält und demgemäfs schwache Bäder liefert, die aber doch schon als Soolbäder gelten dürfen. Der Gehalt von 12 Gran schwefelsaurer Kalkerde ist mäfsig genug, um Trinkkuren zu gestatten; aufserdem enthält die Quelle 0,47 Volum Stickstoffgas, eine Quantität, welche den 10. und 20. Theil des Gehaltes von Lippspringe und von Inselbad bei Paderborn beträgt, und deren Wirkung mehr als problematisch ist.
Arzt: Schmit.

Iwonicz in Galizien hat Quellen mit 47 bis 60 Gran Chlorverbindungen und einem allerdings bedeutenden Gehalt an freier Kohlensäure (27—30 K. Z.), der aber bei der Erwärmung des sehr kalten Wassers gröfstentheils verloren geht. Doch eignet sich das Wasser, vermöge seines Gasgehaltes, seines Gehaltes an kohlensaurem Natron (8 und 13 Gran) und der gänzlichen Abwesenheit des schwefelsauren Kalkes zu Brunnenkuren.

Iwonicz.

b. Stärkere Soolbäder oder schwächere, welche aber die Mittel zur Concentration an Ort und Stelle bieten.

Kreuznach im Nakethal, Stadt von 11,000 Einwohnern, 286 Fufs über dem Meere, in schönster Lage und mit einem der mildesten Klimas von Deutschland, welches namentlich den Frühling zeitigt und den Herbst verlängert, ist der Heros unter den Soolbädern, und besonders bei Scrophulose vor vielen andern bevorzugt. Der Wasserreichthum der Quellen, welche theils der Stadt, theils den Salinen Carlshalle, Theodorshalle und Münster am Stein angehören, die Trinkbarkeit derselben, die Möglichkeit, sie durch gradirte Soole, Mutterlauge und Badesalz zu verstärken, der übertriebene Glaube an die Jod- und Bromwirkung, die klimatischen Verhältnisse, die Annehmlichkeiten des Ortes und die gründlich ausgebildete Methode bilden die Vereinigung von Umständen, auf welcher der wohlbegründete Ruf des Bades ruht. Für Methode, für innere und äufsere Anwendung der Soolquellen ist Kreuznach ein typisches Vorbild, und wir geben deshalb ausnahmsweise die Analyse der Quellen, auf deren minimale Bestandtheile zwar es wenig

Kreuznach.

oder gar nicht ankommt, die aber doch als Beispiel und zur Vergleichung mit andern dienen mag.

In 16 Unzen sind enthalten:

	Elisen-quelle.	Oranien-quelle.	Carlshalle.	Theodors-halle.	Münster a. St.
Temperatur	8" R.	10" R.	19° R.	17° R.	24-5° R.
Chlornatrium . . .	72,883	108,705	59,665	57,191	60,998
Chlorcalcium . .	13,389	22,749	2,561	14,707	11,083
Chlorkalium . . .	0,624	0,460	0,407	0,012	1,342
Chlormagnesium . .	4,071	—	0,678	4,416	1,471
Chlorlithium . .	0,631	Spuren	0,056	0,039	—
Chloraluminium . .	—	—	0,432	—	0,018
Chlormangan . . .	—	—	0,653	—	—
Brommagnesium . .	0,278	1,780	1,367	—	0,663
Bromnatrium . . .	—	—	—	—	—
Bromcalcium . . .	—	—	0,602	—	—
Jodmagnesium . .	0,035	0,012	—	—	—
Jodnatrium . . .	—	—	0,044	0,031	0,0004
Koblens. Kalk . .	1,693	0,255	0,613	2,149	1,123
Baryt . .	0,017	—	—	—	—
Magnesia .	—	0,130	0,473	0,199	—
- Eisenoxydul	—	0,356	0,364	0,218	0,034
Eisenoxyd	0,154	—	—	—	—
Manganoxydul . .	0,806	—	—	—	—
Kieselerde	0,129	0,996	0,031	0,099	0,007

Die auf 14 Procent gradirte Soole von Münster a. St. enthält:

Chlornatrium 927 Gran.
Chlorcalcium 155 -
Chlormagnium 12 -
Chlorkalium 19 -
Bromnatrium 9,7 -
Jodnatrium 0,005 -

Die Mutterlauge ist je nach dem Grade ihrer Eindickung verschieden zusammengesetzt, z. B.

	nach Polstorf:		nach Mohr:
Chlornatrium	226	Gran,	122 Gran.
Chlorcalcium	1789		2014
Chlormagnium	230	-	287 -
Chlorkalium	168	-	130 -
Chloraluminium	1,5		— -
Chlorlithium	7,9		—
Bromnatrium	59		65
Jodnatrium	0,05	-	Spuren

Das Mutterlaugensalz:

Chlornatrium	106	Gran.
Chlorcalcium	2981	-
Chlormagnium	444	
Chlorkalium	362	
Chloraluminium	9	-
Bromnatrium	246	-
Jodnatrium	65	-

Die natürlichen Quellen von Kreuznach bieten nach den obigen Analysen für die Trinkkur, auf deren Wirkung wir in der zweiten Abtheilung dieses Kapitels näher eingehen, Wässer von mittlerem Salzgehalt, 63 bis 132 Gran Chlorverbindungen auf 16 Unzen, also 0,8 bis 1,7 Procent; dabei fehlen schwefelsaure Salze gänzlich und so bleibt die Wirkung auf die Magen- und Darmschleimhaut mäfsig. Immerhin aber ist der Salzgehalt stark genug, um die wohlthuende Wirkung auf kleinere Dosen zu beschränken, bei Erwachsenen nicht über 24—30, bei Kindern nicht über 12—16 Unzen für den Tag. Mit der letzteren Quantität würde also ein scrophulöses Kind im Elisenbrunnen 0,035, in der Oranienquelle 0,012 Gran Jodmagnesium, im Wasser der Karlshalle 0,044, der Theodorshalle 0,031 Gran Jodnatrium, in den verschiedenen Quellen 0,278, 1,780, 1,367, 0,663 Gran Brommagnesium nehmen; in vielen Fällen aber vermindern sich auch diese täglichen Jod- und Bromdosen erheblich, wenn geringere Quantitäten des Brunnens getrunken werden; in andern, wenn die abführende Wirkung vorwiegt, wird jedenfalls ein Theil derselben mit den Faeces entfernt. Und so sind wir wohl berechtigt, die starke Betonung der Jod- und Bromwirkung der Kreuznacher Brunnen in Zweifel zu ziehen, und kommen hier nur deshalb noch einmal auf diesen Gegenstand zurück, weil von Kreuznach die noch allgemein übliche hohe Meinung von der Wirkung der Jodwässer ausgegangen ist.

Methode in Kreuznach. Die Brunnenkur, welche in Kreuznach fast allgemein mit der Badekur verbunden wird, steigert die resorptionsbefördernde Wirkung der Bäder und bildet einen wesentlichen Theil der Methode, welche diesem Bade seinen Ruf verschafft hat, namentlich bei scrophulösen Exsudaten. Ebenso wendet sich die Kreuznacher Bademethode vorwiegend an starke Bäder, mit Zusatz bis zu 10 Quart Mutterlauge, wodurch das Bad um 1½ Procent verstärkt wird, und an eine längere Badedauer bis zu ¾ oder einer ganzen Stunde: mit Einem Wort, es ist in Kreuznach vorwiegend diejenige Methode gebräuchlich geworden, deren Indication für die eine Seite der antiscrophulösen Therapie wir (S. 203) entwickelt haben: die Methode der mächtigen Beförderung der Resorption.

Alternative zwischen Kreuznach und Rehme. Und dies ist der Gesichtspunkt, aus welchem die Concurrenz zwischen Kreuznach und den gasreichen Thermalsoolbädern Nauheim und Rehme zu beurtheilen ist. Die Wahl zwischen Beiden ist keineswegs willkürlich, sondern richtet sich nach der Bedeutung der lokalen Affectionen: je frischer und je weniger massenhaft die örtlichen Ablagerungen sind und je mehr sie vor dem Allgemeinleiden der Ernährung zurücktreten, um so mehr sind die allgemein erregenden Thermalsoolbäder von Rehme und Nauheim angezeigt; je dringender aber massenhafte oder, vermöge ihres Sitzes, drohende Exsudate entfernt sein wollen, um so mehr verdient Kreuznach, oder die Kreuznacher Methode den Vorzug. Wenn wir deshalb, bei der herrschenden Verwirrung der Indicationen, für manchen Fall, der nach Rehme gewiesen wird, Kreuznach in erster Stelle empfehlen müssen, so nehmen wir auch für viele Fälle, bei denen dieses Bad seine Indication erfüllt hat, Rehme für die Nachkur in Anspruch. Wie in vielen Fällen anfangs nur Eines der beiden Bäder angezeigt ist, so tritt oft im einzelnen Fall ein Zeitpunkt ein, wo das eine das andere ablösen muſs. Hieraus erklären sich jene scheinbar verwirrenden Erfahrungen, daſs der Erfolg des zweiten Jahres dem des ersten nicht entspricht, weil eben das zweite eine andere Indication hätte ergeben müssen, als das erste. Eine andere Verwirrung entsteht dadurch, daſs oft in ähnlichen Fällen der

Erfolg beider Bäder ein gleicher ist; dies ist aber die Mittelklasse der Fälle, wo beide Indicationen mit mäfsiger und gleichmäfsiger Bedeutung eintreten, und Kreuznach als Soolbad ungefähr dasselbe leistet, was Rehme als Soolbad und als Gastherme. Eine Alternative aber kann eben nur für differente Zustände gelten, in denen eine der beiden Seiten vorwiegt.

Aerzte: Dr. Engelmann, Fouquet, v. Frantzius, Heusner, Kleinhans, Jung, Lentze, Lossen, Michels, Prieger, Stabel, Strahl, Trautwein, Wiesbaden.

— — -

Die kurzen Notizen, welche wir über die nun folgenden einzelnen Soolbadeorte beibringen, haben den Zweck, dem Praktiker für den einzelnen Fall die Frage zu entscheiden, in welcher Weise an irgend einem Badeort eine der beiden Soolbademethoden erfüllt werden kann: die mäfsig anregende, den Stoffwechsel und die Ernährung befördernde, oder die energisch reizende, auf die kräftige Resorption gerichtete. So gut in Kreuznach, neben der vorwiegenden letzteren, auch die erstere erfüllt werden kann, ebenso gut kann mit den Kurmitteln vieler anderer Bäder, eventuell combinirt mit Trinkkuren versandter Wässer, die Kreuznacher Methode befolgt werden. Aufser den anzuführenden gibt es nun noch eine Anzahl kleinerer lokaler Soolbäder, welche mit demselben Nutzen nach denselben Grundsätzen zu verwerthen sind. Für den inneren Gebrauch der Soolwässer gelten erfahrungsmäfsig folgende drei Regeln: 1) ein Gypsgehalt von mehr als 15—18 Grad auf 16 Unzen macht das Wasser schwer verdaulich; 2) der Eisengehalt stärkerer Soolwässer, namentlich ohne Kohlensäure, ist gleichgültig, weil das Eisen unter diesen Umständen meist mit den vermehrten und schnell ausgestofsenen Faeces abgeht; 3) für Trinkkuren, bei denen es fast immer nicht blofs auf Vermehrung der Darmsecretion, sondern auch auf Resorption des Chlornatriums abgesehen ist, ist ein Gehalt von 100 Gran Chlorverbindungen ungefähr die Grenze, welche für diesen Zweck nicht sehr überschritten werden darf.

Wahl der einzelnen Soolbäder.

Neben der Erwägung der an Ort und Stelle vorhandenen Kurmittel und Anstalten kommen die klimatischen Verhältnisse in Betracht, und wir beziehen uns hiefür auf die betreffenden Abschnitte des ersten Kapitels. Zwischen den meisten Soolbädern finden in Bezug auf die Höhe der Lage nicht so wesentliche Unterschiede statt, dafs darauf stricte differentielle Indicationen zu gründen wären. Nur wenige, wie Kreuth, Aussee, Hall in Tyrol, Traunstein, haben eine so hohe, subalpine Lage, dafs ihre Wahl, den andern gegenüber, in denselben Gesichtspunkt fällt, wie die hochgelegenen Wildbäder gegenüber den tiefer liegenden indifferenten Thermen. Hier findet man nun in den Lehrbüchern sehr oft einen Irrthum verbreitet, welcher auf der Verwechselung eines warmen Klima's mit dem Begriff des reizlosen beruht. Merklich hohe Lage mit mäfsiger Sommertemperatur bedingt nicht ein reizendes, sondern ein reizmilderndes Klima und gestattet deshalb leichter die Anwendung erregender Badeformen, als tiefe Lage mit hoher Sommerwärme; daher wir in Kreuth, unter allen Soolbädern, die meisten reizbaren Naturen und sogenannten floriden Formen der Scrophulose finden. Natürlich kommen dabei die Einflüsse des Temperaturwechsels auf erkältbare Individuen in Rechnung, und mit ihnen die Jahreszeit der Kur; man wird z. B. für eine Kur im Herbst und Vorfrühling dem warmen und gleichmäfsigen Klima von Kreuznach den Vorzug geben in manchen Fällen, in welchen man für eine Hochsommerkur das Alpenbad wählen darf, und aus diesem Grunde geschieht es, dafs wir für die Reihenfolge der Soolbäder die Höhe ihrer Lage als Mafsstab wählen.

Kreuth. **Kreuth**, 2911 Fufs über dem Meere, in sehr geschützter Lage und grofsartiger Alpenumgebung, mit reiner und feuchter Luft, 4 Stunden von der Station Holzkirchen, an der München-Salzburger Eisenbahn, ist vermöge seines Klimas, seiner Einrichtungen und Kurmittel eines der heilsamsten Bäder für reizbare, scrophulöse und selbst tuberculose Individuen. Die Kranken wohnen in dem Kurhaus (200 Zimmer), dessen heizbare Corridore mit den Trinkhallen und Baderäumen in Verbindung stehen. Mit mäfsigen Preisen ist Comfort und Unterhaltung, auch musikalische, verbunden. Sämmtliche gebräuchliche Mineralwässer sind käuflich.

Kurmittel:
1. Eine der besten Molkenbereitungsanstalten.
2. Kräutersaft aus Nasturtium aquaticum, Trifolium fibrinum, Leontodon und Veronica Beccabunga.
3. Die Schwefelquelle zum heiligen Kreuz, zu Trinkkuren benutzt (9 Grad R.):

Schwefelsaurer Kalk	. 8,50	Gr.
„ Magnesia	. 11,00	„
Kohlensaurer Kalk	. 7,25	„
„ Magnesia	. 2,50	„
Kohlensaures Eisenoxydul	. 0,25	„
Chlormagnesium	. 0,50	„
Kieselerde	. 1,50	„
Schwefelwasserstoff	. 0,2	„ Kubikzoll.

4. Soolbäder, aus der Soole und der Mutterlauge von Rosenheim zu beliebiger Concentration gespeist.
Arzt: Dr. Stephan.

Aussee, in Steiermark, 2074 Fuſs über dem Meer, 6 Stunden von Ischl, ein kleines und stilles Soolbad.
Arzt: Dr. Pohl.

Hall, in Tyrol, im Innthal, 1822 Fuſs hoch, eine Stunde von Innsbruck, in groſsartiger Alpenwelt, ist eine Stadt von 5000 Einwohnern, mit Innsbruck durch die Eisenbahn verbunden. Die Badeanstalt befindet sich in dem Dorf Heiligenkreuz, eine Viertelstunde von der Stadt. Die ausgelaugte Soole enthält 1975 Gran Chlorverbindungen auf 16 Unzen, gleich 26 Procent, und ist daher als Mutterlauge zu betrachten und für das Bad zu verdünnen.

Traunstein, im bayerischen Theil der Salzburger Alpen, 1784 Fuſs hoch. Kleinere Badeanstalt, gespeist aus der Soole von Reichenhall.

Ischl, im Salzkammergut, 1476 Fuſs hoch, groſsartige Alpenlage, sehr mildes und gleichmäſsiges Klima, eines der besuchtesten und vornehmsten Bäder, welches indessen auch bescheideneren Geldmitteln genügt. Das Klima ist reizbaren Brustkranken besonders heilsam.

Kurmittel:

1. Molkenaustalt.
2. Schlammbäder und Sooldampfbäder.
3. Soolbäder, für welche die 23procentige Soole verdünnt wird; im Allgemeinen sind starke, 4—5procentige Bäder gebräuchlich.

Aerzte: Dr. Brenner von Felsach, Fürstenberg, Kaan, Polack.

Reichenhall. **Reichenhall,** 1407 Fufs hoch, mit der Badeanstalt Achselmannstein, in klimatischen Verhältnissen Kreuth ähnlich, mit Salzburg und München durch Eisenbahn verbunden, ist eines der besten Alpenbäder. Die Soole ist sehr concentrirt, zum Theil bis 23 Procent, und mufs daher verdünnt werden. Auch zum Trinken wird die Soole benutzt, natürlich verdünnt, zu $\frac{1}{2}$—$1\frac{1}{2}$ Unzen auf ein Glas Wasser; wenn man dabei aber, wie es leider auch hier geschieht, dem Brom eine Wirkung zuschreibt, so muthet man dem Glauben zu viel zu: 16 Unzen enthalten $\frac{1}{2}$ Gran Brommagnesium, $\frac{1}{2}$—$1\frac{1}{2}$ Unzen also $\frac{1}{40}$—$\frac{3}{40}$ Gr.! Aufser den Soolbädern ist eine Molkenanstalt vorhanden. Das Leben ist billig, die ärztliche Leitung umsichtig.

Aerzte: Dr. Camerer, Geeböck, Hess, v. Liebig, Pachmayr, Schneider.

Bex. **Bex,** im Canton Wallis, 1380 Fufs hoch, mit sehr mildem Klima und einer starken, ausgelaugten Soole, welche zu Bädern verdünnt wird.

Rosenheim. **Rosenheim,** 1356 Fufs hoch, Knotenpunkt der München-Salzburger und Innsbrucker Eisenbahn, in dem breiten, aus den Alpen herausgestreckten Innthal, in der Nähe der herrlichsten Alpenparthien, 2500 Einwohner, besitzt ein junges, aufblühendes Soolbad, welches aus der Saline von Reichenhall die concentrirte Soole empfängt; aufserdem eine Schwefelquelle.

Arzt: Dr. Halbreiter.

Hall in Oestreich. **Hall,** in Oestreich, 1064 Fufs hoch, $2\frac{1}{2}$ Meilen von Linz, in anmuthiger, milder Gebirgslage, ist in neuerer Zeit als wohleingerichtetes Soolbad, mit einer $1\frac{1}{2}$procentigen Soole, in Aufnahme gekommen, welche, als „Kropfwasser", seit uralter Zeit in innerlichem Gebrauch ist und zum Zweck der Jodwirkung, unter dem Namen des Haller Jodwassers vielfach versandt wird. Sie enthält auf 16 Unzen 0,443 Brommagnesium und 0,327 Jodmagnesium. Man gibt sie zu 1—6 Unzen, also ungefähr zu $\frac{1}{12}$—$\frac{1}{4}$ Gr. Brommagnesium und $\frac{1}{15}$—$\frac{1}{3}$ Gr. Jodmagnesium; dafs diese kleinen Dosen, mehrere Monate lang gebraucht, eine Wirkung haben können, ist gewifs nicht zu bestreiten; dafs sie aber bei kürzeren Brunnenkuren, wie man behauptet, geradezu die Erscheinungen des Jodismus hervorrufen, mag in seltenen Fällen sich ereignet haben, kann aber schwerlich allgemein gelten der Erfahrung gegenüber, welche man über den Gebrauch der pharmaceutischen Jod- und Brompräparate hat. Wenn nun aber gar erzählt wird, dafs Bäder, bis zu einer halben Stunde dauernd, heftige Reizung mit den Erscheinungen des Jodismus erzeugen, so kann man die erstere wohl zugeben, da Soolbäder bis zu 30 Grad R., wie sie in solchen Fällen gegeben, allerdings Erythem und andere Reizungserscheinungen hervorrufen können; aber an einen Jodismus in Folge solcher Bäder zu glauben, fällt doch schwer, wenn man bedenkt, dafs Kletzinski u. A. nach dreistündigem Baden in einer dreifach stärkeren Lösung von Jodkali es nicht gelang, im Harn eine Spur der Jodreaction zu entdecken!

Aerzte: Dr. Lippe, Rabe, Schuber.

Arnstadt, am Thüringer Wald, 900 Fufs hoch, Stadt mit 6000 Einwohnern, ihres schönen Klimas und waldreicher Lage wegen eine der beliebtesten norddeutschen Sommerfrischen, bietet dem Kurgast alle Bedingungen zu einem frischen Wald- und einem geselligen Landleben und alle Kurmittel, welche zur Wirkung der Soolbäder erforderlich sind. Der Soole fehlt, wie den meisten Salzquellen, auch der berufene Jod- und Bromgehalt nicht, und obgleich dieser nicht viel geringer ist, als im Haller Jodwasser (0,39 und 0,17), so hat man doch in Arnstadt noch niemals Jodismus beobachtet. Die Soole enthält 1812 Gran Chlorverbindungen auf 16 Unzen, ist also 23procentig und mufs zu den Bädern verdünnt werden; die Mutterlauge ist doppelt so stark. Für Trinkkuren wird die Riedquelle von Plaue verwandt, welche ein sehr mildes Kochsalzwasser liefert und vermöge eines mäfsigen Kohlensäuregehaltes leicht verdaulich ist.

Diese enthält:

Chlornatrium	26,10	Gr.
Chlorkalium	0,02	„
Chlormagnesium	0,50	„
Gyps nur	3,24	„
Glaubersalz	1,52	„
Bittersalz	0,72	„
Kohlensanrer Kalk	1,00	„
„ Magnesia	0,04	„

Auch Molken werden bereitet, und ebenso Kiefernadelbäder. Die nächste Station der Thüringer Eisenbahn Neu-Dictendorf ist 1¼ Stnnde von Arnstadt entfernt.

Aerzte: Dr. Franke, Hartmann, Nicolai, Niebergall.

Hubertusbad bei Thale. **Hubertusbad**, bei Thale, 800 Fuſs hoch, am Ausgange des romantischen Bodethales des Harzes, Eisenbahnstation, mit mildem und frischem Sommerklima, bietet Land- und Gebirgsleben mit dem Genuſs eines sehr belebten Fremdenverkehrs. Mit Halberstadt und Quedlinburg durch Eisenbahn verbunden, bietet es einen behaglichen Mittelpunkt für die schönsten Parthien des Unterharzes. Am Bade selbst, in romantischer Lage, und in dem nahen Dorf Thale, welches schon in der Ebene liegt, dienen zehn Hotels und eine entsprechende Anzahl Privathäuser zur Aufnahme der Fremden. Die Quelle enthält 200 Gran Chlorverbindnngen auf 16 Unzen, ist also 2½ procentig, und stellt ein Soolbad von mittlerer Stärke dar.

Aerzte: Dr. Behrens, Heineke, Marre.

Goczalkowitz. **Goczalkowitz**, 800 Fuſs, in der Nähe von Pless in Oberschlesien gelegen, ist ein neu begründetes Bad und für die an Salzquellen arme Provinz Schlesien von Wichtigkeit. Die Soole enthält 318 Gran Chlorverbindungen auf 16 Unzen, gleich 4 Procent, und liefert demnach ein stärkeres Soolbad.

Arzt: Dr. Babel.

Königsdorf. **Königsdorf-Jastrzemb**, 800 Fuſs hoch, in Oberschlesien, in der Nähe der Eisenbahnstationen Petrowitz und Rybnik, ist gleichfalls neu angelegt. Die Soole hat 95 Gran Chlorverbindungen, also 1¼ Procent, und liefert somit ein schwächeres Soolbad, aber eine trinkbare Brunnquelle. Für stärkere Bäder wird es unerläſslich sein, billige **Mutterlauge** herzustellen.

Aerzte: Dr. Faupel, Freund, Lubowski.

Salzungen, 778 Fuſs, im Herzogthum Meiningen, an der Werrabahn, Stadt mit 3000 Einwohnern, bietet, gleich Arnstadt, alle Bedingungen zu einem guten Soolbadeort: Gebirgs- und Waldluft, reichliche Gelegenheit für billiges und gutes Unterkommen im Kurhaus (wenig zu empfehlen), in Hotels und zahlreichen Privathäusern, angenehme Promenaden mit Musik, einen groſsen Vorrath an ergiebigen und starken Salzquellen von 28—3 Procent Chlorverbindungen, Mutterlauge von 30 Procent. Im Allgemeinen werden starke Soolbäder gegeben, wie überhaupt an den meisten derjenigen Badeorte, wo es an reichlichen Mengen concentrirter Soole nicht fehlt — zum Unterschied von schwachen Soolquellen, welche man meint, mit einem Quart verstärken zu können, wenn dieses Quart nur den Namen irgend einer fremden, aber kostspieligen Mutterlauge trägt. Der Trinkbrunnen mit 3 Procent, wenn auch mit Kohlensäure versetzt, möchte doch wohl für die meisten Fälle, wenigstens unverdünnt, zu stark sein.
Arzt: Dr. Wagner.

Harzburg, 706 Fuſs hoch, Station an der Braunschweiger Harzbahn, frisches Sommerklima, mit Molkenanstalt, Sool- und Fichtennadelbädern, reichlichem Unterkommen, eine beliebte Sommerfrische. Die Soole hat $6\frac{1}{2}$ Procent Chlorverbindungen und ist für die Bäder beliebig zu verdünnen; sie eignet sich auch zum Trinken, wird aber mit reinem oder Selterswasser verdünnt.
Aerzte: Dr. Dankworth, Maedge, Stern.

Hall, in Württemberg, 665 Fuſs, mit Stuttgart und Heilbronn durch Eisenbahn verbunden, im Kocherthal, Stadt von 6000 Einwohnern, mit mildem Klima. Die Soole enthält 160 Gran Chlorverbindungen, gleich 2 Procent, und liefert also mittelstarke Bäder, die übrigens noch mit der am Ort vorhandenen concentrirten Soole verstärkt werden können.
Arzt: Dr. Dürr.

Kissingen, 590 Fuſs, welches bei Gelegenheit der trinkbaren Kochsalzbrunnen seine eigentliche Stelle findet, ist in sofern zu den Soolbädern zu zählen, als seine stärkste, fast 2procentige Quelle, der Soolsprudel, zu Bädern verwandt wird, und überdieſs gradirte Soole vorhanden ist. Doch müssen wir uns entschieden gegen die gebräuchliche Anwendung der

Sprudelbäder erklären. Es hat sich in der Erfahrung von
Rehme und Nauheim ergeben, dafs für die positive Wirkung
der Kohlensäure eine mittlere Badetemperatur die nothwendige
Bedingung, und dafs ein sehr bedeutender Gehalt an Kohlensäure, vermöge der Einathmung des reichlich ausströmenden
Gases, schädlich und giftig wirken kann. Einen solchen übermäfsigen Gasgehalt besitzt der Soolsprudel ($30\frac{1}{2}$ Kubikzoll auf
1 Pfund), und die Wirkung der eingeathmeten Kohlensäure
macht sich im Bade sehr bald geltend, daher man in Kissingen
nicht allein nicht gern über eine Badetemperatur von 18 Grad
Réaumur steigt, sondern selbst sehr oft die Bäder in der
natürlichen Temperatur von 15 Grad Réaum. nehmen läfst, und
neben den Vollbädern auch die bewegten Formen der Strah-
len- und Wellenbäder anwendet. In dieser Temperatur aber,
und in diesen Formen kann die Methode nicht als Soolbad-,
sondern nur als modificirte Kaltwasserkur, mit schädlicher Einathmung von Kohlensäure gelten; und selbst wenn man bis zu
der höchsten dort gebräuchlichen Temperatur von 23 Grad R.
steigt, so ist der Gehalt der Luft an dem durch die Erwärmung noch lebhafter entsteigenden Gase so grofs, dafs meist
die Folgen der Einathmung, Schwindel, Dyspnoe u. s. w., sich
rasch geltend machen. Die Kohlensäure wirkt nur dann wohlthätig erregend, wenn sie von der Haut aufgenommen wird,
und um so nachtheiliger, je mehr an ihrer Aufnahme die Lungen sich betheiligen: daher in Rehme und Nauheim ruhige
Bäder der Hauptzweck aller Veranstaltungen sind. Könnte bei
einem gashaltigen Soolbade jede Einathmung der Kohlensäure
verhindert werden, so würde in vielen Fällen die Contraindication wegfallen; directe Veranstaltungen aber für diese Einathmung zu treffen, widerspricht der Theorie und der Praxis
zugleich: mit der Bewegung des Wassers und dem Sprudeln
des Gases verbindet der Laie gern die oberflächliche und
mechanische Vorstellung einer gröfseren Heilkraft und überlegt
nicht, dafs das, was hier vermehrt wirkt, gerade die uner-
wünschte und schädliche Seite des wirkenden Momentes ist.

Auch in Rehme hatte sich der Glaube festgesetzt, dafs bewegte Bäder stärker seien, weil sie das Sensorium mehr einnehmen durch die eingeathmete, ausgepeitschte Kohlensäure,
die nebenbei dem Bade verloren geht, und es hat langer Zeit
bedurft, um dieses Vorurtheil auszurotten.

Suderode, am Unterharz, 550 Fuſs hoch, in der Nähe von Gernrode, Quedlinburg, Thale, ein freundlicher und milder Sommeraufenthalt, mit einfachem und stillem Landleben und billigen Einrichtungen. Die Soole hat $2\frac{1}{5}$ Procent und eignet sich daher zu Soolbädern mäſsiger Stärke, auch, da sie einige freie Kohlensäure enthält, zu Trinkkuren. Je gröſser die Zahl der für Soolbäder geeigneten Krankheitsfälle ist, um so mehr ist auf solche kleine, einfache und ländliche Badeorte aufmerksam zu machen, welche, neben den gleich wirkenden Kurmitteln der frequenteren Orte, dem Ruhebedürftigen die Ruhe und den ungestörten Genuſs der Natur, scrophulösen Familien aber einen billigen Landaufenthalt bieten. Eine zahlreiche Familie kann in Orten, wie Suderode, für die Kosten einer vierwöchentlichen Kur in Kreuznach den ganzen Sommer verleben, und das ist ein sehr wichtiger Vortheil, da in sehr vielen Fällen das Landleben eine ebenso dringende Indication bildet, als die Bäder, und es oft sehr fraglich ist, ob bei scrophulösem Habitus ein ganzer Sommer, auf dem Lande und im Gebirge verlebt, nicht mehr nützen werde, als eine vierwöchentliche Badekur.

Aerzte sind in den nahen Städten Gernrode und Quedlinburg vorhanden, erstere ist nur eine Viertelstunde entfernt.

Frankenhausen, 500 Fuſs hoch, im Fürstenthum Schwarzburg-Rudolstadt, in zwei Stunden von der Station Roſsla der Halle-Nordhäuser-Bahn zu erreichen, in dem waldreichen Hügelland zwischen dem Harz und dem Thüringer Wald, nahe dem Kyffhäuser Gebirge gelegen, zählt gleichfalls zu den stillen, ländlichen und sehr billigen Soolbädern und verbindet übrigens damit die Annehmlichkeiten einer mäſsig belebten Stadt von 5000 Einwohnern, die das behagliche Naturell des Thüringischen Volksstammes tragen. Die Soole ist fast 3procentig, also zu Bädern von mittlerer Stärke geeignet, die übrigens durch gradirte Soole der Saline verstärkt werden können.

Aerzte: Dr. Clemens, Eck, Kreismann, Manicke, Weiſs.

Salzhausen, 460 Fuſs hoch, in der Wetterau, bei Nidda, von den Stationen Friedberg und Gieſsen der Main-Weserbahn 4, resp. 7 Stunden entfernt, eines der kleineren und billigen Soolbäder. Die Soole ist zwar nur 1procentig, aber durch die Mutterlauge der Saline beliebig und billig zu verstärken. Sie enthält die übliche Quantität Jodnatrium und eignet sich zum Trinken vermöge eines Kohlensäuregehaltes von 3—4 Kubikzoll.

Aerzte: Dr. Prinz, Strack.

Jaxtfeld. **Jaxtfeld**, 440 Fuſs hoch, in der Nähe von Heilbronn, im schönen und sehr milden Neckarthale gelegen, hat eine 26procentige Soole, billiges Leben.

Arzt: Dr. Pfeilsticker.

Pyrmont. **Pyrmont**, 400 Fuſs hoch, der altberühmte Badeort im Fürstenthum Waldeck, wird bei den Stahlquellen näher erwähnt und besitzt, auſser diesen, noch Kochsalzquellen von 1—3½ Procent Chlorverbindungen, welche durch die Mittel der Saline noch verstärkt werden können, sodann eine Trinkquelle, welche vermöge ihres mittleren Salz- und bedeutenden Kohlensäuregehaltes sich zu Brunnenkuren eignet (vergl. Analyse in der Abtheilung B. dieses Kapitels).

Sulza. **Sulza**, 380 Fuſs hoch, im Groſsherzogthum Weimar, Station der Thüringer Bahn, gehört zu den ländlichen und sehr billigen Badeorten. Die Soole enthält 2½—4½ Procent Chlorverbindungen und entspricht also den üblichen Graden der Soolbäder.

Arzt: Dr. Beyer.

Kösen. **Kösen**, 356 Fuſs hoch, Station der Thüringer Bahn, eine Stunde von Naumburg, im anmuthigen und breiten Saalthal gelegen, ist eines der besuchteren norddeutschen Soolbäder. Die Soole enthält 4⅓ Procent Chlorverbindungen, und liefert somit starke Soolbäder, welche in vielen Fällen verdünnt werden. Für Brunnenkuren ist sie zu stark, nicht allein durch den Kochsalzgehalt, sondern auch durch den Gypsgehalt (33½ Gran auf 16 Unzen). Sie wird deshalb verdünnt und mit Kohlensäure versetzt. Kösen steht, rücksichtlich aller übrigen Verhältnisse, ungefähr in der Mitte zwischen den ländlichen und den modern-comfortablen Bädern und wird vielfach als Sommerfrische, namentlich von Berlin aus, benutzt; die Nähe von Halle, Leipzig, den Thüringischen Städten und dem Thüringer Walde macht den Ort zu einem angenehmen Mittelpunkt für weitere Ausflüge.

Aerzte: Dr. Groddeck, Rosenberger.

Dürkheim. **Dürkheim**, 358 Fuſs hoch, in der bayrischen Rheinpfalz, am Fuſse des Haardtgebirges, eine Stunde von der Eisenbahnstation Neustadt entfernt, Stadt von 5000 Einwohnern, ist wegen seines milden Herbstklimas und seiner trefflichen Trauben ein sehr beliebter Traubenkurort, und als solcher im Herbst von mehr als tausend Gästen besucht. Während des Sommers werden seit einiger Zeit auch die Soolbäder benutzt, und das Leben in dieser Zeit ist sehr billig. Der Ort besitzt einen grofsen Reichthum an Quellen von $\frac{3}{4} - 1\frac{1}{2}$ Procent Chlorverbindungen, welche durch die gradirte Soole der Saline zu Bädern beliebig verstärkt werden.

Aerzte: Dr. Herberger, Kaufmann, Löchner, Schäfer.

Wittekind, 300 Fufs, ¼ Stunde von Halle, im Saalthal, am Fufs der Burg Giebichenstein, hat eine Soole von mehr als 3 Procent Chlorverbindungen, welche aber meist, wie überall, wo die Mittel dazu vorhanden, noch mit dem Badesalz (60 Procent) verstärkt wird. Zum innerlichen Gebrauch wird die Soole fast immer verdünnt. Die Einrichtungen sind vortrefflich, das Leben billig und sehr unterhaltend. Der Vorzug, welchen Wittekind vor vielen Badeorten für manche Fälle hat, besteht in der Vermischung des ländlichen Badelebens mit den Elementen, welche die lebhafte Handels- und Universitätsstadt Halle in das Leben hineinträgt.

Arzt: Dr. Graefe.

Rothenfelde, bei Osnabrück, ist ein ländliches, jüngst begründetes, aber rasch aufblühendes Soolbad, mit 6procentiger Soole.

Aerzte: Dr. Himly, Schloymann.

Nenndorf, in der Grafschaft Schaumburg des ehemaligen Kurfürstenthums Hessen, hat aufser seinen Schwefelbädern (siehe diese) auch Soolbäder eingerichtet, welche von der nahen Saline Rodenberg gespeist werden. Die Soole hat fast 6 Procent Chlorverbindungen. Wenn man den Bädern noch Mutterlauge zusetzt, weil diese $\frac{1}{9}$ Procent Brommagnesium enthält, so wissen wir, was davon zu halten. Nenndorf hat den Vortheil einer angenehmen Lage und der Einrichtungen eines altbegründeten Bades. Der Schmutz der Spielhölle ist seit einem Jahr entfernt.

Aerzte: Grandidier, Neufsel.

Colberg, in Pommern, an der Ostsee gelegen, in angenehmer Strandgegend, bietet neben den Seebädern auch Soolbäder, und ist deshalb für das nordöstliche Deutschland von Wichtigkeit. Die Soole ist ungefähr 5procentig.

Aerzte: Dr. Behrend, Bodenstein, v. Bünau, Hirschfeld, Neubauer.

Elmen. **Elmen,** bei der Saline Schoenebeck und Salze, in der Nähe von Magdeburg gelegen, ein lokales und provincielles Bad, welches, abgesehen von der fehlenden Gebirgsluft, in Einrichtungen, Unterhaltungs- und Kurmitteln alle Ansprüche eines Soolbades erfüllt. Die 5 procentige Soole kann durch gradirte Soole und Mutterlauge beliebig verstärkt und die Trinksoole, mit 200 Gran Kochsalz und 10 Gran Gyps, in zweckmäfsiger Verdünnung getrunken werden.

Aerzte: Dr. Albrecht, Lohmeier.

Die Gradirluft.

Gradirluft. An den meisten Soolbadeorten, welche mit Salinen verbunden sind, finden sich sogenannte Gradirhäuser vor, d. h. grofsartige, hohe und weitgestreckte Dornengerüste, in welchen die Soole tropfenweise von Dorn zu Dorn fällt, um einen Theil seines Wassers, seiner Eisen- und Kalksalze zu verlieren und so, in stärkerem Concentrationsgrade, in die Salinen geleitet zu werden. Die Luft an diesen Gradirhäusern ist demnach, vermöge der Verdunstung, feucht und kühl, auch mit sehr geringfügigen Mengen suspendirter Salztheile versetzt, und riecht hie und da nach Brom. Man hat ihr oft eine specifische Heilkraft für tuberkulose Lungen zugeschrieben, und noch heut wird vielfach auf den Genufs derselben für Lungenkranke grofses Gewicht gelegt, und die Kranken an manchen Orten, auch bei ungünstigem Wetter, in dumpfen, kellerartigen Gallerien spazieren geführt. Das Wahre an der Sache ist dies, dafs die feuchte und kühlere Luft katarrhalisch afficirten Lungen die Respiration erleichtert und namentlich Nervenkranken, bei herrschender grofser Hitze, ein angenehmes Abkühlungs- und Beruhigungsmittel bietet. Wenn demnach auch die Gradirluft eine angenehme diätetische Zugabe zu Badekuren ist, so kann ihr doch nicht jene specifische Kraft zugeschrieben werden, welche die Specialliteratur der einzelnen Soolbäder ihr nachgerühmt hat.

c. **Die gasreichen Thermalsoolbäder Rehme und Nauheim.**

Die Kohlensäure, wenn sie in den Magen eingeführt wird, wirkt theils als örtlicher Reiz auf die Magenschleimhaut, theils als Anregungs-, resp. Beruhigungsmittel für die Magennerven, regt die peristaltische Bewegung des Magens und Darms an, und übt, von den Magenvenen in mäfsiger Quantität aufgesogen, auf das Sensorium einen flüchtigen Reiz aus, welcher dem schwächsten Grade der Alkoholwirkung zu vergleichen ist und schneller, als dieser, vorübergeht. Welche chemische Schicksale die auf diese Weise eingeführte Kohlensäure im Blut erfährt, und wie weit sie sich an dem Chemismus des Blutes betheiligt, ist noch nicht ermittelt worden. Eine giftige Wirkung entfaltet sie nur, wenn sie entweder durch Einspritzung, oder durch Einathmung, oder durch grofse Massen stark gährender Getränke und Hefen, im letztern Fall durch massenhafte Diffusion direct in das Blut gebracht wird, während aus kohlensauren Wässern der Ueberschufs des Gases durch antiperistaltische Bewegung des Magens entfernt wird.

Allgemeines über die Wirkung der Kohlensäure.

Die erregende Wirkung der Kohlensäure auf Stellen, welche von der Epidermis entblöfst sind, ist längst bekannt und in der Form fermentirender Umschläge benutzt worden. Dafs das Gas auch die unverletzte Epidermis durchdringe und von hier aus direct in das Blut gelange und die Kohlennarkose erzeuge, ist durch vielfache Erfahrungen in Hundsgrotten, Gasbädern, und durch zahlreiche Versuche von Abernethy, Collard de Martigny u. A. festgestellt worden; und demgemäfs hat man, namentlich nach dem Vorgang des älteren Küster in Crouthal, vielfach versucht, die Kohlensäure als Heilmittel, in der Form der Gasbäder anzuwenden. Eine Vergleichung der einschlägigen Literatur mit unseren eigenen Beobachtungen über die Gasbäder in Rehme bestätigt die allgemeine Erfahrung, um derer willen man von dem Versuch solcher Anwendungsformen zurückgekommen ist, dafs bei einem geringen Druck des Gases dasselbe überhaupt nicht oder in zu kleiner Menge, bei starkem Druck aber in zu grofser Menge resorbirt wird, und Vergiftungserscheinungen setzt, ohne dauernde wohlthätige Folgen zu hinterlassen.

Sodann hat von jeher die Kohlensäure in vielen Bädern, sowohl künstlich erwärmten, als natürlichen Thermen, auf die Haut gewirkt, und man hat dabei auch die Wirkung des resorbirten Gases beobachtet, ohne aber zu unterscheiden, welchen Antheil daran die durch die Haut, welchen die durch die Lunge aus der Badeatmosphäre aufgenommene Kohlensäure habe. Ueberdies wurden und werden sehr warme Thermen, namentlich alkalische, in Bassins abgekühlt, ehe man sie in die Bäder leitet, und verlieren so den gröfsten Theil des Gases; andere, wie die Kochsalz- und Stahlwässer, werden zuvor erwärmt und geben dadurch den gröfsten Theil der Kohlensäure an die Luft ab. Thatsache ist es, dafs erst mit dem raschen Aufkommen der Bäder von Rehme und Nauheim, welche mit einem starken Salz- und Kohlensäuregehalt eine natürliche und bademäfsige Temperatur verbinden, die allgemeinere Aufmerksamkeit sich der Wirkung der gasreichen Bäder zugewandt hat. Ob und wie der starke Salzgehalt dieser Bäder die Wirkung der Kohlensäure und das Mafs ihrer Resorption modificirt, möchte schwer zu ermitteln sein: wahrscheinlich aber ist es, dafs die durch den Reiz des Soolbades, als solchen, stark contrahirten Capillaren der Haut nur geringere Mengen des Gases absorbiren, und dafs die unmittelbare Wirkung der Kohlensäure gröfstentheils von der centripetal verbreiteten Erregung der peripherischen Nerven ausgeht.

Die genannten Quellen, Rehme und Nauheim, stellen Soolbäder dar von beträchtlichem Gehalt an Kohlensäure, 2,2 bis 3,8 Procent Clorverbindungen und Temperaturen zwischen 21,2 Grad und 27,6 Grad R. An beiden Orten sind Vorrichtungen vorhanden, um die Temperatur beliebig zu reguliren, in Rehme durch Einführung heifser Dämpfe. Für die typische Wirkung des Einzelbades wählen wir ein Thermalbad in Rehme von 24 Grad R.

Umstehende Tabelle zählt die physikalisch-chemischen Eigenschaften der Quellen von Rehme und Nauheim auf.

Physikalisch-chemische Eigenschaften der Quellen von Rehme und Nauheim. Analyse.

	Rehme (Hoppe 1860.)	Nauheim I.	Nauheim II.	Nauheim III.
Chlornatrium	240,0	265,4	181,2	152,4
Chlorkalium	—	1,4	4,0	2,0
Chlorkalcium	—	21,9	14,8	13,1
Chlormagnesium	9,0	3,9	2,6	2,6
Brommagnesium	0,01	0,07	0,07	0,08
Schwefelsaurer Kalk	22,6	0,4	0,3	0,8
Schwefelsaures Natron	25,1	—	—	—
Kohlensaure Magnesia	1,3	—	—	—
Doppelt-kohlensaurer Kalk	8,4	18,2	16,3	14,1
Kohlensaures Eisenoxydul	0,3	0,3	0,5	0,3
Summe der Chlorverbindungen	249	291	201	170
Procente der Chlorverbindungen	3,2	3,8	2,6	2,2
Kohlensäure in 25 Kubikfuſs Soole	21,2	7,4	13,3	23,5
Temperatur in der Badewanne	23,8 bis 24,6°R.	27,6°R.	25,1°R.	21,2°R.

Das Einzelbad. **Wirkung des Einzelbades.** Ein gewöhnliches Wannenbad von 24 Grad R. ist kühl und wird unter allgemeinem Wohlbefinden und ohne allmählig gesteigertes Frostgefühl nur von wenigen Menschen längere Zeit ertragen. So treten auch im Thermalsoolbade im ersten Moment die Erscheinungen der Wärmeentziehung auf: Gefühl der Kälte in verschiedenem Grade, Zusammenziehen der Haut mit Hervortreten der Hautbälge, Runzelung des Scrotum, leichte Steifheit der Glieder, beschleunigter und kleiner Puls, auch wohl in Folge der über dem Niveau des Bades eingeathmeten Kohlensäure, leichte Benommenheit des Kopfes und Beklemmung der Brust. Nach wenigen Sekunden, höchstens Minuten, werden diese Erscheinungen von entgegengesetzten Symptomen abgelöst: dem Kältegefühl folgt eine wohlthätige Wärmeempfindung, die Haut wird weich und röthet sich, oft in hohem Grade, der Puls entwickelt sich zu gröfserer Fülle und wird seltener, oft um 10—12 Schläge; die Eingenommenheit des Sensoriums wird entweder von völliger Klarheit und Heiterkeit verdrängt, oder gewinnt selbst die Form eines angenehmen Rausches; die Bewegung der Muskeln wird freier, und sogar gelähmte Glieder werden mitunter mobiler: dabei zeigt das Thermometer unter der Zunge keine Temperaturerhöhung.

Wir finden demnach in der unmittelbaren Wirkung des **Thermalsoolbades** Elementarwirkungen verschiedener Badeformen vereinigt und der Zeit nach zusammengedrängt: 1) die Wärmeentziehung der kalten Badeformen, aber mit unmittelbar folgender Reaction, während welcher die Wärmeentziehung fortdauert; 2) die Wärmeempfindung warmer Badeformen, aber ohne wirkliche Wärmesteigerung; 3) die Erregung der Nervencentra während der ganzen Dauer des Bades, ohne erschütternden Reiz, ohne stofsweise erfolgende Reaction, ohne die Excitation der äufseren Wärmevermehrung; 4) die unmittelbare Wirkung kalter und warmer Bäder in einer Badetemperatur, welche, während der Dauer des Bades, eine beständige Wärmeentziehung setzt, die vermöge des gesteigerten **Wärmegefühls** lange Zeit ertragen wird; 5) demnach die anregende und die beruhigende Wirkung kühler und warmer Badeformen zu gleicher Zeit. In gelinderem Grade tritt diese Elementarwirkung bei jedem stärkeren Soolbade auf, mit dem Unterschiede, dafs für das letztere eine um einige Grade höhere Temperatur erfordert wird, und die centripetale Reizung der Nervencentra weniger deutlich hervortritt. Nach dem einzelnen Bade dauern die genannten Wirkungen noch einige, übrigens individuell verschiedne Zeit an und drücken sich im allgemeinen Wohlbefinden aus, die Efslust ist unmittelbar darauf gesteigert, das Wärmegefühl dauert in mäfsigem Grade an, ohne von einer über die Norm erhöhten Wärmeerzeugung begleitet zu sein; eine Steigerung des Stoffwechsels, nach Beneke's Untersuchungen, zeigt sich in mäfsigem Grade durch geringe Vermehrung des Harnstoffs und Verminderung der Phosphorsäure im Harne und vor Allem durch gröfsere tägliche Schwankungen in den Producten der regressiven Metamorphose.

Die Wirkung der Gesammtkur, die auf der Summe solcher Einzelwirkungen beruht, besteht nun, diesen entsprechend, in einer allgemeinen Steigerung der Ernährung und der wichtigsten organischen Functionen; und wenn gleichzeitig ein lokales Leiden oder ein Krankheitsprodukt allmählig verschwindet, so geschieht dies eben dadurch, dafs es in den Kreis des allgemein erregten Lebens hineingezogen wird. Somit stellt das Thermalsoolbad, in Bezug auf seine Gesammtwirkung, eine erregende Badeform dar, mit gleichzeitiger Beruhigung, im Sinne der Kaltwassermethode und der mäfsigen Thermalmethode, einen Reiz der Centralorgane, dessen unmittelbarer Einflufs von gleichzeitiger Wärmeentziehung und Abkühlung begleitet ist. Wenn es so die Wirkung der Kaltwasserkur, der Thermalmethode und der Soolbäder in sich vereinigt, so ist es erklärlich, wie Rehme und Nauheim für anämische Zustände, rheumatische und scrophulöse Fälle, für Lähmungen und andre Neurosen mit den Soolbädern, der Hydrotherapie, den Seebädern und den indifferenten Thermen als wichtige Concurrenten aufgekommen sind; aber auch ebenso erklärlich, wie diese Concurrenz nicht an Krankheitsnamen, sondern an praktische Gesichtspunkte und individuelle Bedingungen geknüpft ist.

Gesammtwirkung.

Die Methode läfst sich im Allgemeinen in folgenden wenigen Sätzen bezeichnen:

Methode.

1. Der Gehalt an Gas mufs reichlich und einigermafsen an das Wasser gebunden sein.

2. Die Temperatur darf gewisse Grenzen nach unten, und namentlich nach oben, nicht überschreiten; das mittlere

Maſs ist 24—25 Grad Réaumur; 27—28 Grad Réaumur ist eine Temperatur, bei welcher das Thermalsoolbad feindlich aufregt.

3. Die Art der Erwärmung muſs so eingerichtet sein, daſs nicht allzu viel Gas in die Luft entweicht und so theils der Wirkung im Bade entzogen, theils mit schädlichen Folgen eingeathmet wird.

4. Die Kurmethode erheischt im Allgemeinen ruhige, unbewegte Bäder, damit das Gas nicht ausgepeitscht, die Resorption desselben ungestört vor sich gehe und die Wärmeentziehung nicht durch beständige Berührung mit neuen Wassermengen unangenehm gesteigert werde. Das Gefühl des Badenden spricht dies selbst deutlich aus, indem die behagliche Wärmeempfindung durch jede Bewegung vermindert oder in ihr Gegentheil verkehrt wird.

5. Wie der Stoffwechsel selbst in auf- und absteigenden Phasen der Einfuhr und des Verbrauches, der Erregung und der Ruhe, der Steigerung und des Nachlasses vor sich geht, so muſs auch die Anwendung des ihn befördernden Mittels in ähnlichen Formen zweckmäſsiger Abwechselung sich vollziehen und nach Kraft, Zeit und Dauer ihrer einzelnen Momente der individuellen Disposition des Organismus begegnen.

6. Nach dem Thermalsoolbade folgt nicht, wie nach sehr warmen Bädern, warme Bettruhe, sondern meistens Bewegung in freier Luft.

7. Die Dauer des einzelnen Bades richtet sich nach dem Zeitpunkt, in welchem die Wärmeentziehung vorzuwalten beginnt und die wohlthätigen Wirkungen der Erregung unterdrückt. Diese Zeitbestimmung ist individuell und fällt gewöhnlich in die Grenzen zwischen 10 und 30 Minuten.

8. In vielen Fällen müssen Ruhetage eingeschaltet werden, ganz besonders in der heiſsen Jahreszeit.

9. Kühle Sommer sind heiſsen Sommern vorzuziehen, und darauf beruht es, daſs in naſskalten Jahren viele Kranke in Rehme und Nauheim baden, welche im heiſsen Sommer Teplitz oder Seebäder gebrauchen würden.

Kritik der Indicationen.

1. Die schwere Reconvalescenz ist der Fall, welcher die Wirkung der Thermalsoolbäder in ihrer eigenen Art am klarsten und mit typischer Geltung charakterisirt. Wie an einer früheren Stelle (S. 124) ausgeführt, führen in leichteren Fällen die allgemeinen Maſsregeln zum Ziele, welche die Anbildung neuen Stoffes erleichtern, ohne den Verbrauch des vorhandenen allzu sehr zu steigern: Diät, Land- und Gebirgsaufenthalt, einfache warme Bäder u. dgl. m. Wo aber diese Mittel nicht ausreichen, da empfehlen sich die Thermalsoolbäder, welche bei mäſsiger, abkühlender Temperatur zu der Wirkung des Wassers die leicht erträgliche Anregung der Kohlensäure fügen. Mit Seebädern steht die Wahl nur in den Fällen frei, wo die Schonung der Kräfte und des Stoffverlustes nicht geboten ist; in den schweren Fällen schwankt die Wahl nur zwischen Thermalsoolbädern und einem länger dauernden Alpenaufenthalt, welcher principiell ähnlich wirkt: in den Alpen bei bedeutender Erhebung über dem Meeresspiegel Minderung der integrirenden Lebensreize und Erleichterung der vitalen Functionen; im Thermalsoolbad leise Anregung der letzteren, ohne groſse Ansprüche an Reaction und eigene Leistung des Organismus. Solche schwere Reconvalescenz tritt besonders häufig nach akuten Exanthemen, Typhus, Grippe und klimatischen Fiebern ein, und ganz besonders gehören hierher die Fälle, wo in Folge jener Krankheiten eine deutliche Erschöpfung des Rückenmarkes auftritt, und hier sind die kohlensäurehaltigen Bäder direct und fast ausschlieſslich indicirt.

In diese Rubrik fallen auch anders begründete **Schwächezustände, mangelhafte Entwicklung im Kindesalter, allgemeine Abmagerung** nach schwerem Leben, **Senectus praecox, phthisischer Habitus, habitueller Abortus** aus allgemeiner Schwäche, u. dgl. m. Im Allgemeinen ist für diese und ähnliche Zustände, deren Blutarmuth nicht vorwiegend und nicht durch directen Säfteverlust entstanden, der Heilsamkeit der Eisenkuren nicht zu trauen; Rehme und Nauheim stehen ungefähr in der Mitte zwischen dem mächtig anreizenden Seebad und den übrigen, leiser erregenden Methoden der indifferenten und der einfachen Soolbäder: der Reiz der Kohlensäure erzwingt sich meist leicht die erforderliche Reaction, ohne eine starke Körperbewegung zu erheischen, wie denn überhaupt dem Gebrauch dieser Bäder, im Gegensatz zum Seebad, mehr eine Schonung, als eine Uebung der Kräfte entspricht.

<small>Anämie</small>

2. Anämie. Bei Besprechung der Eisenkuren im folgenden Kapitel stofsen wir auf Fälle von Anämie und Entwickelungschlorose, welche der Wirkung des Eisens widerstehen und mäfsig anregende Methoden verlangen, bei deren günstiger Wirkung, nebst anderen nothwendigen Bestandtheilen des Blutes, auch das fehlende Eisen aus den Nahrungsmitteln assimilirt wird: Alpenluft, Seebäder, Soolbäder, indifferente Thermen, Thermalsoolbäder. Eine feste praktische Regel unterscheidet zur Zeit noch nicht zwischen diesen Mitteln; aber die entwickelten Grundsätze der einzelnen Methoden, und namentlich der Abschnitt über das Eisen im folgenden Kapitel geben ungefähr den Gedankengang, von welchem die praktische Erwägung im concreten Falle sich leiten lassen mufs; oft ist man gar auf den einzigen Mafsstab des Versuches, des Erfolges und Nichterfolges angewiesen.

<small>Unterleibs- plethora.</small>

3. Unterleibsplethora. Was, neben Brunnenkuren, anregende Badeformen für diese Zustände als Beihülfe leisten können, wird an anderer Stelle näher ausgeführt, und besonders die beiden praktisch wichtigen Typen des magern und des fettleibigen Hämorrhoidarius bezeichnet; für den ersteren wirken die Thermalsoolbäder, als Verstärkung der einfachen Soolbäder, auf die Steigerung der Ernährung und Blutbildung, für den letzteren aufserdem durch die mächtige Anregung der Hautcirculation, welche die Gefäfse des Unterleibs entlastet.

<small>Gicht.</small>

4. Die Gicht fällt in die Indicationen von Nauheim und Rehme nur in den Fällen, wo es sich um allgemeine Regelung des Stoffwechsels, um Entlastung des Unterleibs durch Anregung der Hautcirculation, um Erzeugung wohlthätiger Mastdarmblutungen handelt. Dagegen müssen wir uns gegen die Verordnung der Thermalsoolbäder bei bedeutenden gichtischen Gelenkexsudaten entschieden erklären; um diese zu schmelzen und zu vermindern, dazu bedarf es weit eingreifenderer Methoden, des langen Gebrauchs sehr warmer Bäder, wie in Teplitz und Wiesbaden, oder sehr energischer Trinkkuren, wie

in Karlsbad, oder energischer Kaltwasserkuren. Und ebenso verhält es sich

5. mit veralteten und bedeutenden rheumatischen Gelenkexsudaten, welche noch oft unrichtiger Weise in die Thermalsoolbäder dirigirt werden; nur flüssige, frische und nicht massenhafte Exsudate weichen den Bädern in Rehme und Nauheim innerhalb einer Zeit, auf welche aus allen andern Umständen die Dauer einer Badekur zu beschränken ist. Dagegen gibt der Muskelrheumatismus eine der besten Indicationen für Bäder, welche mit der Wirkung der Soolbäder die der Kohlensäure vereinigen, ganz besonders, wo die Hautschwäche eine hervorragende Complication bildet; hier sind (vgl. S. 99 u. 193) die Thermalsoolbäder die mittlere Form zwischen Kaltwasserkur und Seebad einerseits und einfachen Soolbädern andererseits; von den letzteren unterscheiden sie sich dadurch, daſs sie die Reizung der Haut bei geringerer Temperatur, also mit gröſserer Abkühlung, gestatten; von den ersteren, daſs sie in schweren Fällen den Zweck erfüllen, wo kühlere Methoden bei der jedesmaligen Anwendung eine Erkältung hervorrufen. Für diejenigen sogenannten rheumatischen Lähmungen aber, welche in Atrophie rheumatisch afficirter Muskeln begründet sind, ist überhaupt eine energischer reizende Bademethode erforderlich, welche in den meisten Fällen überdieſs durch den Inductionsstrom unterstützt werden muſs.

<small>Rheumatismus.</small>

<small>Muskelrheumatismus.</small>

<small>Hautschwäche.</small>

6. Scrophulosis. Wie bereits bei Gelegenheit der einfachen Soolbäder und bei der Besprechung der Kreuznacher Methode (S. 199 und 219) ausgeführt, gehören die Thermalsoolbäder zu denjenigen Mitteln, welche für die Behandlung der Scrophulose den Zweck der allgemeinen Verbesserung der Blutbildung und der Ernährung erfüllen, und stehen in Bezug auf das Maſs ihrer Wirkung, in der Mitte zwischen den einfachen Soolbädern und dem Seebade. In neuerer Zeit hat sich für schwere Fälle der Scrophulose die Alternative zwischen Kreuznach einerseits und Rehme und Nauheim andererseits allgemeine Geltung verschafft, ohne daſs die wirklich praktischen Motive dieser Alternative überall beobachtet werden. Es ist an den angeführten Orten ausgeführt worden, daſs die betreffende Wahl auf der Unterscheidung der Fälle beruht, und daſs Kreuznach nicht eine specifische Bedeutung, sondern nur eine typische Geltung für diejenigen Soolbadekuren besitzt, welche mit

<small>Scrophulose.</small>

<small>Alternative zwischen Kreuznach und Rehme oder Nauheim.</small>

starken Bädern resorptionsbefördernde Trinkkuren verbinden. Wir wiederholen jene Erörterungen nicht, sondern nur das Resultat derselben: für die Fälle, wo die örtlichen Exsudate eine schnelle Schmelzung verlangen, sind die resorptionsbefördernden Soolbad- und Sooltrinkkuren, nebst dem innerlichen Gebrauche des Jodes indicirt; Rehme und Nauheim aber für diejenigen, wo das Erfordernifs der Hebung der Ernährung in den Vordergrund tritt.

Gemeinsame Erfolge bei gleichen Fällen, welche zur Verwirrung dieser Indicationen beigetragen haben, beziehen sich theils auf die mittleren Formen, wo beide Indicationen mit mäfsiger und gleichmäfsiger Bedeutung eintreten, theils aber auf die Kurmittel von Rehme und Nauheim, zu denen, neben den gasreichen, auch einfache Soolbäder, Mutterlauge und Badesalz kommen: beide Orte bieten, aufser den ihnen eigenen Thermalbädern, auch Soolbäder, die in beliebigem Grade gegeben und, angebrachten Falles, mit Trinkkuren verbunden werden.

Methode bei der Scrophulose. Im Allgemeinen wird der Zweck der Thermalsoolbäder bei der Scrophulose, d. h. die Anregung des Stoffwechsels und der Ernährung, um so schneller und vollständiger erreicht, je mehr die Methode, aufser dem erforderlichen Régime, mit den Bädern sich begnügt. Der Beginn des Tagewerks mit einem frühen Morgenspaziergang und dem Genufs eines einigermafsen abführenden Salzwassers ist in der Regel eine schlechte Vorbereitung für das Thermalbad; soll die Ernährung gehoben werden, so ist Alles zu vermeiden, was den Appetit stört und schwächende Secretionen veranlafst; jeder Augenblick, in welchem die Assimilationsorgane zur Nahrungsaufnahme disponirt sind, mufs zu diesem Zweck benutzt werden, und ein Glas Selterwasser bereitet das Frühstück oft viel besser vor, als die Fatigue einer Brunnenpromenade und eines Brunnengenusses. Und aus demselben Grunde ziehen wir einige Dosen Jodkali oder Jodeisen, Nachmittags und Abends gegeben, einer Brunnenkur mit einem der beliebten Jodwässer vor: das Frühstück des Kranken ist uns in solchen Fällen oft wichtiger und erscheint uns heilsamer, als die Einführung, früh Morgens, von so viel Salzwasser, als zu einer kleinen Dosis Jodnatriums und Jodmagnesiums erfordert wird.

Knochen-Krankheiten. 7. Ernährungskrankheiten der Knochen, Gelenkentzündung, Caries, Necrose, fallen zum Theil in die Rubrik der scrophulösen Fälle, zum Theil sind sie in andern allgemeinen Zuständen oder lokalen Einflüssen begründet. Im Allgemeinen hat hier die Alternative zwischen der resorptionsbefördernden und der tonisirenden Indication weniger Geltung, als bei der Scrophulose überhaupt: die Fälle verlaufen nur sehr langsam, stürmische Methoden versprechen nur selten Erfolg und sind meistens verboten, und die allgemeine Atrophie erheischt in der Regel solche Maximen, welche die Ernährung und die Kräfte heben, ohne an die eigene Leistung des kassirten Organismus allzu grofse Ansprüche zu machen. Der Zustand solcher Kranken gleicht in Bezug auf Aetiologie, wesentliche Begründung und Therapie meist der schweren Reconvalescenz, und in diesen Gesichtspunkt fällt daher die Wirksamkeit von Rehme und Nauheim und die gute Meinung, welche diese Bäder für jene Zustände sich erworben. Der Zweck der Kur ist: die Kräfte des Kranken für den langen Verlauf der örtlichen Krankheit und den damit verbundenen Säfteverlust zu conserviren und, wo möglich, in den allgemein erhöhten Stoffwechsel auch die Ernährung des kranken Theils hineinzuführen und so den Verlauf zu beschleunigen. Die besagten Fälle, namentlich auch die Folgen von Schufsfrakturen, findet man übrigens in sehr vielen Bädern, in Frankreich im Schwefelbade Barèges und im Salzbade Bourbonne, in England in Bath, in Deutschland in Rehme, Wiesbaden, Teplitz, Gastein u. a. m. Jedes den Stoffwechsel befördernde Mittel ist für solche Fälle geeignet, und nur die individuellen Bedingungen des concreten Falles entscheiden die Wahl. Für den allgemeinen Zweck sind kühle Bademethoden namentlich in den Fällen vorzuziehen, wo das örtliche Leiden von einer Febris continua begleitet ist, weil kühle Bäder den Puls vermindern.

Die Thermalsoolbäder gestatten nun, neben dem reizenden Moment der Kohlensäure eine kühle Badetemperatur, selbst von längerer Dauer, und wirken somit oft das Fieber mäfsigend oder beseitigend.

8. **Gehirnkrankheiten.** Von den hemiplektischen Lähmungen ist S. 154, von der Lähmung des Willens und der Intelligenz S. 148 die Rede gewesen, und für die Wirkung der Thermalsoolbäder sind einige Beispiele angeführt worden, welche nichts weiter sein sollen, als Beispiele, und keineswegs schon präcise Indicationen begründen können.

Gehirnkrankheiten.

9. Tabes dorsalis (siehe die Aetiologie der Rückenmarkskrankheiten in der bereits citirten Schrift: Rehme und die Grundzüge der allgemeinen Balneologie. Berlin, 1865). Das Bad Rehme wird von einer grofsen Zahl von Gelähmten und besonders Tabetikern besucht, welche in jedem Jahr sich auf einige Hundert beläuft, und es verdankt sein schnelles Aufblühen von Anfang an vorzüglich mehreren Fällen, welche die Erscheinungen der Tabes trugen und wesentlich gebessert, selbst scheinbar geheilt wurden. In wie fern dieser Ruf begründet, und mit welcher Methode die Tabes dort behandelt wird, ist bei Gelegenheit der indifferenten Thermen, namentlich von Gastein, genügend erwähnt worden (vgl. S. 159); und es bietet sich hier nur noch einmal die übrigens persönlich unwillkommene Gelegenheit für den Verfasser, welcher als Badearzt in Rehme wirkt, mit dem Schwesterbade Nauheim sich über diesen Punkt auseinander zu setzen. Während beide Bäder, vermöge der Gleichheit ihrer Kurmittel, in allen übrigen Indicationen übereinstimmen, sind die Fälle von Tabes, die in Rehme so häufig behandelt werden, und denen Rehme zum Theil seine Geltung verdankt, in Nauheim nur selten vertreten, und Beneke, in der citirten Schrift, sagt ausdrücklich, dafs er nicht allein keinen Erfolg gesehen habe, sondern die Bäder in Nauheim für Tabes geradezu als contraindicirt betrachte.

Eine polemische Kritik der etwaigen Ursachen dieses Widerspruchs gehört nicht in ein Lehrbuch, dessen Verfasser an der Frage persönlich betheiligt ist, und wir begnügen uns, die hier möglichen Vermuthungen den Praktikern überhaupt und besonders den Collegen in Nauheim zur Erwägung zu stellen; wobei wir vorausschicken, dafs wir in ausgeprägten und länger dauernden Fällen von Tabes überhaupt nur Besserung und Stillstand, einige Heilungen aber in sehr frischen Fällen erzielt haben, welche mehr das Bild der Rückenmarksschwäche mit leisen ataktischen Erscheinungen boten; und wobei wir im Uebrigen auf die wichtige Alternative zwischen Gastein und Rehme (S. 164) nochmals verweisen.

a) Wie in Kreuznach vorwiegend für Scrophulose, so ist auch in Rehme, Gastein und Wildbad für Tabes eine massenhaftere Gelegenheit geboten gewesen, Erfahrungen zu sammeln und Erfolge zu gewinnen.

b) Da für Rehme von Anfang seines Entstehens an die Tabes in wesentlicher und charakteristischer Frequenz hervortrat, so hat sich hier von Anfang an eine besonders auf diese Fälle gerichtete Methode ausgebildet, welche mit der Dauer der Zahl und der Temperatur der Bäder vielleicht discreter und mafsvoller verfährt, als es in Nauheim üblich.

c) Nauheim hat vor Rehme den Vortheil voraus, mehrere trinkbare Quellen zu besitzen, welche, vermöge ihrer Zusammensetzung, den Kissinger Quellen ähnlich, nur etwas stärker, als diese, wirken; und es sind daher in Nauheim, neben den Bädern, Brunnenkuren sehr gebräuchlich, und unter den drei von Bencke berichteten Fällen wurde in der That der unverdünnte Kurbrunnen innerlich gegeben, in dem einen Fall zu 4—5 Glas, im andern zu 10—15 Unzen. Die Methode in Rehme aber schliefst bei Tabes, Spinalirritation und anderen Neurosen Brunnenkuren fast durchgängig aus; die Kranken werden zu einem stillen, unbewegten Leben angeleitet; die ersten Morgenstunden, welche bei Neurosen fast immer die Zeit der schlechtesten Disposition bieten, werden in Ruhe verlebt, die allgemeine Innervation durch Befriedigung des Magens regulirt, und erst zwei Stunden nach dem Frühstück das Bad, und dieses als das einzige tägliche Kurmoment, genommen. Wir betrachten bei Tabes und ähnlichen Zuständen eine Brunnenkur und eine Brunnenpromenade als einen Fehler der Diät und des Régimes, und verschonen unsere Kranken mit Mafsregeln, welche vom frühen Morgen an ihre geringe Kraft strapaziren. Dazu kommt der nicht unbeträchtliche Gehalt des Nauheimer Kurbrunnens an Eisen und die Erfahrung, dafs den Tabetikern der innere Gebrauch eines Eisenwassers beinahe in allen Fällen feindlich ist.

d) Wie a. a. Ort erwähnt, ist das gesellige Leben an einem Spielbade wohl nicht die für Tabes passende geistige Atmosphäre; und mit der hoffentlich bald zu erwartenden Aufhebung der Spielbank wird Nauheim, auch in dieser Beziehung, für Rehme ein gleichberechtigter Concurrent werden.

10. **Lähmung in Folge akuter Meningitis spinalis.** *Meningitische Paraplegie.* Auch dieser Form geschieht in der Speciallitteratur von Nauheim keine Erwähnung, während sie in Rehme so häufig zur Behandlung kommt, dafs Verfasser allein schon einige 40 Fälle beobachtet hat; sie ist einer der Zustände, wo Rehme in nicht

veralteten Fällen beinahe immer Besserung bewirkt, die einer völligen Heilung oft gleichkommt, und dessen Heilung den Ruf dieses Bades mit begründet hat (siehe S. 166). Auch hier begnügen wir uns allgemein mit den Bädern, um so mehr, als wir in der Regel dem einzelnen Bad eine gröfsere Zeitdauer geben, und vermeiden Brunnenkuren, deren Indication nicht dringend ist, und deren Anwendung bei der gewöhnlich vollkommenen Bewegungslosigkeit der Kranken sich verbietet oder erschwert. Es ist selbstverständlich, dafs auch hier die Nauheimer Bäder, mit gleicher Methode angewandt, dieselbe Wirkung haben müssen, wie Rehme, von dessen massenhafter Beobachtung die praktische Würdigung der exsudativen Meningitis ausgegangen ist.

Die Krankheit entsteht entweder während des Verlaufs akuter Exantheme, oder in der Reconvalescenz nach diesen oder anderen akuten Krankheiten, namentlich nach Typhus und Grippe, oder endlich bei Individuen, die durch chronische Krankheiten und besonders durch Merkurialkuren heruntergekommen sind und sich heftiger Erkältung aussetzen, namentlich Erkältungen, welche den Rücken unmittelbar treffen. Nach dem Ablauf des akuten Stadiums, welches durch Fieber und heftige excentrische Schmerzen bezeichnet wird, bildet sich die Paraplegie, ohne Lähmung der Sphinkteren und ohne Anästhesie, aus, und dies ist der Zeitpunkt, wo die bis dahin indicirte Antiphlogose der Bademethode weichen mufs, welche durch die Vereinigung der Thermalwirkung mit dem centripetalen Reiz der Kohlensäure auf die Resorption des meningitischen Exsudates wirkt, und die dankbarsten Fälle waren diejenigen, wo die Kur, vom Krankenbett aus, unmittelbar nach Beendigung des akuten Stadiums begonnen werden konnte; je länger aber das Exsudat haftet, um so langsamer und unvollständiger erfolgt dessen Resorption und die Wiederherstellung des durch seinen Druck beeinträchtigten Rückenmarks. Als typisches Beispiel des günstigsten Erfolges haben wir in unserer Schrift über Rehme (S. 156) einen lehrreichen Fall beschrieben.

Neurosen 11. Für Spinalirritation, hysterische Lähmung, spinale Kinderlähmung, ferner für die specifische typhöse Lähmung der Extensoren des Fufses, sowie für örtliche Ernährungsstörungen nach Fracturen, traumatischen Gelenkentzündungen, Oedem u. dgl. fallen die Indicationen der

Thermalsoolbäder in die verschiedenen Gesichtspunkte der Thermalmethode überhaupt und sind an den betreffenden Stellen (S. 149 und 156) erwähnt worden. Ihre Elementarwirkung beruht auf der mäfsigen centralen Erregung in Verbindung mit der kühlen Bademethode, ihre Gesammtwirkung auf der Hebung der Blutbildung und Ernährung.

12. **Weibliche Sexualkrankheiten.** In den von der Spielbank zu Nauheim ausgehenden Reclamen spielt die Heilkraft der dortigen Thermen gegen Krankheiten des Uterus und der Ovarien eine grofse Rolle; und ebenso lockt der Ruf von Rehme alljährlich eine Zahl solcher Patientinnen an. Sowohl unsre Erfahrungen über Rehme, als auch Beneke's discrete Aeufserungen über Nauheim weisen diesen Ruf der Thermalsoolbäder entschieden zurück. Fibroide des Uterus und bedeutende Ovariengeschwülste werden hier so wenig als mit andern Mitteln zur Resorption gebracht; chronische Metritis und Uterinkatarrh werden öfters durch einfache Soolbäder oder mäfsige Brunnenkuren gebessert; zögernde oder beschwerliche Menstruation, namentlich mit periodischer und symptomatischer Hyperämie der Ovarien durch Soolbäder und Thermalsoolbäder erleichtert; die begleitende Anämie und Atrophie durch Thermalsoolbäder oft gehoben: das ist aber auch Alles, was sich über diesen Punkt beibringen läfst; und etwaige Indicationen für Rehme und Nauheim sind nicht aus den örtlichen Zuständen, sondern aus dem Allgemeinbefinden abzuleiten und fallen in dieser Beziehung in die Gesichtspunkte der Anämie und der schweren Reconvalescenz. Diese schwere Reconvalescenz ist häufig nicht blofs die Folge der Krankheit, sondern auch der gynäkologischen Specialkuren; und wie Beneke den betreffenden Abschnitt seiner Schrift über Nauheim mit dem Rathe beschliefst, den er einer gebesserten Kranken ertheilt, im Laufe des nächsten Winters nicht wieder ein Institut zur Heilung von Frauenkrankheiten zu besuchen, so haben wir in Rehme das Allgemeinbefinden mancher Patientin gehoben, welche durch Blutegel, Aetzmittel und Sondenmifshandlung erschöpft war.

Weibliche Sexualkrankheiten.

13. **Chronisches Eczem.** Was S. 100 und S. 144 von der Behandlung chronischer Exantheme bemerkt worden, gilt auch für die Thermalsoolbäder von Rehme: abgesehen von scrophulösen, pustulösen Formen, haben wir von Soolbädern und von Thermalsoolbädern bei Psoriasis nur seltene und geringe

Eczema.

Erfolge, bei Eczem aber keine Besserung, sondern meist Verschlimmerung erfahren und schliefsen uns der Warnung Hebra's vor salzhaltigen Bädern an. Wenn Bencke in allen von ihm beobachteten 16 Fällen von Eczem die besten Erfolge der Nauheimer Quellen, des Bades sowohl wie des Brunnens, rühmt, so begnügen wir uns, diesen Widerspruch mit unsrer Erfahrung zu bezeichnen, und auf Hebra's massenhafte Erfahrung zu verweisen. Möglich, dafs der innere Gebrauch des Brunnens, übrigens auch im Widerspruch mit Hebra's Beobachtungen, genügt hat; möglich dafs Bencke den Begriff des Eczems weiter zieht, als Hebra.

Rehme. **Rehme** (Oeynhausen), 134 Fufs über dem Meere, ist 2 Meilen von Minden, 1 Meile von der Porta Westphalica, in einem breiten und vegetationsreichen, von der Weser und der Werre durchströmten Thale des Wesergebirges gelegen. Das Klima ist frisch und milde und wird von der Nordseeküste beherrscht, daher Frühling und Herbst länger dauernd und heftige Temperaturschwankungen seltener, als im Continentalklima; hunderte von kleinen Gebirgsbächen durchziehen das Thal. Windströmungen sind nicht selten, kühleres Wetter ist der Wirkung der Thermalbäder im Allgemeinen förderlicher, als grofse Wärme. Die Station der Köln-Mindener Eisenbahn liegt mitten in der neu entstandenen Stadt Oeynhausen, welche mit dem Bade 1845 gegründet und nach ihrem Gründer benannt wurde; doch ist der ältere und bequemere Name Rehme der geläufigere geblieben. Die Stadt (1500 Einwohner) ist zerstreut gebaut und trägt einen ländlichen Charakter; an das Badehaus schliefst sich der schattige Park, in welchem die Brunnenpromenade, die Trinkanstalt für Mineralwässer, der Kursaal und das Orchester gelegen. Höchste Frequenz bis jetzt 2500.

Kurmittel:
1) Die Thermalsoolbäder (Analyse siehe oben S. 237), gespeist aus 2 Bohrlöchern von 2200, resp. 1800 Fufs Tiefe, eine dritte Quelle wird gegenwärtig erbohrt. Das neue Badehaus, seit 1857 in Gebrauch, ist der grofsartigste Thermalbau

der neueren Zeit und enthält zwei hohe und geräumige Corridore und 72 Badezellen. Das Wasser wird, wo es nöthig, durch Dämpfe über die natürliche Temperatur erwärmt.

2) Das einfache Soolbad, gespeist durch die gradirte Soole der Saline und, unter Umständen, mit Mutterlauge verstärkt.

3) Das Sooldunstbad, ein kuppelförmiger Bau, in welchem die Thermalsoole durch tausende von Cascaden zerstäubt wird. Es bildet einen Inhalationsraum mit einer 22—24 Grad R. warmen, mit Wasserdampf gesättigten, von suspendirten Salztheilchen geschwängerten, kohlensäurehaltigen Luft (2—4 pCt.). Die Inhalationen werden vorzugsweise bei chronischem Bronchialkatarrh, Ozaena, Katarrh des Rachens und der Tuba Eustachii, sowie bei Keuchhusten angewandt, früher auch bei Asthma, worüber aber kaum Erfolge zu berichten sind. Der bedeutende Gehalt der Luft an Kohlensäure wirkt im Dunstbade, merkwürdiger Weise, nicht unter Toxikationserscheinungen, während der zehnte Theil dieses Gehaltes in mit Menschen dicht erfüllten Räumen oft schon unerträglich ist. Aehnliche Vorrichtungen finden sich auch an andern Soolbadeorten, Kreuznach, Reichenhall, Elmen u. a. Eine vermeintliche Wirkung derselben auf Lungentuberkulose gehört in das Gebiet der Irrthümer.

4) Ein Wellenbad in der Werre, unter den hochgelegenen Rädern einer Mühle, mit starkem Wellenschlage.

5) Gasbäder von kohlensaurem Gase, von sehr zweifelhafter Wirkung, deren Gebrauch gröfstentheils auf der Neugier des Publikums und auf dem Glauben an die Wirksamkeit besonders auffallender Veranstaltungen beruhen. Verfasser hat nur bei atonischen Fufsgeschwüren Erfolge gesehen und einige Mal die hyperämisirende Wirkung der Gasdouche auf den atonischen, träge menstruirenden Uterus erfahren und mufs die Anwendung der Gasdouchen auf Augen- und Ohrenkrankheiten für Spielerei erklären.

6) Der Bülowbrunnen und der Bitterbrunnen; letzterer liefert ein mildes kochsalzhaltiges Bitterwasser, ersterer eine schwach glaubersalzhaltige $2\frac{1}{2}$procentige Soole, welche mit kohlensaurem Wasser verdünnt getrunken wird.

7) Eine Mineralwasseranstalt für sämmtliche natürliche und künstliche Wässer.

8) Eine Ziegenmolkenanstalt, von einem Schweizer geleitet.

Aerzte: Alfter, Braun, Clostermeier, Drissen, Lehmann, Rintelen.

Nauheim. **Nauheim**, 450 Fuſs über dem Meere, Station an der Main-Weserbahn, in einer Stunde von Frankfurt zu erreichen, Stadt von 1700 Einwohnern, in der Wetterau am Taunus gelegen, freundliche Lage, mildes Klima, sehr gute Einrichtungen, welche mit dem baldigen Verschwinden der Spielbank nur gehoben werden können.

Kurmittel:

1) Die Thermalbäder, siehe die Analyse S. 237.
2) Die Mutterlauge zur beliebigen Verstärkung der Bäder.
3) Ein neu angelegtes Sooldunstbad.
4) Gasbäder.

Die genannten Kurmittel sind ähnlich zu beurtheilen, wie die betreffenden in Rehme. Nauheim eigenthümlich aber sind seine Trinkbrunnen, welche den Kissinger und Homburger Quellen in Bezug auf Wirkung und Zusammensetzung an die Seite gestellt werden müssen. Die folgende Tabelle diene zur Orientirung und Vergleichung.

Aerzte: Beneke, Bode, Erhardt.

253

	Nauheim				Kissingen		Homburg		Kreuznach
	Kurbrunnen	Verdünnter Kurbrunnen	Salzbrunnen	Verdünnter Salzbrunnen	Ragozy	Pandur	Elisabethquelle	Ludwigsbrunnen	Elisenquelle
Chlornatrium	109,923	58,413	141,822	74,363	44,713	42,399	79,154	84,461	72,883
Chlorkalium	4,047	2,024	5,479	2,739	2,203	1,835	—	2,198	0,624
Chlorcalcium	8,215	4,234	10,714	5,492	—	—	7,756	9,506	13,389
Chlormagnesium	2,155	1,173	2,102	1,146	2,333	1,625	7,767	6,001	4,071
Bromnatrium	—	—	—	—	0,064	0,054	—	—	Jodmagn. 0,035
Brommagnesium	0,295	0,148	0,400	0,200	—	—	0,380	—	0,278
Schwefelsaures Natron	—	—	—	—	4,508	—	—	—	—
Schwefelsaure Magnesia	—	—	—	—	2,990	4,590	—	0,225	—
Schwefelsaurer Kalk	0,740	0,548	0,775	0,565	8,148	7,793	10,982	9,796	1,693
Doppelt kohlensaurer Kalk	11,558	7,540	11,904	7,713	0,242	0,202	0,460	0,390	0,199
— kohlensaures Eisenoxydul	0,199	0,269	0,199	0,269	—	—	—	—	0,009
— Manganoxydul	0,027	0,014	0,061	0,030	—	—	2,011	0,046	1,351
Kohlensaure Magnesia	—	0,149	—	0,940	0,153	0,129	—	—	0,613
Chlorlithium	0,115	0,119	0,153	0,137	0,099	0,031	0,315	0,125	0,129
Kieselerde	—	—	—	—	0,071	0,027	—	—	—
Salpetersaures Natron	—	—	—	—	—	—	—	—	—
Summa	137,274	74,702	173,609	92,848	65,702	61,299	106,829	112,752	94,023
Temperatur	17,8 Gr. R.	12 Gr. R.	18 Gr. R.	12,5 Gr. R.	14,5 Gr. R.	8,5 Gr. R.	8 Gr. R.	8,3 Gr. R.	10 Gr. R.
Kohlensäure	14,267	12,319	17,267	13,816	17,5	20,2	21,48	18,42	—

d. Die Seebäder.

Grundcharakter der Wirkung. Die Wirkung der Seebäder ist von dem Einfluſs der Seeluft nicht zu trennen; beide Momente zusammen stellen das Ideal einer den Stoffwechsel mächtig befördernden Badekur dar, und die Auswahl zwischen ihr und andern milderen Methoden basirt einzig und allein auf der individuellen Leistungsfähigkeit des betreffenden Organismus: in Krankheitsnamen concurrirt das Seebad mit den meisten Indicationen der Kaltwasser- und der Thermalmethode, die Auswahl der Krankheits-Individuen aber ist an die Voraussetzung eines gewissen Maſses der organischen Functionen gebunden, und in dieser Beziehung steht das Seebad in der Mitte zwischen der Kaltwasser- und der Thermalmethode, und ist zu betrachten als **klimatische Kur in Verbindung mit einer erregenden Form der Kaltwassermethode.**

Seeluft. Da nun aber die physiologische und therapeutische Gesammtwirkung der Seebadekur auf den Stoffwechsel und die Ernährung schon bei dem ausschlieſslichen Genuſs der Seeluft, und zwar schon nach wenigen Tagen hervortritt, die entsprechende Wirkung der Seebäder aber auch den übrigen Erregungsformen der kühlen Methode zukommt: so tritt für den Charakter der Seebadekur die klimatische Seite in den Vordergrund, und **der Genuſs der Seeluft ist das specifische Moment der Kur.** Was die physikalische und chemische Untersuchung der Seeluft an Ergebnissen liefert, das sind zwar Eigenschaften, welche dieselbe physikalisch und chemisch deutlich genug charakterisiren; doch ist nicht zu leugnen, daſs zwischen denselben und der therapeutischen Gesammtwirkung die Brücke des physiologischen Zusammenhanges noch sehr mangelhaft ist; an physiologischen Theorieen über die Wirkung der einzelnen Momente der Seeluft fehlt es zwar keineswegs, wohl aber an ihrer exacten und experimentalen Begründung; glücklicher Weise steht indessen die Erfahrung über die schlieſsliche Gesammtwirkung der Seeluft so allgemein und so fest, daſs sie durch den Mangel einer erschöpfenden Theorie nicht erschüttert wird; und wenn es dem Theoretiker überlassen bleibt, auf Grund dieser constatirten Gesammtwirkung die einzelnen physikalisch-chemischen Momente der Seeluft zu deuten und experimental zu prüfen, so genügt dem Praktiker die Berechtigung, aus ihrer Gesammtheit den dynamischen Grundcharakter abzuleiten; — und diese allgemeine pharmakodynamische Signatur ist die **mächtige Erhöhung des rückbildenden und des anbildenden Stoffwechsels, ausgedrückt in der auffallenden Vermehrung des Harnstoffs und Verminderung der Harn- und Phosphorsäure im Urin, in dem lebhaft gesteigerten Nahrungsbedürfnifs und in der schnellen und bedeutenden Erhöhung des Körpergewichtes.** Dieselbe Signatur kommt, wie wir gesehen, der allgemeinen Wirkung der Soolbäder und der Thermalsoolbäder zu, der Seeluft aber in höherem Mafse; und die betreffenden Untersuchungen von Beneke sind von den späteren Forschern allgemein bestätigt worden, ebenso wie die Thatsache, dafs die Wirkung auf den Stoffwechsel, auf die Ernährung und das Körpergewicht sehr schnell auftritt.

Die Eigenschaften der Seeluft nun, deren Gesammtheit diese Wirkung ausübt, deren einzelne Deutung aber noch grofsen Zweifeln begegnet, sind folgende:

1. **Die Temperatur der Seeluft** in den Sommermonaten ist vermöge der beständigen Verdunstung der Meeresoberfläche viel niedriger, als im Lande; sie ist aber auch viel gleichmäfsiger, theils weil diese Verdunstung relativ gleichmäfsig ist und von dem Sättigungsgrade der Luft sich wenig entfernt, theils weil an plötzlichen Abkühlungen die ungeheure Masse des Seewassers nicht theilnimmt, dessen Temperatur vielmehr oft wochenlang sich erhält, nachdem die der Luft bedeutend vermindert worden. Aus dieser mäfsigen und gleichmäfsigen Temperatur mag sich zum Theil die Thatsache erklären, dafs der Aufenthalt am Strande weniger von Erkältungen gestört ist, wozu aber natürlich die bessere Ernährung des Körpers und die unmittelbare Wirkung der Seebäder auf die Haut wesentlich beiträgt.

<small>Temperatur der Seeluft und Feuchtigkeit.</small>

2. Umgekehrt verhält es sich mit den **Barometerschwankungen.** Während die Temperatur gleichmäfsiger ist, als im Binnenlande und im Gebirge, sind die Schwankungen des Luftdrucks am Strande bedeutender und häufiger. Ob und welcher Einflufs auf einzelne Functionen diesem Moment zuzuschreiben ist, bleibt eine offene Frage, und wir können nur die allgemeine Anschauung wiederholen, welche wir im ersten Kapitel, bei der

<small>Barometerschwankungen.</small>

Abhandlung vom Luftdruck, angeführt haben: „erwägt man, dafs nach G. Lehmann's Beobachtungen jede schnellere Schwankung im Luftdruck die Zahl der Pulsschläge und der Respirationen vermehrt, und dafs das organische Leben auf den Wechsel der Phasen der Ruhe und der Erregung, und der verschiedenen Erregung angewiesen ist: so kann man im Allgemeinen vermuthen, dafs ein schnellerer Wechsel im Barometerstande die wichtigeren Lebensfunctionen mehr begünstige, als die relative Stabilität desselben."

Schwere der Luft.

3. Die absolute Dichtigkeit der Luft ist das Moment, welchem man von jeher den gröfsten Theil an der Wirkung der Seeluft zugeschrieben hat. In Bezug des Näheren auf das erste Kapitel, S. 26 u. ff. verweisend, recapituliren wir hier nur das allgemeine Resultat der Untersuchungen: erstens, die Beschleunigung des Pulses bei vermindertem und seine Verlangsamung bei vermehrtem Luftdruck ist eine allgemein behauptete Thatsache, welche durch einzelne Beobachtungen, namentlich im Luftcompressionsapparat, wahrscheinlich gemacht, zu allgemeinerer Geltung aber und in ihren näheren Modalitäten und Mafsen keineswegs genügend constatirt ist; zweitens, die Angaben über vermehrte oder verminderte Exspiration der Kohlensäure bei verschiedenem Luftdruck sind nicht durch beweisend durchgeführte Untersuchungen unterstützt; drittens, die absolute Vermehrung der Sauerstoffaufnahme und die dadurch gesetzte gröfsere Oxydation der Säfte und Gewebe scheint den gröfsten und wichtigsten Antheil an der Anregung des Stoffwechsels zu tragen.

Reinheit der Seeluft.

4. Die Reinheit der Seeluft ist selbstverständlich gröfser, als die der Binnenluft und, in Bezug auf organische Zersetzungsprodukte, vielleicht als absolut zu betrachten vermöge der beständigen und vielfach wechselnden Luftströmungen. Im Uebrigen bietet die chemische Zusammensetzung der Seeatmosphäre keine bedeutenden und constanten Unterschiede gegen die der Landluft. Die Vermehrung des Sauerstoffs findet nur statt im Verhältnifs zum gröfseren Gewicht des Volums, nicht aber relativ dem Stickstoff gegenüber; die Kohlensäure findet sich in der Seeluft um 1 bis 2 Zehntausendstel geringer, als in der Landluft, und diese Differenz möchte wohl ganz ohne Bedeutung sein; der Ozongehalt scheint vermehrt zu sein, die Theorie seiner Wirkung ist aber noch ohne alle Begründung,

uud nach zahlreichen Beobachtungen fällt sogar ein Plus des Ozongehaltes der Luft sehr oft mit kosmischen Krankheitsdispositionen zusammen. Jod- und Brom dokumentirt sich in der Seeluft oft durch den Geruch, sind aber in wägbaren Mengen nicht nachgewiesen: dagegen ist das Vorhandensein von suspendirtem Chlornatrium unbestreitbar, und dessen mild erregende Wirkung auf die Respirationsschleimhaut nicht unwahrscheinlich.

Es ist zu hoffen, dafs durch vergleichende Untersuchungen die Bedeutung dieser einzelnen Momente der Seeluft näher ermittelt werden: die Wirkung ihrer Summe besteht, wie gesagt, in einer mächtigen Anregung des rückbildenden und des anbildenden Stoffwechsels, setzt aber auch nothwendig ein solches Mafs von Integrität der anbildenden Functionen voraus, als der Beschleunigung der regressiven Stoffmetamorphose entspricht. Wo dieses entsprechende Mafs nicht vorhanden ist, also besonders bei organischen Krankheiten der Assimilationsorgane, da bleibt die gute Wirkung der Seeluft aus, und die Kranken, deren rückbildender Stoffwechsel energisch augeregt wird, ohne dafs ihre Organe den in demselben Mafs erhöhten Ausprüchen der Neubildung gewachsen sind, werden überwältigt. Dies ist der Grundsatz, auf welchem die Indication und Contraindication der Seeluft im concreten Fall beruht: Anämie, Hautschwäche, allgemeine Atrophie, Rheumatismus und Gicht, verschiedene Neurosen, Spinalirritation, Rückenmarksschwäche, Fatigue des Gehirns, selbst Tabes, sind die Namen, welche die Liste der Indicationen herstellen: die Entscheidung für den Fall aber kann nur die Erwägung der Alternative geben, ob der Organismus in der trophischen Integrität seiner Assimilationsorgane den nothwendigen Apparat zu der eigenen Leistung mitbringt, welche die unmittelbare Wirkung des Kurmomentes verlangt. Ueber diesen Grundsatz hinaus nähere Anleitung zu geben und specielle Indicationen und Contraindicationen aufzustellen, ist ganz vergeblich: für den geübten Praktiker sind sie überflüssig, und den Handwerker vermögen sie nicht, vor Irrthum zu bewahren.

Allgemeine Indication.

Das Seebad, als solches, gehört in die Kategorie der bewegten und kühlen Badeformen (S. 83 u. ff.), und zwar in die Klasse der erregenden, welche nach der kurzen Primärwirkung der Kälte auf die Gewebe der Haut und auf die Cen-

Das Seebad.

tralorgane die prompte Reaction derselben herausfordern. Obgleich die mittlere Temperatur des Meerwassers in den für Badekuren gebräuchlichen Sommermonaten bedeutend höher ist, als die der meisten üblichen Kaltwasserbäder, nämlich in den nördlichen Seebädern 15 bis 17 Grad R., in den südlichen 20 bis 22 Grad R., so ist sie theils doch immerhin eine kühlere, und anderntheils wird die Wärmeentziehung bedeutend gesteigert durch die beständige Bewegung des Wassers. Das letztere Moment ist es namentlich, welches die Erregung vermehrt und beschleunigt und die Reaction herausfordert; die geringere Kälte aber des Wassers und die höhere Wärme der Luft erleichtern das Auftreten der Reaction: und so erklärt sich die allgemein übliche kurze Dauer des einzelnen Seebades aus dem allgemeinsten Grundsatz über die Anwendung erregender kühler Badeformen, dafs das Bad zu beenden ist, sobald die Reaction eingetreten, und ehe die deprimirende Wirkung Platz greifen kann. Das einzelne Seebad wird deshalb nach Minuten, und oft sogar nach Secunden berechnet und steigt, bei Kranken, selten über die Dauer von 5 Minuten.

Salzgehalt des Meerwassers. Aufser der kühlen, erregenden Badeform stellt aber das Seebad auch ein **wirkliches Soolbad** dar. Der Gehalt an Salzen beschränkt sich, abgesehen von geringfügigen Bestandtheilen, wie Brom, Jod, kohlensaurer Kalk, auf Chlornatrium, Chlormagnesium, schwefelsaure Magnesia, schwefelsauren Kalk und schwefelsaures Kali, welche in verschiedenen Meeren in folgenden Verhältnissen vorkommen:

	Chlornatrium	Chlormagnesium	Schwef.-saure Magn.	Schwef.-saurer Kalk	Schwefelsaures Kali	
Atlantisches Meer . .	190—203	20—28	4—7	9—15	11—12 Gr.	auf 16 Unzen.
Nordsee . .	179—195	21—41	5—35	4—12	3—11	
Mittelmeer .	170—260	24—47	5—54	4—30	4—13	-
Ostsee. . .	39—95	11—22	3—6	4—5	2—4	-

Da nun für die Wirkung der Soolbäder auf die Haut nur die Chlorverbindungen in Betracht kommen, so haben wir in dem Wasser der Ostsee eine Soole von $\frac{1}{4}$ bis $1\frac{1}{4}$ Procent Chlorverbindungen, in der Nordsee $2\frac{1}{4}$ bis $2\frac{3}{4}$ Procent, im Mittelmeer $2\frac{1}{4}$ bis $3\frac{1}{2}$ Procent, im atlantischen Meere $2\frac{1}{2}$ bis $2\frac{3}{4}$ Procent; in der Ostsee also sehr schwache, in den andern genannten Meeren mittelstarke und starke Soolbäder.

Für den mechanischen Contact der Chlorverbindungen mit der Haut und die vermuthlich darauf beruhende Reizung derselben ist somit im Seewasser dieselbe Bedingung gegeben, wie in Soolbädern; die starke Abschilferung der Epidermisschlacken und die Ablösung salziger Krusten nach dem Seebade sprechen für diese mechanisch-chemische Wirkung, ebenso wie der Umstand, dafs die Wärme der Haut und ihre Röthe nach einem kalten Seebade schneller hergestellt werden, als nach einem gleichkalten Flufsbade. Die kurze Dauer des Seebades mag allerdings diesen Theil der Wirkung abschwächen.

Die Zeit für Seebadekuren richtet sich nach dem Klima des betreffenden Ortes. Die Hauptbedingung ist, dafs die Lufttemperatur eine mäfsige Sommerwärme darstellt, dafs sie aber auf das Meer lange genug eingewirkt hat, um dessen Wasser auf eine stabile Temperatur von 15—17, allenfalls von 12—15 oder 17—20 Grad R. zu erwärmen. Je nördlicher die Lage des Badeortes, um so kürzer ist daher die passende Kurzeit und um so mehr auf die heifsesten Wochen des Sommers und Spätsommers beschränkt; je östlicher, continentaler die Lage, um so gröfser der Contrast zwischen der kühlen Wassertemperatur und der Luftwärme der Tagesstunden, und um so gröfser die Schwankungen der Lufttemperatur überhaupt; je südlicher und westlicher die Lage (wir sprechen natürlich nur von Europa), um so gröfser der entsprechende Zeitraum, der sich selbst bis in den Herbst hinein ausdehnt; und in sehr südlichen Lagen vermeidet man sogar die heifsesten Monate, weil die grofse Wärme der Luft und die Energie der Sonnenstrahlen zu fürchten sind. Den mittleren Rang nehmen in dieser Beziehung die Nordseebäder ein, deren Kurzeit die Monate Juli, August und September, namentlich zwischen der zweiten Hälfte der Monate Juli und September, bilden; und überhaupt scheinen die Nordseebäder den Ansprüchen, welche an Seebäder überhaupt gestellt werden, in Bezug auf Luft- und Wassertemperatur, am günstigsten zu entsprechen, und daraus ist ihr allgemein üblicher Vorzug vor den übrigen zu erklären. Vor den Ostseebädern haben sie überdies den Vorzug des gröfseren Salzgehaltes und des Wellenschlages voraus, auf welchem in der Ostsee, wo der Wechsel zwischen Ebbe und Fluth fast ganz fehlt, nicht mit Sicherheit zu rechnen ist.

Was Seebadekuren für mitteleuropäische und besonders

deutsche Kranke betrifft, so empfiehlt sich daher vor Allem die Nordsee, deren Strand und Inseln überdies sehr gut eingerichtete Badeorte besitzen; ein südliches Seebad aber nur für die Herbstmonate und überhaupt für Kranke, welche in Betreff des Maſses der Methode der höchsten Schonung bedürfen; an der Ostsee ist die Luft der der Nordsee ohngefähr gleich, das Meerwasser aber schwach, der Wellenschlag geringer und unbeständig, und die Temperaturverhältnisse ungünstiger.

Warme Seewasserbäder. Vorrichtungen für warme Seewasserbäder sind seit langer Zeit an solchen Strandörtern gebräuchlich, welche von eigentlichen Soolbädern weit entfernt liegen, z. B. in Esthland und Livland, und werden auch an andern frequentirten Orten immer mehr eingeführt. Wenn diese ihren Zweck erfüllen sollen, so müssen sie, wegen der beständigen Luftströmungen, mit Sorgfalt eingerichtet werden, um die Kranken vor Erkältung nach dem warmen Bade zu schützen. Ein mächtiges Kurmittel bieten sie jedenfalls in der Vereinigung gewöhnlicher Soolbäder mit dem Genuſs der Seeluft, eine unmittelbare Verstärkung der Wirkung der Soolbäder auf den Stoffwechsel.

Miſserfolge. Das Fehlschlagen einer Seebadekur, von welcher ein sicherer Erfolg in Aussicht stand, ist nicht selten, namentlich in den letzten naſskalten und stürmischen Sommern beobachtet worden, weil die Seebadekur mehr, als andere, von der Gunst des Wetters abhängig ist. Eben so häufig treten Miſserfolge auf durch Diätfehler, wenn der Kranke seinem aufgeregten Appetit mehr nachgibt, als seine Verdauung zu leisten vermag; und überhaupt kommt es bei der Seebadekur mehr, als bei vielen andern Methoden, darauf an, die Leistungsfähigkeit des Kranken im Verlauf der Kur zu beobachten und die letztere schnell abzubrechen, wenn die allgemeine Wirkung auf die Hebung der Ernährung ausbleibt.

Indicationen. **Kritik der Indicationen.**

Schwächezustände. 1. Schwächezustände. Wie für die Beförderung des Stoffwechsels, so ist die Seebadekur für nicht complicirte Zustände allgemeiner Ernährungsschwäche das Ideal aller Methoden und steht obenan in der Reihe der tonisirenden Mittel. Bedingung aber ist, daſs die Trägheit der Blutbildung und der

Ernährung nicht von erheblichen organischen Veränderungen der Assimilationsorgane und der Organe des Kreislaufs bedingt oder begleitet wird, sondern nur entweder in mangelhafter Ernährung der Assimilationsorgane selbst oder in ungenügender Innervation derselben beruht. Allgemeine Atrophie in Folge körperlicher Unthätigkeit mit gleichzeitiger geistiger Ueberanstrengung, aber ohne eigentliche organische Krankheit, bildet die deutlichste und sicherste Indication, — Magenkatarrh, Magengeschwür, Leberentzündung und Cirrhose, Insufficienz des Herzens und der Lunge die prägnanteste Contraindication für das Seebad: und zwischen beiden Extremen, und aus dem zwischen beiden Seiten obwaltenden Verhältnifs ist die Entscheidung für den concreten Fall zu treffen. Bedeutende Anämie in Folge directer Blut- und Transsudatverluste, Chlorose mit Insufficienz des Herzens, Bronchialkatarrh mit erheblicher Bronchektasie, organische Herzfehler verbieten die stürmische Anregung der Seebadekur; Anämie aber, indirect und auf Umwegen, namentlich durch Neurosen und kummervolles Leben erzeugt, und die nicht seltenen Fälle von Chlorose, welche mit Integrität der Circulationsorgane verlaufen und wiederholten Eisenkuren hartnäckig widerstehen, indiciren und gestatten direct erregende Mittel, unter denen die verschiedenen Methoden der Thermal- und Soolkur die milderen, das Seebad das stärkste, die Thermalsoolbäder Rehme und Nauheim die mittleren bilden.

 Was die Tuberkulose betrifft, so fallen deren ausgeprägte Fälle in den Gesichtspunkt der eben erwähnten Contraindication. Beginnende und langsam verlaufende Tuberkulose, ohne Erethismus des Gefäfssystems, eignet sich zwar oft für den Genufs der Seeluft, um momentan die Ernährung und das Körpergewicht zu heben; doch ist hier die sorgfältige Beobachtung des Falles dringend geboten, da der Erethismus, dem mächtig anregenden Mittel gegenüber, nicht im Voraus zu berechnen ist. Wenngleich das Schicksal eines Tuberkelkranken selten zu bestimmen und selten zu verhindern ist, so ist doch in den meisten Fällen mit der Steigerung der Ernährung viel gewonnen und ein Stillstand des Krankheitsverlaufes in Aussicht gestellt; und jede Methode, welche dies zu erreichen vermag, mufs zu Versuchen willkommen sein. Was Brehmer in Görbersdorf (siehe die Besprechung der Tuberkulose im folgen-

Tuberkulose.

den Kapitel, bei Gelegenheit von Lippspringe) in derselben Richtung in der Gebirgsluft erreicht, widerspricht zwar den unmittelbaren Momenten der Seeluft, trifft aber im schliefslichen Resultat vielleicht mit deren Gesammtwirkung zusammen.

Scrophulose. 2. **Scrophulosis.** Für die Scrophulose kommt die Alternative, welche für Kreuznach und Rehme aufgestellt worden (S. 222), in Bezug auf das Seebad zu noch schärferer Geltung. Nur diejenigen Zustände, welche sich, ohne bedeutende organische Störungen, von dem allgemeinen scrophulösen Habitus nicht weit entfernen, passen für energisch anregende Methoden, diejenigen aber, wo in bedeutenden organischen Veränderungen, besonders der Lymphdrüsen, ein Moment gegen die Wirkung erregender Kuren gesetzt ist, verbieten die letzteren und erfordern resorptionsbefördernde Methoden. In Bezug auf die Wahl zwischen Rehme und Nauheim und den Seebädern entscheidet die Reactionsfähigkeit des Organismus und der Zustand der Haut: wo diese zu schonen sind, gebührt den Thermalsoolbädern, im andern Falle den Seebädern der Vorzug.

Hautschwäche. 3. Die **Hautschwäche** ist an mehreren Stellen bereits genügend erwähnt worden. Kühle Methoden sind indicirt, und unter diesen das Seebad, unter zwei Bedingungen: 1) wenn die Hautschwäche Symptom allgemein schwacher Ernährung ist; 2) wenn sie nicht so bedeutend ist, dafs die jedesmalige Anwendung des kühlen Bades eine Erkältung und damit eine neue Congestion zu inneren Organen, namentlich zur Darmschleimhaut, erzeugt.

Neurosen. 4. Unter den lähmungsartigen Zuständen sind nur wenige, welche für das Seebad sich eignen. Bei meningitischen Exsudaten und apoplektischen Transsudaten und Narben ist es, wie jede kalte Methode, ein mehr als zweifelhaftes Mittel. Manche Fälle aber von Tabes und namentlich von Spinalirritation finden, besonders nach vorausgegangenen Thermalkuren, im Seebad oder im Genufs der Seeluft ein vortreffliches Erfrischungs- und Tonisirungsmittel. Ueberhaupt wirkt das Seebad und die Seeluft wohlthätig auf viele Fälle von sogenannter Nervenschwäche, d. h. von reizbarer Schwäche der Centralorgane, wie sie unter den verschiedenen Bezeichnungen der Hypochondrie, Hysterie, Spinalirritation begriffen werden; und dahin gehört auch die Hemicranie, eine Krankheit, welche fast allen Mitteln widersteht, am häufigsten aber noch durch eine discrete Seebadekur geheilt oder gemindert wird.

5. Von rheumatischen Zuständen eignet sich nur der Muskelrheumatismus für das Seebad, und die Wirkung desselben fällt hier fast ausschliefslich unter den Gesichtspunkt der gehobenen Hautschwäche. Zu den beliebtesten Indicationen der Seebäder gehört ferner der sogenannte nervöse Rheumatismus, eine Kategorie, die keine wissenschaftliche Bedeutung hat, sondern aus den verschiedensten Fällen von Nervenschwäche, Hysterie und Spinalirritation zusammengesetzt ist. *Rheumatismus.*

6. Aufser diesen gebräuchlichsten allgemeinen bieten sich für das Seebad noch viele concrete Indicationen in der Praxis dar, welche nur aus der allgemeinen Wirkung des Mittels abzuleiten sind. Vor Allem ist das Seebad für jene Zustände, welche man nicht mit Krankheitsnamen, sondern nur als Schwächezustände bezeichnen kann, eines der wichtigsten **Erholungsmittel**; und auch der Geist und das Gemüth finden in dem grofsartigen Anblick des majestätischen Meeres und in dem tausendfachen Leben seiner pflanzlichen und thierischen Bewohner besonders den Zustand, den wir S. 44 als **Sammlung** bezeichnet haben.

Nordseebäder. *Nordseebäder.*

Helgoland, die bekannte kleine friesische Insel in Englands Besitz, 6 Meilen von der Mündung der Weser und der Elbe, mit Hamburg und Bremen durch regelmäfsige Dampfschifffahrt verbunden, besteht aus einem Sandsteinfelsen, dem Oberland, auf welchen eine Treppe von 190 Stufen hinaufführt, und einem kleinen Vorland, dem Unterland. Der Wellenschlag ist sehr kräftig und beständig, die Temperatur des Wassers 14 bis 15 Grad R., die der Luft selten über 18 Grad R. im Schatten. Für schonungsbedürftige Kranke ist das Wetter oft zu rauh und stürmisch, und diese müssen im Unterland wohnen, um des mühseligen Treppensteigens überhoben zu sein. Die häuslichen Einrichtungen sind comfortable, die Lebensweise kostspieliger als in den meisten Bädern des Binnenlandes; doch finden auch mäfsige Verhältnisse und Bedürfnisse ihre Rechnung. In Bezug auf den Genufs der Seeluft hat Helgoland vor vielen andern Seebädern den Vortheil seiner Lage weit im Meer voraus, wodurch bei jeder Windrichtung die Seeluft nicht von der Landluft verdrängt wird.

Arzt: von Aschen.

Ostende, an der belgischen Küste, Stadt von 16,000 Einwohnern, mit Antwerpen, Brüssel, Paris durch Eisenbahn, mit Dover und London durch regelmäfsige Dampfschifffahrt verbunden, ist das besuchteste Seebad des Continents (14,000 Gäste aller Nationen). Die Bäder befinden sich am Molo, und beide Geschlechter baden gemeinsam in einer Bekleidung, welche immerhin dem Bade Eintrag thun mufs. Doch ist in neuerer Zeit auch ein Bad für nacktes Baden eingerichtet. Ostende ist einer der grofsartigsten Badeörter und deshalb für jede Klasse der Finanzen geeignet, ebenso wie Wiesbaden eines der theuersten und billigsten Bäder zugleich ist.

Aerzte: Janssens, von Jumné, Noppe, Soenens, Verhaeghe.

Blankenberghe, gleichfalls an der belgischen Küste, 4 Stunden nördlich von Ostende, 3 Stunden von der Eisenbahnstation Brügge entfernt, ein Fischerdorf von 3000 Einwohnern, ist mit einer Frequenz von 4—5000 Gästen eines der besuchtesten Seebäder und zeichnet sich vor Ostende durch gröfsere Räumlichkeit der Strandpromenaden aus.

Aerzte: Letten, Verhaeghe.

Scheveningen, an der holländischen Küste, 1 Stunde vom Haag und mit dieser Stadt durch Eisenbahn verbunden, mit schöner Waldpromenade. ist ein stark besuchtes und vornehmes Seebad, eines der angenehmsten, aber kostspieliger als die meisten andern.

Arzt: Mefs.

Norderney, eine ostfriesische Insel, zur preufsischen Provinz Hannover gehörig, $\frac{1}{2}$ Quadratmeilen mit 1000 Einwohnern, mit Bremen durch Dampfschifffahrt, mit Emden durch Dampfschiff und Fahrpost (zur Zeit der Ebbe) verbunden, vereinigt Alles, was man von einem guten Seebade für ernstliche Kuren verlangt: beständige Seeluft in Folge der insularen Lage, guten Wellenschlag, starken Salzgehalt des Meerwassers, Comfort für verwöhnte, einfache Einrichtungen für einfache Ansprüche, stilleres und doch geselliges Leben, sehr mildes Klima, gute Strand- und schattige Laubpromenaden und ein ernsteres Badeleben,

vermöge dessen die Kranken gewöhnt sind, sich der ärztlichen Leitung zu überlassen. Dafs die regelmäfsige Saison des hannoverschen Hofes nicht mehr stattfindet, wird dem in jeder Beziehung vortrefflichen Badeort nicht schaden und vielleicht sogar von Nutzen sein, da nicht jedem Kranken die Nähe eines Königlichen Hofes auf so beschränktem Raum wohlthuend ist.
Arzt: Riefkohl.

Borkum ist eine der gleichfalls der Ems gegenüberliegenden, von Norderney einige Stunden entfernten Inseln, mit gutem Wellenschlag und schönem Badestrand, aber noch ländlichen und primitiven Einrichtungen. Wie stille Soolbäder, so sind auch für manche Kranke solche stillen Seebäder passend, aus therapeutischen und finanziellen Rücksichten.

Wyk auf Föhr und

Westerland auf Sylt, zwei in der letzten Zeit rasch in Aufnahme gekommene schleswigsche Nordseebäder, beide mit der Eisenbahnstation Husum durch Dampfschifffahrt verbunden, die klimatischen Verhältnisse denen von Helgoland ähnlich, die Lebensweise billig.

Aerzte in Wyk: Hilscher, Schjödtke.
   in Westerland: Levin.

Cuxhaven, an der Mündung der Elbe; gute Badeeinrichtungen, auch für warme Seebäder, der Salzgehalt aber schwach, das Klima frisch, das Leben billig und unterhaltend.

Aerzte: Louis, Rönnberg, Schultze.

Dangast, an der oldenburgischen Küste, am Jahdebusen, ist eines der stilleren, einfacheren und billigen Strandbäder.
Arzt: Schüssler.

Atlantische und Mittelländische Seebäder.

Atlantische Bäder.

Die deutschen, holländischen und belgischen Nordseebäder bieten für deutsche Aerzte und Kranke eine hinreichende Auswahl, und es genügt, die wichtigsten südlichen und westlichen Bäder namentlich anzuführen. Sie zeichnen sich sämmtlich vor den Nordseebädern durch höhere Luft- und Wassertemperatur aus, nicht alle aber, z. B. nicht Triest und Marseille, durch ein gutes Lokalklima; das Klima von Neapel ist während der heifsen Jahreszeit wenig zuträglich, und der Aufenthalt in Venedig im Sommer, und selbst im September noch durch Malarialuft getrübt. Die Verpflanzung eines Südländers in ein nordisches Seebad entspricht in der Regel den Zwecken einer Seebadekur viel mehr, als umgekehrt die Sendung eines kranken Nordländers in ein südliches Seebad.

Die frequentesten Seebäder sind

in Frankreich: Dünkirchen, Dieppe, Boulogne, Havre, Marseille, Biarritz in der Bai von Bayonne, Trouville, Nizza;

in Italien: Spezzia, Neapel, Livorno, Venedig, Triest;

in England: Dover, Brighton, Wight, das Letztere namentlich mit aufserordentlich mildem Klima.

Ostseebäder.

Wie schon erwähnt, können die Ostseebäder mit den Nordseebädern nur im Genufs der Seeluft, nicht aber in der Wirkung der Seebäder, und noch weniger in den klimatischen Verhältnissen concurriren. Sie haben, ernstlichen Seebadekuren gegenüber, vielmehr die Bedeutung von Sommerfrischen in Verbindung mit dem Genufs der Seeluft und mit kühlen Wellenbädern; die Seeluft an der Ostsee eignet sich daher für alle Fälle, wo es auf milde Temperatureinflüsse nicht ankommt, die Seebäder für Diejenigen, welche mehr der Erfrischung als der Heilung bedürfen. Der passenden Fälle bleiben daher genug übrig, und wenn die Ostseebäder ihren Vortheil verstehen, so treffen sie genügende und sichere Einrichtungen für warme Seewasserbäder, die durch Seesalz leicht beliebig verstärkt werden können. Als Sommerfrischen werden sie für die anliegenden Binnenländer immer eine wichtige Bedeutung haben. Zu bemerken ist, dafs der Salzgehalt des Ostseewassers von Westen nach Osten sich vermindert, also im Verhältnifs zur Entfernung der Ostsee von ihrer Communication mit dem Ocean.

Cranz, bei Königsberg, ganz besonders als Sommerfrische von dieser Stadt aus benutzt, sehr belebt, mit provinziellem Charakter.

Arzt: Thomas.

Zoppot, bei Danzig, bei ländlichem Charakter sehr belebt, schöner Strand und vor Allem schöne Strandgegend, Hügel, Gärten, Wald.
Arzt: Benzler.

Rügenwalde, an der Hinterpommerschen Küste, 6 Meilen nördlich von der Eisenbahnstation Cöslin. Die Wohnungen werden für die ganze Saison vermiethet, sind aber, wie die Lebensweise überhaupt, sehr billig.
Aerzte: Franz, Haacke, Palis, Zipper.

Colberg, in Hinterpommern, ist bereits S. 233 als Soolbad erwähnt worden.

Dievenow und
Misdroy, beide am Strande der Insel Wollin, mit Stettin regelmäfsig verbunden, ersteres stiller, letzteres lebhafter.
Aerzte in Dievenow: Heilbrunn, Puchstein, Wegner.
- in Misdroy: Oswald.

Swinemünde und
Heringsdorf, beide auf der Insel Usedom, eine Meile von einander entfernt, schöne Laubpromenaden, gute Einrichtungen, ziemlich billiges Leben, Wohnungen meist für die ganze Saison.
Aerzte in Swinemünde: Cohn, Kind, Moser, Lendel, Schultze.
- in Heringsdorf: v. Wallenstedt.

Putbus, auf der Insel Rügen, verbindet mit den Einrichtungen eines guten Seebades auch warme Seebäder und den Genufs der romantischen Insel. Die Lebensweise ist billig, die Wohnungen werden meist für die Saison vermiethet.
Aerzte: Hohnbaum-Hornschuh, Stockmann.

Warnemünde, an der mecklenburgischen Küste, Rostock gegenüber, mit Einrichtungen für warme See- und andere Bäder, eines der beliebteren Ostseebäder.
Arzt: Bank und die Rostocker Aerzte.

Travemünde, bei Lübeck, stark besucht und mit comfortablen Einrichtungen, auch für warme See- und andere Bäder.
Aerzte: Lieboldt, Hanssen.

Doberan, an der mecklenburgischen Küste, westlich von Warnemünde, eines der ältesten und frequentesten Seebäder mit allem Comfort und Luxus, besonders vom mecklenburgischen Adel besucht (2000 Gäste).
Aerzte: Döbereiner, Kortüm.

Düsternbrook, bei Kiel, herrliche Lage, starke Frequenz, mildes Klima, warme Seewasserbäder.
Aerzte: Frank, Steindorff, Prof. Weber.

Marienlyst, bei Helsingör, am Sund, gleichfalls schöne Lage.

II. Die Schwefelbäder.

Unklarheit der Theorie. Es giebt kaum einen Theil der balneotherapeutischen Praxis, welcher von dem Widerspruch zwischen empirischer Gewohnheit und rationeller Deutung so sehr verdunkelt wird, als die Lehre und der Gebrauch der Schwefelbäder. An Häufigkeit des Vorkommens, an Alter und Ausdehnung der Anwendung standen bisher die Schwefelbäder den indifferenten Thermen gleich und wurden nur von den Soolbädern übertroffen, bis in neuerer Zeit, mit der Rathlosigkeit der Theorie ihrer Wirkung und mit der rationellen Begründung der Thermalmethode überhaupt, die Zahl der Indicationen für die Schwefelbäder erheblich eingeschränkt worden ist, und man bei der Deutung ihrer Wirkung dem warmen Wasser, neben dem Schwefel, sein Recht zugestanden hat. Der Contrast zwischen der früheren allgemeinen und der jetzigen eingeschränkten Geltung der Schwefelbäder ist vielleicht das deutlichste Beispiel für den Zustand der **Uebergangsperiode,** welcher in der Einleitung (S. 8) als der heutigen Balneotherapie eigenthümlich bezeichnet wurde: wären bis heut noch niemals Bäder in Gebrauch gewesen, und kämen sie erst in Gebrauch, nachdem die Pharmakodynamik über die Wirkung der specifischen Mineralstoffe annähernd abschliefsende Resultate gewonnen, so wäre damit eine neu begründete Wissenschaft mit exakten und wahrscheinlich, der Zahl nach, beschränkteren Indicationen gegeben; diesen Weg hat aber die Balneotherapie nicht einschlagen können, sondern sie ist vielmehr darauf angewiesen, für die längst geübte Empirie nachträglich die wissenschaftliche Begründung zu suchen, altbegründete Meinungen zu bestätigen und noch mehr zu verwerfen; und dies Geschäft wird um so mühevoller und umständlicher, als viele allgemeine pharmakodynamische Theorieen gerade aus der balneologischen Empirie herstammen. Namentlich sind es die Schwefelwässer, aus deren uralter Anwendung man die Pharmakodynamik des Schwefels überhaupt von jeher begründet hat, und so wird die Unklarheit und Verwirrung um so gröfser, als das, was bewiesen werden soll, selbst dem gesuchten Beweise als Thatsache zu Grunde gelegt worden.

Die Schwefelbäder, welche namentlich als natürliche Thermen in allen Theilen der Erde in grofser Zahl sich darboten, wurden in der vorwissenschaftlichen Zeit viel zahlreicher noch, als die indifferenten Thermen, in Gebrauch gezogen; der Geruch nach Schwefelwasserstoff charakterisirte sie als schwefelhaltig, ehe noch die Analyse im Stande war, diesen Gehalt nachzuweisen; dazu spielte überhaupt der Sulphur von jeher eine grofse Rolle unter denjenigen pharmaceutischen Mitteln, denen man bedeutende und oft mystische Wirkungen zuschrieb und sogar in der neueren Zeit, nachdem schon die Aufklärung über die Wirkung warmer Bäder überhaupt begonnen, wagte sich der Zweifel um so weniger an die vermeintliche souveraine und specifische Wirkung der Schwefelbäder, als der allgemein eingeführte Gebrauch des Schwefels bei der Krätze und andern Hautkrankheiten die specifische Beziehung desselben zum Hautorgan vor jeder Anzweiflung zu schützen schien. Dazu kam, dafs unter den Schwefelbädern einige in Bezug auf Ruhm und Frequenz zu den Bädern ersten Ranges gehörten, wie Aachen und mehrere Pyrenäenbäder; und da man bei beiden von andern begleitenden Eigenschaften absah, bei Aachen von der Temperatur und dem Chlornatriumgehalt, bei den Pyrenäenbädern von der Temperatur und der hohen Gebirgslage, so diente der grofse Ruf dieser Quellen nur um so mehr dazu, den Ruf des Schwefels zu erhalten und zu erhöhen. Die Schwefelthermen, mochten sie nun natürlich oder künstlich erwärmt sein, waren immerhin Thermen, und so darf es nicht Wunder nehmen, wenn wir in ihrem Gebrauch sämmtliche Indicationen der Thermalmethode, Soolbäder und Thermalsoolbäder inbegriffen, in der Praxis unserer Vorgänger, und auch noch in der heutigen Speciallliteratur der einzelnen Schwefelbäder finden; während durch die geläuterte Erfahrung der neueren Zeit die Schwefelbäder alle diejenigen Indicationen verloren haben, welche andere Methoden gewonnen, oder wenigstens für viele Indicationen nicht aus dem Schwefelgehalt, sondern aus dem

Charakter als Therme, Deutung und Begründung gesucht wird. —

Geringer Gehalt der Schwefelwässer. Der Grund dieser verminderten Bedeutung liegt in dem ungeheuer geringen Gehalt an demjenigen Stoff, welcher, nach Beseitigung der Theorie von der Absorption fester Badebestandtheile, allein die specifische Wirkung des Bades tragen kann, nämlich an Schwefelwasserstoff. Viele und darunter selbst namhafte Schwefelquellen enthalten überhaupt nur Spuren von Schwefelwasserstoff, die sogar in manchen nur durch den Geruch documentirt werden; diese Spuren hat man vor der Zeit der Analysen überschätzt, weil man bedeutende Absetzungen von Schwefel an den Quellen fand und nicht bedachte, daſs diese das Produkt ungeheurer Wassermengen und langer Zeiträume waren, welche mit der Menge und der Dauer eines Bades nicht entfernt zu vergleichen sind. Für den innerlichen Gebrauch der Schwefelwässer kommt, wie im folgenden Kapitel ausgeführt wird, der Gehalt an Schwefelalkalien und schwefelsauren Salzen sehr wesentlich in Betracht; für das Bad aber nur der Schwefelwasserstoff, der zwar aus jenen andern Schwefelverbindungen entsteht, aber in den Quellen in ohngefähr constantem Mengenverhältniſs gefunden wird, während bei den Trinkwässern die Zersetzung im Magen und Darmkanal als weiteres Moment für die Erzeugung des Schwefelwasserstoffs hinzukommt. Während man, nach dem heutigen Standpunkt der Wissenschaft, von der Aufsaugung der Sulphate und Sulphüre durch die Haut absehen muſs, können diese Bestandtheile auch als Reizmittel für die Haut, etwa wie der Kochsalzgehalt der Soolbäder, nicht in Rechnung gebracht werden, weil in andern Wässern die schwefelsauren Salze nicht reizend auf die Haut wirken, und weil beide, die Sulphate, wie die Sulphure, in den meisten Schwefelwässern so schwach vertreten sind, daſs diese, in Bezug auf mechanische Hauterregung, von den indifferenten Thermen sich nicht unterscheiden.

Schwefelwasserstoff. Bleibt demnach nur der Schwefelwasserstoff für die specifische Wirkung der Schwefelbäder übrig, so fragt es sich, an welche Quantitäten dieses Stoffes in den gebräuchlichsten Schwefelbädern die Wirkung gebunden ist. In den Quellen von Baden in der Schweiz und Barèges ist gar kein Schwefelwasserstoff enthalten, in Bagnères de Luchon, Cauterets und andern berühmten Schwefelbädern nur Spuren; in andern auf

16 Unzen 0,05 bis 2,4 Kubikzoll, z. B. Eauxbonnes 0,05, Langenbrücken 0,06, Weilbach 0,16, Baden bei Wien 0,08, Teplicz 0,25, Aachen 0,6, Mehadia 0,8 und 0,9, Schinznach 1,7, Nenndorf 1,18, Eilsen 2, Lubien 2,4, Töplitz 6,5, wobei zu bemerken, dafs die letztere auffallende, von einem nicht namhaften Chemiker gemachte Analyse einer Revision bedarf. Der Gehalt an Salzen charakterisirt mehrere jener Quellen als indifferent, z. B. Barèges mit 0,9, Bagnères de Luchon mit 2,08, Langenbrücken mit 3,6; andere enthalten etwas mehr, wie Schinznach 18, Nenndorf 13—21, Weilbach 11, Lubien 19, Baden bei Wien 14, Eilsen 30, Teplicz 21, aber diese Zahlen werden gröfstentheils vom kohlensauren und schwefelsauren Kalk geliefert, und von der Wirkung der kalkhaltigen Wässer im Bade wissen wir nicht das Geringste, was sie von indifferenten Thermen unterschiede, und namentlich nichts, was mit der specifischen Wirkung des Schwefels zusammenträfe; noch andere endlich haben einen bedeutenden Gehalt an Chlorverbindungen, Baden in der Schweiz 13 Gran, Aachen 20, Mehadia gar 10 bis 59 Gran, und in den beiden ersteren, besonders in Baden, tritt der Gehalt an Kohlensäure jedenfalls in die Wirkung des Bades ein.

Was endlich den von den Vertretern der Schwefelbäder vielfach betonten besondern Gehalt an Schwefelnatrium betrifft, an einem Stoffe, der, wie wir sehen werden, allerdings ganz ähnlich wirkt, wie der Schwefelwasserstoff, so beträgt derselbe in den verschiedenen Quellen 0,04 bis 0,6 Gran auf 16 Unzen; und so stellt sich der Discussion das Ziel, die Frage zu beantworten, ob und welche Wirkung Bäder ausüben können, deren Wasser 0,05 bis 2,4 Kubikzoll Schwefelwasserstoff, oder 0,04 bis 0,6 Gran Schwefelleber auf 16 Unzen enthält; und besonders, ob dieser Schwefelgehalt den Anspruch begründen darf, als Träger der vermeintlichen specifischen Wirkung der Schwefelbäder zu gelten. Dieser specifische Ruf der Schwefelbäder, wie ein Blick in die einschlägige Literatur ergibt, erstreckt sich auf sämmtliche Indicationen der indifferenten Bäder, der Soolbäder, Seebäder und der Kaltwassermethode, und vindicirt jenen die Wirkungen dieser Methoden in erhöhter und specifischer Potenz. Leider hat man sich an den betreffenden Badeorten mit dieser allgemeinen klinischen Maxime begnügt und für die Aufklärung der primitiven und specifischen Elementarwirkung der Schwefelbäder fast nichts geleistet; und so

Schwefelnatrium.

ist die Untersuchung der obigen Frage auf diejenigen Daten beschränkt, welche die pharmakologische, toxicologische, und exakte klinische Beobachtung an Schwefelpräparaten liefern, Daten, die übrigens glücklicherweise hinreichendes Material liefern.

Wirkung des Schwefelwasserstoffs. Der Schwefelwasserstoff ist eines der giftigsten Gase; es wirkt am stärksten, wenn es von der Lunge aufgenommen wird, etwas schwächer, wenn es direct ins Blut geführt, und viel schwächer, wenn es von der Haut absorbirt wird; und es geht aus diesem Verhältnifs hervor, dafs das Gas, unmittelbar nach seiner Aufnahme, im Blute eine sehr rasche Zersetzung erfährt. Nach einer lokalen Injection von Schwefelwasserstoff findet man in der Nähe der Injectionsstelle das Blut braunschwarz, und ebenso bei allgemeiner Vergiftung die Lungen, die Leber und die Milz mit schwarzem Blut erfüllt; der Tod geht vom Gehirn oder Rückenmark aus. Thiere sind der giftigen Wirkung des Schwefelwasserstoffs mehr ausgesetzt, als Menschen: nach Falk's Versuchen (deutsche Klinik 1864 No. 39—41) sterben Fische im Wasser, welches ein Volumprocent Schwefelwasserstoff enthält, langsam unter den Erscheinungen der Dyspnoe und der Paralyse; enthält das Wasser aber 5—10 Procent, so erfolgt der Tod schnell unter den Erscheinungen des Tetanus; wird Fischen Schwefelwasserstoffwasser in den Mastdarm injicirt, so erfolgt vor Ablauf einer Minute die Elimination des Gases aus den Kiemen und dauert bis zum Tode an. Nach Orfila (Mitscherlich, Arzneimittellehre. III. Bd. 1861) starben Thiere in reinem Schwefelwasserstoffgase in wenigen Secunden; Vögel starben in einer Luft, die $\frac{1}{15}$ Procent enthält, Hunde bei $\frac{1}{5}$, Pferde bei $\frac{2}{5}$ Procent; 10 Kubik-Centimeter Gas in eine Vene eingespritzt bewirkten bei einem kleinen Hunde nach einigen Secunden Unruhe, Schreien, Verminderung der Pulsschläge von 102 auf 68, aber eine so schnelle Zersetzung oder Elimination des Gases, dafs das Thier nach 8 Minuten wieder hergestellt war; 20 Kubik-Centimeter tödteten es sehr schnell; eben so wirkte es vom Mastdarm und vom Zellgewebe aus. Beim Reinigen der Abzugskanäle in Paris hat Parent-Duchatelet Beobachtungen über Schwefelwasserstoffvergiftungen angestellt; Luft mit 1 Procent wurde ohne Nachtheil, und sogar ein Gehalt von 3 Procent einige Minuten ertragen; die Erscheinungen waren dieselben, wie sie auch in chemischen Laboratorien beobachtet worden, und wie sie den Symptomen der tödtlichen Vergiftung bei Thierversuchen entsprechen: allgemeines Unbehagen, Zittern, Ohnmacht, Schwindel, selbst klonische Krämpfe und Delirien, Verlangsamung des Pulses. Aehnliche Beobachtungen sind über die Einathmung der Luft angestellt worden, welche sich über starken Gasquellen befindet, z. B. in Nenndorf, Eilsen und Langenbrücken, wobei aber leider eine Procentbestimmung vermifst wird: es sind die oben erwähnten Erscheinungen in geringem Grade, vor allen Dingen wichtig die constante Pulsverminderung, und nach einiger Dauer, und neben der Pulsverminderung gleichzeitig, allgemeiner Schweifs mit Ausscheidung von riechbarem Schwefelwasserstoff. Dafs der Schwefelwasserstoff auch von der Haut aus aufgenommen wird, lehren die oben angeführten Versuche Falk's an Fischen mit Schwefelwasserstoffwasser und die bekannten Thierversuche von Lebküchner, Chaunier u. A., in welchen auch das trockene Gas mit schnell tödtlicher Wirkung von der Haut resorbirt wurde.

Nach den obigen Daten stellt sich nun die Frage dar, ob in der elementaren und unmittelbaren Einwirkung der gebräuchlichen Schwefelbäder sich diejenigen Erscheinungen wiederfinden, welche bei dem Eintritt des Schwefelwasserstoffs in das Blut als charakteristische und constante Symptome sich zeigen, und welche demnach die Aufnahme einer wirkenden Dosis Schwefelwasserstoff im Bade dokumentiren würden. Die wichtigsten dieser Erscheinungen, nämlich die Affection des Nervensystems, die Verminderung des Pulses und die Ausscheidung des Schwefelwasserstoffs aus den Lungen nach dem Bade, sind so deutlich und präcis zu erkennen, dafs ihre Beobachtung und Constatirung kaum einem Zweifel unterliegen kann, zumal die Controlle mit einfachen Wasserbädern leicht auszuführen, und für einzelne Individuen wohl die Indifferenz-Temperatur empirisch zu ermitteln ist, bei der im einfachen Bade die Pulsfrequenz unberührt bleibt; ein anderer, noch sicherer Weg wäre die Vergleichung eines kühlen, die Pulsfrequenz herabsetzenden Bades mit einem Schwefelbade von gleicher Temperatur, oder ein auf einen kleineren Körpertheil beschränktes Schwefelbad von sehr langer Dauer. So weit wir auch in der betreffenden Literatur umgeschaut, so haben wir doch weder in der Schilderung der unmittelbaren Wirkung der Schwefelbäder irgend welche An-

Wirkung des Schwefelwasserstoffs im Bade.

gaben gefunden, welche einen Grad der specifischen Schwefelwasserstoffwirkung ergeben, noch sind uns Versuche begegnet, welche die Ermittlung der Frage, auf Grund dieser specifischen Wirkung, zum Gegenstand hätten. Was Schnster (deutsche Klinik 1864, 22—25) von der wärmesteigernden und diaphoretischen Wirkung der Aachener Thermen berichtet, das bezieht sich auf sehr warme Bäder und ergibt keine Unterschiede den indifferenten Thermen gegenüber, und Schuster leugnet auch ausdrücklich den Antheil des Schwefelwasserstoffs. Ebenso verhält es sich mit den Untersuchungen, welche Hemmann (Schweizerische Mon.-Schr. 1860) über die Wirkung der Bäder in Schinznach bei verschiedenen Temperaturen angestellt, namentlich über das Erythem; auch Hemmann fand und erwähnt ausdrücklich, daſs die betreffenden Wirkungen den Schwefelbädern nicht ausschlieſslich zukommen.

Wenn die einfache Beobachtung über die unmittelbare Wirkung der Schwefelbäder nichts ergibt, was diese von den indifferenten Thermen unterscheidet, so wird das directe Experiment wahrscheinlich ein gleiches negatives Resultat ergeben, und diese Vermuthung findet ihre Begründung in den Thatsachen eines andern Gebietes der Praxis, auf welchem man den Schwefel in sehr groſsen Dosen und mit energischer Methode auf die Haut, auch auf die vielfach verletzte Haut angewendet hat und täglich anwendet, ohne jemals die allgemeinen Erscheinungen der Schwefelwasserstoffwirkung zu beobachten, nämlich bei der Behandlung der Krätze. Die gebräuchlichsten Schwefelsalben, Schwefellösungen und Schwefelseifen enthalten groſse Mengen von Schwefelleber als den wirksamen Stoff, und sie entwickeln nicht allein sehr viel Schwefelwasserstoff, zu dessen Erzeugung alle Bedingungen in den empirischen Compositionen vorhanden sind, sondern es ist auch Thatsache, daſs die Schwefelleber selbst, wenn sie in die Blutmasse gelangt, Schwefelwasserstoff entwickelt und auf Grund dieser Zersetzung giftig wirkt (Hertwig, Arzneimittellehre. S. 595). So weit uns die betreffende Literatur zugängig war, haben wir keinen Fall gefunden, in welchem die Wirkung des aus äuſserer Anwendung resorbirten Schwefels erwähnt worden wäre, d. h. die Symptome dieser Wirkung, während man die Resorption selbst vielfach als selbstverständlich vorausgesetzt und seitens der Partei der „psorischen Dyskrasie" die Heilung der Krätze nur der inneren Wirkung des aus äufseren Mitteln resorbirten Schwefels zugeschrieben hat. Schon im Jahre 1844 hat Hebra Versuche veröffentlicht, welche er zur Widerlegung dieser Theorie unternommen, und bei denen so bedeutende Mengen Schwefelleber in so energischer Weise und andauernd in die vielfach verletzte Haut eingerieben wurden, dafs eine erhebliche Resorption des Mittels in deutlichen Symptomen sich hätte zeigen müssen; dennoch wurde, aufser den örtlichen Erscheinungen der Reizung und Entzündung, nicht eines jener Symptome beobachtet, welche der Wirkung des in das Blut gelangten Schwefelwasserstoffs oder der Schwefelleber zukommen. Ferner tritt selbst die lokale, reizende Wirkung der Schwefelleber auf die Haut nur in den concentrirteren Salben und Seifen auf, und es wird schon eine sehr reizbare, oder durch zahlreiche Pusteln sehr verletzte Haut erfordert, um von einer wässrigen Lösung der Schwefelleber im Verhältnifs von 5 Procent gereizt zu werden; 10 und 12 Procent werden meist ohne Reizung ertragen, und das Erythem, welches man in künstlichen Schwefelbädern mit einem, einem Procentgehalt von $\frac{1}{15}$ entsprechenden Zusatz von 5 Unzen Schwefelleber beobachtet, ist nicht stärker und tritt nicht schneller ein, als das Erythem des warmen Bades überhaupt. Wenn nun aber gar die gebräuchlichen Schwefelquellen nur 0,04 bis 0,8 Gran auf 16 Unzen, d. h. höchstens $\frac{1}{150}$ Procent Schwefelleber enthalten, so entstehen auch gegen die vermeintliche Wirkung dieses Stoffes in den Schwefelbädern sehr erhebliche Zweifel; und diese Zweifel erfahren eine weitere Unterstützung Seitens der Einschränkung, welche die Anwendung und Geltung des Schwefels als Specificum für Hautkrankheiten erfahren hat, wovon bei den Indicationen die Rede sein wird.

Fast immer wird mit der Badekur der innerliche Gebrauch des Schwefelwassers verbunden, und damit wird der Werth der klinischen Beobachtung an Schwefelthermen über die primäre Wirkung des Bades hinfällig; die berühmtesten Schwefelthermen werden in ziemlich hoher Temperatur angewandt, und damit tritt ihre Deutung in den Gesichtspunkt der Thermen überhaupt; und in Aachen wird, aufser dem Bade, nicht allein getrunken, sondern ganz besonders zahlreich auch Dampfbäder gebraucht, so dafs viele concrete Kurresultate für die Wirkung des Schwefelbades, als solchen, nichts ergeben.

Resultate.   Das Resultat der obigen Auseinandersetzung ergiebt sich nun in folgenden Punkten:

1. Die Schwefelleber, deren massenhafte Einreibung in die Haut die letztere, bei einem Gehalt von 5 Procent der Lösung, in der Regel ungereizt läfst, kann in den Schwefelbädern von $\frac{1}{150}$ Procent als Reizmittel für die Haut nicht in Betracht kommen, und noch weniger als resorbirtes und im Blute wirkendes Pharmacon.

2. Es fehlt gänzlich an Beobachtungen, welche beweisen, dafs der Schwefelwasserstoff der Schwefelbäder die Wirkung derselben modificirt und als besonderes und erhebliches Moment zu der Thermalwirkung hinzutritt. Die gröfsere Reizung der Haut in Schwefelbädern ist vorläufig nichts mehr, als eine Behauptung, die übrigens, wie oben angeführt, von einigen Badeärzten an Schwefelquellen geleugnet wird.

3. Dafs der Schwefelwasserstoff von der Haut resorbirt wird, ist zwar längst experimental constatirt und in constanten Erscheinungen nachgewiesen; bisher aber fehlt es ganz an Beobachtungen, welche diese charakteristischen Symptome in Folge der Wirkung von Schwefelbädern nachwiesen. Während diese Erscheinungen bei der Inhalation des Schwefelwasserstoffs auftreten, fragt es sich daher, ob der Gehalt der gebräuchlichen Bäder an 0,05 bis 2,4 Kubikzoll Schwefelwasserstoff auf 16 Unzen eine so erhebliche Resorption von Schwefelwasserstoff bedingt, dafs von diesem Stoff ein Theil der Wirkung getragen wird.

4. Auch ein etwaiger Antheil des über dem Niveau des Badewassers entwichenen und inspirirten Gases an der Wirkung des Bades ist nicht ermittelt und nicht wahrscheinlich, weil, wenngleich eine unendlich kleine Menge von Schwefelwasserstoff, ja eine Spur schon die Geruchsnerven lebhaft afficirt, das Gas doch wirklich nur schwer dem Wasser entsteigt. Allenfalls kann man vermuthen, dafs über Piscinenbädern, wie sie in den Pyrenäenbädern gebräuchlich sind, durch die Masse des Wassers und durch seine lebhafte Bewegung so viel Gas entweicht, dafs dessen Inhalation als Kurmoment mitwirkt; es fehlt zwar an bestimmten Daten darüber, aber die Vermuthung findet eine Art von Begründung in der alten Erfahrung, dafs solche Piscinenbäder stärker wirken, als einfache Wannenbäder.

5. Im Ganzen also ergibt sich folgender Schlufs: wie sich herausstellen wird, dafs die Indicationen der Schwefelbäder mit

denen der indifferenten Thermen fast durchweg übereinstimmen, so bleibt auch die Deutung ihrer allgemeinen Wirkung vorläufig bei der Wirkung des warmen Wassers stehen, bis der Nachweis geliefert sein wird, ob und in welcher Art und in welchem Mafse der geringe Gehalt an Schwefelwasserstoff diese Wirkung modificirt.

Was nun die empirische Kritik der gebräuchlichen Indicationen ergibt, das entspricht durchaus diesem negativen theoretischen Standpunkt der Frage.

Kritik der Indicationen.

1. Hautkrankheiten (vergl. S. 100 u. ff.).

Hautkrankheiten.

Wenn wir hier noch einmal ausführlicher auf die chronischen Exantheme zurückkommen, so geschieht dies aus zwei Gründen. Erstens gelten die Schwefelbäder noch immer als eine allgemeine Panacee gegen Hautkrankheiten, und dieser Ruf beruht ganz und gar auf Unwahrheit; zweitens aber ist die Theorie von der Wirkung der Schwefelbäder überhaupt gewohnt, an deren Heilkraft für Exantheme anzuknüpfen und somit auf eine Thatsache sich zu berufen, welche nicht bewiesen und längst widerlegt ist. Wenn, wie wir anfangs bemerkten, ein solches Verhältnifs den allgemeinen Charakter der heutigen Balneotherapie dahin bezeichnet, dafs diese die Vermittlung zwischen der alten Empirie und der modernen Erforschung der Thatsachen sucht, so lehrt es auch durch ein drastisches Beispiel, wie schwer die Trägheit der Gewohnheit von alten Maximen sich losreifst, wenngleich diese weder vor der Theorie, noch vor der Erfahrung bestehen. Dafs wir in der Kritik der Indicationen Hebra folgen, geschieht nicht blofs' wegen der Autorität, die diesem grofsen Praktiker, den Behauptungen der Balneologen gegenüber, beizulegen ist, sondern deshalb, weil unsre und anderer nüchterner Praktiker eigene Erfahrungen Hebra's Ergebnissen überall entsprechen.

Auf pustulöse Ausschläge berufen sich mit besonderer Vorliebe die Vertreter der Schwefelbäder und der Soolbäder, um die Kraft ihrer Kurmittel zu beweisen. Sie beweisen in der That damit nichts: denn einestheils liegt es im Wesen der Pustel, d. h. eines wirklichen Hautabscesses, dafs sie

Pusteln.

jedem Verfahren weicht, welches den Abscess zeitigt, und dazu gehört auch feuchte Wärme, andrerseits aber existiren, wie Hebra das Resultat seiner Beobachtungen und Untersuchungen zusammenfaſst, „die von den Autoren unter den Namen Impetigo, Ecthyma, Porrigo, Achor etc. aufgeführten pustulösen Hautkrankheiten als eigenthümliche Uebel gar nicht; sondern sie sind nur begleitende oder Folgeerscheinungen anderweitiger Hautkrankheiten, deren Diagnose durch andere charakteristische Erscheinungen ermöglicht wird und gewöhnlich schon lange gestellt werden konnte, ehe noch eine pustulöse Proruption erschienen war.

Scabies. Die Krätze kommt für unsern Zweck nicht in Betracht, weil für sie der Schwefel nur insofern Bedeutung hat, als er die Milben tödtet, und weil für ihre Behandlung die Nothwendigkeit starker Schwefelmittel genügend populär ist, um den Glauben an die Wirkung natürlicher Schwefelquellen abzuweisen, deren Schwefelgehalt, den Krätzmitteln gegenüber, nur auf homöopathische Maſse sich beschränkt.

Einen unbestrittenen Ruf hat der Schwefel in der Behand-
Acne rosacea. lung der Acne rosacea, aber nur bei dem ersten Grade dieser Krankheit, ehe es zur Bildung von Telaugiektasieen gekommen ist; Lösungen der Schwefelleber in Seifen, Salben, Wasser, in Geheimmitteln, wie das Kummerfeld'sche Waschwasser, und immer in so starker Concentration, daſs sie fast ätzend wirken, sind die bewährten Mittel der Praxis; soll ihre Anwendung zum Ziele führen, so erfordert sie groſse Energie und Ausdauer, wogegen der Gebrauch eines Schwefelbades nur ein homöopathisches Mittel sein würde; und gesetzt auch, es fände im Bade eine erhebliche Resorption des Schwefelwasserstoffs statt, so verliert doch auch diese Annahme jeden Werth, weil innerliche Mittel bei dieser örtlichen, wenigstens örtlich fixirten Krankheit, ohne jeden Einfluſs sind.

Aehnlich verhält es sich mit einigen andern Hautkrankheiten, für deren Behandlung, wenn auch nicht vorzugsweise, doch gelegentlich der Schwefel sich nützlich erwiesen hat:
Psoriasis. Acne disseminata, Prurigo, Psoriasis. Auch hier sind es nur die starken Compositionen, welche sich wirksam erwiesen haben, Compositionen, deren Schwefelgehalt den der natürlichen Schwefelquellen um das Hundert- und Tausendfache übertrifft; und es ist unbegreiflich, wie Seegen in seiner

Heilquellenlehre bezüglich der Indicationen der Schwefelthermen ausdrücklich auf Hebra sich berufen kann, welcher nur von jenen concentrirten Schwefelmitteln spricht und deshalb die Schwefelthermen nicht einmal einer Erwähnung würdigt. Ja, wo er sie erwähnt, da geschieht es ausdrücklich mit abweisenden Worten und in sehr derber Weise, z. B. (Hautkrankheiten. S. 403): „Man findet wohl kein Werk, das über Hautkrankheiten handelt, man spricht selten mit einem Arzt oder Kranken, der mit Eczem behaftet ist, ohne dafs man immer dieselbe Aeufserung vernähme, dafs der Schwefel, sowie überhaupt gegen viele Hautkrankheiten, so auch besonders gegen Eczem ein Specificum sei und als solches auch häufige Anwendung finde, so dafs man wahrlich erstaunt sein mufs, bei der Existenz eines so bewährten, auch von Alters her schon gekannten Mittels, noch immer so vielen alten ungeheilten Eczemen zu begegnen, obschon die mit ihnen Behafteten Jahr aus Jahr ein die Schwefelthermen besuchen. Ich bedaure sehr, dafs ich hier in einem grofsen Widerspruch mit den medizinischen Werken, den Aerzten und Patienten mich befinde u. s. w."

Nach Allem diesen gehört der Ruf der Schwefelthermen bei Hautkrankheiten in das Reich der Fabel, um so mehr, als auch der gleichzeitige innerliche Gebrauch des Schwefelwassers bei Exanthemen sich erfolglos erwiesen hat, und als selbst die Wirkung des warmen Bades, als solches, sehr zweifelhaft ist, wenn nicht, wie in Leuk oder in einzelnen Fällen der Hebra'schen Praxis, Bäder von 4—8 Stunden gebraucht werden.

2. Rheumatismus, Gicht, Exsudate, überhaupt Zustände, bei denen die Kaltwasser- oder Thermalmethode den Stoffwechsel beschleunigen und die Resorption befördern soll. *Rheumatismus. Gicht.*

Hier wird allgemein den Schwefelbädern, namentlich im Vergleich mit indifferenten Thermen, eine gröfsere und specifische Wirkung zugeschrieben. Nach unsren allgemeinen Ausführungen vermissen wir zwar bis heute jeden wissenschaftlichen Beweis für das Mafs und die Qualität dieser specifischen Wirkung, sogar für die Resorption des Schwefelwasserstoffs in Bädern von natürlichen Schwefelthermen; doch ist die Wirkung der letzteren gegen jene Zustände nicht abzuleugnen, und ebenso wenig zu bestreiten, dafs der innere Gebrauch der Schwefelquellen die Wirkung des Bades oft mächtig unterstützt. Indessen besteht die im vorigen Kapitel ausgeführte schlechte

Prognose der gichtischen und rheumatischen Exsudate trotz der Existenz der Schwefelthermen, und ein allgemeiner und empirisch begründeter Vorzug der letzteren vor Wiesbaden, Teplitz und andern Thermen, ja selbst ein qualitativer Unterschied ihrer Wirkung ist keineswegs thatsächlich erwiesen, sondern wird nur einfach uud ohne nähere einzelne Daten behauptet. Besonderes Klima und besondere Methode begründen im einzelnen Fall sehr oft den Vorzug eines einzelnen Bades, aber oft nur empirisch und auf Grund des Versuches: wir haben z. B. Fälle von hartnäckigem und veraltetem Muskelrheumatismus in Teplitz oder Gastein und Wiesbaden ungebessert gesehen, welche in Aachen durch die energische, aus Wannenbädern, Dampfbädern und Trinkkur combinirte Methode geheilt wurden; aber auch umgekehrt Fälle, wo das Schwefelbad seine Dienste versagte, welche darauf von einer andern Therme, oder von der Kaltwasserkur geleistet wurden.

Mögen die Aerzte der Schwefelthermen das Dasein und das Mafs einer specifischen Schwefelwirkung ihrer Bäder erforschen und nachweisen; so lange dies nicht geschehen, werden jene als indifferente Thermen gelten, und die Ergebnisse ihrer Anwendung aus der Thermalwirkung überhaupt, verbunden mit dem innerlichen Gebrauch des Schwefelwassers, und mit der Inhalation des Gases über der Quelle, aber nicht über dem Wanneubade, gedeutet werden müssen.

Neurosen.
3. Die Behandlung der Lähmungen und andrer Neurosen fällt in denselben eben entwickelten Gesichtspunkt und ist nach dem, was über die Thermalmethode im vorigen Kapitel beigebracht worden, zu beurtheilen.

Syphilis.
4. Syphilis und latente Syphilis.

Wie schon im ersten Kapitel S. 141 erwähnt, nehmen die Schwefelbäder für die Heilung der offenbaren und für die Manifestirung der latenten Syphilis eine grofse Rolle in Anspruch, welche nicht im Geringsten auf Wahrheit beruht. Das Wenige, was Thermen bei der Syphilis leisten können, kommt auch den Schwefelthermen zu; und die Manifestirung der latenten Krankheit durch Schwefelbäder ist in unsern, Hebra's und Andrer Augen ein Humbug, welcher sogar einigermafsen nach Paracelsus schmeckt, indem dasselbe Mittel, welches die Erscheinungen der Krankheit hervorruft, diese auch heilen soll.

Metallvergiftungen.
5. Chronische Metallvergiftungen, vergl. S. 65.

Die Wirkung der Schwefelwässer gegen chronische Metallvergiftungen, besonders Blei- und Quecksilberkrankheiten, gilt in der Praxis als unbestritten, und eine gefällige Theorie scheint ungezwungen die empirische Thatsache zu erklären: bei acuter Vergiftung soll der Schwefel durch Bildung unlöslicher Verbindungen die unmittelbare lokale Wirkung und die Resorption des Giftes verhindern, bei chronischer Vergiftung die Auflösung und Ausscheidung der in den Organen abgelagerten Metalle befördern. Die meisten Lehrbücher der Therapie und Pharmakodynamik geben in Kürze diese Indication, die Specialliteratur der Schwefelquellen illustrirt sie mit Fällen von glänzenden Erfolgen, und die Handbücher der Balneotherapie versprechen von dem Mittel so unbedingten Erfolg, daſs der Anfänger dem erfahrenen Praktiker es kaum glauben mag, wenn dieser die Prognose der Metallvergiftungen nicht so günstig stellt. Seegen, in seinem sonst recht nüchtern gefaſsten Compendium, sagt, daſs „Paralysen in Folge dieser Vergiftungen durch Schwefelbäder fast immer geheilt werden"; die folgende kurze Diskussion der Frage wird ergeben, daſs das Resultat der Erfahrung anders lautet: nicht fast immer geheilt, sondern fast immer behandelt werden diese Paralysen mit Schwefelbädern, manche werden ganz geheilt, mehrere gebessert, viele bleiben ungebessert, jede äuſsere und innere Wasserkur hat ähnliche Erfolge ergeben, unbestritten ist nur die Heilkraft der innerlich genommenen Schwefelwässer, und über die betreffende specifische Wirkung der Schwefelbäder fehlt es noch ganz an vergleichenden und exakten Beobachtungen. Die Thatsachen, auf welchen dieser den allgemeinen Glauben negirende Ausspruch beruht, sind keineswegs neu, sondern seit Decennien bekannt und in ernsten wissenschaftlichen Werken (Orfila, Mitscherlich) wiederholt hervorgehoben worden; — aber sie sind, den apodictischen Indicationen der Lehrbücher und der lauten Reclame der balneologischen Literatur gegenüber, gleichsam nicht zu Worte gekommen.

Der unbedingte Glaube an die Schwefelbäder basirt bei Vielen auf der Beobachtung des Tauquerel des Planches (Traité des maladies de plomb.), daſs in mehreren Fällen von Bleikrankheit nach dem Schwefelbade Schwefelblei auf der Haut sich fand; es wurde dabei vergessen, daſs die betreffenden Personen nur Bleiarbeiter waren, welche bis zur Kur ihre Beschäf-   *Tanquerel des Planches.*

tigung fortgesetzt und so in den Rinnen der Epidermis Bleipräparate angesammelt hatten, welche mit dem Schwefelkalium oder dem Schwefelwasserstoff des Bades sich verbinden konnten. Nach einem glaubwürdigen Fall von Bleiausscheidung aus der Haut, wenn diese nicht unmittelbar von Bleipräparaten berührt war, haben wir in der Literatur vergeblich gesucht; und Tanquerel fügt seinem Bericht ausdrücklich hinzu, dafs der Erfolg gleich war, ob oder ob nicht nach dem Bade Schwefelblei auf der Haut gefunden wurde. Ueberdiefs beschreibt Tanquerel die Wirkung des einzelnen Schwefelbades ganz so, wie wir die Primärwirkung des warmen Wasserbades überhaupt kennen: Leichtigkeit der Glieder während und einige Stunden nach Ablauf des Bades, und es ist für eine wissenschaftliche Anschauung doch recht bedenklich anzunehmen, dafs in so kurzer Zeit der durch die Haut resorbirte Schwefelwasserstoff, nach T.'s Annahme, das in der Nervensubstanz abgelagerte Blei zersetzen, lösen und ausscheiden, und dafs die seit Jahren verletzte Nervenfaser sofort auch wieder normal fungiren solle.

Sitz der Bleineurosen. Man hat die Bleineurosen seit alter Zeit aus der örtlichen Ablagerung des Bleis in der Substanz des Gehirns, Rückenmarks und der Nervenstränge abgeleitet, diese Ablagerung als selbstverständlich angenommen, einige entsprechende Ergebnisse roher chemischer Untersuchungen willkommen geheifsen und das Fehlen glaubwürdiger Analysen von chemischen und anatomischen Autoritäten ignorirt. Nach allen exakten Untersuchungen ist die Leber, seltener die Milz, das Organ, in welchem sich Blei und Quecksilber absetzen, und von welchem aus sie mit der Galle ausgeschieden werden. Wie sie von hier und vom Blute aus auf die Centralnervenfaser wirken, ist bisher nicht ermittelt; dafs aber andere, als mechanisch-chemische Deutungen möglich sind, hat uns ein Fall von Bleilähmung bewiesen, welchen wir bei Remak gesehen, und an dessen beabsichtigter Veröffentlichung Remak durch seinen bald darauf erfolgten Tod verhindert worden ist. Es war ein symptomatisch und ätiologisch unzweifelhaft charakterisirter Fall von Bleilähmung der Streckmuskeln des Armes und der Hand; diese geriethen sammt den Beugemuskeln in heftiges Zittern, sobald der Kranke den Arm ausstreckte und ausgestreckt hielt; das Zittern hörte aber im Augenblick auf und die Streckung wurde normal und tonisch, sobald und solange ein constanter Strom in den Bauchtheil des Grenzstrangs des Sympathicus geleitet wurde. Eine solche Beobachtung gibt eine eigenthümliche Illustration für die Theorie der Bleilähmung und legt die Vermuthung nahe, dafs diese Paralysen in die Kategorie der von Romberg sogenannten Reflexlähmungen (vergl. S. 152) gehören; eine Vermuthung, welche durch die vorzugsweise häufige Entstehung der Bleilähmung aus Bleikolik noch wahrscheinlicher gemacht wird.

Die Ausscheidung des Metalls aus der Leber (der Milz, dem Blute) auf dem Wege des natürlichen Stoffwechsels ist die der exakten Erfahrung entsprechende Deutung der mehr oder weniger langsamen Naturheilung der Metallvergiftung; die Ausscheidung auf dem Wege des künstlich beschleunigten Stoffwechsels ist die Deutung der Wirkung derjenigen Kurmethoden, welche sich bei diesen Vergiftungen bewährt haben; und zu diesen bewährten Kurmethoden zählen, aufser den Schwefelbädern, alle Mittel, welche den Stoffwechsel mächtig fördern, alle möglichen Thermen, Soolbäder, und ganz besonders auslaugende Kaltwasserkuren, und mit Aachen und den Pyrenäenbädern wetteifern Teplitz, Carlsbad, Wiesbaden und die Hydrotherapie in wirklichen und zahlreichen Erfolgen. Wenn wir, mit andern beschäftigten Praktikern, die Resultate unsrer Erfahrung und der literarischen Casuistik ziehen, so haben die Schwefelbäder, als Bäder, keinen Vorzug vor den anderen Methoden; dagegen gebührt dieser Vorzug in der That dem innerlichen Gebrauch des Schwefels, welcher im Allgemeinen schneller zum Ziele führt, als die Badekuren, und ebenso schnell, als stark auslaugende Wasserkuren, namentlich Wassertrinkkuren. Zu dieser innerlichen Anwendung gehört natürlich auch die Inhalation des Schwefelwasserstoffs, entweder über den Quellen, oder über künstlichen mit Schwefelleber und Schwefelsäure bereiteten Bädern; und der unmittelbare Uebergang des Schwefelwasserstoffs in das Blut, und namentlich in das Pfortaderblut, die zerstörende Wirkung, welche er auf die Zellen desselben ausübt (vergl. das folgende Kapitel von den Brunnenkuren), erklären ungezwungen diese Wirkung. Leider fehlt es an exakten Untersuchungen über den Chemismus der Wirkung; der Harn ergibt nur wenig Aufschlufs, der vielmehr in den Faeces zu suchen ist.

Deutung der Therapie.

Auf den obigen Blättern ist, anstatt der in balneologischen Büchern gebräuchlichen chemischen Theorieen und Indicationen, ausgeführt, was wir über die Wirkung der Schwefelbäder wissen und nicht wissen, und worauf die künftigen Untersuchungen zu richten sind. Das allgemeine Resultat ist dies: 1) der geringe Gehalt an Sulphüren ist gleichgültig, weil eine Resorption derselben aus dem Bade weder nachgewiesen, noch dem heutigen Standpunkt der Wissenschaft entspricht; 2) der Gehalt an Schwefelwasserstoff ist in den meisten Bädern sehr gering, und seine Resorption im Bade ist auch nicht, wenigstens nicht an den Erscheinungen der innerlichen Schwefelwasserstoffwirkung, nachgewiesen; 3) es bleibt demnach der Zukunft überlassen zu ermitteln, ob die gebräuchlichen Schwefelquellen als **Bäder** mehr sind, als indifferente Thermen.

A. Schwefelbäder der Pyrenäen.

Allgemeines über die Pyrenäenbäder.
Zu den seit langer Zeit berühmtesten Bädern gehören die Schwefelthermen der Pyrenäen; Namen, wie Barèges, Eaux bonnes, Bagnères de Luchon, Cauterets sind auch in Deutschland sehr bekannt, wenngleich von Deutschland aus nicht von Kranken, sondern nur von Touristen besucht. Es hat in Deutschland, seitdem Bade- und Brunnenkuren gebräuchlich geworden, nicht an kalten und warmen Schwefelquellen gefehlt, und deshalb kein Bedürfnils obgewaltet, die entfernten, schwer zugänglichen, hoch und zum Theil rauh gelegenen Pyrenäenbäder aufzusuchen. Die Wichtigkeit der letzteren auch für uns datirt vielmehr aus ihrem sehr häufigen und alten Gebrauch in Frankreich und aus den Anschauungen und Indicationen, welche sich von dort her über die Wirkung der Schwefelquellen überhaupt verbreitet haben.

Alle diese Quellen enthalten weder an Chlorverbindungen, noch an Kohlensäure eine nennenswerthe Menge, ebenso, im Vergleich mit deutschen Schwefelquellen, fast nur Spuren von Schwefelwasserstoff, überhaupt nur einige Grane fester Bestandtheile, und diese allerdings in solchen Verhältnissen des Schwefelnatriums, Schwefeleisens, schwefelsaurer Salze und Kieselsäure, dafs die Bedingungen für die Zersetzung der Sulphüre und für die Bildung von Schwefelwasserstoff gegeben sind; das Produkt dieser Zersetzung ist aber eben die geringe Quantität Schwefelwasserstoff in dem Quellwasser. Nun ist es zwar dort und an andern Schwefelthermen eine fast constante Erscheinung, dafs diese Zersetzung bei der Berührung mit der Luft weiter fortschreitet, das Wasser trübt sich und entwickelt einige Zeit lang mehr Schwefelwasserstoff, bis die Zersetzung zur Ruhe kommt, und das Wasser wieder klar wird; doch fehlt es an analytischen Untersuchungen des eigentlichen Badewassers in den Wannen nach längerem Stehen. Es sind in den Pyrenäenbädern Piscinen sehr gebräuchlich, d. h. grofse Bassins für viele Personen, welche sich darin bewegen und selbst schwimmen, und über einem solchen in Bagnères de Luchon hat man in der Luft einen Gehalt von mehr als 1 Procent an Schwefelwasserstoff gefunden, eine Menge also, welche in die Lungen inhalirt in der That eine erhebliche Wirkung haben kann; indessen haben wir vergeblich nach genauen Angaben über diese Wirkung und ihre Erscheinungen gesucht, und der allgemeine Vorzug, welchen Piscinenbäder in Bagnères und Barèges für Schufswunden, Fracturen und fremde Wundkörper geniefsen, kann sehr wohl aus der Körperbewegung im Bade erklärt werden.

In Bezug auf Trinkkuren auf das folgende Kapitel verweisend, bemerken wir nur, dafs in den gebräuchlichen Indicationen der Pyrenäenbäder sich alle Indicationen der indifferenten Thermen finden, einigermafsen verdunkelt durch die französische balneologische Literatur, welche noch mehr, als die deutsche, minutiöse klinische Unterscheidungen und emphatische Declamationen liebt.

Die meisten Pyrenäenbäder sind Wildbäder, d. h. Thermen in hoher Gebirgslage, zum Theil mit sehr rauhem Klima; das eine wird als Panacee gegen Scrophulosis, das andere gegen Lungenkatarrh und Lungentuberkulose, wieder andere gegen die Folgen traumatischer Verletzungen, eines gegen Amenorrhoe gerühmt; und dieser französische Specialismus geht sogar so weit, in Eaux Bonnes bei der Trinkkur in manchen Fällen mit einem Efslöffel zu beginnen, und das bei einem Wasser, welches auf 16 Unzen 2,6 Gran Chlornatrium, 2 Gran andere Salze und 0,18 Kubikzoll Schwefelwasserstoff enthält. Wir wissen in Deutschland, was wir von solchen Differenzen und Maximen zu halten haben. Im Allgemeinen werden in den Pyrenäen Bäder von hoher Temperatur genommen, und die Piscinenbäder scheinen die wirksamsten zu sein. Die bekanntesten dieser Badeorte sind folgende:

Eaux Bonnes **Eaux-Bonnes**, Departement Basses-Pyrénées, 2100 Fufs, in einer engen Schlucht am Fufs des Pic du Ger gelegen, mit bedenklichem Temperaturwechsel in den Tageszeiten, weniger zu Bade- als zu Trinkkuren benutzt; und von den letzteren werden so grofsartige Erfolge bei Lungentuberkulose, Pharyngitis granulosa, pleuritischen Exsudaten, Asthma, Lungenhepatisation gerühmt, dafs die Franzosen selbst vermuthen, es möchte noch ein unbekannter Bestandtheil des sonst sehr armen Wassers die Wirkung tragen: „il y a certainement quelque autre agent qui nous échappe." Dieses autre agent in der hohen Lage des Ortes zu vermuthen sind die Franzosen noch weit entfernt, obgleich die ähnlichen Erfahrungen an der gleichfalls hoch gelegenen Natronquelle Mont-Dore ihnen die Frage nahe legt. Doch ersehen wir, bei Abschlufs des Manuscriptes, aus der eben erschienenen, sehr instructiven Schrift des Dr. Rohden über Lungenschwindsucht (Elberfeld, 1867, Bädeker), dafs die Aerzte Schnepp und Pietra Santa jetzt in der That die Hauptwirkung von Eaux-Bonnes gegen Tuberkulose der hohen Lage des Ortes zuschreiben. Da in neuerer Zeit der klimatische Kurort Pan auch von Deutschland aus vielfach für Brustkranke benutzt wird und nur 6 Meilen von Eaux-Bonnes entfernt ist, so erscheint es der Mühe werth, dafs auch deutsche Aerzte diesen und die nahegelegenen Badeörter St. Christau, Eaux-Chaudes, Cauterets, St. Sauveur, Bagnères de Luchon, Bagnères de Bigorre in ihren klimatischen Verhältnissen, Kurmitteln und Methoden kennen lernen.

Eaux-Chaudes. **Eaux-Chaudes**, Departement Basses-Pyrénées, in der Verlängerung des Thales von Eaux-Bonnes gelegen, in einer düstern und wilden Schlucht. Es wird wenig getrunken, sondern meist gebadet, namentlich gegen Muskelrheumatismus und Chlorose; doch ist der Besuch der sehr gehaltlosen Quellen in neuerer Zeit sehr gering geworden, trotz dem Neubau von Kunststrafsen und Badehäusern.

Penticonse, der höchste Badeort. **Penticonse** in Spanien, einige Meilen von der französischen Grenze gelegen, in 10 Stunden von Eaux-Chaudes zu erreichen, ist, wenn auch schwerlich ein deutscher Kranker dahin geschickt wird, doch sehr interessant als der am höchsten gelegene Badeort Europas und wegen der Bestätigung des im ersten Kapitel angeführten Grundsatzes, daſs der Aufenthalt in hoher Lage durch Verlangsamung des Stoffwechsels die Functionen erleichtert, und daſs deshalb Reizmittel um so mehr ertragen werden, je höher der Kurort liegt. Penticouse liegt 8500 spanische Fuſs, gleich 7200 Pariser Fuſs, über dem Meere, und Brustkranke trinken daselbst in der Regel 25 — 30 Gläser an jedem Tage, ohne irgend eine Aufregung und Reaction, im Gegentheil unter fortschreitender Beruhigung des Gefäſssystems. Und selbst ein so auffallendes Verhältniſs bei so auffallender Höhe entgeht den Franzosen, welche, bei der groſsen Armuth der Quellen an Salzen, die Wirkung den „wässerigen Bestandtheilen", aux principes aqueux, zuschreiben!

Cauterets, Departement Hautes-Pyrénées, 2800 Fuſs, in einem schmalen, gewundenen Thale. Das Klima wird von deutschen Autoren, Helfft und Seegen, milde, von dem Franzosen James aus eigener Anschauung ungünstig, regnerisch und neblig genannt. Trotzdem ist der Ort sehr besucht, namentlich auch von Brustkranken. Die Trinkkur wiegt vor, wird aber doch meist mit Bädern verbunden und gegen chronische Bronchialkatarrhe auſserordentlich gerühmt, namentlich die Quelle Raillère. Diese enthält in 16 Unzen 1,19 Gran Bestandtheile, darunter 0,14 Schwefelnatrium, 0,3 schwefelsaures Natron, 0,3 Chlornatrium, 0,4 Kieselerde und Spuren von Schwefelwasserstoff. Wenn man nun bedenkt, daſs die übliche pharmaceutische Dosis des Schwefelnatriums 20 bis 50 Mal gröſser ist, als die ganze Menge dieses Stoffes in 16 Unzen, so sollte man allerdings vermuthen, daſs im Magen und Darm selbst aus jener Combination eine zur Wirkung genügende Quantität Schwefelwasserstoff entwickelt werde, eine Vermuthung, welche die französischen Aerzte namentlich aus der verhältniſsmäſsig groſsen Menge der Kieselsäure schöpfen; ob sie begründet, ist durch Beobachtungen nicht nachgewiesen worden, und es bleibt immer noch die Frage, ob nicht vielmehr das warme Wasser von 31 Grad R., in Verbindung mit der hohen Lage und den Bädern die Wirkung auf die Bronchialschleimhaut ausübt. Namentlich ist schwer einzusehen, wie jener schwache Mineralgehalt sogar bei Pferden, deren Krankheiten, im Verhältniſs zu denen der Menschen, enorme Arzneidosen verlangen, schon in 8 Tagen die auffallende Wirkung der Brunnenkur tragen soll, die man in Cauterets alljährlich beobachtet: es sind namentlich die Hengste aus den Gestüten zu Tarbes und Pau, welche, mit chronischem Bronchial- und Magenkatarrh, Diarrhoe, Abmagerung und Spermatorrhoe behaftet, zur Brunnenkur nach Cauterets geschickt und dort oft in einer Woche geheilt werden.

Saint-Sauveur. **Saint-Sauveur**, Departement Hautes-Pyrénées, liefert ein auffallendes Beispiel für die Verwandtschaft der Schwefelthermen mit den indifferenten Thermen; es ist vermöge seiner sehr gehaltlosen Quelle von mäfsiger Temperatur ($27\frac{1}{2}$ Grad R.), seiner sehr hohen Lage (4620 Fufs) und seines dennoch sehr milden Klimas ein Wildbad im eminenten Sinne des Wortes, und die durch günstige Erfahrungen gebräuchlich gewordenen Indicationen stimmen durchaus mit denen der deutschen Wildbäder, Gastein, Wildbad, Schlangenbad, überein; St. Sauveur ist vorwiegend das französische Damenbad: Neurosen mit reizbarer Schwäche und die Folgezustände sexueller Krankheiten bilden die Hauptfrequenz. Vermöge dieser Art des Besuches ist daselbst ein einfaches und ruhiges Kurleben eingeführt, und da wir in Deutschland ein Wildbad von so bedeutender Erhebung über dem Meeresspiegel nicht besitzen, so wäre es in Fällen, wo man auf dieses Moment Gewicht legt, wohl der Mühe werth, Frauen dorthin zu schicken, deren Zustand und Wohlstand die Reise gestatten.

Barèges. **Barèges**, Departement Hautes-Pyrénées, 4000 Fufs, mit rauhem Klima, seit dem Jahre 1675 durch Frau von Maintenon in Aufnahme gekommen, ist das berühmteste der Pyrenäenbäder. Die Frequenz besteht hauptsächlich aus Gelähmten, Knochenkranken und Verwundeten, und die gebräuchlichsten Kurmittel sind Douchen und Piscinenbäder in Schwimmbassins, deren mechanische Bewegung, vielleicht auch in Verbindung mit der Inhalation des durch dieselbe vermehrt entströmenden Schwefelwasserstoffs, wahrscheinlich die specifische Wirkung trägt; namentlich rühmt man von den Piscinenbädern eine rasche Ausstofsung fremder Körper und Sequester. Von Barèges führt die stickstoffhaltige organische gallertartige Substanz, welche in beinahe allen Schwefelthermen vorkommt, einen seiner zahlreichen Namen: Barègine.

Bagnères de Luchon. **Bagnères de Luchon**, Departement Haute-Garonne, ist in jeder Beziehung das schönste der Pyrenäenbäder: mildes Klima, schöne Lage in einem weiten Thal, Nähe der grofsartigsten Gebirgsparthieen, 2000 Fufs Erhebung, grofser Reichthum an Quellen zwischen 14 und 45 Grad R., mit dem doppelten Mineralgehalt der bisher genannten, vortreffliche Einrichtungen, angenehmes und zerstreuendes Leben. Die Thermen waren schon den Römern bekannt, und das neue grofsartige Badehaus ist über dem Römerbade erbaut. Der Gebrauch der Quellen vereinigt den aller Schwefelthermen, und trotzdem, dafs in den Quellen selbst nur Spuren von Schwefelwasserstoff gefunden werden, entweicht, wie schon S. 276 erwähnt, dem Wasser der grofsen Badebassins eine so bedeutende Menge dieses Gases, dafs die Luft über demselben mehr als 1 Procent davon enthält. Die Ursache dieser Zersetzung soll die Kieselsäure sein, in Verbindung mit der atmosphärischen Luft; und in der That zersetzt sich das Wasser von Luchon sehr schnell und wird milchig-trübe, sobald es aus der Quelle geschöpft worden; eine Erscheinung, welche sich übrigens bei allen Pyrenäenquellen wiederholt.

Ax, Departement Ariège, hat, gleich Bagnères de Luchon, einen grofsen Reichthum an Quellen, welche einer gleichen schnellen Zersetzung unterworfen sind, und eine ebenso glückliche Lage, jedoch bei weitem nicht die Frequenz von Luchon.

Ax.

Vernet, Departement Ostpyrenäen, am Fufs des Canigou, mit mildem Klima und theils aus diesem Grunde, theils weil für den Winter höchst zweckmäfsige Bade- und Inhalationsräume eingerichtet worden, auch im Winter, namentlich von Brustkranken, besucht.

Vernet.

Amélie-les-Bains, Departement Ost-Pyrenäen, nahe bei Arles und Perpignan, mit verhältnifsmäfsig starken und sehr warmen Quellen und mannigfaltigen Einrichtungen für die verschiedensten Badeformen und Badetemperaturen, Inhalationen, Dampfbäder, Schwitzbäder; daher besonders von rheumatischen Kranken, übrigens auch von Brustkranken, auch während des Winters besucht.

Amélie-les-Bains.

Aix-les-Bains in Savoyen, 3 Meilen von Chambéry, 790 Fufs, in einem malerischen Thale und in der Nähe der grofsartigsten Alpenparthieen gelegen, war schon in der Römerzeit eines der besuchtesten Bäder und ist heut ein Weltbad ersten Ranges. Die Quellen, 34—36 Grad R., sind ungeheuer ergiebig, und

Aix.

die Einrichtungen und die Methode sind in höchster Zweckmäfsigkeit und Vollkommenheit auf die erregenden Formen der Thermalmethode gerichtet, daher die gebräuchlichen Indicationen für rheumatische, gichtische, paralytische Fälle mit denen von Teplitz, Wiesbaden und den excitirenden Formen der Kaltwassermethode übereinstimmen; das Leben ist so grofsartig, wie in den frequentesten deutschen Luxusbädern.

B. Deutsche Schwefelbäder.

Aachen. **Aachen**, 534 Fufs, Stadt von 60,000 Einwohnern, mit sehr starker Frequenz, auch aus dem Auslande, mit Einrichtungen und Lebensweise, welche ebenso den luxuriösesten wie den einfachsten Bedürfnissen und Finanzen entsprechen, ist der Hauptrepräsentant der deutschen Schwefelbäder. Der Gehalt der Quellen an Schwefelnatrium ist, im Vergleich zu den Pyrenäenbädern, gering, der an schwefelsaurem Natron etwas gröfser, und auch die Kieselerde ist so stark, wie in den in dieser Beziehung am meisten bedachten Pyrenäenquellen, vertreten; der Gehalt an Schwefelwasserstoff ist gröfser, als in den meisten Pyrenäenquellen, ohngefähr 0,6 Kubikzoll auf 16 Unzen; und dazu kommt ein Gehalt von Chlornatrium von 19—20 Gran und an kohlensaurem Natron von 3—5 Gran. Diese Zusammensetzung ist für die Trinkkur (siehe das folgende Kapitel) von erheblicher Wichtigkeit; für die Badekur und deren Schätzung aber kommt hauptsächlich die Methode in Betracht, welche, wie in den meisten altbegründeten und stark besuchten Bädern, sich zu einer gewissen Norm ausgebildet hat und einen wesentlichen Theil der Wirkung trägt. Es ist dies die Verbindung warmer Bäder (27—28 Grad R.) von halb- bis dreiviertelstündiger Dauer mit Dampfbädern, Douchen und mit der Trinkkur des 43 Grad R. warmen kochsalzhaltigen Mineralwassers. Hieraus ist es erklärlich, wie in vielen Fällen von Rheumatismus, Gicht, Lähmungen, Metallvergiftungen, Unterleibsstörungen in Aachen die Erfüllung der Indicationen der energischen Thermalmethode und der innerlichen Schwefel- und Kochsalzmethode zusammenfällt. Was von der gerühmten Wirksamkeit der Aachener Bäder gegen offenbare und latente

Syphilis zu halten, wurde S. 141 u. 280 angeführt, und eben dort bemerkt, dafs es vorläufig noch an Beobachtungen fehlt, welche die specifische Schwefelwirkung dieser Bäder aufser Frage stellen. In der Hoffnung, dafs in Deutschland bald auf diese Frage gerichtete exakte Untersuchungen angestellt werden, geben wir für die deutschen Quellen die genaue Analyse, um den Leser in den Stand zu setzen, bezügliche Beobachtungen auf Grund der chemischen Constitution zu schätzen und zu vergleichen; während wir sonst absichtlich die für die Badewirkung unerheblichen minimalen Bestandtheile übergangen haben. Die Kaiserquelle in Aachen, welche vorzugsweise getrunken wird, weicht von den übrigen nur sehr wenig ab und kann deshalb für diese gelten. Sie enthält auf 16 Unzen in Granen:

Chlornatrium	20,2705.	Kohlensauren Kalk	1,2173.
Bromnatrium	0,0276.	Kohlensaure Magnesia	0,3952.
Jodnatrium	0,0040.	Kohlens. Strontian	0,0016.
Schwefelnatrium	0,0729.	Kohlens. Lithion	0,0022.
Kohlensaures Natron	4,9950.	Kohlens. Eisenoxydul	0,0733.
Schwefels. Natron	2,1712.	Kieselerde	0,5077.
Schwefelsaures Kali	1,1861.	Organische Materie	0,5733.

Temperatur 44 Grad R.

Aerzte: Diemer, Hahn, Jungbluth, Lersch (der verdienstvolle Verfasser der „Einleitung in die Mineralquellenlehre", eines mit riesenhaftem Fleifse componirten Repertoriums über alles dieses Fach Betreffende), Metz, Reumont, Schervier, Straeter, Stephan, Wetzlar, Zitterland.

Burtscheid, dicht bei Aachen gelegen, mit ähnlich zusammengesetzten Quellen von höherer Temperatur und geringerem Schwefelgehalt.

Burtscheid.

Aerzte: Behr und die oben genannten Aachener Aerzte.

Baden bei Wien, 2 Meilen, Station an der österreichischen Südbahn, am Wiener Walde in schöner Thalebene gelegen, stark besucht, 8—10,000 Gäste, bietet alle Verhältnisse eines in der Nähe einer Weltstadt befindlichen Luxusbades. Das Krankenpublikum stimmt qualitativ ohngefähr mit dem von Aachen überein, doch werden vielfach kühlere Bäder, bis zu 18 Grad R. herab, gegeben, die beiden wichtigsten Quellen enthalten:

Baden.

Chlornatrium . . .	1,990 u.	2,265.
Chlormagnesium . . .	1,615 u.	1,514.
Schwefelmagnesium . .	0,125 u.	0,118.
Kohlensaures Natron .	0,532 u.	0,052.
Schwefelsaures Natron	2,128 u.	2,576.
Schwefelsaures Kali .	0,489 u.	0,566.
Kohlensaurer Kalk . .	1,305 u.	1,593.
Kieselerde	0,185 u.	0,219.
Schwefelsaurer Kalk .	5,656 u.	5,547.
Organische Materie .	0,043 u.	—
Summa	14,068 u.	14,450.
Schwefelwasserstoff . .	0,082 u.	0,672.

Temperatur 27,9 Gr. R. und 26,5 Gr. R.

Aerzte: Bratessewitz, Habel, Hirscher, Landesmann, Lucas, Mülleitner, Roller.

Baden. **Baden** in der Schweiz, im Kanton Aargau, im Limmatthal, mittels Eisenbahn von Zürich aus in 20 Minuten zu erreichen, ist nach Einrichtungen, Badeleben und Frequenz ein Bad ersten Ranges, Gesammtfrequenz 20—30,000 Fremde. Die zahlreichen, 38—40 Grad R. warmen Quellen wurden früher zu den Schwefelthermen gerechnet, weil sie nach Schwefelwasserstoff riechen; im Wasser selbst ist eine wägbare Menge dieses Gases nicht enthalten; es bildet sich aber im Quellenverlauf bis zu den Badebassins, durch Zersetzung des schwefelsauren Kalks, vielleicht auch der organischen Substanz (Barègine), in welcher Quantität, ist nicht ermittelt; und ebenso wenig ist aus präcisen Symptomen der unmittelbaren Wirkung erwiesen, ob für den innerlichen und äusserlichen Gebrauch dieser Quellen eine eigentliche Schwefelwirkung in Anspruch zu nehmen. Sie enthalten einige 30 Gran fester Bestandtheile, darunter 11 Gran Gyps, 15 Gran Chlorverbindungen, keine Sulphüre und nur Spuren von Kieselsäure, aber eine mäfsige Menge Kohlensäure und Stickgas. Die gebräuchlichsten Indicationen der Bäder sind die der energischen Thermalmethode, und dem entsprechend sind lang dauernde und sehr warme Bäder beliebt. Die Höhe des Ortes beträgt 1180 Fufs, das Klima ist aufserordentlich milde und gestattet Winterkuren, das Leben ist billig.

Aerzte: Diebold, Minnich senior und junior, Schmitz, Schnaebeli, Stephani.

Schinznach **Schinznach**, Canton Aargau, 1060 Fufs, mildes Klima, 2

Stunden von Baden, Station an der Schweizerischen Nordostbahn. Die Quelle ist 28 Grad R. warm und enthält mehr Schwefelwasserstoff als alle Thermen der Pyrenäen; dennoch zeigt sich in der unmittelbaren Wirkung der Bäder kein specifisches Moment, welches dem Schwefel zuzuschreiben wäre. (Vergl. S. 274.)

Aerzte: Amsler, Hemmann.

Die nun folgenden Eilsen, Nenndorf, Langenbrücken und Weilbach sind kalte Schwefelquellen und werden, aufser zu Bädern, vielfach zu Brunnenkuren, Weilbach vorwiegend zu letzteren, benutzt. Der Gehalt an Schwefelwasserstoff ist bei den 3 erstgenannten erheblich, 0,4 bis 1,5 Kubikzoll, und entweicht bei der künstlichen Erwärmung des Wassers bei weitem nicht so leicht, als die Kohlensäure; dennoch ist auch hier eine specifische Wirkung des von der Haut resorbirten Schwefelwasserstoffs nicht beobachtet worden, wohl aber die Erscheinungen der Schwefelwasserstoff-Inhalation über der Quelle und über dem Niveau des Bades, daher auf die Inhalationskur grofses Gewicht gelegt wird. Auch bei der Trinkkur beobachtet man nicht die charakteristischen, unmittelbaren Erscheinungen der Schwefelwasserstoffwirkung, und exakte Untersuchungen werden vielleicht herausstellen, dafs für die energische Wirkung des Schwefelwasserstoffs die Aufnahme desselben durch die Lunge, also der Weg der Inhalation, die sicherste Methode ist.

Kalte Schwefelquellen in Deutschland.

Eilsen, im Fürstenthum Bückeburg, 273 Fufs. in einem freundlichen Waldthal gelegen, ein kleines Bad mit beschränkter Frequenz, welche sich merklich heben könnte, wenn die fürstliche Verwaltung dasselbe weniger ängstlich als Domaine administriren wollte. Die Quellen enthalten 8—21 Gran feste Bestandtheile, darunter 5—13 Gran Gyps, 0,1 bis 4½ Gran Bittersalz und etwas mehr als 1 Gran kieselsaures Natron, 1,16 bis 1,5 Kubikzoll Schwefelwasserstoff, zu dessen weiterer Bildung im Magen und Darm in den Verhältnissen der Sulphate und der Kieselsäure die günstigen Bedingungen gegeben sind. Der quantitativ erhebliche Gehalt an doppeltkohlensaurem Eisenoxydul von 0,4 bis 0,9 Gran scheint bei Schwefelwässern für eine etwaige Eisenwirkung nicht in Betracht zu kommen, da das Eisen sehr bald und vielleicht ganz in Schwefeleisen verwandelt und mit den Faeces ausgeführt wird. Aufser

Eilsen.

den Inhalationen und Bädern sind Schlammbäder in reichlichem Gebrauch.

Aerzte: Schönian, Meyer, Wegener.

Nenndorf. **Nenndorf,** im ehemaligen Kurhessen, in angenehmer Waldlage, mit guten Einrichtungen, eine Stunde von der Station Haste an der Minden-Hannoverschen Bahn gelegen. Soolbäder (S. 233), Schlammbäder, Inhalationen, Trinkkuren. Die Quellen enthalten 0,4 bis 1,18 Kubikzoll Schwefelwasserstoff, 5—8 Gran Gyps, 3—4 Gran kohlensauren Kalk, 2 Gran Bittersalz, 2—5 Gran Glaubersalz, 0,01 bis 0,16 Gran Kieselerde, 4—8 Kubikzoll Kohlensäure, welche bei der Trinkkur in Betracht kommt.

Aerzte: Grandidier, Neussel.

Langenbrücken. **Langenbrücken** in Baden, zwischen Bruchsal und Heidelberg. Die Quellen sind arm an festen Bestandtheilen, reich an Kohlensäure, und enthalten 0,131 bis 3 Kubikzoll Schwefelwasserstoffgas. Wannenbäder, Douchen, Dampfbäder, Dampfdouchen, Tropfbäder, also eine stark erregende allgemeine und örtliche Thermalmethode ist gebräuchlich, und daher besteht die Hauptfrequenz aus rheumatischen Fällen, deren Kur durch das milde Klima unterstützt wird. Die Zahl der Wohnungen ist beschränkt.

Arzt: Wiel.

Weilbach. **Weilbach** in der preußischen Provinz Nassau, in der Mainebene am Abhang des östlichen Taunus gelegen, von Schoenlein für innerliche Kuren bevorzugt, seit längerer Zeit von trefflicher ärztlicher Beobachtung wissenschaftlich und praktisch ausgebeutet, ist besonders für Brunnenkuren von Bedeutung und wird deshalb im folgenden Kapitel näher gewürdigt. Das Bad besteht aus einem isolirt gelegenen, übrigens großsartigen Kurhaus und ist durch Eisenbahn mit Höchst, Hochheim, Mainz, Frankfurt, Wiesbaden verbunden und in einer Stunde zu erreichen. Der Schwefelwasserstoffgehalt beträgt 0,16 Kubikzoll, Brunnen- und Inhalationskur sind gebräuchlicher, als Bäder.

Arzt: Stifft.

Aehnliche, aber noch schwächere Quellen sind die von Boll (Dr. Palm) und Reutlingen (DDr. Springer, Vöhringen) in Würtemberg; und außerdem gibt es in allen Ländern eine Menge lokaler Schwefelbäder, bei deren, namentlich innerlichem Gebrauch sehr oft die ernste Frage zu beantworten ist, ob man es mit Sumpfquellen zu thun hat, welche, aufser dem Schwefelwasserstoff, noch andere organische Zersetzungsprodukte, und mit diesen die Träger des Malaria-Miasmas und andere dyspeptische Momente enthalten. Zu diesen gehört unter andern das Bauernbad Fiestel bei Minden, welches in den Händen einer Gaunergesellschaft zu einem betrügerischen Lottericunternehmen ausgebeutet wird.

C. Die Euganäischen Thermen.

Zwischen Padua und Vicenza erstreckt sich die Hügelkette der Euganäen, vulkanische Erhebungen, aus denen zahlreiche heifse Quellen sprudeln, welche in der Zusammensetzung den Aachener Quellen ähnlich sind, aber doppelt so viel Kochsalz, als diese, enthalten, aufserdem mehr Kohlensäure, und ohngefähr ebensoviel Schwefelwasserstoff. Diese Quellen sind seit den Römern in häufigem Gebrauch gewesen und empfehlen sich zu Thermalkuren auch für deutsche Kranke. Die Einrichtungen sind zum Theil vortrefflich, Landschaft und Klima vorzüglich. Das besuchteste dieser Bäder ist Battaglia, demnächst Abano. Aufser den Wannenbädern sind besonders lokale Schlammbäder gebräuchlich.

Abano

D. Ungarische Schwefelthermen.

Die ungarischen Schwefelthermen werden zwar von dem nicht österreichischen Deutschland aus wenig besucht, sie sind aber von hoher Bedeutung für die vergleichende Balneotherapie, insofern meist sehr warme Bäder, selbst bis zu 35 Grad R., genommen werden, und demgemäfs die klinische Erfahrung für sie die Indicationen der energischen Thermalmethode begründet hat, Indicationen, deren tägliche Bestätigung leicht der Wirkung des Schwefelwasserstoffs zugeschrieben werden könnte, wenn in dem unmittelbaren Einflufs des Einzelbades die pathognomonischen Symptome der Schwefelwasserstoffwirkung beobachtet wären. Der angegebene Gehalt an Schwefelwasserstoff ist in

Mehadia. einigen dieser Bäder so enorm, dafs man in der That die Erscheinungen der Schwefelnarkose erwarten müfste; die Analysen verdienen aber kein Vertrauen und bedürfen einer Revision. Mehadia, im Banat bei Orsova, in einem schönen und grofsartigen Thale der Karpathen, dessen mildes und gleichmäfsiges Klima in beinahe südlicher Vegetation sich äufsert, ist eines der besuchtesten Bäder Ungarns. Die Quellen, von 24 bis 44 Grad R., sind denen von Aachen ähnlich, d. h. sie enthalten, neben Schwefelwasserstoff, eine erhebliche Quantität Chlorverbindungen, einige ohngefähr so viel, als Aachen, andere das Doppelte; in den letzteren steigt der Gehalt an Chlorverbindungen bis 60 Gran auf 16 Unzen, gleich $\frac{1}{5}$ Procent, und stellt demnach, in Bezug auf diesen Gehalt, schon sehr schwache Soolbäder dar; die Menge des Schwefelwasserstoffs variirt zwischen $\frac{1}{2}$ und 1 ganzen Kubikzoll, übertrifft also die Aachener Quellen um ein Geringes. Die gebräuchlichen Indicationen sind die von Aachen, mit dem einzigen Unterschied, dafs sie für Mehadia viel stärker betont und die Wirkung als wunderbar gepriesen wird: die schwersten Fälle von rheumatischen, gichtischen und traumatischen Exsudaten und Ernährungsstörungen sollen daselbst geheilt werden; Helfft (Balneotherapie, 6. Auflage, S. 91) sagt: „jahrelang bestehende Ankylosen, sehr umfangreiche Exsudate um die Gelenke und Contracturen werden durch einen 4—6wöchentlichen Gebrauch beseitigt." Wir verweisen auf den Abschnitt des ersten Kapitels von der Thermalmethode, um Illusionen, die aus so vagen Behauptungen entstehen müssen, zu signalisiren: die Indicationen der Thermalmethode finden wir in der Reihe der verschiedenen Bäder um so stärker betont und die Erfolge bei rheumatischen und gichtischen Gelenk-Exsudaten um so häufiger, oder — richtiger gesagt — um so weniger selten, je mehr an den Badeorten energische Methoden gebräuchlich geworden; so hat sich die Methode der warmen und sehr warmen Bäder in Teplitz, Wiesbaden, Barèges u. s. w. gebildet, so ist an manchen Orten die bewegte Badeform der Piscinen beliebt geworden, und so stimmen die Indicationen für Aachen, Barèges, Wiesbaden, Teplitz, Mehadia überein und beziehen sich auf um so schlimmere Krankheitsfälle, je energischere Methoden üblich sind. In Aachen hat die Hartnäckigkeit der genannten Exsudate zu dem sehr häufigen Mitgebrauch der Dampfbäder geführt, und in

Mehadia werden Piscinenbäder bis zu 33 Grad R. gegeben; diese energische Thermalmethode hat natürlich in manchen Fällen, deren Complication so warme Bäder nicht verbietet, einen erheblichen Erfolg, welcher mit jedem Wasser bei gleich hoher Badetemperatur mitunter erreicht wird, dessen Seltenheit aber die schlechte Prognose der in Rede stehenden Exsudate nicht ändert und solche allgemeine, unbedachte und den Anfänger verwirrende Aussprüche keineswegs rechtfertigt. Auch für scrophulöse Exsudate wird Mehadia gerühmt, und auch hier ist es die energische Methode, welche den Erfolg trägt.

Pystjan, in Ober-Ungarn, ist ein ähnliches Beispiel, wie Mehadia, für die energische Thermalmethode und für die Warnung, die Wirkung hoher Badetemperaturen nicht mit der des specifischen Gehaltes der Quellen zu verwechseln. An festen Bestandtheilen enthält die Quelle von Pystjan weder qualitativ, noch quantitativ Etwas, dem eine Wirkung im Bade zuzuschreiben wäre: im Ganzen 10 Gran, darunter 4 Gran Gyps und $2\frac{1}{2}$ Gran Glaubersalz, sodann 0,47 Kubikzoll Schwefelwasserstoff, also weniger als Mehadia; die gebräuchliche Temperatur der Bäder aber, namentlich auch der sehr beliebten Schlammpiscinenbäder, steigt bis zu 35 Grad R., also noch höher als in Mehadia; und demgemäfs finden wir dieselben Indicationen, wie dort, auch hier, aber noch stärker betont und noch zuversichtlicher ausgesprochen.

<small>Pystjan.</small>

Teplicz-Trencsin hat ähnliche Quellen, wie Pystjan, doch ist die Methode nicht so energisch und demgemäfs der Ruf des Bades nicht so bedeutend.

<small>Teplicz.</small>

Harkany, Grofswardein und **Töplitz-Warasdin** haben vorläufig besonders ein Interesse durch den behaupteten grofsen Gehalt an Schwefelwasserstoff, $4-6\frac{1}{2}$ Kubikzoll; die betreffenden Analysen bedürfen einer Revision; und sollten sie in der That bestätigt werden, so wären gerade diese Bäder geeignet, um exakte Untersuchungen über die specifische Wirkung des Schwefelwasserstoffs im Bade anzustellen.

<small>Töplitz.</small>

III. Die Moorbäder oder Schlammbäder.

So fleifsig auch die chemische Analyse zahlreiche und verschiedene Moore untersucht hat, und so gebräuchlich und gerühmt auch die Moor- und Schlammbäder vieler Kurorte sind: so dunkel ist dennoch die Deutung ihrer Wirkung, und so unklar die Begründung ihrer Indicationen.

Resultat der klinischen Erfahrung

Das Resultat unbefangener klinischer Erfahrung ist, den zahlreichen und stark betonten Indicationen der Specialliteratur gegenüber, in zwei Sätzen auszusprechen, zu deren thatsächlicher Wahrheit wir um so mehr Vertrauen haben, als wir, wie bald erwähnt wird, den Vorzug der Moorbäder für einige Fälle in der That und aus vielfacher Beobachtung erprobt haben: 1) in den meisten Fällen wirken die Moorbäder vermöge der feuchten Wärme als warme Bäder überhaupt; und 2) die wenigen Fälle, wo ein Vorzug der Moorbäder vor andern Formen der Thermalmethode erfahrungsmäfsig constatirt worden, versagen der Theorie jeden pathologischen und chemischen Grund der Deutung, ja sie widersprechen zum Theil denjenigen Deutungen, auf welche die chemische Constitution des Kurmittels beinahe von selbst führt.

Exsudate

Diese Fälle sind: 1. rheumatische und gichtische Exsudate bei Individuen, welche der Schonung bedürftig sind, und bei denen deshalb die durch die örtlichen Zustände gebotene energische Thermalmethode an der individuellen Leistungsfähigkeit des Organismus eine hinderliche und unwillkommene Grenze findet. Es waltet in dieser Beziehung ein ähnliches Verhältnifs ob, wie zwischen Teplitz und Gastein: wo die energische Thermalmethode an tiefer gelegenen Kurorten nicht ohne Ueberreizung ertragen wird, da erfüllen öfters Gastein und andere hochgelegene indifferente Thermen, auch einige sehr hochgelegene französische Schwefelthermen den Zweck, — entsprechend dem allgemeinen Erfahrungssatz, dafs mit der steigenden Erhebung eines Kurortes um so höhere Badetemperaturen ertragen werden. Was hier das klimatische Moment leistet, das leistet bei den Moorbädern die physikalische Constitution des Kurmittels selbst: Moorbäder von 28—30 Grad R. regen im Allgemeinen bei weitem nicht so auf, als Wasserbäder von gleicher Temperatur. Hierbei müssen wir bemerken, dafs für

Muskelrheumatismus nicht derselbe Vorzug der Moorbäder gilt: während viele Fälle unsrer Beobachtung von rheumatischen Gelenk-Exsudaten in Moorbädern die Erleichterung fanden, welche sie anderswo vergeblich gesucht, hat uns das Kurmittel bei sehr hartnäckigem Muskelrheumatismus oft in Stich gelassen, und oft haben wir, nach dem vergeblichen Gebrauch der Moorbäder, bei andern Formen der Thermalmethode, Soolbädern, indifferenten und Schwefelthermen, den Zweck erreicht.

2. Hyperästhäsieen mit Lähmungserscheinungen, namentlich hysterische Spinalirritation und Tabes dolorosa; eigene und glaubwürdige fremde Erfahrung weisen uns mehrere Fälle auf, wo die Moorbäder die Indicationen der Thermalmethode erfüllten, ohne diejenige Ueberreizung zu veranlassen, welche in denselben Fällen die Anwendung anderer Badeformen begleitet und deren gute Wirkung verhindert hatten; es ist uns aber nicht gelungen, eine, selbst nur klinische, Regel aus diesen Beobachtungen und aus den Angaben der Literatur abzuleiten, und nur der empirische Versuch ist die bis jetzt begründete praktische Maxime. *Lähmungen mit Spinalirritation.*

3. Lähmungen mit central-begründeten Contracturen. Die Fälle dieser Rubrik illustriren am deutlichsten die eigenthümliche Wirkung der Moorbäder, und das klinische Ergebniſs ihrer Behandlung fordert dringend auf, die noch ganz unbekannte Elementarwirkung dieses Kurmittels zu studiren. Unsere Erfahrung bezieht sich auf eine Reihe gründlich und lange Zeit hindurch beobachteter Fälle von paralytischen Contracturen in Folge von Myelitis, von Wirbelcaries, von syphilitischen Exostosen der Wirbel, von Meningitis basilaris nach Pocken und Scharlach; das wichtigste pathognomonische Symptom war die active Contractur, deren activer Charakter namentlich darin sich kundgab, daſs bei dem Versuch des Gebrauchs der Glieder die Contractur sofort zunahm und sich oft zu klonischen Erschütterungen steigerte; meistens waren dabei die Sphinkteren gelähmt, oder wenigstens im Anfange der Krankheit gelähmt gewesen. Da die Lehrbücher der Pathologie dergleichen klinische Krankheitsbilder in der Regel vernachlässigen, so führen wir einige Beispiele an. Ein junger Mann litt in Folge des Scharlachs an dieser Paralyse: sitzend und liegend hatte er den freien Gebrauch der Beine, sobald er aber sich stellte und zu gehen beschloſs, so contrahirten sich die Abduc- *Lähmungen mit activen Contracturen.*

toren, die Kniee schlugen aneinander und waren nicht von einander zu entfernen, und das Gehen fand so statt, dafs die Hüften abwechselnd nach rechts und links gedreht wurden. Ein Anderer litt in Folge von syphilitischer Wirbelaffection an einer ähnlichen Lähmung; die Beugemuskeln des Unterschenkels und der Iliopsoas waren aber in beständiger Contraction, die sich, bei dem geringsten Gehversuch, auch auf die Adductoren erstreckte und diese in klonische Erschütterungen versetzte. Den merkwürdigsten Fall haben wir in Mestre bei Venedig beobachtet an einem Arbeiter, welcher in Folge des Typhus diese Lähmung hatte; hier waren die Muskeln der Extremitäten unversehrt, aber die Beugemuskeln der Wirbelsäule contrahirt, so dafs der Kranke auf allen Vieren, übrigens höchst behende, gehen mufste. — Wir haben in solchen Fällen von den gegen Paralysen gebräuchlichen Thermalmethoden niemals einen Erfolg gesehen, im Gegentheil meistens eine wesentliche Verschlimmerung der Erscheinungen beobachtet: Seebäder, Soolbäder, Teplitz, Wiesbaden, Schwefelbäder, Thermalsoolbäder in Rehme hatten fast immer diesen negativen und sogar schädlichen Erfolg; manche Fälle blieben auch in den Moorbädern ungebessert, — aber, wo wir eine Besserung erzielten, da erreichten wir sie nur durch Moorbäder: die Reizungserscheinungen verminderten sich, die Contracturen und klonischen Krämpfe liefsen nach, und in einigen Fällen war, allerdings nach wiederholten Kuren, der Erfolg wenigstens so bedeutend, dafs die Kranken, wenn auch kümmerlich, auf die Beine kamen.

Nach diesen Erfahrungen stellt sich der klinische Charakter der Wirkung der Moorbäder so heraus, dafs dieselben in manchen Fällen, wo aus individuellen Ursachen die Thermalmethode wegen allzu reizender Wirkung nicht ertragen wird, die Wirkung dieser Methode geben, ohne diese Ueberreizung zu veranlassen.

Untersuchen wir aber die physikalischen und chemischen Eigenschaften dieses Kurmittels, welches eine so deutliche klinische Specialität bildet, so gewinnen wir nicht den geringsten Anhalt für eine rationelle Theorie, und selbst die möglichen Hypothesen widersprechen andern, begründeten Erfahrungen und stehen miteinander in erheblichem Widerspruch.

Physikalische und chemische Eigenschaften der Moorbäder. Die Moorbäder werden dargestellt vermittelst einer, oft Jahre langen, Durchtränkung der Moorerde mit einfachem oder mit Mineralwasser und schliefslich durch Vermischung des so präparirten Moores mit warmem Wasser, so dafs die Badeflüssigkeit einen Brei von 1,2 bis 1,3 specifisches Gewicht darstellt. Je nach der Abstammung des Moores, nach seiner kürzeren oder längeren Präparirung, welche von Oxydationsprocessen in den oberen Schichten begleitet ist, je nach dem Salzgehalt des zur Präparirung verwandten Wassers ist der Gehalt des Moores an festen Bestandtheilen sehr verschieden, und aufserdem wird der analytische Befund noch wesentlich alterirt durch die gröfsere oder geringere Verdünnung, durch die oberflächliche oder tiefere Lage des der Untersuchung unterworfenen Präparates. Daher weichen die einzelnen Analysen derselben Moorarten sehr von einander ab, und eine solche Analyse hat keine absolute, sondern nur die relative Bedeutung, dafs an einem gewissen Tage ein gewisser Chemiker in einem gewissen Moor so und so viel einzelner Bestandtheile gefunden hat; da es sich indessen bei denselben gröfstentheils um grofse Zahlen handelt, so kann man immerhin mit solchen Analysen rechnen und vergleichen.

Die quantitativ bedeutendsten Bestandtheile sind: vegetabilische Stoffe und Pflanzenreste, Humus und Humussäure, Harze, Kieselerde und Thonerde, phosphorsaures Eisenoxyd, Schwefeleisen, Chlornatrium, schwefelsaure Salze, namentlich schwefelsaurer Kalk und Eisenoxydul, freie Schwefelsäure. Als Beispiel dieser höchst complicirten Zusammensetzung mögen zwei Analysen der Moore (im trockenen Zustande) von Marienbad und Franzensbad dienen:

I. Unlösliche Stoffe, auf 10,000 Theile:

Analyse der Moore von Marienbad und Franzensbad.

	Marienbad	Franzensbad
Humussäure	1071.	4211.
Humuskohle	424.	—
Harze	273.	439.
Vegetabilische Reste	5088.	1537.
Kieselerde	15.	23.
Thonerde	—	28.
Kalk	21.	12.
Talk	14.	14.
Natron	—	71.
Strontian	—	4.

	Marienbad	Franzensbad
Eisenoxydul	2292.	—
Phosphorsaures Eisenoxyd	136.	18.
Schwefeleisen	225.	320.

II. Lösliche Stoffe:

	Marienbad	Franzensbad
Quellsäure	46.	282.
Humin	25.	294.
Schwefelsaures Kali	87.	2.
Schwefelsaures Natron	60.	115.
Schwefelsaure Magnesia	22.	12.
Schwefelsaurer Kalk	41.	269.
Schwefelsaures Eisenoxydul	49.	978.
Schwefelsaures Manganoxydul	—	5.
Schwefelsaure Thonerde	9.	79.
Schwefelsäure	—	480.
Kieselsäure	9.	5.

Die zahlreichen, meistens aber nicht eben so sorgfältigen Untersuchungen anderer Moore weisen in den genannten Bestandtheilen grofse Verschiedenheiten auf; alle diese Analysen sind aber gleichsam nur als Momentbilder, gleich den photographischen Aufnahmen bewegter Gruppen, zu betrachten, weil eine so complicirte Zusammensetzung beständige Umbildungen erzeugt und unterhält, welche die Verbindungen der Säuren mit den Basen verändert und neben Stickstoff und Kohlenwasserstoff, auch Kohlensäure und Schwefelwasserstoff frei macht. — Gase, die sich fast in allen Mooren finden, aber nicht quantitativ bestimmt sind; und zu diesen inneren Bedingungen kommt noch der beständige Zutritt der Kohlensäure, des Stickstoffs und des Sauerstoffs der atmosphärischen Luft zu den oberflächlichen Schichten des Moores. Die organischen Stoffe, welche auf diese Weise in beständiger Bildung und Umbildung begriffen sind, sind erst zum kleinsten Theil gefunden, namentlich die Ameisensäure.

An welche dieser Bestandtheile ist nun die Wirkung der Moorbäder gebunden? Die hierbei in Betracht kommenden Stoffe sind folgende:

Gase im Moor. 1. Die gasigen Stoffe, Kohlensäure und Schwefelwasserstoffgas, sind theils in ihrem quantitativen Vorkommen nicht bestimmt, theils aber finden wir bei der Beschreibung der unmittelbaren Wirkung eines Moorbades nirgends die deutlichen charakteristischen Zeichen der Wirkung dieser Gase erwähnt, namentlich nicht die Symptome des resorbirten oder inhalirten Schwefelwasserstoffs; einige Male haben wir allerdings eine ähnliche beengende und aufregende Wirkung beobachtet, wie in einem kohlensäurereichen Thermalbade, jedoch nur bei sehr reizbaren Kranken; und hierbei ist noch zu erwägen, dafs, bei den im Moor enthaltenen zahlreichen Bedingungen zu complicirten chemischen Umsetzungen, die Bildung dieser Gase wahrscheinlich zu verschiedenen Zeiten eine sehr verschiedene ist.

2. Die organischen Stoffe, die Huminstoffe und die Harze, sind indifferente Substanzen, von denen eine Wirkung auf die Haut und selbst auf die verletzte Haut, durchaus nicht bekannt ist. Es wirken zwar manche Harze flüchtig reizend auf die Haut, aber gerade diese scheinen im Moor nicht vertreten zu sein, da man nach dem Moorbade keineswegs ein eigentliches Erythem, sondern nur, wie nach Wasserbädern, eine gröfsere allgemeine Blutfülle der Haut beobachtet. Ganz ebenso verhält es sich mit der Ameisensäure und andern flüchtigen Säuren. Was die Ameisensäure betrifft, so ist sie bisher zwar nur einige Mal im Moor gefunden worden, und zwar zuerst von G. Lehmann im Marienbader Moor, und von Gorup-Besanez im Moor von Wiesau (Pfalz), im ersteren zu 0,4 Procent; es ist aber wahrscheinlich, dafs sie sich in allen Mooren, wenn auch nur zeitweise, findet, da sie eines der häufigsten Produkte der Umsetzung stickstoffhaltiger und stickstoffloser Stoffe in Verbindung mit oxydirenden Substanzen ist. Die entzündliche und epispastische Wirkung der reinen Ameisensäure und die reizende des Spiritus formicarum ist bekannt genug; ob aber ein Gehalt von 0,4 Procent schon einen merklichen Einflufs ausübt, ist sehr fraglich und keineswegs in dem Zustand der Haut nach einem Moorbade ausgesprochen. Von der Wirkung anderer flüchtiger Säuren, und namentlich auch der Säuren der Ackererde, der Humussäure und der Quellsäure, wissen wir weiter nichts, als dafs sie, innerlich mit dem Wasser genommen, unschädlich sind, und können daraus schliefsen, dafs sie, äufserlich auf die Haut applicirt, dieselbe nicht alteriren.

Organische Stoffe.

Ameisensäure.

3. Die unlöslichen Mineralien, Kieselerde, Thon- *Die Mineralstoffe im Moor.*

erde, Kalk, Talk, Eisenoxyd, phosphorsaures Eisenoxyd, Schwefeleisen verhalten sich gleichfalls indifferent bei ihrer Berührung mit der Haut, und ebenso die löslichen Mineralsalze, die schwefelsauren Kali, Natron, Magnesia, Kalk, Eisenoxydul; weder in Bädern noch im pharmakodynamischen Experiment hat sich irgend eine Wirkung dieser Stoffe auf die unverletzte Haut gezeigt. Wenn man nun, wie es in den Specialschriften und in den balneotherapeutischen Lehrbüchern gebräuchlich ist, einen Moor, der besonders reich an schwefelsauren Alkalien und Erden ist, deshalb einen salinischen, und einen andern, der besonders viel schwefelsaures Eisenoxydul enthält, einen Eisenmoor nennt, so mag diese Unterscheidung, als eine chemische, ihr chemisches Interesse haben; sie ist aber insofern bedenklich, als sie leicht zu einer pharmakodynamischen Differenz verleiten kann, welche weder in der Elementar- noch in der klinischen Gesammtwirkung der auf diese Weise unterschiedenen Moorbäder begründet ist. Geht man aber gar, wie es geschieht, so weit, den Eisenmoor einen styptischen zu nennen, und so die Wirkung, welche das schwefelsaure Eisenoxydul auf Schleimhäute und von Epidermis entblöfste Hautstellen ausübt, auf die Wirkung der Moorbäder auf die unverletzte Haut zu übertragen: so heifst das nichts weniger, als einen Begriff einzuschmuggeln, der nicht allein erfunden ist, sondern auch so plump erfunden ist, dafs er nur der gedankenlosen, indifferenten Menge imponiren kann. Diejenigen, welche das ungenirte Wort „styptischer Moor" gebrauchen, würden in grofse Verlegenheit kommen, wenn sie erklären sollten, was denn in der Wirkung der Moorbäder styptisches beobachtet werde. Wenn man ferner, unter anderen Hypothesen, die Vermuthung ausgesprochen hat, dafs bei der dem Moorbade folgenden Abspülung von den Salzen und Oxyden der Metalle ein Rest in den Rinnen der Epidermis zurückbleibe und, mit den Säuren des Schweifses chemisch verbunden, eine Wirkung entfalte: so ist das eben eine Vermuthung, welche, an sich unbewiesen, den Beweis führt, dafs eben die Erklärung der Wirkung der Moorbäder alles rationellen Materials entbehrt und bis jetzt nur auf den Weg der Vermuthung gewiesen ist.

Schwere des Moores.

4. Die gröfsere Schwere des Moorbades betheiligt sich vielleicht an der Wirkung; doch weifs man darüber eben

so wenig Näheres, als über den Einfluſs der Schwere des einfachen Wassers.

5. Die Temperatur des Moorbades unterscheidet sich von der des Wasserbades durch ihre Ungleichmäſsigkeit, welche theils durch die Unmöglichkeit einer gleichförmigen Vermischung des warmen Wassers oder der Dämpfe mit dem Moor bedingt ist, theils durch die, in verschiedenen Schichten verschieden verlaufenden, beständigen chemischen Umsetzungen im Moore. Dieses Verhältniſs bietet vielleicht die annehmbarste Grundlage für eine Hypothese. Wenn wir sowohl in der unmittelbaren Wirkung des einzelnen Moorbades als in der Gesammtwirkung einer Moorbadekur alle Erscheinungen vermissen, die sonst an die Wirkung der Gase und der Salze auf die Haut geknüpft sind; wenn ferner der Einfluſs der organischen Substanzen ganz unbekannt ist, und überdies die reizende Wirkung der Ameisensäure nicht in den Symptomen des Moorbades sich ausspricht; wenn endlich der Grundcharakter des Moorbades in der Wirkung der energischen Thermalmethode ohne die dieselbe oft begleitende Ueberreizung besteht: so kann man in der That die Hypothese aufstellen, daſs die ungleichmäſsige, an unzählbaren Hautstellen und in rapider Zeitfolge, in Grenzen von vielleicht einem Grad oder Bruchtheilen eines Grades schwankende Temperatur des Moores die Wirkung modificirt und den unmittelbaren Einfluſs der höheren Badetemperatur mäſsigt. Eine solche Hypothese hat wenigstens das für sich, daſs sie den Ausgangspunkt exakter Untersuchungen bilden kann.

Es fehlt also für die Moorbäder ganz und gar an einer Theorie der Wirkung, und man muſs sich vorläufig mit den klinischen Thatsachen begnügen, welche für dieses Kurmittel die Indicationen der Thermalmethode überhaupt begründen, mit dem Unterschied, daſs im Allgemeinen die Moorbäder nicht so leicht überreizen, als andere sehr warme Bäder. In diesen Gesichtspunkt fällt auch die von manchen Seiten sehr stark und exclusiv betonte Indication für chronische Milztumoren; sie leisten hier für die Anregung der Resorption und die Blutbildung nicht weniger und nicht mehr, als andere Formen der Thermalmethode: d. h. sie kürzen die Kur ab und unterstützen sie neben den anderen gebräuchlichen und bewährten Mitteln: alkalischen und salinischen Mineralwässern, Eisen und vor Allem Chinin und China. Siehe Bamberger, Unterleibskrankheiten, S. 670.

Auch den lokalen Umschlägen von Moor auf den Kopf, die epigastrische Gegend und andere Theile wird von den Vertretern der Moorbäder ein grofser Werth beigelegt, ohne dafs sie den Beweis führen, dafs dieselben etwas Anderes sind, als warme Breiumschläge. Oder will man vielleicht die Wirkung solcher Kataplasmen bei Cardialgie auch durch einen „styptischen" Vorgang erklären?

Moorbäder finden sich unter andern an folgenden bekannteren Badeorten: **Marienbad, Franzensbad, Teplitz, Eilsen, Nenndorf, Elster, Driburg, Meinberg** u. v. A.

Schlammbäder. Aufser den Moorbädern sind an manchen Orten eigentliche Schlammbäder gebräuchlich, namentlich in den ungarischen Bädern **Pystjan** und **Teplicz-Trencsin** und in den **Eugenäischen Thermen**. Diese werden mit dem von den Quellen abgesetzten Schlamm bereitet, der, aufser geringen organischen Beimischungen, hauptsächlich aus Kieselerde, kohlensaurem Kalk, Schwefeleisen und Thonerde besteht, mitunter auch grofse Mengen freien Schwefels enthält, und über dessen Wirkung nichts Anderes berichtet wird, als was die Erfahrung von den sogenannten „salinischen" und „styptischen" Mooren lehrt. In Schweden und den russischen Ostseeprovinzen sind endlich Bäder mit **Seeschlamm** sehr beliebt, welche vermöge ihres starken Kochsalzgehaltes als starke Soolbäder zu betrachten sind.

IV. Die alkalischen und die Eisenquellen als Bäder.

Alkalische Bäder. 1. Die alkalischen Quellen werden vorwiegend zu Trinkkuren benutzt und rangiren im System der balneologischen Pharmakodynamik und Klinik als Trinkwässer. Die älteren derselben, deren erster Gebrauch aus einer Zeit datirt, wo man zu Trinkkuren noch nicht geneigt war, sind allerdings anfangs nur zu Bädern verwandt worden, und die Namen der betreffenden Kurorte lauten daher seltener in „Brunnen", öfter in „Bad" aus; in Carlsbad hat man z. B. Jahrhunderte lang nur gebadet, und auch später, als die Brunnenkuren daselbst aufkamen, war das Bad ein integrirender Theil der Kur, bis es im vorigen Jahrhundert mehr vernachlässigt wurde und erst in neuerer

Zeit wieder mehr betont worden ist. An den meisten Orten, wo alkalische Wässer getrunken werden, sind auch Badeanstalten vorhanden und Bäder gebräuchlich, an einzelnen stark besuchten, wie Marienbad, Franzensbad, Elster, zwar vorwiegend Moorbäder, an den meisten aber die Bäder mit dem Wasser der Trinkquellen; nur bei wenigen kann dasselbe, vermöge einer bademäfsigen natürlichen Temperatur, unmittelbar aus den Quellen in die Baderäume geleitet werden; die meisten sind kalt oder sehr warm und müssen in Bassins durch längeres Stehen abgekühlt oder künstlich erwärmt werden.

Die Bestandtheile, welche in den alkalischen Wässern für das Bad in Betracht kommen, sind das kohlensaure Natron und die Kohlensäure; der Gehalt an schwefelsauren Salzen und an Kalksalzen hat keine Wirkung im Bade, und der Gehalt einiger an Chlornatrium, die deshalb alkalisch-muriatische Quellen genannt werden, ist zu gering, in den meisten bis zu 8 Gran auf 16 Unzen, als dafs er eine Wirkung auf die Haut ausüben könnte; und selbst die in dieser Beziehung stärkste Quelle von Luhatschowitz enthält nur 33 Gran, also noch nicht ½ Procent. Der Kochsalzgehalt dieser Wässer kommt demnach nur negativ, als Contraindication, in Betracht, indem für ihn die S. 100 und 195 angeführte Warnung Hebra's gilt, dafs für die meisten Fälle von chronischem Eczem selbst ein geringer Kochsalzgehalt des Bades ein schädliches Reizmittel setzt.

Das kohlensaure Natron übt im Badewasser auf die Haut, je nach der Stärke der Lösung, entweder eine erweichende oder eine reizende Wirkung aus, welche letztere ein geringerer Grad der kaustischen Wirkung der alkalischen Hydrate ist. Die erweichende Wirkung beruht in der chemischen Lösung der Hautsecrete und der Epidermisschlacken und somit auch in einer gröfseren Durchfeuchtung der äufsersten Hautschicht; sie ist schon an die Bedingung eines sehr schwachen Natrongehaltes gebunden, einige Grane auf 16 Unzen machen das Wasser schon weich und erweichend, und ein stärkerer Gehalt zwischen 6 und 20 Grane, wie in den meisten, und selbst, wie in einigen, bis zu 44 Gran führt nicht über die erweichende Wirkung bis zur reizenden hinaus. Das kohlensaure Natron fügt daher der Wirkung des warmen Wassers im Bade nichts weiter hinzu, als die Weichheit und die erweichende Kraft des Wassers, und so sind die alkalischen Bäder

Das kohlensaure Natron.

in Bezug auf den Natrongehalt nur als indifferente Thermen zu betrachten, vorausgesetzt, dafs nicht der Gehalt an Kohlensäure bedeutend genug ist, um an sich die eigenthümliche Wirkung dieses Gases zu entfalten.

<small>Die Kohlensäure.</small> Die Kohlensäure ist in sämmtlichen alkalischen Quellen als constanter Bestandtheil vertreten, am stärksten in den kalten, übrigens in einigen warmen Quellen, wie Ems, Vichy, Neuenahr auch ziemlich stark. Sowohl bei der künstlichen Erwärmung, als auch bei der künstlichen Abkühlung durch längeres Stehen entweicht ein Theil des Gases, wie viel, ist nirgends ermittelt, da man den Gasgehalt des in der Badewanne angesammelten Wassers nicht sicher untersucht hat, und da derselbe, je nach der Dauer der Abkühlung oder der Erwärmung und je nach der Länge des Weges, welchen das Wasser bis zur Badewanne zurückzulegen hat, ein verschiedener sein mufs. Alle Beobachtungen stellen die Thatsache heraus, dafs die Fähigkeit der Quellen, die Kohlensäure zu binden, mit ihrer Tiefe steigt und mit ihrer Annäherung an die atmosphärische Luft abnimmt, also von dem Drucke der Wassermasse abhängig ist; an der Oberfläche des Wassers ist sie sodann abhängig von der Dichtigkeit der Luft und von dem verschiedenen Salzgehalt der Quellen; doch ist das letztere Verhältnifs nicht genauer ermittelt, und nur für einzelne Salze verschiedene Lösungscoefficienten gefunden. Es folgt daher keineswegs aus dem in der Quellenanalyse figurirenden Gehalt an Kohlensäure die Gröfse der Gasmenge im Badewasser, sondern es geht aus den obigen Erwägungen nur hervor, dafs dieselbe, je nach der Art der Abkühlung und Erwärmung und je nach den Badeeinrichtungen an verschiedenen Quellen und zu verschiedenen Zeiten eine sehr verschiedene sein mufs. Daher ist es nicht zu verwundern, dafs in vielen alkalischen Bädern die charakteristische Wirkung der Kohlensäure, nämlich energisches Wärmegefühl bei kühler Badetemperatur, nicht beobachtet wird, und dafs bei andern, wo sie beobachtet wird, die Angaben einander widersprechen, um so mehr, als auch die schädliche Einathmung des in die Luft entströmenden Gases in Anschlag kommt, und dieselbe sehr stark sein kann bei einem geringen Rest von Kohlensäuregehalt des Badewassers selbst. Verfasser hat z. B. in einer Reihe von Bädern in Ems nicht im Geringsten eine Wirkung der Kohlensäure verspürt, während er in Neuenahr den

Eindruck des Gases lebhaft empfunden hat; und ebenso scheinen die Badeeinrichtungen in Cudowa, trotz der Erwärmung der kalten Quelle, einen beträchtlichen Rest an Gasgehalt zu ermöglichen, da dort die Primärwirkung des Bades, gleich der der Thermalsoolbäder in Rehme uud Nauheim, schon bei einer Temperatur von 23—25 Grad R. auftritt.

Es ist demnach, um die Bedeutung der Kohlensäure in den verschiedenen alkalischen Bädern festzustellen, erforderlich, dafs man an den einzelnen betreffenden Badeorten den Gasgehalt des Badewassers ermittelt, respective regulirt und die Untersuchungen auf die oben angeführte charakteristische Wirkung der Kohlensäure im Bade, Wärmeempfindung bei kühler Temperatur, richtet. Erst, wenn solche Einrichtungen und Untersuchungen ohngefähr constante Resultate ergeben, tritt die Vergleichung mit der Primärwirkung der Thermalsoolbäder ein, und die Frage, ob und wie der Chlorgehalt der letzteren die Wirkung der Kohlensäure bedingt oder modificirt. *Postulate für künftige Untersuchungen.*

Die Quellen, welche in den eben entwickelten Gesichtspunkt fallen, sind durchgängig Brunnen für Trinkkuren, und ihre Bäder als indifferente Thermen mit verschiedenem, im Einzelnen nicht regulirtem und nicht sicher ermitteltem, in seiner Wirkung problematischem Kohlensäuregehalt zu betrachten. Warme Quellen sind: Vichy, Neuenahr, Ems, Carlsbad, Ofen; kalte: Gleichenberg, Salzbrunn, Luhatschowitz, Marienbad, Franzensbad, Elster, Cudowa, Reinerz, Rippoldsau, Petersthal, Autogast, Flinsberg, Altwasser u. a. m.

2. Die Stahlbäder, d. h. die Bäder, welche mit den für Trinkkuren gebräuchlichen Eisenquellen bereitet werden, gelten vor der heutigen Anschauung, die von der Aufsaugung des Eisens im Bade nichts weifs, nicht mehr als Eisen-, sondern als indifferente Bäder mit einem inconstanten, im Einzelnen wenig ermittelten Kohlensäuregehalt. Der Gehalt dieser Quellen an Kohlensäure ist meist sehr bedeutend, oft viel bedeutender, als der der alkalischen Quellen; alle sind kalt und müssen erwärmt werden, und wo, wie in Schwalbach, diese Erwärmung sehr vorsichtig geschieht, da bleibt allerdings eine genügende Menge Gas zurück, um die specifische Wirkung der Kohlensäure zu entfalten. Die bekannte Gesammtwirkung aber der gasreichen Bäder auf die Besserung der Ernährung und Blutbildung darf nicht zu dem Schlufs verführen, dafs das im *Stahlbäder.*

Blut vermehrte Eisen dem Bade entnommen ist; jede Bademethode, welche den Stoffwechsel beschleunigt, setzt den Organismus in den Stand, das fehlende Eisen aus derjenigen Quelle zu gewinnen, welche es jedem gesunden Menschen liefert, nämlich aus den Nahrungsmitteln. Wenn trotzdem in der betreffenden Specialliteratur der Name der Stahlbäder noch beibehalten wird, so ist das zu beklagen, um so mehr, wenn, wie es noch oft geschieht, die Frage von der Resorption des Eisens im Bade schüchtern übergangen, oder gar, den entgegenstehenden allgemeinen Erfahrungen gegenüber, bejahend betont wird. Ganz unbegreiflich aber ist es, wenn die Wirkung der aus dem Selkebrunnen des Alexisbades bereiteten Bäder, auf Grund ihres Gehaltes an schwefelsaurem Eisenoxydul, eine adstringirende genannt und als solche gepriesen und angesprochen wird. Diese Quelle enthält keine Kohlensäure, sondern nur $3\frac{1}{2}$ Gran feste Bestandtheile und darunter $\frac{1}{3}$ Gran schwefelsaures Eisenoxydul; die Einzeldosis dieses Mittels bei innerlichem Gebrauch beträgt 1—4 Gran; die Stärke der Lösung bei äufserer Anwendung, behufs der adstringirenden Wirkung auf Schleimhäute und Geschwüre 2—10 Gran auf Eine Unze Wasser; von einer adstringirenden Wirkung solcher Lösung auf die unverletzte Haut weifs das Experiment und die klinische Beobachtung nicht das Geringste; aber gesetzt, man wollte diese, trotz der mehr als problematischen Aufsaugung der Haut, zugeben oder annehmen, so wird uns in diesem Falle zugemuthet, zu glauben, dafs ein Wasser von $\frac{1}{3}$ Gran Eisenvitriol auf 16 Unzen, also von $\frac{1}{48}$ Gran auf 1 Unze, dieselbe adstringirende Wirkung auf die unverletzte Haut und von da aus auf innere Organe ausübe, welche Lösungen von 2—10 Gran auf 1 Unze auf die kranken Schleimhäute und auf Geschwüre leisten! Seegen rühmt die adstringirende Wirkung dieser Bäder „bei Neigung zu Hämorrhagieen, vorzüglich bei häufigen Metrorrhagieen, oder bei prophusen Menstruationen in Folge von Atonie der Gefäfse, bei chronischen Blennorrhoeen" etc. Wie mufs der Anfänger durch solche Behauptungen in Irrthümer verfallen, und wie mufs der Mifscredit der balneologischen Literatur steigen, wenn selbst in sonst nüchtern gehaltenen Schriften solche Sätze sich finden, die aller Erfahrung und aller Logik widerstreiten? Und was kommt bei der Vergleichung mit dem sogenannten styptischen Moor von Franzensbad heraus, welcher 2280 Mal so viel Eisenvitriol enthält, als die Quelle von Alexisbad! Leider begegnet man solchen unbedachten Abstractionen auch in streng wissenschaftlichen Werken, welche hier der Vollständigkeit der schematischen Darstellung wegen zu figuriren scheinen: Mitscherlich, in seinem sonst mit unerbittlicher Kritik geschriebenen Lehrbuch der Arzneimittellehre, gibt die Dosis adstringirender Eisenvitriollösungen bei Blennorrhoeen und Geschwüren auf 2—10 Gran auf eine Unze an und unmittelbar darauf die Stärke eines Bades auf 1—2 Unzen pro Bad, d. h. auf 1—2 Gran pro 16 Unzen! Alexisbad hat ein frisches Gebirgsklima, welches allein schon und ohne die sonst gebräuchliche Brunnenkur eine tonisirende Wirkung entfalten kann; Verfasser selbst hat daselbst nach schwerer Krankheit und Anämie schnelle Erholung und Stärkung gefunden, bei einfacher Milchdiät und ohne Bäder und Brunnen. So lange man an die Absorption des Eisens im Bade glaubte, hat man Bäder mit ferrum sulphuricum und Globuli martiales vielfach in Anwendung gezogen; seitdem dieser Glaube erschüttert ist, ist der Gebrauch dieser künstlichen Eisenbäder aus der Praxis verschwunden; aber es ist nun auch Zeit, die natürlichen Stahlbäder allgemein als das zu betrachten und zu verwenden, was sie sind, nämlich **theils als indifferente Bäder, theils als Bäder mit Kohlensäure.** Und ebenso, wie bei den alkalischen Bädern, hat die Regulirung der Stahlbäder und ihre Beobachtung dafür zu sorgen, dafs in Bezug auf die Wirkung der Kohlensäure und auf den Gehalt der Bäder an derselben bestimmte und constante Mafse die Verordnung ermöglichen und bedingen.

Drittes Kapitel.

Die Brunnenkuren.

Obgleich es sich bei den Brunnenkuren um Stoffe handelt, welche theils auf die Magen- und Darmschleimhaut unmittelbar wirken, theils in die Blutmasse übergehen, und deren besondere Wirkung längst Gegenstand der Pharmakodynamik ist: so erfreut sich dennoch dieser Theil der Balneotherapie keineswegs einer gröfseren Präcision und einer gröfseren Menge klar erkannter Thatsachen, als die in den beiden ersten Kapiteln behandelte Lehre von den Bädern. Die Gründe dieses Mangels liegen offenbar in allen betheiligten Verhältnissen. Erstens steht der Pharmakodynamik der Gase und Salze nur erst eine sehr beschränkte Zahl exact erwiesener Thatsachen zu Gebote; zweitens bilden die verschiedenen Mineralwässer durch die verschiedenen Combinationen der betreffenden Stoffe eine grofse Zahl von Zusammensetzungen, welche durch einzelne Bestandtheile ähnlich, durch andere von einander unterschieden sind; hierzu kommt drittens die Schwierigkeit, den Einflufs der betreffenden Stoffe und ihrer Lösungen auf Magen und Darm und besonders auf den Stoffwechsel zu bestimmen; und endlich ist auch aus einzelnen, übrigens richtig und wahrhaft angestellten klinischen Beobachtungen sehr oft ein allgemeiner und Analogieen begrüdnender Schlufs nicht zu ziehen, weil der individuelle kranke Organismus das Arzneimittel in seiner individuellen, und oft unbekannten Weise verarbeitet und verwerthet.

Trotz den unzählig verschiedenen Combinationen handelt es sich doch nur um eine beschränkte Anzahl von Stoffen, welche in diese Combinationen eintreten; diese sind die **Kohlensäure, der Schwefelwasserstoff, das Schwefelnatrium, der Stickstoff, das kohlensaure Natron, das schwefelsaure Natron und die schwefelsaure Magnesia, das Chlornatrium, das kohlensaure und schwe-**

Unklarheit der Disciplin.

felsaure Eisenoxydul, der kohlensaure Kalk, das Jod und Brom. Eine wirklich begründete Pharmakodynamik müfste nun 1) von jedem einzelnen dieser Stoffe seine ihm eigenthümlich zukommende Wirkung nachweisen, und zwar sowohl auf die Magen- und Darmschleimhaut, als auch auf das Blut, die Gewebe, die Secretionen und den Stoffwechsel; sie müfste 2) von denjenigen Stoffen, welche ähnlich gestaltete Wirkungen haben, welche z. B. auf die Vermehrung der Darmsecretion wirken, nachweisen, worin dieser ähnliche Einfluſs beruht, und wodurch er sich bei den einzelnen Mitteln besonders unterscheidet; endlich müfste sie 3) die klinischen Erfahrungen über die empirische Wirkung verschiedener Mineralwässer auf ähnliche und verschiedene Krankheitszustände mit den unter 1) und 2) genannten physiologischen Wirkungen in Einklang bringen und aus denselben erklären.

Man findet in der That in manchen Lehrbüchern einen Reichthum an präcisen und auf der verschiedenen chemischen Constitution der Wässer begründeten Indicationen, welcher dem in die Praxis nicht Eingeweihten den Glauben einflöſsen könnte, als hätte dieser Theil der Balneotherapie wirklich schon jenen Grad von idealer Vollkommenheit erreicht. Wahr ist das Gegentheil: auf keinem Gebiet der Pharmakodynamik herrscht so viel Unsicherheit, Unklarheit und Widerspruch, als hier; sogar die Wirkung der narkotischen Alkaloide, die erst seit kurzer Zeit bekannt sind, ist sicherer festgestellt, als die der längst bekannten in Mineralwässern gelösten Salze; und selbst die Stoffe, welche die verhältniſsmäſsig klarste und einfachste klinische Deutung ihrer therapeutischen Wirkung gewähren, wie das Eisen und das Jod, sind noch sehr weit davon entfernt, in ihrer physiologischen Wirkung vollkommen erkannt zu sein.

Wie bei andern Verlegenheiten der praktischen Heilkunde, so hat man auch hier mit Vorliebe theoretische Anschauungen festgehalten und in die praktischen Maximen eingeführt, die theils nur Hypothesen, theils durch Thatsachen widerlegt sind, theils andern Thatsachen widersprechen. Die Liebig'sche Theorie, nach welcher die abführende Wirkung der schwefelsauren Salze auf exosmotischer Ausgleichung beruhe, wird für die Balneotherapie festgehalten, obgleich sie widerlegt worden ist; die Theorie von der Wirkung des Kalkgebrauches auf die Rhachitis, obgleich vor der nüchternen Praxis keineswegs bestehend, wird gern zu differentiellen Indicationen solcher Wässer benutzt, die neben andern Salzen auch Kalksalze enthalten; die Wirkung des Kochsalzes auf Scrophulosis trifft nur die eine Seite dieser Krankheit, nämlich die Verdünnung und Auslaugung des Blutes behufs schneller Resorption bedrohlicher Exsudate; dennoch gelten Kochsalzwässer noch vielfach als allgemeine Panacee gegen Scrophulose überhaupt, und man begründet darauf für die verschiedensten Krankheiten den Vorzug derjenigen Wässer anderer Gruppen, welche neben den charakteristischen Bestandtheilen noch etwas Kochsalz enthalten, für sogenannte scrophulöse Complicationen betreffender Krankheitszustände. Auf diese Weise begegnen wir in der Balneotherapie einer Menge specieller und chemisch begründeter Daten, welche nichts weiter sind, als unpraktische Abstractionen und schematische Lückenbüfser, und welche diese Disciplin geradezu gefälscht haben. Während in unsrer exacten Zeit auf dem Gebiet der exacten Wissenschaften, der Physiologie, der Chemie, der pathologischen Anatomie keine neue Thatsache auftauchen kann, ohne sofort Seitens der mitarbeitenden und selbstproductiven Kritik Bestätigung oder Widerlegung zu erfahren, existirt für die Balneotherapie überhaupt keine Kritik; es wird Alles behauptet, weil Alles geglaubt, oder wenigstens der Widerlegung nicht für werth gehalten wird, und die Kritik ist höchstens in den Händen der Côterie. Wir haben von diesem kritiklosen Zustande der Disciplin in den ersten Kapiteln Beispiele anzuführen Gelegenheit gehabt; eine eigentliche Polemik halten wir zurück, weil sie den Zweck eines Lehrbuchs für den Anfänger beeinträchtigt.

I. Die Kohlensäure in den Mineralwässern.

Die wenigen Zeilen, in welchen, gelegentlich der kohlensäurehaltigen Bäder, S. 235 die Wirkung der innerlich genommenen Kohlensäure erwähnt worden, erschöpfen trotz ihrer Kürze fast Alles, was wir davon wissen, und was für die Mineralwässer in Betracht zu kommen wichtig ist.

Die Kohlensäure wirkt zunächst als Reiz auf die Magen- *Primäre Wirkung.*

und Darmmuskeln und regt deren peristaltische Bewegung an; dies ist das Einzige, was wir unzweifelhaft von der lokalen Wirkung wissen, und was übrigens im Experiment bei der Berührung blofsgelegter Muskelfasern mit Kohlensäure bestätigt und erklärt wird; die übrigen gebräuchlichen Angaben über die Anregung der Magensecretion und über die Beruhigung der sensiblen Magennerven beruhen, ihrer Erklärung nach, auf Vermuthung; beide Wirkungen können durch den directen Reiz der Kohlensäure, sie können aber auch mittelbar zu Stande kommen durch die vermehrte peristaltische Bewegung. Die Erleichterung der Verdauung und der Resorption durch die Kohlensäure erklärt sich auf dieselbe Weise. Die Kohlensäure selbst wird, wenn sie in kleineren Quantitäten eingeführt ist, keineswegs schnell resorbirt, sondern schnell entweder nach oben durch Ructus entfernt, oder mit dem Wasser in den Darm getrieben und von dort aus ausgestofsen. In gröfseren Quantitäten eingeführt erregt sie zwar um so gröfsere Bewegungen und Aufstofsen, aber es bleibt auch Zeit genug zu ihrer eigenen theilweisen Resorption, und dann treten die Erscheinungen ihrer Wirkung vom Blut aus auf: leichter Rausch, Belebung des Sensoriums, Beschleunigung der Respiration und des Herzschlags; diese Wirkung ist eine flüchtige, weil die Kohlensäure sehr schnell aus den Lungen und der Haut ausgeschieden wird. Findet endlich eine grofse Ansammlung des Gases im Magen statt, so steigert sich diese allgemeine Wirkung bis zur Blutvergiftung, die Erscheinungen verstärken sich und dauern an, und in den höchsten Graden droht der Tod durch Asphyxie. Dieser höchste Grad der Wirkung scheint aber an die mächtige Diffusion des Gases aus gährenden Getränken gebunden zu sein, und wir haben in der Literatur keinen Fall verzeichnet gefunden, wo der massenhafte Genufs eines kohlensäurereichen Wassers, gleich dem eines gährenden jungen Weines, den Tod herbeigeführt hätte. Allerdings treten nach dem Genufs gasreicher Wässer oft unangenehme und selbst drohende Erscheinungen auf, besonders bei Individuen mit Neigung zu Gehirn- und Lungenhyperämie und mit organischen Herzfehlern; doch handelt es sich hier um individuelle Verhältnisse, und aufserdem kommt es auf die der Person und der Zeit nach verschiedene Neigung des Magens an, das Gas zurückzuhalten oder auszustofsen. Daher läfst sich keineswegs eine Grenze angeben, bis zu welcher der Gasgehalt erträglich oder schädlich wäre; sondern es läfst sich im Allgemeinen nur sagen, 1) dafs in kalten Wässern ein gröfserer Kohlensäuregehalt erträglicher ist, als in warmen Wässern, weil die Wirkung der Wärme die des Gases steigert; 2) dafs die angenehme lokale Wirkung auf Magen und Darm schon bei einem geringen Gehalt einiger Kubikzolle auf 16 Unzen Wasser auftritt; und dafs ein stärkerer Gehalt, bis zu 30 und mehr Kubikzoll in der Regel durch sofort eintretendes reichliches Aufstofsen wesentlich vermindert wird. Dabei ist die Erfahrung von grofser praktischer Wichtigkeit, dafs die Ergiebigkeit der Ructus mit der Wassermenge im Verhältnifs steht: kleine Mengen Wasser erleichtern, grofse erschweren das Aufstofsen; daher werden die schwächeren Säuerlinge besser in grofsen Quantitäten ertragen, als die stärkeren. Diese Thatsache ist für sehr viele Mineralwässer mit starkem Kohlensäuregehalt, namentlich für mehrere Stahlwässer, insofern von Bedeutung, als die zuträgliche Menge derselben sich nach dem Gasgehalt richtet: nicht das Alkali, nicht das Eisen, was sie enthalten, macht diese Wässer für den Augenblick schwer erträglich und aufregend, sondern der übermäfsige Gasgehalt; und dieser kann durch Schütteln oder längeres Stehenlassen sehr wohl vermindert werden, weil die die Verdauung befördernde Wirkung der Kohlensäure meist schon bei einem Gehalt von 6—10 Kubikzoll auftritt, während diese Wässer mitunter mehr als 30 Kubikzoll enthalten. Wie man gasarme Wässer mit Kohlensäure versetzt, so mufs man gasreiche ihres Uebermafses berauben.

Indicationen der Kohlensäure.

1. Die wichtigste Indication bildet die reine Trägheit der Magen- und Darmbewegung, welche jeder Mensch mitunter als vorübergehenden Zustand erfährt, und welche bei Vielen ein dauerndes, durch frühzeitige Disposition oder durch besondere Lebensweise erworbenes Leiden setzt. Die Wirkung des Brausepulvers auf akute Indigestion und Neigung zu Erbrechen ist bekannt; aber es wird hierbei oft aufser Acht gelassen, dafs diese Wirkung die voraufgegangene Entleerung des

Atonie des Magens und Darms.

Magens von massenhaftem Inhalt voraussetzt, daher bei Vernachlässigung dieser Maxime das Brausepulver sehr oft den Zustand verschlimmert.

Die Torpidität der Magen- und Darmmuskeln, mit der Bedeutung einer selbstständigen, oder wenigstens einer der Behandlung werthen Krankheit, betrifft vorzugsweise zwei Gruppen von Constitutionen: 1) Hypochondrische oder überhaupt unterleibskranke Männer, und 2) eine grofse Zahl Mädchen und Frauen, bei denen von einer abgelaufenen kindlichen Scrophulose eine Trägheit der Darmmuskeln übrig geblieben ist, welche eine habituelle, oft 3—6tägige Obstipation zur Folge hat. Gegen diese Verstopfung sind im Laufe der Zeit und werden im einzelnen Fall alle Mittel versucht, denen auf irgend eine Weise die Wirkung auf die Beschleunigung der Dafäcation zukommt; Viele solcher Kranken finden endlich auch ein Palliativ, bei dessen beständigem Gebrauch die Function kümmerlich in Flufs gehalten wird, höchst selten aber ein Mittel, welches den Zweck ohne schädliche Nebenwirkungen, und noch seltener eins, welches ihn radikal erzielt. Die leidlichsten dieser Mittel sind noch die vegetabilischen Drastica, vorausgesetzt, dafs kleine Gaben hinreichen; die schädlichsten sind die abführenden Salze und die Mineralwässer, welche dergleichen enthalten: sie erzeugen wässerige Absonderung und dadurch mittelbar vermehrte Darmbewegung, aber sie thun es nur augenblicklich und unter stets gesteigerter Schwächung der Darmschleimhaut und Störung der Blutbildung. Gewifs haben diese Wässer ihren unbestrittenen Erfolg bei Unterleibsstasen, Fettleibigkeit, Leberkrankheiten; aber hier erfüllen sie in Bezug auf die Verstopfung nur die Causalindication: bei reiner Darmmuskelschwäche, namentlich bei der in Rede stehenden Torpidität der Frauen, hat Verfasser niemals von dem Gebrauch der Bitterwässer eine Beseitigung der Obstipation, sondern nur palliative Erleichterung gesehen. Dagegen haben wir, und mit uns eine Anzahl beschäftigter Praktiker, die Kohlensäure in diesen Fällen als wirkliches Radicalmittel vielfach erprobt, nachdem massenhafte Quantitäten von abführenden Wässern ihre Dienste versagt hatten. In Fällen, wo die constitutionelle Obstipation der Frauen ein- und zweipfündige Dosen irgend eines Bitterwassers erheischte, um endlich mit stürmischer Diarrhoe den Unterleib zu entleeren, reicht oft ein Glas künstlichen

Selterswassers, nüchtern genommen, hin, um eine normale Ausleerung zu bewirken; sehr oft wird durch diese tägliche Anregung der Darmmuskeln die Trägheit derselben endlich ganz und dauernd beseitigt; und wo dies nicht der Fall, da bietet sich in dem Säuerling wenigstens ein Mittel dar, welches nicht, wie die Bitterwässer, die Bedeutung eines Pharmakon, sondern nur die einer diätetischen Mafsregel hat. Die Kohlensäure scheint bei reiner Torpidität der Darmbewegung das adäquateste Mittel zu sein, und sie wirkt ohne unmittelbare Vermehrung der Secretion, d. h. ohne Erzeugung von Diarrhoe.

2. Aus der Indication für Dyspepsie und Darmträgheit folgen nun eine Menge anderer für solche Zustände, namentlich nervöser Art, welche ganz oder zum Theil auf jenen Mängeln der Magen- und Darmfunction beruhen, und die wir daher um so weniger aufzählen, als die Anwendung des Mittels meist nur eine diätetische Bedeutung hat. *Nervöse Zustände.*

3. Die landläufige Indication der kohlensäurehaltigen Wässer für Katarrhe der Respirationsschleimhaut scheint auf einem Irrthum und auf der Verwechslung der Kohlensäure mit der Wirkung des in den Säuerlingen enthaltenen kohlensauren Natrons zu beruhen. Die Kohlensäure soll das zähe Secret flüssig machen, also als Expectorans wirken: die primäre Wirkung des Mittels erklärt diese Theorie nicht; wohl aber wirkt reichliches Getränk als Expectorans, und in vielen Fällen auch mittelbar die Anregung der Darmfunction. *Katarrh der Respirationsschleimhaut.*

Gehalt der Mineralwässer an Kohlensäure.

Vermöge der wohlthätig anregenden Wirkung auf die Magen- und Darmbewegung ist die Kohlensäure ein wichtiges Verdauungsmittel für viele Mineralwässer, und je gröfser der Gehalt der letzteren an Salzen ist, um so mehr erfordern sie einen Antheil an Kohlensäure, um verdaut und resorbirt zu werden; ob aber, auch bei den salzhaltigsten Wässern, ein gröfserer Gehalt, als etwa 6—10 Kubikzoll auf 16 Unzen oder 32 Kubikzoll Wasser erforderlich, ist sehr zu bezweifeln, im Gegentheil höchst wahrscheinlich, dafs, wo ein gröfserer Gehalt an Kohlensäure den Magen belästigt oder das Blut beein- *Verdaulichkeit der Mineralwässer durch Kohlensäure.*

trächtigt, das Gas, unbeschadet der Wirkung, auf jenes geringere Mafs zurückgeführt werden darf.

Einfache Säuerlinge. Wässer, welche aufser Kohlensäure an Salzen, namentlich an kohlensaurem Natron, nur einige Grane, also nicht mehr als die Brunnenwässer enthalten, nennt man **einfache Säuerlinge**. Es gibt deren sehr viele, die über den Ort ihrer Quelle hinaus kaum bekannt, und in Bezug ihres Gasgehaltes selten genauer untersucht sind; die meisten sind aber mit Kohlensäure gesättigt, d. h. sie enthalten so viel, als das Wasser überhaupt, je nach der Tiefe der Quelle und dem Luftdruck, aufzunehmen vermag; dies Verhältnifs beträgt ohngefähr ein Volum Kohlensäure auf ein Volum kaltes Wasser bei einfachem Atmosphärendruck, und bei mehrfachem Druck das Gleichmehrfache des Volums; daher entweicht an der Oberfläche der Quelle so viel, dafs endlich der Gehalt des einfachen Volums hergestellt wird. Wo solche einfachen Säuerlinge nicht vorhanden sind, da benutzt man die künstlichen Fabrikate, welche *Künstliche Säuerlinge.* unter dem Namen des künstlichen Sauer-, Selters- und Sodawassers einen sehr verschiedenen Gehalt an Salzen und Gas besitzen; auch die alkalischen Säuerlinge, welche einen erheblichen Gehalt an kohlensaurem Natron besitzen, ferner die alkalisch-muriatischen Säuerlinge, bei denen aufserdem das Kochsalz vertreten ist, und die schwächeren über meist gasreichen Stahlquellen werden in ihrer Heimath vielfach als kohlensaure Getränke benutzt.

Kohlensäuregehalt der Mineralwässer. Der Gehalt der gebräuchlichsten Mineralwässer an Kohlensäure ist in den folgenden Zahlen ausgedrückt; wobei allerdings zu bemerken, dafs viele dieser Angaben keineswegs zuverlässig sind, da sie zum Theil aus älteren oder nicht sehr authentischen Analysen herrühren.

Alkalische Säuerlinge (Kubikzoll auf 16 Unzen Wasser): Vichy 12—13, Neuenahr 17—38, Geilnau 23, Preblau 29, Fachingen 33, Bilin 33, die Fellahthalquellen 38.

Alkalisch-muriatische Säuerlinge: Ems 12—20, Roisdorf 19, Luhatschowitz 14—50, Gleichenberg 22—35, Salzbrunn 37, Selters 30.

Alkalisch-salinische Quellen (mit schwefelsaurem Natron): Stubnya 3, Ofen 3—6, Bertrich 4, Carlsbad 8—17, Marienbad 9—22, Rohitsch 25, Füred 38.

Alkalische Eisensäuerlinge (schwefelsaures Natron,

kohlensaures Natron, Chlornatrium und kohlensaures Eisenoxydul): Elster 16—28, Liebwerda 21, Altwasser 26—41, Franzensbad 26—40, Borscék 28, Reinerz 28, Flinsberg 27, Rippoldsau 32, Petersthal und Nieder-Langenau 33, Cudowa 35, Bartfeld 45, Schwalheim 49.

Reine Stahlwässer: Muskau 0, Vichnye 6, Alexisbad 8, Meinberg 5—37, Spaa 20, Pyrmont 26, Driburg und Steben 29, Brückenau und Imnau 30, Schwalbach 38, Bocklet 39.

Kochsalzquellen: Die gewöhnlichen Soolquellen nebst Kreuznach 0, Baden 1,5, Mondorf 1, Haller Jodwasser 2, Schmalkalden und Dürkheim 4, Wiesbaden 6, Mergentheim 9, Nauheim 12, Adelheidsquelle 13, Rehme 18, Zaizon 16—30, Pyrmonter Salzquelle 26, Cannstadt 19—27, Soden 14—48, Iwonicz 30, Cronthal 33—40, Kissingen 41—48, Homburg 43—55.

Erdige Quellen: Wildungen 36, Lippspringe 4, Weifsenburg 2, Leuk 0.

Von den Bitterwässern enthält nur Püllna 2 und Friedrichshall 9; sowohl die künstlichen als die natürlichen Bitterwässer werden sehr oft entweder mit Sauerwässern vermischt oder mit Kohlensäure imprägnirt.

Die Schwefelwässer enthalten entweder gar keine Kohlensäure, wie die Quellen der Pyrenäenbäder, oder höchstens einige Kubikzoll; nur Langenbrücken weist einen Gehalt von 20 auf. In diesem Mangel beruht übrigens ein Vortheil, da der geringe Gehalt an Schwefelwasserstoff leicht durch Ructus ausgeschieden wird.

II. Das kohlensaure Natron in den Mineralwässern, oder die alkalischen Quellen.

Das kohlensaure Natron ist unter den Kurmitteln der Balneotherapie der Vertreter der alkalischen Mittel, welche seit alter Zeit eine Geltung in der charakteristischen Gruppe der Resolventia gehabt haben. Die ältere Medizin verband indessen mit dem Begriff des Resolvirens eine sehr rohe, mechanische Vorstellung: sogenannte Cruditäten sollten gelöst und

Begriff der Resolventia.

zur Ausstofsung nach oben oder unten gereift werden, je nachdem ihnen eine „Tendenz" nach oben oder unten zukam. Nach dem heutigen Standpunkt unsrer Anschauungen verbinden wir mit dem Wort Lösung die Vorstellung von Vorgängen, welche in der That durch dies Wort und seinen vulgären Sinn ausgesprochen werden: nämlich erstens die chemische Action, durch welche gewisse Stoffe im Blut und in den Gewebssäften in normaler Lösung erhalten werden; und zweitens die Anregung wässeriger Absonderungen, in welchen unorganisirte oder organisirte Krankheitsprodukte aufgelöst und darauf durch Se- und Excretionen entfernt werden. Die erste Function bezieht sich auf die physiologische Bedeutung lösender Stoffe für das Blut, die zweite auf klinische Thatsachen, — beide sind für das kohlensaure Natron zwar im Allgemeinen anschaulich und annehmbar, keineswegs aber schon im Einzelnen so genügend constatirt und erklärt, als die Schemas pharmakodynamischer und balneologischer Schriften vermuthen lassen könnten.

Physiologische Bedeutung des Natrons.

Natron im Blut. 1. Die wichtigste, weil unzweifelhafte, Thatsache ist, dafs das Blut einen bedeutenden und constanten Gehalt an Natron besitzt, und zwar theils an Chlornatrium, welches durch die Analyse des Blutes direct bestimmbar ist, theils an kohlensaurem Natron, welches zwar erst ein Product der Aschenanalyse ist, aber nach der chemischen Berechnung als kohlensaures, und bei dem bedeutenden Gehalt des Blutes an Kohlensäure sogar nur als doppeltkohlensaures Natron gedacht werden mufs.

Alkalescenz des Blutes. 2. Diejenige Function des Natrons im Blute, welche chemisch am besten begründet ist, ist die Erhaltung der Alkalescenz des Blutes, vermöge deren das Eiweifs und der Faserstoff desselben in Lösung erhalten werden. Hier ist jedoch hervorzuheben, dafs nicht blofs das kohlensaure Natron, sondern auch das Chlornatrium dieser Lösung als Bedingung dient, dafs ein Unterschied zwischen beiden Salzen in dieser Beziehung noch nicht ermittelt ist, und dafs sie beide höchst wahrscheinlich für einander vikariren können. Dafs die Lösung des Eiweifses und des Fibrins von der Alkalescenz des Blutes abhängig ist, ist durch Beobachtung und Experiment hinreichend erwiesen; und ebenso ist es leicht verständlich, wie durch die vielfache Zuführung von Säuren aus den Nahrungsmitteln in das Blut beständig ein Angriff gegen diese Alkalescenz ausgeführt wird, und wie das kohlensaure Natron hauptsächlich geeignet ist, diesem Angriff zu begegnen: während es sich mit den starken, unorganischen Säuren zu entsprechenden Natronsalzen verbindet, befördert es die Umwandlung der organischen Säuren, z. B. der Essigsäure, Citronsäure, Milchsäure in Kohlensäure und bildet mit ihnen wiederum kohlensaures Natron. Daher finden wir die genossenen pflanzensauren Alkalien als kohlensaure Alkalien wieder, und daher wirken erstere, abgesehen von dem lokalen Einflufs auf die Magen- und Darmschleimhaut, den letzteren ganz ähnlich.

3. Liebig hat die Theorie aufgestellt, dafs das kohlensaure Natron der Träger der Kohlensäure sei, welche aus der Blutbahn zu den Lungen behufs ihrer Ausscheidung geführt wird. Theorie und Rechnung machen diese Vorstellung sehr wahrscheinlich, oder vielmehr die Theorie folgt nothwendig aus der Anwesenheit des kohlensauren Natrons und der Kohlensäure im Blut. *Natron als Träger der Kohlensäure.*

4. In dem Gelösterhalten des Fibrins im Blute liegt wahrscheinlich das wichtigste Moment für die Wirkung des kohlensauren Natrons auf den Stoffwechsel; die zahlreichen geläufigen physiologischen und nosologischen Theorieen über den Faserstoff sind den chemischen Thatsachen gegenüber nicht stichhaltig gefunden, und als Resultat der letztern ist vorläufig nur die mit grofser Wahrscheinlichkeit begründete Annahme übrig geblieben, dafs der Faserstoff eine Uebergangsstufe zwischen dem Eiweifs und den excrementellen Substanzen, Harnstoff, Harnsäure u. s. w. bildet, und dafs diese Umbildung an die Bedingung der Lösung des Faserstoffes im Blut gebunden ist. Die Richtigkeit dieser Annahme vorausgesetzt, würde also die Alkalescenz des Blutes eine Bedingung des normalen Stoffwechsels sein, und die Vermehrung derselben auch diese regressive Seite des Stoffwechsels vermehren müssen. Die erste Folgerung bleibt so lange eine, übrigens wohl begründete Theorie, als wir nicht Erfahrungen über den Zustand des Blutes und des Stoffwechsels bei der Verminderung der Alkalescenz *Lösung des Faserstoffs.*

des Blutes besitzen; die zweite Folgerung wird durch klinische Erfahrung und Experiment bestätigt: der längere Gebrauch von kohlensaurem Natron und andern Alkalien magert den Körper ab, vermehrt die Produkte der regressiven Metamorphose im Harn, und, was das Wichtigste ist, vermindert den Faserstoffgehalt des Blutes, und zwar, nach Nafse's Versuchen, um 14 bis 25 Procent.

Lösung des Eiweifs. 5. Das Gelöstsein des Eiweifses im Blutserum ist, wie erwähnt, zwar auch an die Gegenwart von kohlensaurem Natron und von Chlornatrium gebunden, und auch ermittelt worden, dafs mit der Abnahme des Eiweifses die Alkalisalze und das Wasser zunehmen; doch fehlt es noch durchaus an dem Nachweis des kausalen Verhältnisses, an einem Beweis, dafs ein künstlich erzeugter Ueberschufs an Salzen wirklich das Eiweifs vermindere.

Kohlensaures Natron gegenüber dem Chlornatrium 6. Von der gröfsten praktischen Wichtigkeit ist das Verhältnifs des kohlensauren Natrons zum Chlornatrium in Bezug auf Ernährung und Stoffwechsel: a) für die Lösung des Eiweifses und des Fibrins scheinen beide zu concurriren und zu vicariren; b) das Chlornatrium wird schneller ausgeschieden und entfaltet die übermäfsige lösende Wirkung auf jene Blutbestandtheile langsamer als das kohlensaure Natron; c) dem entspricht die ernährende Wirkung mäfsiger Gaben Chlornatriums gegenüber dem abmagernden Einflufs des kohlensauren Natrons; d) die experimentelle Thatsache, dafs das Chlornatrium die Auflösung der Blutkörperchen in eiweifshaltigen Flüssigkeiten verhindert, scheint diese conservative Eigenschaft des Kochsalzes im Blut bestätigend zu illustriren.

Wirkung auf den Magen. 7. Die unmittelbare Wirkung des kohlensauren Natrons auf den Magen und die Verdauung ist nur bei geringen Dosen wohlthätig, bei gröfsern Gaben und bei längerem Gebrauch wird die Verdauung, der Appetit und die Ernährung merklich vermindert. Bei übermäfsiger Absonderung der Magensäure wird diese durch das Alkali neutralisirt und das neu entstandene milchsaure Natron resorbirt; ist aber die Dosis zu grofs, oder ist die Magensäure nicht im Ueberschufs abgesondert, so wird sie gleichfalls neutralisirt und dem Verdauungsakte entzogen; weitere Veränderungen der Magen- und Darmfunction durch das kohlensaure Natron sind nicht bekannt, sondern können nur aus seinem die Verdauung und Ernährung störenden Einfluſs vermuthet werden. Natronhaltige Mineralwässer wirken in dieser Beziehung weniger störend als pharmaceutische Alkalipräparate, und es scheint somit in dem Ueberschuſs an Kohlensäure, die in den Wässern reichlich enthalten ist, ein Correctiv gegeben zu sein; ein anderes Correctiv liegt in dem Gehalt an Kochsalz, welcher in vielen dieser Wässer vertreten ist.

8. Die diuretische Wirkung des kohlensauren Natrons ist constatirt; sie scheint stärker zu sein als die des Chlornatriums, und besonders auch mit einer gröſseren Ausscheidung der Produkte des regressiven Stoffwechsels verbunden zu sein. *Diuretische Wirkung.*

9. Das kohlensaure Kali wirkt in Betreff der Blutmischung und des Stoffwechsels dem kohlensauren Natron gleich, indem es mit dem Chlornatrium des Magensaftes und des Speisebreis Chlorkalium und milchsaures Natron bildet, das letztere aber resorbirt und im Blute in kohlensaures Natron umgewandelt wird; deshalb ist die Wirkung des kohlensauren Kalis und der pflanzensauren Alkalien auf die Alkalescenz des Urins und auf mehrere Krankheitszustände der des kohlensauren Natrons ganz ähnlich. *Kali und Natron.*

Therapeutische Thatsachen und Kritik der Indicationen.

Den oben angeführten chemischen und physiologischen Thatsachen und Anschauungen steht nun eine Reihe therapeutischer Erfahrungen und Maximen gegenüber, zu welchen von jenen aus die Brücke der exacten Erklärung noch sehr mangelhaft erbaut ist.

1. Die Eiweiſsdyskrasie der Scrophulosis, welche eine Zeit lang gegolten, war zwar bequem und gefällig, hat aber der physiologischen und pathologischen Chemie nicht Stich gehalten. Wenn unter dem Gebrauch eines Natronwassers die Ernährung eines scrophulösen Körpers gestiegen ist, eine Thatsache, die wir keineswegs ableugnen wollen: so kommt dafür nicht allein die Concurrenz aller übrigen Momente einer Trink- und Badekur in Betracht, sondern vor Allem auch die Erwägung, daſs viele dieser Wässer nur geringe oder mäſsige Dosen Natron, viele aber das Correctiv des Chlornatriums und Alle *Eiweiſsdyskrasie.*

das Correctiv der Kohlensäure bieten; die Wirkung des kohlensauren Natrons auf den regressiven Stoffwechsel mufs seine Anwendung auf die scrophulöse Constitution geradezu verbieten, und die Praxis hat auch den Vorzug allgemeiner tonisirender und conservativer Methoden erprobt und zieht namentlich für die Anregung der Assimilation durch Brunnenkuren mäfsige Kochsalzwässer vor. Wenn eine Hypothese die Möglichkeit behauptet, dafs das Natron im Blut den Kalk vertreten und diesen somit für die Ernährung der Knochen frei machen könne, so ist das eben nur eine Hypothese und nur eine Möglichkeit. Dagegen sollte principiell für die andre Seite der antiscrophulösen Therapie, nämlich für die schnelle Resorption scrophulöser Exsudate, das kohlensaure Natron allerdings eine praktische Geltung haben; indessen findet die Theorie von der Auflösung der Exsudate durch Eine Klasse von Mitteln einen mächtigen Gegner in der Thatsache, dafs die chemische Constitution der verschiedenen Exsudate viel weniger von der Blutmischung, als vielmehr von der Lokalität ihrer Absonderung, von dem lokalen System der Capillaren abhängig ist. Die Mittel, welche die Resorption scrophulöser Exsudate am besten und schnellsten bewirken, stören immer zugleich die Blutbildung und Ernährung, und deshalb ist es erforderlich und in der Praxis auch allgemein angenommen, diejenigen zu wählen, welche ihre Wirkung am schnellsten entfalten, und deren Zweck

<small>Karlsbad für scrophulöse Exsudate.</small> also die kürzeste Zeit der Anwendung gestattet: Brunnenkuren mit Kochsalzwässern, innerlicher Gebrauch von Jodpräparaten, und, als mildeste dieser Methoden, eine Kur mit Karlsbader Wasser. In dem letzteren kommt zu einem mäfsigen Gehalt an kohlensaurem Natron noch Chlornatrium und schwefelsaures Natron, und es kann lange Zeit hindurch genommen werden, ohne die Efslust und die Verdauung zu beeinträchtigen. Im Allgemeinen sind die Natronwässer für die Behandlung der Scrophulose nicht indicirt, sondern nur geduldet, und zwar besonders die schwächeren und kochsalzhaltigen, deren Wirkung schwerlich auf dem Natron, als vielmehr auf dem Chlornatrium und der Kohlensäure beruht.

<small>Harngries.</small> 2. Der saure Harngries, d. h. die Concremente von harnsaurem Natron, findet in starken Natronwässern ganz entschieden ein Mittel, und zwar unter allen das wirksamste, zu seiner Verminderung oder Beseitigung. Wir haben S. 68

Scherer's Ansicht mitgetheilt, wonach die Theorie einer harnsauren Diathese nicht stichhaltig, und die Entstehung solcher Concremente vielmehr in der fermentbildenden Absonderung der Nieren- und Blasenschleimhaut zu suchen ist. Wenn nun beim Gebrauche des kohlensauren Natrons überhaupt die Harnsäure im Urin sich verminderte oder verschwände, so würde, nach Scherer's Ansicht, die Wirkung auf Harnsäure-Concremente sich so erklären, dafs die Zufuhr des die Concremente bildenden Materials abgeschnitten würde. In der That ist die Verminderung der Harnsäure nicht blofs constant beim Gebrauch der Natronwässer, sondern auch bei dem Gebrauch andrer Alkalien, und namentlich von Münch in einer Reihe physiologischer Versuche bei der Anwendung des kohlensauren Natrons nachgewiesen worden. (Archiv für Heilkde. Bd. VI. 1863.) Münch fand, dafs das kohlensaure Natron anfangs die Harnsäure fast bis zu gänzlichem Verschwinden vermindert, dafs aber diese Wirkung nach einiger Zeit, trotz dem Fortgebrauch des Mittels, wieder aufhört; wenn nun dem gegenüber eine Brunnenkur mit einem starken Natronwasser andauernd diese Wirkung hat und sogar das Leiden radikal beseitigt, so müssen hierbei andere Momente wirksam sein, welche der Anwendung des pharmaceutischen Mittels abgehen; und diese können nur sein der reichliche Wassergenufs, von dem ja die harnsäurevermindernde Kraft gleichfalls constatirt ist, und die übrigen Momente einer Bade- und Brunnenkur, namentlich wohl auch die erregende Wirkung der freien Kohlensäure auf die Functionen des Magens. [Münch's Versuche.]

Im Allgemeinen haben nur die stärkeren Natronwässer jene schnelle Wirkung auf Verminderung der Harnsäure und des Harngrieses, und es sind deshalb besonders Bilin mit 33 und Vichy mit 37 Gran Na. bicarb. in Gebrauch; der eigentliche Heros unter diesen Mitteln aber ist überhaupt Vichy; und mit diesem concurrirt merkwürdigerweise am meisten Karlsbad mit nur 14 Gran Na. bicarb., während andere Wässer von gleich geringem Natrongehalt in der Praxis kaum in Betracht kommen: der Chlornatriumgehalt von 7 Gran, den Karlsbad mit Ems und andern Wässern gemein hat, kann schwerlich diese Wirkung tragen; der Gehalt von 18 Gran schwefelsaurem Natron ist wohl auch zu gering, und es bleibt nur übrig anzunehmen, dafs entweder die eigenthümliche quantitative Ver- [Vichy, Bilin.]

bindung dieser Salze, oder dafs die Wärme des Wassers die Wirkung des kohlensauren Natrons verstärkt; im Allgemeinen aber scheint Karlsbad, in Bezug auf schnelle und radicale Wirkung, gegen Vichy zurückzustehen.

Gicht.   3. Die Gicht. Im ersten Kapitel, S. 67 u. ff. ist angeführt worden, dafs in der Gicht die Harnsäureausscheidung nicht vermehrt, sondern vermindert ist; wenn trotzdem dieselben Mittel, welche die Harnsäure im Harn vermindern, gegen die Gicht am meisten erprobt sind, so mufs die Deutung der Wirkung von diesem Moment absehen und andere Gründe suchen. Zu den erprobten Mitteln gehört allerdings das kohlensaure Natron und die Wässer, welche dasselbe enthalten, und diese Wirkung erklärt sich im Allgemeinen aus der Beschleunigung des regressiven Stoffwechsels und aus der Abmagerung und Fettresorption, welche bei längerem Gebrauche beobachtet werden. Dagegen ist nicht zu vergessen, dafs diese Wirkung allen Methoden zukommt, welche den regressiven Stoffwechsel befördern, namentlich auch dem reichlichen Wassergenufs, und dafs wir keine Beobachtungen besitzen, welche eine Vergleichung dieser Methoden untereinander, in Bezug auf ihre Stärke, gestatten. Wenn ferner nur die stärksten Natronwässer, namentlich Vichy, einen Ruf gegen Gicht erworben haben, so ist dagegen anzuführen, dafs auch diese vor den complicirten Zusammensetzungen von Natron, Chlornatrium und schwefelsaurem Natron, wie sie die Wässer von Marienbad und Karlsbad bieten, bei weitem zurückstehen; und wenn wir die constanteste und erheblichste Gesammtwirkung der letzteren in einer starken Verminderung des Fettes finden, so müssen wir geneigt sein, dem kohlensauren Natron vorläufig nur eine geringere, und besonders keine chemisch-specifische Wirkung gegen die Gicht zuzuschreiben.

Erhöhte Venosität.   4. Erhöhte Venosität ist ein Begriff, welcher von der exacten physiologischen Anschauung zwar nicht anerkannt wird, der jedoch als eine klinische Vorstellung für die zusammenfassende Deutung mancher Zustände nicht zu entbehren ist. Wenn es nicht möglich ist, gleichartige Symptome zu einem diesem Begriff entsprechenden Krankheitsbild zusammenzustellen, so kennt doch jeder Praktiker eine Menge individueller Zustände, denen nicht ein Name des nosologischen Systemes entspricht, die vielmehr aus einer mangelhaften Decarbonisation des venösen Blutes zu erklären sind: begründet theils in träger Lebensweise, übermäfsig vegetabilischer Diät, theils in Functionsstörungen, welche nicht gerade ein organisches Leiden der Assimilations- und Kreislaufsorgane documentiren, oft nur in einer mangelhaften Ernährung der venösen Gefäfse selbst; — oft begleitet von Katarrhen der verschiedensten Schleimhäute und oft ausgehend in Leberkrankheiten, Lungentuberkulose und krebshafte Degenerationen; - Zustände, welche mehr bei Frauen, als bei Männern vorkommen und vielleicht beim weiblichen Geschlecht in schwächerem Grade das vertreten, was beim männlichen als Unterleibsstase oder gichtische Dyskrasie in auffallenderen Functionsstörungen sich äufsert. Die älteren Aerzte hatten gleichsam ein stillschweigendes Uebereinkommen darüber, was sie unter diesem Begriff der „Venosität" sich vorstellten, und wufsten aus vielfacher Erfahrung, dafs nur die milderen Mittel, welche die Decarbonisation des Blutes befördern, für diese Zustände heilsam sind: Mittel, die sie, in ihrer Sprachweise, „sanft und einschleichend und die stillen Freunde des vegetativen Lebens" nannten. Zu diesen milden Mitteln gehören vor allen Dingen die schwachen Natronwässer, namentlich die kochsalzhaltigen, wie Ems, und die Empirie ihrer Anwendung entspricht durchaus der oben entwickelten Wirkung des kohlensauren Natrons als Träger und Ausscheider der Kohlensäure aus dem Blute. Während bei den auffallenden, namentlich Männer betreffenden Zuständen der Unterleibsstase, des Harngrieses, der Gicht, die vielleicht nur höhere Grade der sogenannten Venosität sind, die starken Natronwässer und besonders die Kochsalzquellen und die complicirten Quellen von Marienbad und Karlsbad geboten sind, sind in diesen leichteren Graden ausschliefslich die schwachen Natronwässer indicirt und bewährt.

5. Katarrhe. Die Wirkung der Alkalien und namentlich des kohlensauren Natrons gegen Katarrhe ist allgemein bekannt und der Praxis sehr geläufig; die Deutungsversuche fallen aber sämmtlich in das Reich der Hypothesen, und namentlich liegt in der oben ausgeführten chemischen und physiologischen Bedeutung des Natrons nicht im geringsten die Begründung dieser Wirkung, welche vorläufig als eine rein empirische und klinische Thatsache hingenommen werden mufs. Nicht nur bei chronischen, sondern auch bei akuten Katarrhen

bewirkt der Gebrauch alkalischer Mittel die leichtere Ausführung des Secretes, übrigens aber keineswegs, wie oft gedankenlos behauptet wird, eine Verdünnung oder Verwässerung desselben, sondern vielmehr, bei gleichzeitiger quantitativer Verminderung, eine Verdickung des Schleimes; je frischer und akuter ein Katarrh, um so wässeriger ist sein Secret, und erst im chronischen Stadium und ganz besonders mit fortschreitender Heilung wird dasselbe dick, weil reichhaltiger an abgestofsenen Epithelien. Auf dieselbe Weise kommt die Heilung des Katarrhes zu Stande, und dieser Vorgang wird durch Alkalien begünstigt, ohne dafs für die Erklärung dieser Wirkung irgend welches exacte Material sich bietet: der Vorgang mufs natürlich in derjenigen Veränderung der Schleimhaut liegen, vermöge welcher dieselbe gesunde Epithelien erzeugt, das Wie bleibt aber unerklärt. Die freie Kohlensäure der Natronwässer kann die specifische antikatarrhalische Wirkung nicht tragen, weil pharmaceutische Präparate kohlensaurer und pflanzensaurer Alkalien, z. B. essig- und citronsaures Kali in Saturationen, dieselbe Wirkung haben; der Vorzug der Natronwässer beruht wahrscheinlich auf der gleichzeitigen Wirkung des reichlichen Getränkes, dessen Resorption dabei durch die freie Kohlensäure begünstigt wird; der Kochsalzgehalt dieser Quellen scheint für die Katarrhe einzelner Schleimhäute einen Vorzug zu begründen.

Bronchialkatarrh. Für den Katarrh der Respirationsschleimhaut hat die practische Erfahrung die Vorzüglichkeit derjenigen Natronwässer herausgestellt, welche neben dem kohlensauren Natron einen erheblichen Gehalt an Chlornatrium aufweisen; doch fehlt es an vergleichenden Untersuchungen und Beobachtungen über den Antheil des Kochsalzgehaltes an dieser Wirkung, namentlich ob die Resorption von Exsudaten, die Anregung der Darmfunction, oder die Betheiligung des Chlornatriums bei der Zellenbildung besonders in Betracht kommt; wahrscheinlich ist das Letztere der Fall, wenigstens folgt es am leichtesten aus der physiologischen Bedeutung dieses Salzes. Etwas Chlornatrium enthalten sämmtliche Natronwässer; die Grenze aber zwischen den einfachen und den muriatischen Natronwässern möchte ohngefähr durch einen Gehalt von 7—8 Gran auf 16 Unzen zu bestimmen sein, wobei hervorzuheben, dafs zu jedem Wasser die geringe Menge Kochsalz, welche dasselbe als muriatisches charakterisiren würde, zugesetzt werden kann, ohne die übrigen Eigenschaften zu beeinträchtigen. Der Kochsalzgehalt der gebräuchlichsten Natronwässer ist (auf 16 Unzen) folgender: Gießhübel, Geilnau, Salzbrunn, Neuenahr, Rohitsch, Füred, Rippoldsau, Petersthal und Cadowa weniger als 1 Gr., die Fellahthalquellen 1½ Gr., Bertrich und Bilin 3 Gr., Fachingen uud Vichy 4½ Gr., Ems 6—7 Gr., Carlsbad 7—8 Gr., Franzensbad 6—9 Gr., Elster 8—14 Gr., Roisdorf 3—14 Gr., Gleichenberg 4—14 Gr., Marienbad 3—15 Gr., Selters 17 Gr., Luhatschowitz 20—33 Gr. *Kochsalzgehalt der Natronwässer.*

Einen großen Einfluß hat die Temperatur des Wassers, nicht allein für die schnellere Resorption desselben und seiner Bestandtheile, sondern auch auf die Expectoration: warmes Wasser an sich ist ein Expectorans, weil die Wärme von der Speiseröhre aus auf die Lunge und Bronchialschleimhaut sich physikalisch fortpflanzt. Auch dies Moment ist beliebig zu regeln: die meisten Natronwässer enthalten genug Kohlensäure, um einen Theil davon durch Erwärmung oder Abkühlung, unbeschadet der Wirkung, verlieren zu können. Die gebräuchlichen einfachen alkalischen Säuerlinge sind sämmtlich kalt, mit Ausnahme von Vichy, dessen meiste Quellen 24—33 Grad R. haben, und Neuenahr 18—29 Grad R.; von den kochsalzhaltigen Natronwässern ist nur Ems warm (22—37 Grad R.); von den alkalisch-salinischen Wässern, die außer kohlensaurem Natron und Chlornatrium noch schwefelsaures Natron enthalten, sind die Quellen von Marienbad, Rohitsch, Füred kalt, die von Carlsbad warm (38—58 Gr. R.); die alkalischen Eisensäuerlinge, Frauzensbad, Elster u. s. f. sind sämmtlich kalt.

Für den Katarrh der Blasenschleimhaut scheint ein erheblicher Kochsalzgehalt minder wichtig, und die Hauptwirkung an das kohlensaure Natron gebunden zu sein, weil diejenigen Natronwässer, welche in schlimmen und veralteten Fällen sich am besten bewähren, zwar einen starken Gehalt an kohlensaurem Natron, aber einen ganz unbeträchtlichen an Kochsalz besitzen, wie Bilin. Fachingen und vor Allem Vichy. Wahrscheinlich tritt hier zu der specifischen, d. h. unerklärten Wirkung des Natrons auf die Schleimhaut noch die während der Kur erzeugte Alkalescenz des Urines hinzu, weil die Besserung oft gleich mit den ersten Tagen eintritt, und weil dem Ferment des Blasenschleimes ein Theil seines Gährungsmateriales entzogen wird. Es ist aber eine Vorsicht zu beobachten. *Blasenkatarrh.*

deren Vernachlässigung den Katarrh leicht verschlimmert, indem durch allzugrofse Alkalescenz des Harnes leicht eine alkalische Gährung desselben erzeugt wird. Wenn demnach nach anfänglicher Besserung erneute Schmerzen auftreten, so mufs man mit der Kur sofort inne halten, bis der Harn wieder einen leichten Grad von Säure besitzt. Der Anfänger aber möge überhaupt die Behandlung eines schweren Blasenkatarrhs nicht bequem treiben: nur leichtere Fälle heilen bei dem blofsen Gebrauch eines Natronwassers; schwerere erheischen aufserdem ein örtliches Verfahren, fleifsige Ausspritzung der Blase, um den Schleim zu entfernen, der nicht allein Krankheitsprodukt ist, sondern die Krankheit auch unterhält, und alterirende oder adstringirende Einspritzungen.

Wildungen. Mit den Natronwässern concurrirt für die Behandlung von Blasenkatarrh besonders die erdige Quelle von Wildungen, welche unter 12 Gran festen Bestandtheilen $5\frac{1}{2}$ Gran kohlensauren Kalk und 4 Gran kohlensaure Magnesia enthält, an freier Kohlensäure aber sehr reich ist (38 Kubikzoll). Der Ruf dieser Quelle ist zwar weit verbreitet, die chemische Zusammensetzung entspricht aber keineswegs der Vorstellung, die man sich von ihrer Wirkung machen müfste: Die säuretilgende Wirkung des Kalkes und der Magnesia auf den Mageninhalt mag nicht ohne Einflufs sein, und die Alkalescenz des Blutes zur Verminderung der Harnsäure im Harn beitragen; von einer besonderen Wirkung dieser Erden auf Katarrhe ist aber nichts bekannt, und so läfst sich vermuthen, dafs der Ruf dieses Wassers hauptsächlich auf seiner diuretischen Wirkung und vielleicht auf geringer Verminderung der Säure im Harn beruht. Dieser Vermuthung entspricht unsere Beobachtung durchaus: wir haben in schweren Fällen von Blasenkatarrh bei weitem nicht die schnelle Wirkung von Wildunger Wasser beobachtet, die uns starke Natronwässer, wie Bilin und Vichy, oft geleistet, und nur bei saurem Harngries eine etwas stärkere Wirkung, als vom reichlichen Wassergenufs überhaupt. Bei einer Brunnenkur gegen Blasenkatarrh mit einem starken Natronwasser kommt es fast immer darauf an, auch den Tag über die Diurese durch reichliches Trinken zu unterhalten, und dazu eignet sich als Nebenmittel Wildungen ebenso, wie andere an Salzen arme Säuerlinge. Man darf bei einem solchen übertriebenen Ruf einer Quelle nicht vergessen, dafs der Wassergenufs

überhaupt als Diureticum wirkt und in leichteren Fällen von
Blasenkatarrh oft hinreicht, und bei Wildungen speciell ist zu
beachten, dafs in den letzten 10 Jahren die Spielbankreclame
das Ihrige gethan, um die ehrliche Beobachtung zu verdunkeln.
Wildungen ist, wie viele andere Wässer, ein Mittel gegen
leichte Blasenkatarrhe, ein besseres, als Brunnenwasser, aber
für schwere Fälle nicht entfernt so wirksam, wie Bilin, Vichy
und andere starke Natronwässer.

Der Katarrh der Vaginal- und Uterinschleimhaut, Fluor albus.
wenn er nicht örtlich in Ulcerationen begründet ist, ist entweder Symptom der Anämie, oder Symptom jener Zustände,
welche wir oben als „venöse" bezeichnet haben. Im letzteren
Fall nützen lange fortgesetzte Kuren mit schwächeren Natronwässern dem allgemeinen Zustand und der örtlichen Complication, machen aber in schwereren Fällen die Anwendung örtlicher, tonisirender Mittel höchst selten entbehrlich. Ist Anämie
in erheblichem Grade die Ursache oder die Complication des
Leidens, so ist mit Natronwässern Mafs zu halten, weil ihr
lange fortgesetzter Gebrauch leicht die Ernährung und Blutbildung stört. Ueberhaupt scheint der Katarrh der Sexual-
schleimhaut, gleich dem der Conjunctiva der Augen, sich nach
kurzer Dauer von der bedingenden allgemeinen Ursache zu
emancipiren und auf allgemeine Mittel wenig zu reagiren. Ein
bedeutender Fluor albus wird selten durch Brunnenkuren geheilt, und viele Angaben in dieser Richtung gehören in das
Reich der Reclame.

Der chronische Katarrh des Magens ist keineswegs Magenkatarrh.
eine so häufige Krankheit, als seine zahlreich geübte Erwähnung
vermuthen lassen sollte. Will man, weil der Magen von einer
Schleimhaut ausgekleidet ist, jede Störung seiner Function als
Katarrh bezeichnen, so gibt es allerdings keine häufigere Krank-
heit als den Magenkatarrh; die meisten Fälle von Störung der
Magenfunctionen haben es aber nicht mit der Absonderung des
Schleimes, sondern mit der des Magensaftes, ferner mit der
Innervation und der Bewegung des Magens zu thun und fallen
in die klinischen Begriffe der übermäfsigen oder mangelhaften
Säurebildung, der Cardialgie, der Atonie und Flatulenz des
Magens, Begriffe, welche oft unzweckmäfsig mit dem Collectiv-
namen Dyspepsie, viel unpassender aber als Magenkatarrh be-
zeichnet werden. Der chronische Magenkatarrh ist eine nicht

allzuhäufige und fast immer sehr schwere Krankheit, welche die wichtigsten Ernährungsstörungen und sehr oft Lungentuberkulose und Tabes dorsalis erzeugt. Fast immer sind directe Ursachen nachzuweisen, welche unmittelbar auf die Magenschleimhaut eingewirkt haben, namentlich Nicotin, Sublimat, viel seltener Schlemmerei, die vielmehr häufiger Atonie des Magens bedingt. Das charakteristische Symptom ist reichliche Absonderung von Schleim mit Brechneigung und gewöhnlich mit aashaft stinkendem Athem, und dazu natürlich mangelhafte Verdauung und Abmagerung. Schwere und veraltete Fälle werden sehr selten geheilt, trotz den Anpreisungen der balneologischen Specialliteratur; strenge und consequent durchgeführte Diät und adstringirende Mittel, wie Argentum nitricum und namentlich Zincum aceticum, auch Rheum und China, versprechen noch am meisten Erfolg, welcher durch den diätetischen Gebrauch der Säuerlinge, wo die Kohlensäure vertragen wird, unterstützt wird. Ueberhaupt scheint die Wirkung der Brunnenkuren bei schwerem Magenkatarrh zum gröfsten Theil auf dem anregenden Einflufs der Kohlensäure zu beruhen. Empfohlen werden gegen Magenkatarrh beinahe nicht weniger, als sämmtliche Mineralquellen, die Bäder inbegriffen: von den alkalischen Wässern rühmt man den Vorzug des Natrons, von den muriatischen den des Kochsalzes, von den Stahlquellen den des Eisens, von den kalten Wässern die Kälte und von den warmen die Wärme; Schriftsteller, welche sich veranlafst fühlen, diese Confusion von Indicationen schematisch zu ordnen, haben den Vorzug der einzelnen Brunnen nach den Ursachen und Complicationen klassificirt, z. B. für scrophulöse Complication die kochsalzhaltigen, für anämische die eisenhaltigen, für gleichzeitige Unterleibsstasen und Leberkrankheiten die alkalisch-salinischen Quellen als vorzugsweise indicirt hingestellt: ein solches Schema besteht aber nicht vor der Praxis, der Magenkatarrh ist in Bezug auf Prognose und Therapie unabhängig von seiner Ursache, abhängig aber von dem individuellen Zustand des kranken Magens, der im Voraus so unberechenbar ist, wie der des gesunden Magens; daher ist beim Magenkatarrh, wie bei wenig andern Krankheiten, sehr oft ein empirisches Versuchen nothwendig, der Versuch eines Heilmittels nach dem andern, und selbst einer Diät nach der andern, wobei es sich nicht selten ereignet, dafs nach vergeblicher

Suppendiät der Genuſs kräftig anregender und von den meisten Schulbüchern streng verpönter Speisen, wie Gemüse, Sauerkraut, enthülste Leguminosen und schwarzes Brot, heilsam ist. Aus nüchtern benutzter Erfahrung ergeben sich folgende Sätze über die Brunnenbehandlung des Magenkatarrhs:

a) Die meisten Fälle gehören nicht dem Katarrh, sondern den verschieden begründeten Formen der Dyspepsie, der Säurebildung, der Atonie und der Flatulenz des Magens an; neben sorgfältiger und individualisirter Diät ist die Kohlensäure für viele dieser Fälle ein adäquates Reiz- und Beruhigungsmittel zugleich; und wo die Säurebildung vorwaltet, tritt das kohlensaure Natron, die kohlensaure Magnesia und der kohlensaure Kalk der Mineralwässer als Palliativmittel ein, aber auch nur als Palliativmittel, dessen Wirkung nicht länger dauert als seine Anwendung; von den Natronwässern müssen die stärkeren vermieden werden, und die Kalkwässer haben den Vortheil, eine etwa gleichzeitig vorhandene Diarrhoe anzuhalten, oder wenigstens nicht, gleich dem Natron, zu vermehren. Die meisten dieser Fälle erheischen die Anwendung kalter Brunnen, der Vorzug warmer Wässer beruht auf individuellen Zuständen und tritt namentlich um so mehr hervor, je mehr das Leiden mit neuralgischen Erscheinungen complicirt ist.

b) Je mehr die Atonie des Magens vorwiegt, um so mehr sind Reizmittel geboten und erlaubt, stärkere Kochsalzwässer, Eisenwässer, Kohlensäure und Kälte. Wenn gegen die gleichzeitige Flatulenz, zum Zweck der Absorption der Gase, kalkhaltige Mineralwässer empfohlen werden, so ist dies eine der Maximen, die auf theoretischer Schablone beruhen: pharmaceutische Einzeldosen von 10 bis 30 Gran kohlensaurem Kalk, und becherweise Dosen von Kalkwasser, auf den Tag zu einem Quart und mehr, haben diese absorbirende Wirkung auf die Gase des Magens; der Kalkgehalt der Mineralwässer ist aber, im Vergleich zu dem concentrirten Kalkwasser, so verschwindend klein, daſs er kaum in Betracht kommen kann; und wir glauben nicht, daſs jemals eine erhebliche Gasansammlung durch eines jener Mineralwässer palliativ verschluckt worden ist. Von den eigentlich sogenannten Kalkwässern hat Wildungen 5,4 Gran, Lippspringe 5,2 Gran, Weiſsenburg 0,8 Gran, Leuk 0,3 Gran kohlensauren Kalk; in den meisten Natronwässern ist er in einer Menge von 1—5 Gran vertreten, und nur einige enthalten solche Mengen, welche sich mit dem Gehalt des Kalkwassers an Aetzkalk vergleichen lassen: Rohitsch, Rippoldsau, Petersthal, Borscék (bis 11 Gran). Unter den trinkbaren Kochsalzwässern haben Kissingen 4—8, Homburg 5—11, Soden 2—8, Cannstadt 7—8, Nauheim 11—16 Gran kohlensauren Kalk; die reinen Stahlquellen 1—7 Gran, die meisten Schwefelwässer nur einige Grane. In vielen Fällen reicht auch das Kalkwasser zu dieser palliativen Wirkung nicht hin, und hier empfiehlt sich die Holzkohle: sehr oft haben wir, mit und ohne vorhergehende vergebliche Anwendung von Mineralwässern, den aus Cardialgie, Pyrosis und Flatulenz zusammengesetzten Symptomencomplex, welcher namentlich bei anämischen oder säugenden Frauen häufig auftritt, durch die empirische Composition des alten Heim von Magnesia, Carbo und Quassia schnell und dauernd beseitigt.

c) Der eigentliche chronische Magenkatarrh, d. h. die übermäfsige Secretion von Schleim mit ihren bedeutenden Folgen, erheischt in der Regel kohlensäurehaltige Wässer, welche aufserdem das kräftigere Reizmittel des Kochsalzes in mäfsigen Quantitäten bis ohngefähr höchstens 60 Gran enthalten, und die Auswahl der verschieden starken Wässer richtet sich meist nach dem individuellen und versuchsweise zu ermittelnden Zustand des Magens. Die gebräuchlicheren dieser Wässer enthalten an Chlorverbindungen (Chlor-Natrium-, Magnesium- und Kalium): Baden-Baden 18, Cannstadt 16—20, die schwächeren Quellen von Soden 17—27, Cronthal 22—28, Kissingen 19—48, Mergentheim 52, Bourbonne 52, Homburg 60—138, Wiesbaden 57 Gran auf 16 Unzen; und diese Wässer rangiren in Bezug auf den Gehalt an Kohlensäure in folgender Reihe: Homburg 43—55 Kubikzoll, Kissingen 41—48, Cronthal 33—40, Soden 14—48, Cannstadt 19—27, Mergentheim 9, Wiesbaden 6, Baden 1,5. Die Auswahl zwischen warmen und kalten Quellen richtet sich theils ebenfalls nach dem individuellen Zustand des Magens, theils nach etwa begleitender Diarrhoe, für welche warme Wässer deshalb vorzuziehen sind, weil sie schneller im Magen resorbirt werden, und somit das Kochsalz nicht auf die Darmschleimhaut wirken kann: Mergentheim, Kissingen, Homburg, Cronthal sind kalt, die Quellen von Soden 12—19 Grad R., Cannstadt 14—16½ Grad R., Baden 37—54 Grad, Wiesbaden 50—55 Grad R. Ein beliebiger Zusatz von Kochsalz zu einem sonst passenden Säuerling, oder die Vermischung eines stärkeren Kochsalzwassers mit einem einfachen Säuerling bis zu einer bestimmten Verdünnung gleicht manche dieser Differenzen aus und wird vielfach in der Hauspraxis und an Brunnenörtern mit demselben Erfolg geübt, wie der Gebrauch der verschiedenen natürlichen Quellen.

Der chronische Darmkatarrh wird sehr oft als Object der verschiedensten Brunnenkuren angeführt, darf es aber nicht als solcher sein, sondern nur als Folgezustand anderer Krankheiten, welche der Wirkung der Brunnenkuren zugänglich sind, z. B. venöser Unterleibsstasen, Leberkrankheiten, Anschwellung der Mesenterialdrüsen. Unter den gegen diese bedingenden Zustände indicirten Mineralwässern müssen die schwächeren und wärmeren ausgewählt werden, welche nicht eine reizende und abführende Wirkung auf die Darmschleimhaut ausüben; Glauber- und Bittersalzwässer sind hier noch eher erträglich, weil sie meist nur die wässerige Absonderung vermehren; dagegen muſs mit Kochsalz Maſs gehalten werden, da die Diarrhoe, die dieses Mittel hervorruft, selbst oft eine katarrhalische ist. Wenn das warme Wasser des Kochbrunnens in Wiesbaden oft günstig wirkt, so liegt dies theils an der Schwäche des Salzgehaltes, theils an der hohen Temperatur, die die Resorption des Salzes noch im Magen erleichtert; für das Wie dieser Wirkung aber müssen wir vielleicht auf die alte Vorstellung der Revulsion zurückgehen, nach welcher man seit alter Zeit z. B. durch Brechmittel vom Darm auf den Magen ableitete. Für den selbstständigen Darmkatarrh sind im Allgemeinen Mittel bewährt, welche nicht der Balneotherapie angehören: Opium, Adstringentia und bei mangelnder Ausleerung des Secretes Ol. Ricini, Rheum, Calomel. Dagegen sind theils in hartnäckigen Fällen warme Bäder als Ableitungsmittel selten zu entbehren; und in den Fällen, wo die katarrhalische Reizung des Darmes durch grofse Hautschwäche und oft wiederholte Erkältungen bedingt wird, treten die Indicationen für Hautschwäche ein (S. 99 u. 193), und hier ist jede innerliche Kur vergeblich, wenn es nicht gelingt, durch die Kaltwassermethode, das Seebad und die Thermalsoolbäder von Rehme und Nauheim die Disposition zur Erkältung zu beseitigen.

Der Katarrh der Gallenwege, welcher die häufigste Ursache des Icterus ist, wird vielfach mit Mineralwässern behandelt, aber, unsrer Erfahrung nach, sehr selten in seinem Verlaufe abgekürzt. Die Prognose ist überhaupt gut, der Verlauf aber meist langsam, und ein expectatives Verfahren am meisten bewährt. Nur bei sehr langer Dauer der Krankheit und bei beginnender consecutiver Schwellung der Leber ist ein energisches Verfahren nothwendig, und hierzu empfehlen sich vor Allem Carlsbad und Marienbad, die mit energischer Wirkung auf die Leber den Vortheil verbinden, dafs sie, bei gut geleitetem Regime, die Verdauung und Ernährung nicht stören. Die einfachen Natronwässer, welche den Katarrh der Bronchialschleimhaut oft in kurzer Zeit heilsam zeitigen, scheinen auf den Katarrh der Gallenwege, gleich andern Mitteln, keinen Einflufs zu üben. Der Nutzen kohlensäurereicher Getränke, von denen die meisten kohlensaures Natron enthalten, ist nur ein symptomatischer und erstreckt sich auf die im Icterus oft mangelnde Erregung des Magens; aus diesem diätetischen Gebrauch müssen aber nicht unbegründete Indicationen für die directe Behandlung der Krankheit gefolgert werden.

Exsudate. 6. Zur Beförderung der Resorption von Exsudaten dienen Natronwässer als Mittel, welche die Decarbonisation und die Verdünnung des Blutes befördern und nebenbei diuretisch wirken und den Stoffwechsel beschleunigen. Es wurde bereits erwähnt, dafs für die schnelle Verkleinerung scrophulös-hypertrophischer Lymphdrüsen eine Brunnenkur mit Karlsbader Wasser sehr wirksam ist, obgleich gerade für diese Zustände Karlsbad nicht sehr beliebt ist. Auch zur Resorption gichtischer, rheumatischer und entzündlicher Gelenkexsudate tragen Brunnenkuren, neben energischen Bademethoden, wesentlich bei, namentlich Kochsalzwässer und Karlsbad; ferner wirken Natron- und Kochsalzwässer vermöge der vermehrten Diurese auf die Resorption hydropischer Exsudate und auf pleuritische Ausschwitzungen. Was die letzteren betrifft, so ist allerdings nicht zu vergessen, dafs in den meisten Fällen, wo das Leben erhalten bleibt, die Natur allein schon einen Resorptionsprocefs unterhält, der durch Regime und milde therapeutische Methoden unterstützt werden kann, und dafs deshalb nicht jeder Erfolg der specifischen Wirkung des angewandten Mittels zugeschrieben werden kann. Im Allgemeinen sind muriatisch-alkalische Wässer und mäfsig starke Kochsalzwässer bei bedeutenden Exsudaten vorzuziehen, weil der durch das

Exsudat gesetzte Eiweifsverlust und die daraus folgende Anämie ein Mittel und eine Methode verlangt, die zugleich die Ernährung und Zellenbildung befördern; ist aber die Anämie sehr bedeutend, namentlich bei massenhaftem pleuritischen Exsudat und bei bedeutender Hepatisation der Lunge, so ist vor Allem der Gebrauch des Eisens indicirt, und in solchen Fällen die Anwendung nicht voluminöser pharmaceutischer Eisenpräparate den kohlensäurereichen Eisenwässern vorzuziehen, weil die Beeinträchtigung der Respiration und der Herzfunction gewöhnlich nicht den Reiz der Kohlensäure verträgt, und überdies der Magen, der reichlich verdauen soll, die Ueberschwemmung mit Wasser verbietet. Die sicherste Maxime für solche Fälle ist ein allgemein tonisirendes Verfahren, welches die geforderte Resorption des Exsudates den dadurch gekräftigten vegetativen Functionen überläfst und meistens überlassen darf.

7. Dafs das kohlensaure Natron und die Alkalien überhaupt die Gallenabsonderung vermehren, ist eine oft wiederholte Behauptung, welche aus dem Chemismus der Galle gefolgert, aber weder durch klinische Beobachtungen, noch durch experimentale Untersuchungen bewiesen ist. Nur vom reichlichen Wassergenufs und von solchen Mitteln, welche die Darmschleimhaut heftig zur Secretion anregen und dadurch wahrscheinlich mittelbar die Leber reizen, kennen wir eine deutliche Wirkung auf die Gallenvermehrung, und zwar auf die Vermehrung des Wassers derselben, mit welchem die festen Bestandtheile zwar relativ vermindert, aber absolut und in gegebener Zeit vermehrt werden, gerade wie die Wirkung des Wassers auf den Harn. Zu den Mitteln, die durch Darmreizung mittelbar diese Wirkung haben, gehören auch das schwefelsaure Natron, die schwefelsaure Magnesia und das Kochsalz in gröfseren, abführenden Gaben; von dem kohlensauren Natron aber schweigt in dieser Beziehung die klinische Erfahrung und das Experiment, und alle Behauptungen von Vermehrung des Wasser- und Alkaligehaltes der Galle durch das Natron und von den therapeutischen Folgen dieser Wirkung sind theoretische Abstractionen. Was Karlsbad und Marienbad hierin leisten, das geschieht auf Grund ihres Glaubersalzgehaltes; bei dem Gebrauch der Natronwässer aber haben wir vergeblich nach Erscheinungen gesucht, welche eine Vermehrung der Galle bekunden, und ebenso vergeblich nach Er-

Leberfunction.

gebnissen der Experimentalphysiologie geforscht, die jene dreiste Behauptung begründeten. Bis jetzt ist nur bekannt, daſs der Ueberschuſs des genommenen Natrons durch den Harn schnell ausgeschieden wird, sein Uebergang in die Galle aber nirgends constatirt. Und so müssen wir den Erfolg der Brunnenkuren mit Natronwässern, die nicht zugleich erhebliche Mengen von Kochsalz und schwefelsauren Salzen besitzen, vorläufig dem vermehrten Wassergenuſs zuschreiben.

Gallensteine. Auf Grund jener Annahme ist das Natron und die Alkalien überhaupt vielfach gegen Gallensteine angewandt worden, und man hat geglaubt, diese Concremente mit Natronwässern auflösen zu können, weil deren Bestandtheile in der That in alkalischen Flüssigkeiten lösbar sind. Wären diese Versuche gelungen, so wäre allerdings dadurch die Theorie von der vermehrten Alkalescenz der Galle einigermaſsen begründet; sie sind aber, wie alle andern versuchten Methoden, so wenig gelungen, daſs man jetzt allgemein von der Möglichkeit der Auflösung von Gallensteinen absieht und sich auf die symptomatische Erleichterung der Steinkolik und auf reichlichen Flüssigkeitsgenuſs, behufs mechanischer Beförderung der Concremente, beschränkt. Diese letztere Bedeutung haben die meisten Brunnenkuren, und nur die abführenden Wässer vermehren auſserdem die Absonderung der Galle und damit vielleicht die Ausführung der Steine.

Diabetes. 8. Der Diabetes, welcher, wenn er einer Besserung oder eines Stillstandes fähig ist, in dem kohlensauren Natron ein wirkliches Heilmittel findet, könnte in die specifische Wirkung desselben einen orientirenden Einblick gewähren, wenn seine Natur, namentlich in Bezug auf den Chemismus des Blutes, schon näher begründet wäre; und umgekehrt würde, wenn die physiologische Wirkung des Natrons deutlich ermittelt wäre, ein richtiger und vielleicht ausreichender Rückschluſs auf das Wesen dieser Krankheit ermöglicht sein. Beides ist nicht der Fall, aber Beides bildet das vielleicht erreichbare Ziel künftiger Untersuchungen. Was die Erfahrung über diesen Punkt praktisch Wichtiges lehrt, ist in Kürze Folgendes:

Die beiden charakteristischen Formen des Diabetes Es müssen für die Praxis zwei Formen unterschieden werden, deren Differenz für die Prognose und Therapie von Bedeutung ist, eine mildere und eine stärkere Form, welche Verf.

für seine Beobachtungen und Aufzeichnungen den grofsen und den kleinen Diabetes nennt.

Der grofse Diabetes hat schnellen Verlauf und weist meistens sehr bald die Erscheinungen der Lungentuberkulose auf, die Symptome der Krankheit sind energisch, der Zuckergehalt bedeutend, meist nicht unter 4 Procent und oft 10 bis 12 Procent steigend, die geschlechtliche Potenz ist bald erloschen und die Aetiologie führt in der Regel auf sehr stark und allgemein wirkende Ursachen, namentlich kummervolles Leben, übermäfsige geistige Anstrengungen und bedeutende Ausschweifungen in venere, potu und im nächtlichen Hasardspiel.

Der kleine Diabetes verläuft langsam, oft in 10—15 Jahren und ist der Besserung und des Stillstandes fähig, die Erscheinungen sind allseitig milde, Lungentuberkulose seltener der Ausgang, der Zuckergehalt oft nur $\frac{1}{2}$—1 Procent, die geschlechtliche Potenz weniger und mitunter gar nicht geschwächt, und die Aetiologie führt seltener auf die oben genannten allgemeinen Ursachen, oft auf gar keine wahrscheinlichen Bedingungen, oft aber auf Krankheiten des Nervensystems, als deren Symptom oder Folge der Diabetes zu deuten ist: Verfasser, welcher es jährlich mit einer beträchtlichen Zahl von Neurosen zu thun hat, hat bei Tabes dorsalis, Gehirnerweichung, Spinalirritation und ganz besonders bei Ischias sehr oft einen geringen Zuckergehalt des Harnes beobachtet und mehrere Fälle gesehen, wo die Constanz dieser Erscheinung das Krankheitsbild des kleinen Diabetes bedingte.

In allen von uns beobachteten Fällen des kleinen Diabetes hat der Gebrauch des Karlsbader Wassers sehr schnell, oft schon am zweiten Tage, die Zuckerausscheidung erheblich vermindert und in vielen Fällen auf Monate und Jahre Besserung und Stillstand bewirkt. Verfasser kennt einen auch in Deutschland bekannten ausländischen Physiologen, dessen Urin seit 15 Jahren einige Procent Zucker enthält, ohne dafs der jetzt 65jährige Mann veranlafst wäre, in seinem Befinden und in seiner Diät sich als Patienten zu betrachten. In 7 Fällen von Ischias beobachteten wir vier Mal einen Zuckergehalt von $\frac{1}{2}$ bis $2\frac{1}{2}$ Procent, und zwar bei dem letzteren Gehalt eine erhebliche Verminderung des Körpergewichtes, die aber, weil sie einen sehr fettleibigen Mann betraf, zu Haus übersehen worden war, und auch dieser Kranke genas anscheinend bei dem Gebrauch des Karlsbader Wassers. Nach solchen Erfahrungen sind wir geneigt, einen Theil der Fälle des kleinen Diabetes als **symptomatischen Diabetes** anzusprechen und ihn durch eine günstige Prognose zu charakterisiren. Das auffallendste Beispiel aber dieses symptomatischen Diabetes bietet einen so merkwürdigen Verlauf und zugleich ein diagnostisches Abenteuer, dafs wir uns veranlafst fühlen, ihn an diesem Ort mitzutheilen, nachdem wir Jahre lang vergeblich in eigener und fremder Erfahrung auf ein Pendant gehofft haben.

Symptomatischer Diabetes. Ein 40jähriger Mann aus einer russischen Provinz, den höheren Ständen angehörig, wohl situirt in geordneten Verhältnissen und von jeher an regelmäfsiges Leben gewöhnt, litt seit Jahren an enormen, knotigen Ausdehnungen der Mastdarmvenen und an einer ziemlich regelmäfsigen periodischen Neuralgie im Hinterkopf, welche in der Regel durch eine Blutentziehung am Mastdarm beseitigt wurde. Dazu gesellte sich allmählig ein steigender Blasenkatarrh, mit welchem sich endlich eine bedeutende Lähmung des Detrusor urinae ausbildete, so dafs der Patient ein Jahr lang den Urin nur in der Weise entleerte, dafs beständig etwas überträufelte, gedrängt von der enormen Ansammlung. Wunderbarer Weise wurde die Blase niemals durch den Cateter entleert. Nach einer sehr ergiebigen Blutentziehung am Mastdarm verfiel der Kranke in Schlaf und erwachte mit so heftigem Durst, dafs er gleich am ersten Tage dieselben enormen Quantitäten Wasser trank, welche während der Dauer der Krankheit sein Mafs blieben, und in demselben Verhältnifs vermehrte sich die Masse des Harnes und trat gleichzeitig heftiger Hunger und grofse Abmagerung ein. Der Verdacht des Diabetes ergab sich von selbst, wurde aber aufgegeben, weil wiederholte Untersuchungen keinen Zucker im Harn nachwiesen. Sobald der Kranke sich mir, dem Verfasser, vorstellte, entleerte ich die Blase mit dem Cateter und stellte zunächst den Blasenkatarrh fest; aber auch ich fand keinen Zucker: dennoch glaubte ich mit der Annahme eines Diabetes insipidus mich nicht begnügen zu dürfen und hielt vielmehr die Möglichkeit fest, dafs der Zucker schon in der Blase, vermöge des als Ferment wirkenden Blasenschleimes, zersetzt werde. Auf eine an Professor Scherer in Würzburg gerichtete mündliche Anfrage erwiderte dieser, dafs er dergleichen Fälle beobachtet habe, wo bei gleichzeitigem Blasenkatarrh der Zucker noch in der Blase in Milchsäure und Buttersäure umgewandelt worden. In der That bestätigte sich die Vermuthung vollkommen: ich behandelte zunächst den Katarrh örtlich durch tägliche Ausspritzungen der Blase und konnte sehr bald in dem, nach der Reinigung der Blase entleerten Urin, den Zucker bis zu 4 Procent nachweisen. Bei gemischter Diät, nebst Ungarwein und Champagner, und bei dem Gebrauch von Karlsbader Brunnen und unsern Thermalbädern, wurde der Blasenkatarrh erheblich gemindert, die Lähmung des Detrusor wesentlich gebessert und die Zuckerausscheidung ganz beseitigt; seitdem sind 7 Jahre ohne Recidiv verflossen, und jedenfalls kann dieser Fall, in Bezug auf Aetiologie, Prognose und Verlauf, als symptomatischer Diabetes aufgefafst werden.

Wenn Verfasser in allen Fällen des kleinen Diabetes von dem Gebrauch des Karlsbader Wassers einen mehr oder weniger erheblichen Erfolg beobachtet hat, so kann er auch die Erfahrungen der Karlsbader Aerzte bei dem grofsen Diabetes bestätigen: bei Kranken, welche noch leben, und bei solchen, die seitdem zu Grunde gegangen, haben wir Besserungen und Stillstände durch diese Brunnenkuren erzielt, vorausgesetzt, 1) dafs die Fälle überhaupt nicht von Anfang an mit rapidem Verlauf auftraten, 2) dafs nicht schon Lungentuberkulose mit ihnen complicirt war; ja, in mehreren Fällen, wo bei scheinbar nicht rapidem Verlauf, die Karlsbader Kur ihren momentanen Nutzen versagte, verlief die Krankheit sehr rasch in Consumtion oder Tuberkulose, so dafs das Fehlschlagen der Brunnenkur fast als prognostisches Moment gedeutet werden durfte.

Die Diät haben wir in unsern Fällen nur bei grofsem Diabetes streng geregelt und die Kranken so viel als möglich auf Fleischkost beschränkt; bei dem kleinen Diabetes haben wir auf die gebräuchlichen diätetischen Vorschriften gar keine Rücksicht genommen, sondern sie durchaus dem individuellen Zustand des Magens und der Blutbildung angepafst, dabei aber beständig das Körpergewicht beobachtet und täglich die Zuckermenge bestimmt, und nach beiden Momenten die Zweckmäfsigkeit oder Unzweckmäfsigkeit der Diät beurtheilt.

Wenn Fleckles (Ueber Diabetes mit besonderer Rücksicht auf Carlsbad. Prag 1865) erklärt, „dafs unter den Heilquellen gegen Diabetes Karlsbad keine Prärogative gebühre, und dafs er gleich günstige Erfolge auch von Vichy, Rehme, Franzensbad und Gastein beobachtet habe", so können wir den ersten Satz durchaus nicht gelten lassen. Unsere Fälle sind allerdings nebenbei mit Rehmer Thermalbädern behandelt worden, aber eine deutliche, und nach Mafsgabe der gesteigerten Methode fortschreitende Verminderung des Zuckers haben wir unzweifelhaft immer mit dem Gebrauch des Brunnens in Verbindung bringen können; gewifs tragen anregende Bäder dazu bei, ihrerseits und so weit es der Zustand des Diabetikers erlaubt, die Ernährung zu steigern: die specifische Wirkung aber auf die Verminderung des Zuckers haben wir nur von der Brunnenkur und sogar in deutlicher Beziehung zu deren täglichen Phasen beobachtet. Das Wesen des Diabetes für die klinische Vorstellung beruht in dem erheblichen Verlust von

Stoffen, welche zur Ernährung und zur Wärmebildung nothwendig sind; dieser Verlust ist aber meistens beträchtlich genug, um die Wirkung allgemeiner, die Ernährung von aufsen hebender Mittel, illusorisch oder unerheblich zu machen, so lange nicht die specifische Seite der Krankheit durch das specifische Mittel vermindert ist, und letzteres ist nur die Brunnenkur.

Karlsbad und Vichy. Die Alternative zwischen Karlsbad und Vichy erwartet noch ihre Aufklärung. Vichy ist ein reines alkalisches Wasser und enthält ohngefähr 38 Gran doppelt kohlensaures Natron, während Karlsbad nur 14 Gran enthält, aufserdem aber 19 Gran schwefelsaures Natron und 8 Gran Chlornatrium; im Gehalt an doppelt kohlensaurem Natron und an Chlornatrium steht Ems ohngefähr gleich mit Karlsbad, und dennoch sind die Kurversuche gegen Diabetes in Ems fast sämmtlich fehlgeschlagen. Daraus folgt die Vermuthung, dafs der geringere Gehalt des Karlsbader Wassers an Natron (Vichy gegenüber) nicht durch den Kochsalzgehalt, sondern durch den Gehalt an schwefelsaurem Natron ausgeglichen wird, dafs also die 14 Gr· doppelt kohlensaures Natron mit den 19 Gran Glaubersalz in Karlsbad eine ähnliche Wirkung haben, wie die 38 Gran doppelt kohlensaures Natron in Vichy. Verfasser hat nur mit Karlsbader Wasser operirt, weil er nicht den Muth hatte, das ihm einmal bewährte Mittel zu vertauschen. Zur Begründung dieser Parallele aber und zur Ermittelung der Art der Wirkung des Natrons sind folgende Untersuchungen nothwendig:

Künftige Untersuchungen. 1) Vergleichende Beobachtungen an ein und demselben Kranken mit Karlsbader und Vichy-Wasser, unter gleicher Diät und ohne Zuhülfenahme anderer Mittel.

2) Beobachtungen, nicht blofs über die während der Kur sich verändernde Zuckerausscheidung, sondern auch über den Harnstoffgehalt des Urins und namentlich über die Ausscheidung des Natrons durch denselben, um zu erfahren, ob und in welcher Quantität und wie lange Zeit das Natron im Blute zurückgehalten wird zur Verminderung der Zuckerbildung.

3) Die Wiederholung der Versuche von Mitscherlich (Arzneimittellehre, Bd. III. S. 214) über die Wirkung des nicht in einem kohlensauren Wasser aufgelösten Alkalis, Versuche, die bekanntlich negative Resultate ergeben haben, allerdings

aber, wie es scheint, nur bei schweren Fällen des grofsen Diabetes angestellt worden sind.

Die Theorie der Natronwirkung ist seit der Reform, welche Pavy in die bisher gültigen Ansichten Cl. Bernard's gebracht, um keinen Schritt ihrer Aufklärung näher geführt worden. Nach Bernard sollte die Leber den Zucker bereiten, nach Pavy zerstört sie ihn durch Umwandlung in eine amyloide Substanz; nach der ersten Annahme würde das Natron die Function der Leber vermindern, nach Pavy sie steigern. Noch aber fehlt jeder Aufschlufs Seitens der organischen Chemie, der eine pharmakodynamische Deutung ermöglichte. Es ist aber interessant, dafs schon Mialhe, vor den Bernard'schen Entdeckungen, den Diabetes aus dem Mangel des Blutes an Alkali und der dadurch verhinderten Zersetzung des Zuckers abgeleitet hat, eine Ansicht, welche nun durch Pavy's Untersuchungen wiederum bestätigt wird.

9. **Unterleibsstasen**, Anschwellungen der Leber und der Milz, Fettleibigkeit und verwandte Zustände figuriren ebenfalls in den Indicationen der Natronwässer; doch sind es nur die leichteren Fälle, welche in die klinische Kategorie der erhöhten Venosität fallen, für die die Natronwässer, und zwar die schwächeren, hinreichen; alle schwereren Fälle erheischen die Anwendung der Kochsalzwässer und der glaubersalzhaltigen complicirten Quellen von Karlsbad, Marienbad und ähnlicher. In den letzteren ist der Natrongehalt schwach genug, und der Gehalt an Chlornatrium und schwefelsaurem Natron stark genug, um dem Hinzutritt der letzteren Bestandtheile das Specifische der Wirkung zuzuschreiben. Der Ausdruck „mildes Karlsbad", welcher vielfach von Natronwässern gebraucht wird, drückt dieses Verhältnifs deutlich aus, hat aber jetzt bei weitem nicht mehr die praktische Bedeutung früherer Zeiten, seitdem man in Karlsbad und Marienbad die übermäfsigen täglichen Dosen der Brunnenkur einschränkt und den Erfolg, mit gröfserer Sicherheit, von nicht abführenden Gaben erwartet. Die genannten Zustände finden daher bei den betreffenden Quellen ihre Würdigung.

Unterleibsstasen.

Die gebräuchlichen Natronwässer.

Von der Bedeutung der Bäder mit Natronquellen ist oben S. 306 die Rede gewesen. In den Analysen der Lehrbücher und Specialschriften findet man das Natron bald als kohlensaures, bald als doppelt kohlensaures angegeben, je nachdem der betreffende Chemiker es verrechnet hat. Da indessen bei der Menge der in den Wässern gelösten Kohlensäure das Natron immer als Bicarbonat vorhanden ist, und da wir es auch im Blute, aus demselben Grunde, uns nicht anders vorstellen können, so ziehen wir es vor, das Bicarbonat anzuführen, und wo es nicht als solches angegeben, aus dem einfachen Carbonat zu berechnen. Da ferner bei Brunnenkuren auch eine geringe Quantität Eisenoxydul in Betracht kommt, um so mehr, wenn es in einem gasreichen Wasser gelöst ist, und da der kohlensaure Kalk in einigen dieser Wässer in solcher Menge vorhanden ist, dafs er wenigstens als säuretilgendes Mittel für den Magen sich betheiligt: so geben wir für die wichtigeren Wässer die vollständige Analyse.

Warme und kalte Natronwässer. Nur wenige der Natronwässer sind **warm**, die meisten kalt; je mehr die örtlich anregende Wirkung der Kohlensäure beabsichtigt ist, um so mehr sind die kalten Quellen vorzuziehen, namentlich bei Atonie der Magen- und Darmmuskeln; je mehr es dagegen auf die Resorption des Natrons und dessen Uebergang ins Blut ankommt, desto mehr entsprechen im Allgemeinen die warmen Wässer dem Zweck; und je stärker der Natrongehalt, um so mehr mufs die Wärme des Wassers zur Erleichterung der Resorption hinzutreten. Wenn nun gerade die kalten Quellen die meiste Kohlensäure, und zwar meist mehr als das Doppelte des Bedarfes enthalten, so folgt daraus, dafs sie, sei es durch Zusatz, sei es durch directe Erwärmung, ohne Beeinträchtigung ihrer Wirkung auf eine höhere Temperatur gebracht werden können; und wir halten es für überflüssig, einen Kranken wegen Harngries oder Blasenkatarrh nach Vichy zu senden, wenn er an irgend einem andern Ort das beinahe eben so starke Biliner Wasser trinken kann, welches mehr als das Doppelte an Kohlensäure enthält und daher die Hälfte seines Gasgehaltes verlieren kann. Wir haben bei **Gries** und

Blasenkatarrh sehr oft mit beiden Wässern operirt und keinen Unterschied in der Wirkung beobachtet. Anders ist es mit dem Wasser von Vichy, welches an der Quelle nur $12\frac{1}{2}-14$ Kubikzoll Kohlensäure enthält; wenn man daher auf Vichy besteht, so muſs man es entweder an der Quelle in der natürlichen Temperatur trinken lassen, oder künstliches Vichywasser geben, sich aber überzeugen, daſs dasselbe ganz mit Kohlensäure gesättigt ist, damit es bei der Erwärmung ohne Nachtheil von seinem Ueberschuſs verlieren kann.

Wo die Natronquellen warm sprudeln, da bietet sich der Gebrauch natürlich bequemer, und daher rührt es, daſs bei allen Zuständen, welche die Wirkung des Natrons vom Blut aus erheischen, die Natronthermen vor den kalten Quellen bevorzugt sind, und so erklärt sich der starke Besuch von **Ems** und **Neuenahr** in Deutschland, von **Vichy** und **Mont-Doré** in Frankreich gegenüber den theils nur nach auswärts versandten, theils an Ort und Stelle schwächer frequentirten kalten Quellen. Für den Katarrh der Respirationsschleimhaut kommen sodann die klimatischen Verhältnisse wesentlich in Betracht, während für die übrigen Indicationen der Natronwässer das Klima gleichgültiger ist, abgesehen von den individuellen Bedürfnissen des concreten Falles.

Auch der Unterschied des Natrongehaltes selbst verliert an seiner vulgären Bedeutung, wenn man bedenkt, wie man ohne irgend einen Nachtheil 10 bis 20 Gran doppelt kohlensaures Natron einem Pfunde gasreichen Wassers zusetzen kann, welches durch die Kohlensäure unter allen Umständen noch als Bicarbonat bestehen bleibt. Und eben so verhält es sich mit dem Mangel des Chlornatriums in den sogenannten einfachen Natronwässern: warum soll man nicht diesen die wenigen Grane Kochsalz zusetzen dürfen, welche ihnen im Vergleich mit muriatischen Natronwässern fehlen? Die Concurrenz des Brunnengeistes ist wahrlich nicht nöthig, um ein so einfaches Recept wirksam zu machen.

Einfache Natronwässer.

Diese enthalten auſser Kohlensäure und kohlensaurem Natron wenig oder kein Chlornatrium und schwefelsaures Natron, *Einfache Natronwässer.*

und aufserdem an wirksamen Bestandtheilen nur noch verschiedene Mengen kohlensauren Kalks und geringe Mengen kohlensauren Eisenoxyduls. Warm sind die Quellen von **Vichy** und **Neuenahr**, und daher reichlich zu Trink- und Badekuren an Ort und Stelle benutzt; von den kalten wird nur **Salzbrunn** stärker frequentirt, die übrigen mehr versandt und an Ort und Stelle wenig oder nicht benutzt.

Vichy. **Vichy**, am Allier, 800 Fuſs über dem Meere, in einem schönen Thal mit mildem Klima, ist das besuchteste Bad von Frankreich und vielleicht von ganz Europa. Die Kureinrichtungen, dem Staate gehörend, sind grofsartig; 9 reichhaltige Quellen liefern das Wasser zu den Bädern und Trinkkuren; die Temperatur derselben variirt zwischen 8 und 35 Grad R., ihre chemische Zusammensetzung aber bietet keine grofsen Unterschiede. Die bekannteste Quelle ist die Grande-Grille von 32,8 Grad R. und folgendem Gehalt auf 16 Unzen:

Doppelt kohlensaures Natron . . 37,5 Gran.
- - Kali . . . 2,7
- - Magnesia . 2,3 -
- - Kalk . . . 3,3
- - Eisenoxydul 0,03
Chlornatrium . . . . 4 -
Kieselsäure 0,5
Kohlensäure 12½—14 Kubikzoll.

Die **Hauptfrequenz** bilden Harngries, Blasensteine, Blasenkatarrh, Gicht und Diabetes, und es gilt hierfür, was oben bei der Kritik der Indicationen der Natronwässer angeführt worden. Von dem Glauben, daſs Blasensteine durch den Gebrauch alkalischer Mittel aufgelöst werden, ist man zwar zurückgekommen, man findet aber dennoch viele solcher Kranken in Vichy, theils mit dieser trügerischen Hoffnung, theils mit der Erwartung, daſs der Bildung neuer Concremente vorgebeugt werde. Aufser den genannten Zuständen besteht die Frequenz von Vichy aus beinahe allen Krankheiten überhaupt, welche mit Brunnenkuren behandelt werden: Dyspepsie, Magenkatarrh, Leber- und Milzanschwellungen, Unterleibsstasen, Ovariengeschwülsten, chronischem Infarct des Uterus, chronischem Muskel- und Gelenkrheumatismus. In Deutschland ist man gewohnt, solche starken Natronwässer bei Magenkatarrh zu vermeiden und die schwächeren und oft die kühleren vorzuziehen; bei bedeutenden Stasen im Unterleib aber, so wie bei Leber- und Milzanschwellungen geben wir den glaubersalz- und kochsalzhaltigen Wässern den Vorzug, sehen übrigens auch, dafs die Franzosen solche Fälle vielfach nach Carlsbad, Marienbad, Kissingen und Homburg schicken. Die Indication Vichys für Rheumatismus bezieht sich wohl hauptsächlich auf die Bäder.

Neuenahr, im Ahrthal, einige Stunden von Remagen, Sinzig und $\frac{1}{2}$ Stunde von Ahrweiler gelegen, 276 Fufs über dem Meere, seit 8 Jahren in Gebrauch und mit guten Anlagen und vortrefflichen Bauten rasch sich entwickelnd, besitzt, aufser einem sonst gehaltlosen aber sehr gasreichen Säuerling, drei warme Quellen von 27—29 Grad R. und im Uebrigen ohngefähr gleichem Salzgehalt:

Doppelt kohlensaures Natron .   8,2 Gran.
-    -   Magnesia . 2,5
-    -   Kalk . . . 2,4
       Eisenoxydul 0,04
Chlornatrium 0,7
Kohlensäure 17 Kubikzoll.

Die Quellen besitzen demnach etwas weniger kohlensaures Natron und ohngefähr ebensoviel Kohlensäure, als die von Ems und unterscheiden sich wenig von diesen in der Temperatur; dagegen enthalten sie an Natron fast nur den fünften Theil des Gehaltes von Vichy, etwas mehr Kohlensäure als dieses, und gar kein Chlornatrium (0,7), welches in Vichy mit 4 und in Ems mit 7 Gran vertreten ist. Wie unter solchen Umständen die ungeschickte Zeitungsreclame behaupten kann, Neuenahr stehe zwischen Ems und Vichy in der Mitte, ist uns unerfindlich: Neuenahr ist, gleich Ems, ein schwächeres Natronwasser, aber ohne Kochsalz. Das Klima ist milde, romantische Gebirgs- und Rheinparthieen nahe erreichbar, aber an Ort und Stelle fehlt es noch an genügendem Schatten.

Aerzte: Feltgen, Praessar, Schmitz, Weidgen.

Bilin, in Böhmen, 2 Stunden von Teplitz, besitzt die stärkste Natronquelle von Deutschland, welche aber am Ort sehr wenig benutzt, dagegen in grofsen Mengen (300,000 Flaschen) versandt wird. Sie ist kalt und enthält in 16 Unzen:

Doppelt kohlensaures Natron . . 33 Gran.
-    -   Kalk . . . 4,3 -
-    -   Magnesia . . 1,6 -

> Doppelt kohlensaures Eisenoxydul 0,08 Gran.
> Schwefelsaures Natron .... 6,3 -
> Chlornatrium 2,9
> Kohlensäure 33,5 Kubikzoll.
> Temperatur 9,5 Grad R.

Fachingen. **Fachingen,** im Lahnthal, gleichfalls nur versandt:
> Doppelt kohlensaures Natron . . 28 Gran.
> Kalk . . . 2,8
> Magnesia . 2,3
> Eisenoxydul 0,1 -
> Chlornatrium . . . . 4,5 -
> Kohlensäure 33 Kubikzoll.
> Temperatur 8 Grad R.

Fachingen und Bilin sind, nächst Vichy, die stärksten Natronwässer und werden, gleich diesem, in den ernsteren Fällen verwandt, wo es auf Uebergang erheblicher Quantitäten Natron in das Blut ankommt, also bei schweren Katarrhen, namentlich Blasenkatarrh, bei Gries und Gicht. Beide unterscheiden sich kaum von einander; Fachingen enthält 5 Gran Natronbicarbonat und 0,03 Gran Eisenoxydul mehr als Bilin; der letztere Gehalt ist aber zu gering (0,1), um eine merkliche Eisenwirkung zu bedingen.

Preblau. Ganz ähnlich sind die Quellen von **Preblau**, im Laibacher
Fellathal. Kreise; in Krain, und die Quellen des **Fellathals**, im Klagen-
Gieshübel. furter Kreise, **Gieshübel** in Böhmen, 1 Meile von Karlsbad, und
Geilnau. **Geilnau** im Nassauischen Lahnthal sind zwei schwächere kalte Natronwässer von ziemlich reiner Constitution, hauptsächlich unterschieden durch den Kohlensäuregehalt, der bei dem ersteren mehr als das Doppelte beträgt. Der Natrongehalt in beiden ist stark genug, um eine mäßige Wirkung zu vertreten, und andrerseits wieder schwach genug, um die Wässer für Gesunde als Säuerlinge zu empfehlen.

		Gieshübel	Geilnau
Doppelt kohlensaures Natron . .	10 Gran.	8 Gran.
-	- Kalk . .	2 -	3,7 -
-	Magnesia .	1,4	2,8 -
-	- Eisenoxydul	0,3 -	0,3
Kohlensäure	55 K.-Z.	23 K.-Z.
Temperatur . . . . . :	7 Gr. R.	8 Gr. R.

Salzbrunn, Ober-Salzbrunn, 1220 Fufs über dem Meere, in einem waldreichen, aber nicht sehr milden Thal gelegen, 1½ Stunden von der Station Freiburg in Schlesien, seit dem Anfang des 17. Jahrhunderts bekannt, aber wieder in Vergessenheit gerathen, ist seit dem Ende des vorigen Jahrhunderts durch gute Anstalten und gute ärztliche Pflege als Brunnenort kultivirt worden und hat besonders für Bronchialkatarrh und Lungentuberkulose längere Zeit als Concurrent von Ems gegolten. Man hat es sogar das „kalte Ems" genannt. Wenn auch die Frequenz gestiegen (bis auf 3000 Gäste), so hat sie doch bei weitem nicht Schritt gehalten mit der Entwicklung von Ems, trotzdem in letzter Zeit der früher häufige Mifsbrauch von Emser Kuren bei Lungentuberkulose aufgehört, wogegen Salzbrunn immer noch von einem leidlichen Contingent dieser Kranken besucht wird. Die Wärme des Wassers, die Milde des Klimas und der Reiz des grofsartigen und dennoch nicht aufregenden Badelebens in Ems sind Vorzüge, mit denen Salzbrunn nicht concurriren kann; sodann sind in Neuenahr ein warmer und in Gleichenberg ein kalter Concurrent aufgetreten, ferner werden in neuerer Zeit die klimatischen Verhältnisse mehr berücksichtigt, versandte Natronwässer vielfach in klimatischen Kurorten getrunken: und so ist dem alten Ruhm von Salzbrunn sein Nimbus genommen, und die Quelle wird, wie viele andere, nur als schwächere und kalte Natronquelle gewürdigt. Die Berühmtheit von Salzbrunn ist eine historische, sofern von ihm, wie von Ems, die klinische Erfahrung über die Wirkung der Natronquellen ausgegangen, und die Salzbrunner Quelle theilt mit andern die Indicationen und die Contraindicationen kalter alkalischer Säuerlinge. Was die chemische Constitution betrifft, so enthält sie weniger Natronbicarbonat als Ems, mehr Kohlensäure, als dieses, aber fast gar kein Chlornatrium, welches in diesem mit 7—8 Gran auf 16 Unzen vertreten ist.

Salzbrunn hat die oben erwähnten Indicationen schwacher alkalischer Säuerlinge, und eignet sich aufserdem durch seine höhere Lage und frischeres Klima für manche Fälle von Tuberkulose. Wenn diese seit einiger Zeit in Ems ganz verpönt sind, so liegt der Grund theils in einer natürlichen Reaction gegen den früher getriebenen Mifsbrauch, theils in den klimatischen Verhältnissen von Ems, wo in heifsen Monaten die gedrückte Thalwärme, zumal in Verbindung mit dem warmen Brunnen, das Gefäfssystem Tuberkuloser schädlich aufregt. Ein schwaches Natronwasser aber, besonders wenn man den Ueberschufs der Kohlensäure entfernt, ist keineswegs allgemein bei Tuberkulose contraindicirt, sondern kann, durch Milderung des begleitenden Bronchialkatarrhs, sehr wohl nützlich sein, zumal wenn der individuelle Zustand den Genufs eines kalten Brunnens nicht verbietet; — und das hat also Salzbrunn vor Ems voraus. Eine vortreffliche und stark benutzte Molkenanstalt kommt zu der Quelle als Unterstützungsmittel.

Analyse:

Doppelt kohlensaures Natron . . 11 Gran.
- - Kalk . . . 2
- - Magnesia . 1
Eisenoxydul 0,07
Chlornatrium . . . . 1 -
Schwefelsaures Natron . . . . 4 -
Kohlensäure . . . . 38 K.-Z.
Temperatur . . . . 7 Grad R.

Aerzte: Biefel, Hoffmann, Strachler, Valentiner.

Muriatische Natronwässer.

Muriatische Natronwässer.

Diese enthalten, aufser Natronbicarbonat und Kohlensäure, Chlornatrium in merklichen Quantitäten, aber kein oder nur so wenig schwefelsaures Natron, dafs dies nicht in die Wirkung eintritt.

In Bezug auf die chemische Constitution ist zu bemerken, dafs die Gegenwart von kohlensaurem Natron sich nur mit einem geringen Chlornatriumgehalt der Mineralquellen verträgt: ein Wasser, welches mehr als einige 30 Gran Kochsalz auf 16 Unzen enthält, besitzt kein kohlensaures Natron mehr, und deshalb finden wir in den eigentlichen Kochsalzquellen kein Natroncarbonat; sondern hier ist das Natron nur an die starken Säuren Chlor- und Schwefelsäure gebunden, während Carbonate nur von Magnesia, Kalk, Eisen und Mangan vorkommen. Den höchsten Kochsalzgehalt unter den alkalischen Wässern hat eine Quelle in Luhatschowitz mit 33 Gran;

von den andern bekannteren Quellen enthält Ems 6—7 Gr., Gleichenberg und Roisdorf 3—14, Selters 17 Gr.; nur die Quellen von Ems sind warm, die übrigen kalt.

Den pharmakodynamischen Charakter des Kochsalzes vorausnehmend, erwähnen wir folgende Punkte, welche Seitens dieses Stoffes zur Wirkung der Natronwässer hinzutreten. In Bezug auf die Lösung des Fibrins und des Eiweifses im Blute, also auf die Alkalescenz desselben hat das Chlornatrium eine ähnliche Bedeutung, wie das Natroncarbonat, und beide können höchst wahrscheinlich für einander vicariren. Während aber die vermehrte Zuführung des kohlensauren Natrons direct nur die regressive Stoffmetamorphose beschleunigt, betheiligt sich das Chlornatrium an der Zellenbildung und der productiven Seite des Stoffwechsels. Unmittelbar auf Magen und Darm übt das kohlensaure Natron, aufser seiner säuretilgenden Wirkung und oft auch vermöge derselben, keinen wohlthätig anregenden Einflufs aus; nur schwächere Natronwässer regen die Magen- und Darmthätigkeit an, und zwar vermöge der Kohlensäure. Mäfsige Gaben Chlornatrium aber unterstützen diese Wirkung der Kohlensäure, indem sie die Secretion der Magen- und Darmschleimhaut vermehren, eine Wirkung, welche erst bei grofsen Dosen zu katarrhalischer Reizung sich steigert.

Vorzug der muriatischen Natronwässer.

Es ergibt sich somit, dafs das Chlornatrium sowohl für die lokale als auch für die allgemeine Wirkung des Natroncarbonates, noch mehr als die Kohlensäure, ein wichtiges Correctiv ist, und dafs für die meisten Indicationen der Natronwässer ein erheblicher Kochsalzgehalt derselben sich um so mehr empfiehlt, je gröfser der Gehalt derselben an kohlensaurem Natron ist. Hierauf basirt zum gröfsten Theil der Vorzug, welchen eine langjährige Erfahrung den Wässern von Selters und Ems, selbst von Roisdorf vor reinen Natronwässern erworben, und das rasche Aufblühen von Gleichenberg und ganz besonders von Luhatschowitz; und höchst wahrscheinlich beruht auf eben dem Grunde die Concurrenz der sehr schwachen Natronquellen von Carlsbad mit den sehr starken von Vichy z. B. in der Gicht und im Diabetes, Zuständen, bei denen es in eminentem Grade auf die Wirkung des Natrons vom Blut aus ankommt; und es wäre wohl der Mühe werth, in Fällen, wo die starken Natronwässer Vichy, Bilin, Fachingen ihre Wirkung versagen oder üble Nebenwirkungen offenbaren, durch einen entsprechenden Zusatz von Chlornatrium dieselben zu muriatisch-alkalischen Wässern zu machen. Das Ideal eines in beiden Beziehungen starken Natronwassers bilden die Quellen von Luhatschowitz; dieser Kurort blüht schnell auf, die dort gewonnenen klinischen Erfahrungen haben schon die wichtigsten Indicationen begründet, und die künstliche Mineralwasserfabrikation möge sich aufgefordert fühlen, für ernste Fälle und für eine eingreifende Wirkung des Natrons vor Allem diese Wässer nachzuahmen.

Anstatt besonderer Indicationen für die muriatisch-alkalischen Quellen genügt es, aus dem Obigen zu resümiren, daſs überall, wo der Stoffverbrauch zwar angeregt, gleichzeitig aber auch die Stoffproduction begünstigt werden soll, ferner wo der Zustand des Magens und Darms eine Anregung der Secretion erheischt, die kochsalzhaltigen Natronwässer vorzuziehen sind, und zwar um so mehr, je energischer die Wirkung des Natroncarbonates von dem Zustand verlangt und von dem Wasser dargeboten wird.

Luhatschowitz. **Luhatschowitz**, in Mähren, $2\frac{1}{3}$ Meilen von der Station Hradisch der österreichischen Nordbahn, in einem anmuthigen Thal der Karpathen, 1600 Fuſs über dem Meere gelegen. Die Quellen sind kalt, enthalten aber genug Kohlensäure, um ohne Schaden erwärmt zu werden; sie sind in ihrem Gehalt an Chlornatrium und Natroncarbonat das Ideal kräftiger alkalisch-muriatischer Säuerlinge und begründen erfahrungsmäſsig alle Indicationen der Natronwässer bei höheren Graden der betreffenden Zustände, namentlich bei Katarrhen, besonders chronischem Magenkatarrh, bei Unterleibsstasen und bei gichtischen Exsudaten, und concurriren sogar bei hyperämischer Schwellung der Leber mit Karlsbad. Der Trinkquellen sind 4, und diese enthalten in 16 Unzen:

	I.	II.	III.	IV.
Doppelt kohlensaures Natron . .	33	52	61	59 Gr.
- - Kalk . . .	4,6	4,8	4,9	4,4 -
- - Eisenoxydul .	0,11	0,13	0,09	0,2
Jodnatrium	0,13	0,13	0,17	0,18 -
Bromnatrium	0,25	0,1	0,07	0,09 -
Chlorkalium	1,79	1,59	2,14	1,61
Chlornatrium	23	25	27	33 -
Kohlensäure	50	29	16	14 K.-Z.

Arzt: Zimmermann.

Gleichenberg, in Steyermark, 7 Meilen von Graz, 314 Fuſs über dem Meere, in angenehmer Hügellandschaft gelegen, mit sehr mildem Klima. Hauptsächlich wird die Constantinsquelle getrunken, welche Kohlensäure genug enthält, um bei der Erwärmung noch ein Säuerling zu bleiben; sie ist an kohlensaurem Natron und an Chlornatrium etwas reicher, als die Quellen von Ems und theilt mit diesen im Allgemeinen die Indicationen, während sie in Bezug auf klimatische Verhältnisse vielleicht den Vorzug verdient.

Doppelt kohlensaures Natron . . 27 Gran.
-    -   Kalk . . . 4
-    -   Magnesia . 4 -
-    -   Eisenoxydul 0 -
Chlornatrium . . . . 14 -
Kohlensäure 35 Kubikfuſs.
Temperatur 13 Grad R.
Aerzte: Frank, Prasill, Weiſs.

Die Quellen von **Roisdorf** und **Selters** werden fast nur versandt, letzteres zu einigen Millionen Krügen.

	Selters	Roisdorf	
Doppelt kohlensaures Natron . .	9,7	9	Gran.
- - Kalk . . .	2,6	2,8	-
- - Magnesia .	2,5	4	-
- - Eisenoxydul	0,1	0,05	-
Chlornatrium	17	14	-
Kohlensäure	30 K.-Z.	19 K.-Z.	

Ems, im Lahnthal, 2 Stunden oberhalb seiner Einmündung in den Rhein (Stolzenfels gegenüber), ist die älteste und berühmteste Natronquelle. Zu einem mittleren Gehalt von Natronbicarbonat (15 Gr.) und Kohlensäure (19 K.-Z.) kommt ein mäſsiger Gehalt an Chlornatrium (7 Gr.) und sehr geringe Mengen Kalk- und Magnesiabicarbonat (1,5 u. 1,7). Die einzelnen Quellen unterscheiden sich wesentlich nur durch die Temperatur, Kränchen 23½ Grad und Kessel 37 Grad R. Man kann wohl sagen, daſs von Ems, dessen alkalische Natur seit der Mitte des vorigen Jahrhunderts erkannt worden, die Kenntniſs der Wirkung alkalischer Wässer gröſstentheils ausgegangen ist; und gerade ein Wasser von diesem mittleren Gehalte war geeignet, vielseitige klinische Beobachtungen zu sammeln und Indicationen zu begründen, wie sie die Zeit mit mehr oder minderem Rechte für Ems festgestellt hat. Dazu kam eine Vereinigung von Vorzügen, wie sie selten einem Brunnenorte zu Statten gekommen: mildes Klima, schönste Gegend im romantischen Rheinlande, grofsartige Kurbauten und Anlagen, ein Thal von einem nicht unbedeutenden Flufs durchströmt, seit Anfang dieses Jahrhunderts Badeärzte von bedeutender Persönlichkeit, und zu Allem ein heiteres, unterhaltendes, glänzendes und doch geräuschloses Badeleben, in dessen mafsvollen und anständigen Charakter eine Störung zu bringen kaum der auch dort eingenisteten Spielhölle gelungen ist.

Heut zu Tage und 'nach Allem, was Eingangs über die Wirkung der Natronwässer gesagt worden, legt man den Emser Quellen keine besonderen, specifischen, sondern nur diejenigen Indicationen bei, welche ihnen auf Grund ihres mittleren Gehaltes an Natron, ihres mäfsigen an Kohlensäure, ihres geringeren an Kochsalz und ihrer Temperatur zukommen, und zieht schwächere oder stärkere Natronquellen vor, je nachdem es die Umstände des Falles erheischen; dafs dabei der Mangel der höheren Wärme kein Hindernifs ist, wurde oben bemerkt, unter der Voraussetzung, dafs der starke Gehalt an Kohlensäure eine Verminderung erlaubt. Die Quellen von Ems, wie sie sind, stellen einen mittleren Grad der Stärke der Natronwässer für die meisten diesen zukommenden Indicationen dar und namentlich einen für die meisten Fälle von Bronchial- und Laryngealkatarrh passenden, für welche übrigens das milde und mäfsig feuchte Klima als Beihülfe hinzutritt. Wenig Badeörter gibt es, wo ein Kranker im Verkehr mit der Natur und den Menschen und im Anblick und Genufs eines glänzenden und doch ziemlich anspruchslosen Badelebens so reiche Gelegenheit fände, sowohl aus sich herauszutreten, als sich in sich zu sammeln: in jeder Beziehung ist Ems die Perle der deutschen Bäder.

Von der in früherer Zeit so berühmten „Bubenquelle," einem Universalmittel gegen Sterilität, ein Wort zu sagen, verlohnt sich heut zu Tage kaum der Mühe: es ist eine warme, aufsteigende Douche. Dagegen ist, wie durch die Spielbank in das gesellige Leben, so in neuerer Zeit durch einen ärztlichen Humbug in das Kurleben eine Fälschung einzuführen versucht worden vermittelst des Spengler'schen Inhalationspavillons für Kohlensäure. Vergeblich haben die übrigen

Aerzte von Ems gegen diesen Schwindel angekämpft; eingeführt und angepriesen von einer seltenen Consequenz ärztlicher Charlatanerie, unterstützt von der Herzoglich Nassauischen Brunnenverwaltung und von der Neugier und der leichten Verführbarkeit des Laienpublikums, hat der Betrug sich Eingang erzwungen, obgleich die Emser Aerzte, namentlich Dr. Panthel, in mehreren Brochüren nachgewiesen, 1) dafs dabei überhaupt keine Kohlensäure inhalirt wird, weil der Glottiskrampf die Inspiration verhindert, 2) dafs der Apparat kein Mafs der Stärke des Mittels gibt und 3) dafs die von dem Erfinder des Apparates gleichzeitig für denselben erfundene Krankheitsspecies der Laryngo-Pharyngitis granulosa gar nicht als etwas Neues und Besonderes existirt. Es steht zu hoffen, dafs mit dem erfolgten Tode des Erfinders das unnütze und schädliche Unwesen beseitigt werde. Siehe die Schriften von Panthel: Inhalationskuren und Inhalationsschwindel. Ems 1864. — und kritische Beleuchtung der durch Dr. Spengler besorgten Zusammenstellung einiger Urtheile über die Gasinhalationen. Ems 1864.

Aerzte: Busch, Döring, Geissé, Grossmann, Lange, Orth, Panthel, Vogler, Wuth.

Ganz in der Nähe von Ems liegt die vortrefflich eingerichtete Kaltwasserheilanstalt Nassau. Siehe S. 109.

III. Der Gehalt der Wässer an Glauber- und Bittersalz.

Wie in den meisten Bitterwässern, d. h. solchen, deren Hauptgehalt in schwefelsaurem Natron und schwefelsaurer Magnesia besteht, eine verschiedene und mitunter erhebliche Menge Chlornatrium enthalten ist, so enthalten auch viele Kochsalzquellen gröfsere oder geringere Mengen Glauber- und Bittersalz; ebenso finden sich letztere Salze ohngefähr in der Hälfte der bekannten Schwefelquellen, hier jedoch nur in unerheblichen Mengen, von $\frac{1}{2}$ — 5 Gran jedes einzelnen, bis 10 Gran beider Salze zusammen auf 16 Unzen; auch in mehreren Eisenwässern sind sie, jedoch auch nicht in höherem Mafse, vertreten (Boklet 2,5 Gr. N. S. u. 3,2 Gr. M. S. Pyrmont 3,5 Gr. N. S. u. 5,5 Gr. M. S. Driburg 6,2 Gr. V. S. u. 6,5 M. S.). In stärkerem, immerhin aber mäfsigem, jedenfalls jedoch wirksamem Gehalt, bilden sie ein wesentliches Constituens jener complicirteren Wässer, wie Karlsbad, Marienbad, Elster, Franzensbad, Tarasp, die man deshalb alkalisch-salinische Wässer nennt; und endlich bilden sie, wie gesagt, den Hauptbestandtheil der sogenannten Bitterwässer.

Physiologische Wirkung des Glauber- und Bittersalzes. Ueber die physiologische Bedeutung dieser Salze für das Blut, so wie über ihre physiologische Wirkung wissen wir nur sehr wenig. Constituentia sind sie für das Blut nicht, oder höchstens in sehr geringen Mengen. Dafs sie, als Resolventia, an der Lösung des Eiweifses sich betheiligen, ist höchst unwahrscheinlich, theils weil dazu der constante Gehalt des Blutes an kohlensaurem Natron und Chlornatrium ausreicht, theils weil in einer Eiweifslösung die Gerinnung durch schwefelsaures Natron befördert wird. Eine chemische Einwirkung auf thierische Theile ist nirgends nachgewiesen, mit Ausnahme der Magen- und Darmschleimhaut, deren Absonderung sie anregen, von leichter wässeriger Secretion, bis zu den stärksten, schleim- und eiweifshaltigen Diarrhoeen. Zu dem geringsten Grade dieser Wirkung werden schon Dosen von $\frac{1}{2}$ bis ganzen Drachme erfordert, zu den höheren 1 bis 2 Unzen; während jene kleinen Dosen die Functionen des Magens oft nicht stören, bleibt eine solche Functionsstörung bei gröfseren Gaben oder bei längerem Gebrauche kleinerer fast niemals aus: Dyspepsie und Darmkatarrh sind die gewöhnliche Folge abführender Gaben von Glauber- und Bittersalz, sie gehen vorüber bei vorübergehendem Gebrauch und dauern an bei fortgesetzter Anwendung; und sie hängen zusammen mit derselben reizenden Wirkung auf die Schleimhaut, vermöge welcher sie Diarrhoe erzeugen. Die Theorie Liebig's, wonach die abführende Wirkung auf vermehrter Exosmose beruhen sollte, ist von Andern widerlegt worden: die Salze wirken nur als Reizmittel und gehen gröfstentheils in die Faeces über, um mit diesen ausgeschieden zu werden; nur in kleineren Gaben werden sie resorbirt und mit dem Harn ausgeschieden, und je stärker die Resorption, um so geringer ist die abführende Wirkung. Im Darmkanal selbst wird ein Theil davon in Schwefelnatrium und Schwefelwasserstoff zersetzt; es fehlt aber gänzlich an Beobachtungen, welche das Mafs dieser Zersetzung und eine etwaige

Wirkung des Schwefelwasserstoffs auch nur annähernd vermuthen ließen.

Das ist ohngefähr Alles, was wir über die physiologische Wirkung dieser Salze wissen, und demgemäß ist ihre therapeutische Würdigung gleichfalls spärlich und beschränkt sich auf die Consequenzen der abführenden Wirkung: entweder werden sie als momentane Abführmittel benutzt, gleich andern mineralischen und vegetabilischen Abführmitteln; oder es wird die gelinder reizende und secretionsvermehrende Wirkung kleinerer Dosen verwandt, um aus einzelnen gelinderen Wirkungen eine Summe zu erzielen, die im Wesentlichen auch auf vermehrte Darmsecretion hinausläuft, aber mit gleichzeitiger Schonung des Magens und ohne katarrhalische Reizung des Darmes.

Eine abführende Dosis Bitterwasser ist nichts anderes, als die Auflösung einer abführenden Dosis Glauber- oder Bittersalz in Wasser; und es gehört nicht in unser Lehrbuch der Balneotherapie, unter welchen Umständen ein solches Laxans indicirt und vor andern zu wählen ist. Eigentliche Brunnenkuren mit abführenden Gaben der Bitterwässer sind in neuerer Zeit, und mit Recht, viel seltener gebräuchlich, als früher: Die beabsichtigte Anregung der trägen Darmschleimhaut schießt immer über das Ziel hinaus, und aus der Trägheit des Darmes wird Katarrh desselben, aus welchem die Schleimhaut in vermehrte Trägheit zurückfällt, und jener, wie die gleichzeitig unvermeidliche Dyspepsie, setzen das Befinden und die Ernährung tief herab. Wir haben oben (S. 319) aus vielfacher Erfahrung kalte Säuerlinge als dasjenige Mittel genannt, welches in solchen Fällen sehr oft dauernd und unschädlich zum Ziele führt.

Kleinere Gaben von Bitterwässern in längerem kurmäßigem Gebrauch werden nun für die zweite Art von Kuren empfohlen, um doch etwas Domaine für diese Quellen zu retten. Sie führen auch mitunter zum Ziele, aber in den meisten Fällen bleiben doch die schädlichen Folgen, namentlich für den Magen, nicht aus, daher das praktische Bedürfniß längst darauf geführt hat, jene Wässer mit Gas zu imprägniren oder mit Säuerlingen zu versetzen, und die Kohlensäure als Adjuvans und Corrigens hinzuzufügen: als Adjuvans, weil bei ihrer Anwesenheit geringere Dosen des Salzes zur Wirkung hinreichen, als Corrigens, weil sie den vom Salz leicht belästigten Magen wohlthätig anregt.

Nach obigem ist es nicht zu verwundern, wenn für den Zweck der Wirkung kleinerer Gaben von Glaubersalz die complicirten Wässer den Vorrang sich erworben haben, welche aufser Glaubersalz noch kohlensaures Natron, Chlornatrium, Kohlensäure und zum Theil selbst Eisen enthalten, und deren Gesammtwirkung und Gesammtwürdigung an die Erfahrungen von Karlsbad anknüpft. Wir begnügen uns deshalb, die Analysen der bekannteren Bitterwässer zusammenzustellen und beschränken uns für die näheren Indicationen glaubersalzhaltiger Wässer auf die Würdigung der alkalisch-salinischen Quellen. Gelegentlich wollen wir bemerken, dafs eine Autorität, wie Eisenmann, welcher zum Preise des Friedrichshaller Bitterwassers eine eigene Schrift herausgegeben, dem Resultat der Praxis nicht entgegensteht: Eisenmann ist niemals etwas Anderes gewesen, als ein geistvoller Theoretiker und Schriftsteller.

	Püllna	Sedlitz	Saidschütz	Friedrichshall
Schwefelsaures Natron	123,8	0	46	46
- Kali	4,8	0	4	1,5
- Kalk	2,6	8	10	10
- Magnesia	93	104	84	39
Salpetersaure Magnesia	0	0	25	0
Chlornatrium	16	3	2	61 und 30 Chl.-Magn.
Kohlensaure Magnesia	6,4	3	5	0
Kohlensäure	6,9 K.-Z.	0	0	9 K.-Z.

Die glaubersalzhaltigen Natronwässer.

Wie bemerkt, werden für die milde Wirkung des schwefelsauren Natrons und für Brunnenkuren mit demselben jetzt die complicirten Wässer allgemein vorgezogen, welche aufser diesem Salz noch kohlensaures Natron, Chlornatrium und Kohlensäure enthalten, und deren wichtigste Vertreter Marienbad, Carlsbad und Tarasp sind, während andere, Füred, Bertrich, Ofen, Stubnya, zwar nach ihrer qualitativen Zusammensetzung hierher gehören, quantitativ aber so gering bedacht sind, dafs sie mit jenen nicht verglichen werden können; aufserdem gehören die Quellen von Franzensbad und Elster insofern zu dieser Kategorie, als der als charakteristisch angesprochene Eisengehalt dieser Quellen zum Theil ziemlich gering ist und sich übrigens auch in den Marienbader Quellen findet. Von all diesen Quellen sind nur die von Karlsbad und Stubnya, Bertrich und Ofen warm, die übrigen kalt, aber gerade diese enthalten, gleich den einfachen kalten Natronwässern, so reichliche Mengen freier Kohlensäure, daſs sie ohne Schaden behufs der Brunnenkur erwärmt werden können. Die Anwendung dieser Wässer, die klinische Beobachtung ihrer Wirkung, die empirische Consolidirung ihrer Indicationen und die Versuche ihrer dynamischen Theoricen sind von Karlsbad ausgegangen und demnächst von Marienbad, und diese beiden sind auch heut noch der Mittelpunkt des Interesses für die praktischen und theoretischen Fragen.

Analytische Tabelle, ohne Anführung minimaler Bestandtheile.

	Marienbad	Carlsbad	Tarasp	Franzensbad	Elster	Rohitsch	Füred	Bertrich	Ofen	Stubnya
Schwefelsaures Natron	36 38	18 17	16	17	25	22 24	15	6	7	3 4
Chlornatrium . . .	11 15	8 7	29	9	9	14 8	—	—	3	— —
Kohlensaures Natron .	9 10	10 9	27	7	8	4 4	6	—	1,4	2 —
Kohlensaurer Kalk .	4 4	2 2	12	1	1	1 1	11	6	—	3 3
Kohlensaure Magnesia	3 3	1 1	5	—	1	1 —	9	—	—	— —
Kohlensaures Eisenoxydul	0,3 0,47	0,02 0,02	0,15	0,01	0,3	0,3 0,8	0,06	0,08	—	— —
Kohlensäure in K.-Z.	15 22	7 17	33	26	31	28 16	25	38	4	5 3
Temperatur in Gr. R.	8 8	59 41	5	8	9	8 8	9	10	26	48 35

Wenn für die bewährten Wässer von Marienbad, Karlsbad, Tarasp, Franzensbad und Elster die wirksamen Dosen Glaubersalz pro die nach Drachmen zählen, so müſsten von den 4 letzten Quellen der obigen Tabelle schon sehr bedeutende Wassermengen getrunken werden und den Magen überschwemmen, um eine Glaubersalzwirkung zu erzielen; allenfalls kann Rohitsch noch als Glaubersalzquelle betrachtet werden, die übrigen aber Bertrich, Ofen und Stubnya sind nichts mehr als indifferente Thermen mit sehr geringem Gehalt an Kohlensäure und ohne Eisen; nur Füred mufs als starker und ziemlich reiner Säuerling gelten.

Allgemeine Wirkung der Glaubersalzquellen. Der Charakter der Wirkung der glaubersalzhaltigen Natronquellen ergibt sich aus der altbegründeten klinischen Praxis in Karlsbad und Marienbad in Folgendem. Die Heilung und Besserung aller Zustände, bei denen sich diese Quellen als wirksam erwiesen, ist fast immer von einem verschiedenen Grade der Abmagerung auf Kosten des Fettes begleitet, ohne dafs die Muskeln an dieser Abmagerung theilnehmen, und ohne dafs der Appetit, die Verdauung, die Assimilation und das Allgemeinbefinden herabgesetzt werden. Die letztgenannten Nachtheile stellen sich in der Regel nur bei übertriebenen Kuren mit stark abführenden Mengen des Wassers ein, während sie bei schwächeren und dennoch wirksamen Kuren gewöhnlich fehlen. Die Resorption des Fettes ist also eine fast constante Wirkung dieser Wässer und vorläufig der Ausgangspunkt für ihre Beurtheilung.

Das Fett wird im Allgemeinen resorbirt bei allen denjenigen physiologischen und pathologischen Zuständen, welche man consumirend nennen kann: 1) bei körperlicher Arbeit, welche, wenn sie von kräftiger Nahrung unterstützt wird, eine gesunde Consumtion setzt, wenn nicht, Abmagerung und Verkümmerung erzeugt; 2) bei akuten und chronischen Krankheiten, wo eine krankhaft gesteigerte Wärmebildung, ohne hinreichende Zuführung neuen Stoffes, auf die Oxydation des Fettes, als ihre hauptsächlichste Quelle, angewiesen ist; 3) bei dem Gebrauch von Quecksilber, Jod und andern im Grunde vergiftenden Mitteln, welche auf eine noch unbekannte Weise die regressive Stoffmetamorphose mächtig anregen; 4) bei dem Gebrauch von Mitteln, welche den Magen in einen dyspeptischen Zustand versetzen und den Darm zu starken Secretionen reizen; 5) bei dem Gebrauch glaubersalzhaltiger Natronwässer, welche eine Fettresorption bedingen, auch wenn sie nicht zugleich Dyspepsie und Diarrhoe erzeugen.

In den 4 erstgenannten Fällen scheint der Grund der Fettabmagerung unzweifelhaft in dem indirecten Einflufs zu liegen, welchen der gesteigerte Verbrauch oder die verminderte Zuführung von Ernährungsstoffen ausübt, — aber nicht blofs von

Fett, sondern auch von Proteinstoffen, deren Betheiligung an der Wärmeproduction, der ursprünglichen einseitigen Theorie Liebig's gegenüber, jetzt allgemein angenommen wird; und auch der 5. Fall, die Wirkung der Glaubersalzwässer, läfst vorläufig keine andere Deutung zu: eiweifshaltige Absonderungen auf der Darmschleimhaut, veranlafst durch die lokale Wirkung des Glaubersalzes und begünstigt durch die Blutwirkung des kohlensauren Natrons setzen den vermehrten Verbrauch der Proteinstoffe, welcher auf eine von der täglichen Erfahrung zwar constatirte, in ihrer Art aber unbekannte Weise eine Ausgleichung findet in der Resorption und Consumtion des in den Geweben abgelagerten Fettes. Mit exakten Versuchen über diese Frage ist erst ein Anfang gemacht durch Professor Seegen in Karlsbad, dessen Hauptresultat darin besteht, dafs beim Gebrauch des Glaubersalzes und der Karlsbader Thermen die Stickstoffausscheidung durch die Nieren vermindert wird; diese Erfahrung läfst aber keinen Schlufs auf die Gesammtwirkung zu, so lange nicht die Untersuchung der Faeces über die Eiweifsausscheidung auf diesem Wege Aufschlufs ergeben hat. Eiweifs ist in den diarrhoischen Absonderungen oft gefunden, wenngleich unsres Wissens nicht quantitativ bestimmt; mit der vermehrten Schleimabsonderung ist ebenfalls immer ein vermehrter Stickstoffverlust gegeben, da nicht allein das Mucin ein stickstoffhaltiger Körper ist, sondern auch in dem krankhaften katarrhalischen Schleim aller Schleimhäute fast immer Eiweifs sich findet; überdies wird bei Katarrhen auch der Fettgehalt des Schleimes vermehrt. Aus diesen Gründen müssen wir vorläufig die Verminderung des Stickstoffs im Harn als eine Gegenwirkung betrachten, die ihren Grund in vermehrtem Stickstoffverlust durch den Darm hat, und die Wirkung des Glaubersalzes auf die Fettresorption aus der Darmsecretion erklären. Wenn Seegen dagegen streitet, weil die Stickstoffverminderung im Harn nicht immer mit starken Darmausleerungen zusammenfällt, so ist dieser Grund nicht stichhaltig, da die Excretion der Faeces keineswegs immer mit der Secretion des Darmes zusammenfällt, zumal, wenn man mit kleineren, langsam wirkenden Dosen Glaubersalz operirt. (Siehe die Kritik eines Theils der Seegen'schen Versuche in Braun, Bad Oeynhausen — Rehme, und die Grundzüge der allg. Balneologie. Berlin 1865. S. 88 u. ff.)

Kohlensäure, Chlornatrium und Natroncarbonat in den Glaubersalzquellen.

Es muſs ferner zunächst auffallen, daſs die Wirkung des Glaubersalzes in den in Rede stehenden Wässern an geringe Gesammtdosen gebunden ist, an Dosen' von einer oder höchstens einigen Drachmen, während von dem reinen Glaubersalz halbe und ganze Unzen pro Tag erforderт werden; und es liegt nahe, die stärkere Wirkung in den Bestandtheilen zu suchen, welche zu dem Glaubersalz hinzukommen: im kohlensauren Natron als Lösungsmittel des Eiweiſses im Blut, im Chlornatrium als mildes Reizmittel für die Darmschleimhaut, und in der Kohlensäure, als Reizmittel für die Schleimhaut und die Muskeln des Darmes. Und ebenso nahe liegt die Vermuthung, daſs diese Verstärkungsmittel zugleich Correctiva für die absolute Wirkung des Glaubersalzes sind, indem sie nicht allein geringere Dosen dieses Salzes gestatten, sondern auch der schädlichen lokalen Wirkung desselben entgegenwirken: die Kohlensäure durch Anregung des Magens, das Chlornatrium durch seine conservative Betheiligung an der Zellenbildung und gleichfalls durch Anregung der Verdauung. Für die milde und dennoch prompte Wirkung aber des Glaubersalzes selbst auf eiweiſshaltige Darmsecretion ist vielleicht das kohlensaure Natron die wichtigste Bedingung; es kann, vermöge seiner lösenden Wirkung auf das Eiweiſs des Blutes, das letztere zu serösem Transsudat disponiren und so die Wirkung kleinerer Gaben von Glaubersalz vorbereiten, welche gröſsere Dosen nur auf gewaltsame Weise und auf Kosten der katarrhalisch gereizten Darmschleimhaut erzwingen. Dies ist zwar nur eine Hypothese, aber eine solche, die aus begründeten Thatsachen geschöpft und vielleicht geeignet ist, durch vergleichende Beobachtungen zur gesunden Theorie erhoben zu werden.

Kritik der geläufigen Indicationen.

Fettleibigkeit.

1. **Fettleibigkeit**, in ihrer verschiedenen Bedeutung an sich, oder als Symptom oder ätiologisches Moment anderer Zustände, findet in Glaubersalzwässern ein ziemlich sicheres und das mildeste Mittel, bei dessen Gebrauch, unter discreter Methode, der Zweck erreicht wird ohne heftige Ausleerung und ohne dyspeptische Verderbniſs des Magens. Allerdings ist

nicht zu vergessen, daſs in den meisten Fällen nur ein gewisses
Maſs der Fettverminderung erzielt wird, und daſs nach dem
Aufhören der Kur sehr leicht die Fettbildung wieder zunimmt,
wenn nicht eine strenge fettwidrige Diät beobachtet wird. Wenn
gleichzeitig Neigung zu Hyperämie des Kopfes oder der Lungen vorhanden, und ebenso bei der Complication mit Insufficienz des Herzens, namentlich mit Fettherz, kommt die Alternative zwischen kalten gasreichen und warmen gasärmeren
Quellen zur Frage, namentlich zwischen Marienbad und Karlsbad; das erstere kann schädlich aufregen durch den starken
Gehalt an Kohlensäure, das letztere durch die Wärme; beide
Momente lassen sich verhindern: die Wärme des Karlsbader
Wassers durch Abkühlung, der übrigens nicht excessive Gehalt
des Marienbader Wassers an Kohlensäure durch Schütteln; die
Quellen von Tarasp haben einen sehr bedeutenden Gasgehalt,
welcher aber vielleicht weniger bedenklich ist, weil bei einer
Erhebung von über 4000 Fuſs das Gas leichter entweicht.
Wenn aber der fettleibige Organismus der Wirkung des Glaubersalzes auf den Darm mehr Widerstand leistet, oder wenn
überhaupt stärkere Darmsecretionen geboten sind, so wird man
entweder das an Glaubersalz stärkere Marienbader Wasser vorziehen oder dem Karlsbader Wasser Karlsbader Salz (aus
schwefelsaurem Natron, Chlornatrium und kohlensaurem Natron
bestehend) zusetzen. Für Tarasp ist ein solcher Zusatz seltener erforderlich, weil der bedeutende Gehalt an Kochsalz
(29 Gr.) und an kohlensaurem Natron (27 Gr.) die Wirkung
des Glaubersalzes erheblich verstärkt.

2. Diabetes. Zu dem oben (S. 342) über diese Krankheit Gesagten fügen wir hier nur hinzu, daſs die erfahrungsmäſsig begründete Concurrenz zwischen Vichy, einem reinen Natronwasser, und Karlsbad, einem salinisch-muriatischen Natronwasser, nothwendig auf das kohlensaure Natron, als den wirksamen Stoff, führt, und daſs in dem schwachen Natronwasser
Karlsbad wahrscheinlich der Gehalt an den beiden andern Salzen als Unterstützungsmittel hinzutritt, um die Wirkung der
des sehr starken Natronwassers Vichy gleich zu machen.
Jedenfalls sind sowohl andere starke Natronwässer wie Bilin
und Fachingen mit ähnlicher Aussicht, wie Vichy, zu versuchen,
als auch mit Tarasp ein Versuch bei Diabetes zu machen: Tarasp ist in Bezug auf Glaubersalzgehalt Karlsbad gleich, über-

Diabetes.

trifft dieses aber an Chlornatrium und kohlensaurem Natron um das Dreifache; und überdies wäre es wünschenswerth zu erfahren, was dabei die Alpenluft, 4000 Fufs über dem Meere, zu leisten im Stande ist.

Leber-
krankheiten
3. **Leberkrankheiten.** Für diese kommt zu der auslaugenden, resorptionsbefördernden Wirkung auf das Blut noch die mittelbare Reizung der Leberfunction vom Darm aus, und in vielen Fällen ist die Fettverminderung im Allgemeinen und die Befreiung der Unterleibscirculation ein wesentliches Moment. Einfache hyperämische Schwellung der Leber nach Intermittens, oder als Symptom allgemeiner Plethora abdominalis, sind die günstigeren Fälle, welche durch die in Rede stehenden Brunnenkuren oft geheilt und gebessert werden. Besteht aber die Hyperämie in Erweiterung der Capillaren in Folge von Herzhypertrophie oder Lungentuberkulose (Muskatleber), so ist die Prognose überhaupt schlecht, und der Gebrauch der Quellen in der Regel contraindicirt. Die eigentliche chronische Entzündung der Leber endet in der Regel tödtlich, und wir glauben nicht, dafs andere, als antiphlogistische Mittel, erlaubt sind. Die Lebercirrhose oder Entzündung des interstitiellen Bindegewebes ist im zweiten Stadium für die Therapie verloren, und im ersten können antiphlogistische Mittel nicht entbehrt werden; nur wo der Zustand der Verdauung und der Kräfte es erlaubt, sind im ersten Stadium die Glaubersalzwässer und die schwächeren Kochsalzwässer zu versuchen und mitunter von Erfolg begleitet; und ebenso verhält es sich mit der Speckleber. Gallensteine gehen bei dem Gebrauch alkalischer Wässer, besonders aber in Karlsbad, häufig ab, ob durch eine chemische Wirkung oder durch vermehrte Gallensecretion, ist völlig ungewifs. Der katarrhalische Icterus endet gewöhnlich in Genesung auch bei expectativem Verfahren; und es ist uns kein Fall vorgekommen, wo der Gebrauch eines alkalischen Wassers die Genesung deutlich beschleunigt hätte; immerhin aber bleiben dieselben und namentlich Karlsbad und Marienbad, auch schon in prophylaktischer Absicht, zu versuchen, und in mäfsiger, die Ernährung nicht herabsetzender Methode.

Es concurriren mit den glaubersalzhaltigen Natronwässern für die Behandlung der Leberkrankheiten hauptsächlich die schwächeren aber gasreichen Kochsalzquellen und einige Schwefelquellen, besonders Weilbach. Wir bemerken hier nur in

Kürze, dafs das Kochsalz auf eine doppelte Weise wirkt, theils durch Anregung des rückbildenden und des aubildenden Stoffwechsels zugleich, theils durch mittelbare Reizung der Leber vom Darme aus; und dafs Schwefelwässer wahrscheinlich, nach Roth's Theorie, durch Zerstörung decrepider Blutzellen im Pfortaderblut wirken, ohne eigentlichen Verlust an Fett und Eiweifs, daher Weilbach z. B. bei der Speckleber Lungenkranker vortrefflich nützt und ertragen wird, während Karlsbad und ähnliche Wässer von dieser Complication allgemein contraindicirt werden.

4. **Hämorrhoidalzustände, Unterleibsplethora, Hypochondrie.** *Plethora abdominalis.* Kein Schema ist im Stande, den ungeübten Arzt durch das Labyrinth aller der verschiedenen Zustände und Bedingungen zu leiten, welche unter den obigen Bezeichnungen sich dem ärztlichen Interesse darbieten. Nur die eigene Uebung am Krankenbett vermag die Verwirrung, wenigstens für die praktischen Maximen der Prognose und der Therapie, zu lichten, und für die örtlichen Erscheinungen ist es vor Allem die durch Virchow gewonnene grofse Bedeutung mechanischer Bedingungen der Blutcirculation, welche die Erwägungen leiten mufs. Das Resumé aus eigener und fremder Erfahrung hat den Verfasser auf einen allgemeinen Gesichtspunkt geführt, welcher den Anfänger für die Praxis vielleicht besser orientirt, als vielfache schematische Unterscheidungen, und die wir daher aus unsrer Schrift über Rehme hier wiederholen.

Es sind vorzüglich zwei entgegengesetzte Gruppen, in welche die Mehrzahl der Fälle mit wesentlichen Unterschieden und wesentlichen Uebereinstimmungen sich scheiden: der Typus des fettleibigen und der Typus des mageren Hämorrhoidarius.

Bei dem ersten kommt, im Gegensatz zu einer weit verbreiteten und traditionell gewordenen Ansicht, die Fettbildung im Allgemeinen nicht auf Kosten der Muskelsubstanz und anderer Gewebe zu Stande, sondern die Ernährung im Allgemeinen ist gut, Appetit und Verdauung meist lebhaft, selbst die Stuhlausleerung gewöhnlich nicht verlangsamt, die Kraft des Körpers nicht vermindert, sondern seine Bewegung nur verlangsamt entweder durch das mechanische Hindernifs der Schwere und der Ungelenkheit der strotzenden Glieder, oder durch die gestörte Action des von Fett umhüllten Herzens;

Harngries und Gicht sind häufige Complicationen und oft sogar der Grundcharakter des Zustandes, freiwillige oder künstliche Hämorrhoidalblutungen erleichtern ihn; und ausleerende, abmagernde Kurmethoden sind um so mehr angezeigt, als das begleitende Leberleiden meist nur in Fettleber oder hyperämischer Schwellung besteht, und nur in den seltensten Fällen Dyspepsie und Magenkatarrh vorhanden sind. Das sind die berechtigten Stammgäste für Karlsbad, Marienbad, Kissingen; Abführen und Abmagern thut ihnen wohl, und ihr meist heiteres Gemüth und geselliger Charakter findet an diesen frequenten Orten die nöthige Nahrung, um auch von dieser Seite die Kur zu unterstützen.

Ein ganz anderes Bild aber gewährt der Typus des mageren Hämorrhoidariers. Hier ist die disponirende Ursache gewöhnlich sitzende Lebensweise, geistige Anstrengung auf Kosten des Körpers, der Anfang des Leidens oft Dyspepsie und Magenkatarrh, die Lebercomplication oft Granulation und Atrophie, und nicht selten in Diabetes ausartend, Magen- und Darmkatarrh schlecht ernährt und verkümmert, Verdauung und Stuhlausleerung meist sehr träge, die Gemüthsstimmung verdüstert, die Blutarmuth vorwiegend, aber oft freilich für ein oberflächliches Auge durch die gelbsüchtige Farbe verdeckt; Blutungen nicht heilsam, sondern das Wesen des Zustandes verschlimmernd; die Haut, gleich dem ganzen Körper, schwach ernährt und ihn vor Temperatureinflüssen nicht schützend, und nichts so sehr verboten, als ausleerende Kuren. Das sind die Kranken, welche, von der routinirten Schablone mit ausleerenden Methoden gemifshandelt, in den Schutz des Malzextraktes und der Strahl'schen Pillen flüchten und den Ruhm der Charlatanerie unterhalten, weil die legitime Kunst sie in Stich gelassen hat. Gewifs zählen zu dieser Gruppe manche zwischen beiden Typen in der Mitte stehenden Fälle, wo die discrète Anwendung stoffvermindernder Kuren den Heilzweck unterstützen mag; aber für die prägnanteren Fälle dieses Typus ist es nicht allein erlaubt, sondern geradezu geboten, mit den allgemeinsten, die Ernährung befördernden Momenten sich zu begnügen: ein Aufenthalt auf dem Lande, an der See, im Gebirge, eine Reise, anregende Bäder an wenig besuchten Orten, wo das schwarzsehende Gemüth nicht dem geistigen Contagium fremder Leiden ausgesetzt ist, — das sind Mittel, welche in öfterer Wiederholung zum Ziele führen, und die in manchen Fällen von einem mäfsigen Gebrauch des Eisens, und selbst des Fettes und Leberthrans, heilsam unterstützt werden; das sind die Kranken, für welche der alte Strahl seine Pillen aus Aloë und Eisen mischte, und welche sich noch heute bei den Strahl'schen Pillen mit Nux vomica besser befinden, als bei Laxirkuren in Marienbad, Kissingen, Homburg oder sonst wo.

5. Indicationen, welche die Glaubersalzwässer mit einfachen und den muriatischen Natronwässern theilen, bilden die Gicht, der Harngries, der Blasenkatarrh, der Magen- und Darmkatarrh und scrophulöse Drüsenexsudate. Für Katarrhe der Respirationsschleimhaut scheinen die Glaubersalzwässer Marienbad und Karlsbad weniger erprobt und seltener angewandt zu sein, als die einfachen und muriatischen Natronwässer, weil jene viel weniger Natron enthalten, als diese; und nur, wo deutliche Stasen im Unterleib als bedingende Complication hinzutreten, verdienen sie, an Stelle der letzteren, gebraucht zu werden; dagegen zählt das stark natronhaltige Tarasp den Bronchialkatarrh zu seinen begründeten Indicationen.

Auf den Blasenkatarrh wirken starke Natronwässer, wie Vichy, Bilin, Fachingen, Luhatschowitz, entschieden kräftiger und schneller, als Karlsbad und Marienbad; und nur bei erheblichen Stasen im Pfortadersystem sind letztere, und auch nur zeitweise, vorzuziehen. Blasenkatarrh.

Anders verhält es sich mit der Gicht und dem Harngries (S. 67 u. ff.); hier wirken Karlsbad, Marienbad, Tarasp unzweifelhaft kräftiger und rascher, nicht blofs auf die Dyskrasie des Blutes, sondern auch auf die Verminderung von Exsudaten, weil die Anregung des regressiven Stoffwechsels hier bedeutender ist, als bei den einfachen Natronwässern. So selten auch die gichtische Dyskrasie geheilt oder auch nur wesentlich gemindert wird, so datiren doch die besten und zuverlässigsten Resultate von Marienbad und ganz besonders von Karlsbad und von Tarasp.

Magen- und Darmkatarrh werden gleichfalls oft in Marienbad und besonders in Karlsbad behandelt. Unserer Erfahrung nach sind es nur die leichteren Fälle und sehr gelinde Kuren, welche Erfolg versprechen. Magen- und Darmkatarrh.

Das chronische Magengeschwür kommt bekanntlich Magengeschwür.

sehr oft zur Vernarbung unter einem consequenten diätetischen Verhalten, unter sorgfältiger symptomatischer Behandlung und durch Beihülfe von adstringirenden Mitteln, unter denen Argentum nitricum und Plumbum aceticum die wirksamsten sind. Gegen eine so häufige Krankheit sind natürlich sehr viele verschiedene Mineralwässer gebraucht und gerühmt worden; aber der vermeintliche Erfolg beruht oft auf einem Mifsverständnifs: entweder übersieht man, dafs diese, wie jede andere heilbare Krankheit, manches Verfahren erträgt, welches ihr eigentlich principiell schaden müfste und auch meistens wirklich schadet; oder es wurden durch die Brunnenkur Complicationen und Folgezustände gebessert, wie die Anämie durch Eisen, die Trägheit des Darmes durch Kochsalz u. dgl. m. Im Allgemeinen halten wir Kochsalzwässer für contraindicirt, schwache Natronwässer für die geeignetsten, können aber nicht ableugnen, dafs wir auch viele Fälle kennen, die unter dem Gebrauch mäfsiger Kuren in Karlsbad gebessert und geheilt worden sind. Wie starke Natronwässer, so möchten auch starke Glaubersalzwässer verboten und das mittlere Mafs des Karlsbader Gehaltes ohngefähr die Grenze des Erlaubten sein; auch ein übermäfsiger Gehalt an Kohlensäure wirkt als schädliches Reizmittel; die Temperatur dagegen richtet sich nach individuellen Verhältnissen, und namentlich nach der gröfseren oder geringeren Neigung zu Blutungen.

Scrophulöse Exsudate. Für scrophulöse Drüsenexsudate haben wir schon bei früherer Gelegenheit Karlsbad aus eigener Erfahrung empfohlen und finden auch das an Kochsalz und Natron viel stärkere Tarasp gerühmt. Die Meinung der Aerzte ist mehr zu Kochsalzwässern geneigt; aber Karlsbad erfüllt dieselbe Indication gewöhnlich ohne jene katarrhalische Reizung der Darmschleimhaut, welche die häufige Folge eingreifender Kochsalzkuren ist.

Die obige Kritik der physiologischen Wirkung und der Indicationen hat, wo es angebracht war, die erforderliche Rücksicht auf den Unterschied und den Vorzug der einzelnen Quellen genommen, so dafs wir nur noch die lokalen Verhältnisse derselben anzuführen haben. Für Franzensbad und Elster kommt der Eisengehalt hinzu, ist aber auch für Marienbad gleich erheblich; indessen ist, wie wir bei Gelegenheit der Stahlwässer anführen werden, die Eisenwirkung um so zweifelhafter, je mehr das Eisen in den Wässern von Chlorüren und Sulphaten begleitet ist und mit der vermehrten Darmsecretion schnell ausgeschieden wird.

Karlsbad in Böhmen, im Egerer Kreise, 1150 Fuſs über dem Meere, in einem engen Thale gelegen, mit etwas rauhem Klima, ist ein Weltbad ersten Ranges (8—10,000 Gäste) und einer der ältesten deutschen Badeorte. Wie alle groſsen Kurorte bietet es dem einfachsten und dem verwöhntesten Geschmack die Bedingungen zu seiner Erfüllung und gestattet sowohl ein kostspieliges als auch ein sehr billiges Leben. Ein groſser Vorzug besteht darin, daſs in sehr vielen Häusern kurmäſsig bereitete Speisen verabreicht werden; ein Nachtheil in dem übermäſsigen Genuſs starken Kaffees, zu welchem die Brunnenstrapaze und das dort vortrefflich bereitete Getränk gleichmäſsig verführen. Ueber den Gebrauch siehe die obige Kritik der Indicationen. Das Thal ist sehr reich an warmen Quellen, welche sich durch den Salzgehalt wenig, mehr aber durch die Temperatur und den Kohlensäuregehalt unterscheiden. Die bekanntesten sind der Sprudel, der Mühl- und der Schloſsbrunnen, aus deren Analyse wir, mit Ausnahme des Eisens, die minimalen Bestandtheile (zum Theil $\frac{1}{1000}$ Gr. auf 16 Unzen) übergehen.

	Sprudel	Mühlbrunnen	Schloſsbrunnen
Schwefelsaures Natron .	18,21.	17,96.	17,24.
Kali . . .	1,26.	1,71.	1,46.
Chlornatrium	7,91.	7,89.	7,52.
Kohlensaures Natron . .	10,45.	10,86.	9,66.
- Kalk . .	2,28.	2,02.	3,06.
- Magnesia .	0,95.	0,26.	0,38.
Eisenoxydul	0,02.	0,02.	0,01.
Kohlensäure	11,8 K.-Z.	14,8 K.-Z.	20,6 K.-Z.
Temperatur	59 Gr. R.	42 Gr. R.	41,5 Gr. R.

Da die verschiedenen Quellen in den festen Bestandtheilen nur sehr geringfügige Unterschiede darbieten, und in keiner derselben der Eisengehalt über das Minimale steigt, so richtet sich die Auswahl nur nach der Temperatur und dem Kohlensäuregehalt; und es ist in dieser Beziehung bemerkenswerth, daſs die wärmste Quelle, der Sprudel, die wenigste Kohlensäure enthält. Die täglichen Dosen variiren und steigen allmählig zwischen 2 bis 10 Bechern von 4 bis 6 Unzen Inhalt, und die unmittelbare Wirkung darf in den meisten Fällen nicht über einige breiige Stühle hinausgehen. Wo man, und dies wird selten der Fall sein, in der That eine eigentliche Diarrhoe beabsichtigt, da gibt man entweder das kalte Marienbader Wasser, oder setzt dem Karlsbader Brunnen Glaubersalz, etwa in der Form des Karlsbader Salzes, zu, um nicht genöthigt zu sein, mit grofsen Mengen warmen Wassers den Magen zu überschwemmen und das Blut zu erhitzen.

Die Bäder in Karlsbad sind in Bezug auf ihren geringen Chlorgehalt indifferente Thermen, bei denen nur die Kohlensäure die Wirkung etwas verstärkt. Da aber in den obigen Zahlen von 11,14 und 20 Kubikzoll Gas die freie und die halbgebundene Kohlensäure der Bicarbonate inbegriffen ist, so reduciren sich diese Zahlen auf 7,7 und 17 Kubikzoll.

Aerzte: Anger, Bergmann, Damm, Fleckles senior und junior, Forster, Gans, Hlawaczeck, Hochberger, v. Juchnowitz, Klauber, Kronser, Oesterreicher, Porges, Preiss, Schnee, Seegen, Sorger, Stark, Zimmer.

Marienbad.

Marienbad, im Pilsener Kreise, 5 Meilen von Karlsbad, 1912 Fufs über dem Meere, in einem schönen, waldreichen Thalkessel gelegen, obgleich einer der jüngeren, so doch einer der besuchtesten Kurorte, repräsentirt vorzugsweise die kalten und gasreicheren Glaubersalzwässer. Die gebräuchlichsten Quellen, der Kreuzbrunnen und der Ferdinandsbrunnen, sind sowohl an Glaubersalz als auch an andern Salzen stärker, als die Karlsbader Quellen und enthalten viel mehr freie Kohlensäure als diese (15 und 22 Kubikzoll). Im Allgemeinen scheint zwar die erhitzende Wirkung der Kohlensäure in Marienbad nicht in demselben Verhältnifs sich gegen Karlsbad zu steigern, weil aus kalten Getränken das Gas leichter durch Ructus ausgestofsen wird; wohl aber mag sie sich an der stärkeren abführenden Wirkung betheiligen, welche freilich hauptsächlich von dem gröfseren Glaubersalz getragen wird. Daher werden in Marienbad im Allgemeinen kleinere Mengen getrunken, als in Karlsbad, oder daselbst solche Individuen vorzugsweise behandelt, bei denen eine gröfsere Darmsecretion beabsichtigt wird. Im Uebrigen sind die Indicationen für beide Kurorte ohngefähr dieselben, mit dem eben erwähnten allgemeinen Unterschiede, und mit dem Unterschiede, dafs der Diabetes für Marienbad ausgeschlossen zu sein scheint. Der Kreuzbrunnen enthält nun noch 0,27 Gran und der Ferdinandsbrunnen 0,47 Gran kohlensaures Eisenoxydul, also solche Mengen Eisen, welche in reinen Stahlwässern oft nicht einmal erreicht werden; wir glauben aber an eine Eisenwirkung in abführenden, sulphathaltigen Wässern nicht, weil hier das Eisen als Schwefeleisen schnell ausgeschieden wird.

	Kreuzbrunnen	Ferdinandsbrunnen
Schwefelsaures Natron	38,04.	38,76.
- Kali	0,4.	0,5.
Chlornatrium	13,06.	15,39.
Kohlensaures Natron	9,02.	9,89.
- Kalk	3,99.	4,3.
Magnesia	3,33.	4,2.
Eisenoxydul	0,27.	0,47.
Freie Kohlensäure	15 K.-Z.	22 K.-Z.
Temperatur	7 Gr. R.	$7\frac{1}{2}$ Gr. R.

Andere Quellen, wie der Carolinen- und der Ambrosiusbrunnen, sind reine gehaltlose Säuerlinge, aber mit 0,3 Gran kohlensaures Eisenoxydul, und deshalb als [schwächere Stahlquellen zu betrachten.

Ein sehr wichtiges Kurmittel aber, welches Marienbad neben der Bedeutung eines Brunnenortes auch die eines Badeortes gibt und sehr stark frequentirt ist, sind die Moorbäder (siehe S. 298), für deren Wirksamkeit wahrscheinlich die Höhe der Lage von wesentlichem Belang ist; und man mufs zur Beurtheilung eines Erfolges in Marienbad Brunnen- und Moorbadekur wohl auseinander halten.

Das Klima ist nicht sehr milde, doch kommen Erkältungen in Marienbad seltener vor als in Karlsbad, und namentlich in Teplitz, wie ja allgemein eine höhere Lage gegen Temperatureinflüsse mehr zu schützen scheint.

Aerzte: Frankl, Herzig, Kisch, Lucca, Opitz, Porges, Schneider.

Tarasp, im Unter-Engadin, Canton Graubündten, 4000 Fufs über dem Meere gelegen, ist, nachdem seine Quellen schon seit Jahrhunderten bekannt gewesen, in neuester Zeit in rasche Aufnahme gekommen, und es vereinigen sich alle Umstände, um es zu einem der interessantesten und versuchswürdigsten Brunnenorte zu machen. Die Quellen sind in jeder Beziehung eine höhere Potenz von Karlsbad und Marienbad: der Gehalt an schwefelsaurem Natron stimmt ohngefähr mit Karlsbad überein, an kohlensaurem Natron aber und an Chlornatrium enthalten sie mehr als das Dreifache, an Kohlensäure beinahe das Dreifache; der Kochsalzgehalt bleibt nur um ein Viertel hinter Kissingen zurück, und so vereinigt die Constitution der Quellen die pharmakodynamischen Bedingungen von Karlsbad, Marienbad, Kissingen; dazu die von Vichy, vermöge des diese Quelle übertreffenden Natrongehaltes. Die Kälte des Wassers kann kein Hindernifs der allseitigen Anwendung setzen, weil der eminente Kohlensäuregehalt unbedingt die Erwärmung gestattet. Dazu kommt die hohe Lage, eine der höchsten für Badeorte, die Einwirkung der verdünnten Luft auf Erleichterung des Stoffwechsels und auf Erträglichkeit integrirender oder neuer Lebensreize, ferner, mit ihr verbunden, ein sehr beständiges und mildes Sommerklima, und endlich, den complicirten geselligen Verhältnissen Karlsbads und Marienbads gegenüber, die Bedingungen eines einfachen, gleichmäfsigen, von dem Genufs der Alpenwelt angeregten Lebens. Die mittlere Temperatur im Juli war im Jahre 1858: Morgens 6 Uhr 8 Gr. R., Mittags 2 Uhr 14 Gr. R. und Abends 9 Uhr 10 Gr. R., die höchste Temperatur Mittags 2 Uhr 20 Gr.

Abgesehen von mehreren einfachen und schwächeren Säuerlingen kommen für unsern Zweck die beiden Hauptquellen in Betracht, die grofse oder St. Ludwigsquelle und die kleine oder St. Emeritaquelle.

	Grofse Quelle	Kleine Quelle
Schwefelsaures Natron . . .	16,547.	16,416.
- Kali	2,997.	3,336.
Chlornatrium	29,400.	29,381.
Jodnatrium	0,001.	0.
Doppelt kohlensaures Natron . .	38,542.	42,370.
- - Kalk . . .	17,894.	17,850.
- - Magnesia .	7,680.	7,582.
Eisenoxydul	0,209.	0,192.
Freie Kohlensäure	33 K.-Z.	28 K.-Z.
Temperatur	5 Gr. R.	5 Gr. R.

Was den Gebrauch von Tarasp betrifft, so kommen zu sämmtlichen Indicationen von Karlsbad und Marienbad namentlich viele Fälle von Bronchialkatarrh und Lungentuberkulose, besonders wenn sie mit Stasen im Pfortadersystem complicirt sind. Zur Natur der Quellen tritt hier die eminent hohe Lage des Ortes und sein gleichmäfsiges und mildes Klima, und aus letzterem Grunde halten wir es für sehr wünschenswerth, das Verhalten diabetischer Kranken in Tarasp und bei dem Gebrauch der dortigen Quellen zu prüfen.

Schon jetzt ist für die Unterbringung von 2000 Kranken gesorgt. Aerzte: von Moos, Killias.

Franzensbad, in der Nähe der Stadt Eger, 1300 Fufs über dem Meere gelegen, mit frischem Klima, vortrefflichen Einrichtungen und einer Frequenz von über 3000 Gästen. Die Quellen werden allgemein als alkalisch-salinische Eisensäuerlinge bezeichnet; der Gehalt an kohlensaurem Eisenoxydul beträgt in den verschiedenen Quellen auf 16 Unzen 0,016, 0,068, 0,2, 0,328 und 0,376 Gran. Die Praxis ist nicht gewohnt, von Quellen mit $\frac{1}{100}$, $\frac{1}{100}$ und $\frac{1}{4}$ Gran Eisencarbonat eine Eisenwirkung zu erwarten, und da überdies die Louisenquelle mit 0,328 Gran ausschliefslich zum Baden benutzt wird, so bleibt nur die eine mit 0,376 Gran, nämlich die Wiesenquelle, als Eisenquelle, und zwar als ziemlich schwache, übrig; und bei der Salzquelle, dem Sprudel und der Franzensquelle hat man nicht das Recht, die Wirkung als Eisenwirkung in Anspruch zu nehmen. Auch die Wiesenquelle aber kann nur dann eine Eisenwirkung entfalten, wenn sie in nicht abführenden Dosen gegeben wird; so klein denn auch die resorbirte Eisenmenge sein mag, so wissen wir doch, dafs die Eisenwirkung überhaupt an kleine Dosen gebunden ist.

	Salzquelle	Wiesenquelle	Sprudel	Franzensquelle
Schwefelsaures Natron	18.	25.	27.	25.
Chlornatrium	9.	9.	8.	9.
Doppelt kohlensaures Natron	9.	6.	7.	8.
Kalk	2,3.	1,6.	2,3.	2,3.
Kohlensaures Eisenoxydul	0,016.	0,37.	0,2.	0,06.
Kohlensäure	27 K.-Z.	31 K.-Z.	39 K.-Z.	40 K.-Z.
Temperatur	9 Gr.R.	8,5 Gr.R.	8,5 Gr.R.	9 Gr.R.

Die Quellen von Franzensbad gleichen demnach in den Hauptbestandtheilen denen von Karlsbad, nur dafs sie kalt sind und mehr Kohlensäure enthalten und auch etwas mehr schwefelsaures Natron. Das Schicksal eines Kurortes ist sehr oft von der Art seines ersten Auftretens abhängig, und dieses gibt ihm oft auf lange Zeit seine Signatur: in Franzensbad sind von Anfang an milde anregende Kuren bei schonungsbedürftigen Individuen gebräuchlich gewesen, welche von den Kuren in Karlsbad mit heifsem Wasser und, wie es damals noch Sitte war, mit grofsen Quantitäten, angegriffen und erschöpft wurden; daher bildeten besonders anämische Personen, magere und atrophische Hypochonder, hysterische Naturen die erste Frequenz, und diesen Charakter hat der Besuch des Bades bewährt, und im Verhältnifs zu ihm hat sich die milde Kurmethode festgesetzt und ausgebildet. Solche Momente müssen bei der allgemeinen Würdigung eines Kurortes in Anschlag gebracht werden: die Art des Krankenbesuches und die lokale Methode haben für diese Würdigung oft eine gleich wichtige Bedeutung, wie die Constitution der Quellen. Wässer mit 18—25 Gran Glaubersalz, 9 Gran Kochsalz und 6—9 Gran Natronbicarbonat, vorwiegend angewandt auf reizbare und schwächliche Individuen und deshalb meist in geringeren Dosen gegeben, sind sehr wohl im Stande, die regressive Seite des Stoffwechsels leise anzuregen, ohne die productive Seite zu beeinträchtigen, und man braucht für die Deutung der schliefslichen Gesammtwirkung keineswegs auf den geringen Eisengehalt zu recurriren, und dies um so weniger, als die beiden ältesten und noch heut am meisten benutzten Quellen, die Salz- und Franzensquelle nur den minimalen Eisengehalt von $\frac{1}{100}$ und $\frac{6}{100}$ Gran besitzen. Die Wirkung wenigstens dieser beiden Quellen wird vom Salz- und Gasgehalt getragen, sie regen die Verdauung und den Stoffwechsel leise an, befördern so, abgesehen von ihrem lokalen Einflufs auf die Unterleibsorgane, die Ernährung und die Blutbildung, und mit der letzteren auch die Anbildung des Eisens aus seinen natürlichen Quellen, nämlich aus den Nahrungsmitteln.

Im Allgemeinen eignet sich Franzensbad für alle Fälle, wo man von den heifsen Karlsbader Quellen eine stark excitirende Wirkung zu fürchten hat, und namentlich ist es der oben skizzirte Typus der magern, atrophischen Hämorrhoidarier, welcher, wenn einmal eine Brunnenkur indicirt ist, für diese kalten Wässer und ihre milde Methode dankbare Objecte liefert.

Unter den Fällen der Anämie gibt es eine grofse Zahl, welche einfache Eisensäuerlinge nicht ertragen, weil sie den

Darm verstopfen, oder welche einfachen Säuerlingen überhaupt widerstehen; es sind dies namentlich solche, wo irgend ein Grad von sogenannter Nervenschwäche, meist in Spinalirritation begründet, den Eisengebrauch contraindicirt; also besonders Frauen, welche durch Spinalirritation und Uterinleiden anämisch geworden sind: hier passen allgemein anregende und milde Methoden, Seeluft, Alpenluft, indifferente Bäder, leise Brunnenkuren mit Salzwässern, und unter diesen mit den Quellen von Franzensbad. Daher rührt es, dafs an diesem Ort ein Conflux von uterinkranken Frauen gefunden wird, der zum Theil auf der Vorliebe einzelner Aerzte beruht, worüber Hauck (Heilquellen Deutschlands 1865) eine zwar beifsende, aber nicht ungerechtfertigte Aeufserung macht.

Nun kommen aber zu dem Gebrauch der Quellen zwei wesentliche Kurmittel hinzu, welche die Beurtheilung von Franzensbad, als ein Gesammtkurmittel, geradezu unmöglich machen: die Bäder mit bei der Erwärmung geretteten nicht unerheblichen Gasgehalt, und vor Allem die Moorbäder. Die ersteren gelten als schwache kohlensäurehaltige Bäder (S. 236) und die letzteren treten als eigenthümliche Varietät der Thermalmethode gerade bei jenen schonungsbedürftigen Kranken mächtig ein, die die Hauptfrequenz von Franzensbad bilden. (S. das Nähere über die Moorbäder S. 298).

Aerzte: Boschan, Cartellieri, Fürst, Köstler, Komma, Meissl, Neidhardt, Sommer.

Elster, im sächsischen Voigtland, zwischen Plauen und Franzensbad, an der böhmischen Grenze, 1460 Fufs über dem Meere, mit ziemlich mildem und frischem Klima, ist seit 25 Jahren als Concurrent von Franzensbad aufgekommen und hat besonders seit 1849 an Frequenz bedeutend gewonnen (über 2000). Aus der folgenden Analyse ergibt sich, dafs die Quellen von denen zu Franzensbad hauptsächlich durch einen gröfseren Eisengehalt sich unterscheiden, welcher in einer Quelle dem von Driburg gleichkommt. Die Indicationen stimmen daher mit denen von Franzensbad ohngefähr überein, allenfalls mit dem Unterschied, dafs in Elster mehr von der Eisenwirkung zu erwarten ist, — vorausgesetzt, dafs Untersuchungen, die noch immer fehlen, für salzhaltige und deshalb die Darmsecretion befördernde Eisenwässer eine erhebliche Resorption des Eisens nachweisen. Auch Moorbäder werden, wie in Franzensbad, häufig angewandt,

Elster.

und ihnen fällt, wie dort, ein wesentlicher Theil von Indicationen zu, welche mit der Brunnenkur nicht in directer Beziehung stehen.

	Marien-brunnen	Königs-brunnen	Alberts-brunnen	Moritz-brunnen
Schwefelsaures Natron	22,6.	16,0.	24,3.	7,3.
Chlornatrium	14,3.	11,3.	8,1.	5,3.
Doppelt kohlensaures Natron	5,7.	5,8.	6,8.	2,1.
Kohlensaurer Kalk	1,1.	1,3.	0,8.	0,8.
Kohlensaures Eisenoxydul	0,35.	0,46.	0,32.	0,48.
Kohlensäure	28 K.-Z.	36 K.-Z.	16 K.-Z.	33 K.-Z.
Temperatur	8 Gr. R.	8 Gr. R.	8 Gr. R.	8 Gr. R.

Außerdem ist eine eisenlose Quelle vorhanden, welche an Glaubersalzgehalt alle Glaubersalzwässer übertrifft, die Salzquelle mit 48 Gr. schwefelsaurem Natron, 12 Gr. Chlornatrium, 7 Gr. Natronbicarbonat, 25 K.-Z. Kohlensäure und 6,5 Gr. R., endlich noch ein einfacher Säuerling mit 4,6 Gran Glaubersalz und nur 1,8 Gr. Natronbicarbonat.

Aerzte: Bechler, Cramer, Flechsig, Löbner.

Füred. **Füred**, in Ungarn, am Plattensee, kann nur in chemischer und qualitativer Hinsicht zu den alkalischen Glaubersalzwässern zählen, keineswegs aber in therapeutischer Beziehung: mit 6 Gr. schwefelsaurem Natron, $\frac{7}{10}$ Gran Chlornatrium, 1 Gran Natronbicarbonat, nicht ganz $\frac{1}{10}$ Gran kohlensaurem Eisenoxydul und 6 Gran kohlensaurem Kalk ist es nichts weiter, als ein kalter Säuerling, für dessen säuretilgende Wirkung der Gehalt an Kalk in Betracht kommen mag. Um die Wirkung des Glaubersalzes zu erzielen, müßten schon so große Quantitäten Wassers getrunken werden, als sich mit den meisten Indicationen der Glaubersalzwässer nicht verträgt; der Kohlensäuregehalt ist bedeutend (38 Kubikzoll).

Aerzte: Orzowensky, Schindler.

Bertrich. **Bertrich**, in einem engen und kurzen, in die Mosel mündenden, höchst romantischen Thal der vulkanischen Eifel, 500 Fuß über dem Meere, rangirt auch unter den Glaubersalzwässern, ohne diesen Namen mehr zu verdienen, als Füred. 7 Gran Glaubersalz, 3 Gran Kochsalz, nicht ganz 2 Gran Natronbicarbonat, 4½ Kubikzoll Kohlensäure und eine Temperatur von 26 Grad R. machen die Quelle sowohl für die Brunnen- als auch für die Badekur zu einer indifferenten Therme von mäßiger Temperatur, geringfügigem Gasgehalt und geringer Höhe der Lage. Die Indicationen sind daher nach Analogie der indifferenten Thermen im ersten Kapitel zu stellen und nach den Eigenthümlichkeiten des Ortes näher zu bestimmen: sehr mildes Klima, eine schöne und romantische Natur auf kleinem Terrain, billiges und geräuschloses Waldthalleben, ländliche, aber keineswegs kümmerliche Einrichtungen.

Arzt: Cüppers.

Ofen und **Stubnya** in Ungarn haben Quellen von 32—50 Grad R. mit einigen Kubikzollen Kohlensäure und ähnlich geringem Salzgehalt, wie Bertrich und Füred. Sie gehören demnach gleichfalls zu den indifferenten Thermen.

Rohitsch, in Steiermark, 3 Stunden von Cilli, in schönster Lage und mildestem Klima, 730 Fufs über dem Meere gelegen, hat Quellen, welche vielfach versandt und an Ort und Stelle von einigen tausend Gästen getrunken werden. Die Hauptquelle, der Tempelbrunnen, enthält 15 Gran Glaubersalz, 0,7 Gran Kochsalz, 8 Gran Natronbicarbonat, 11 Gran kohlensauren Kalk, 10 Gran kohlensaure Magnesia, 0,09 kohlensaures Eisenoxydul, 25 Kubikzoll Kohlensäure und ist 8 Grad R. warm. Sie ist demnach ein mäfsig starkes Glaubersalzwasser, aber ohne das Beimittel des Kochsalzes, dagegen mit einem bedeutenden Gehalt an Bicarbonaten, und eignet sich für leichtere Fälle von Dyspepsie, Magensäure, Unterleibsstasen und anderen in die Indicationen der Glaubersalzwässer fallenden Zuständen. Das Klima gestattet Frühlings- und Herbstkuren.

Aerzte: Fröhlich, Sock.

IV. Die Kochsalzwässer.

Wie in Soolbädern äufserlich, so wird in Trinkkuren innerlich, unter allen Bestandtheilen der Mineralwässer, das Kochsalz am häufigsten angewandt und spielt bei den meisten Mineralquellen, welche nach anderen charakterischen Bestandtheilen benannt werden, eine wichtige Rolle: in mehreren Bitterwässern, in den am meisten gebräuchlichen Glaubersalzwässern, in einer grofsen Anzahl von Natronwässern, in einigen Schwefelquellen ist das Chlornatrium in erheblichen Mengen vorhanden und betheiligt sich, nach Mafsgabe seiner Quantität, sehr wesentlich an der Wirkung; im empirischen Gebrauch der eigentlichen Kochsalzwässer aber finden wir beinahe alle Indicationen vertreten und in einzelnen Fällen bewährt, welche die Erfahrung für die Natron-Schwefel-Glaubersalzwässer herausgestellt hat; und während die Glaubersalzwässer in ihrer physiologischen und therapeutischen Wirkung einigermafsen Antipoden der Stahlwässer bilden, berühren sich die Kochsalzwässer vielfach mit den letzteren, und es kommen zahlreiche Fälle von Anämie vor, welche von leichten Kochsalztrinkkuren geheilt werden, nachdem Eisenkuren ihre Dienste versagt, oder bei denen das eine Mittel gleich vortheilhaft wirkt, wie das andere.

Der alte Satz: Si duo faciunt idem, non est idem, hat für die gleichmäfsige Wirkung verschiedener Arzneimittel und verschiedener Kurmethoden nur einen beschränkten Sinn: das „facit" kommt viel weniger dem Mittel zu, als vielmehr dem Organismus, welcher sich der Dynamik des Mittels bemächtigt; und so verschieden auch die einzelnen Individuen organisirt sind, so ist es doch in gewissem Mafse die Einheit der menschlichen Organisation, welche auf Anregung der verschiedensten Einflüsse immer auf ihre autonome Weise antwortet; und die ganze Kritik balneotherapeutischer Maximen, welche den Hauptgegenstand unsres Buches bildet, hat den Zweck, die Solidarität der menschlichen Organisation, den verschiedensten Mitteln gegenüber, und den Satz zu illustriren, in welchem (S. 15) die allgemeinste Signatur der balneotherapeutischen Erfahrung ausgesprochen wurde: **Krankheitsfälle sehr verschiedener Art werden an ein und derselben, Fälle gleicher Natur an sehr verschiedenartigen Heilquellen geheilt und gebessert.**

Sowohl die klinischen Erfahrungen über die therapeutische Wirkung der Kochsalzwässer, als auch die Anschauungen über die physiologische Bedeutung des Chlornatriums sind, wenn auch in wenigen Sätzen ausgesprochen, doch präcis genug, um diese allgemeine Anschauung an diesem besondern Fall zu illustriren; und in der Deutung der Kochsalzwässer herrscht viel weniger Unklarheit, als bei andern Fragen der Balneotherapie.

Physiologische Wirkung des Kochsalzes.

Die physiologische Bedeutung des Chlornatriums für die thierische Oeconomie ist eine derjenigen physiologischen Fragen, welche, wenn auch nicht in den letzten Vorgängen, doch in den allgemeineren Umrissen vitaler Verhältnisse und Processe am klarsten erkannt sind; und schon deshalb ist es wichtig, hier näher darauf einzugehen, weil unter allen 200 chemischen Diskussionen der Balneotherapie diese am meisten mit wirklichen Thatsachen rechnet und für die künftige Aufklärung anderer, dunklerer Fragen als Modell dienen muſs. Wir dürfen, um nicht allzu weitläufig zu werden, uns mit der Aufzählung der Thatsachen begnügen, ohne die bekannten Quellen jeder einzelnen anzuführen; und es wird sich herausstellen, daſs auch die klinischen Erfahrungen über die therapeutische Bedeutung des Salzes ungezwungen und ohne Schwierigkeit aus den physiologischen Verhältnissen sich erklären.

1. Das Chlornatrium ist ein constanter Bestandtheil sämmtlicher thierischer Säfte und Gewebe, constant in doppelter Beziehung, sowohl in seinem Vorkommen überhaupt, als auch in seinem quantitativen Verhältniſs. *Chlornatrium im Blut.*

2. Das Chlornatrium ist unter allen mineralischen Bestandtheilen der Säfte und Gewebe nicht allein der constanteste, sondern auch der an Quantität überwiegende.

3. Das Chlornatrium begleitet die meisten, wahrscheinlich sämmtliche Proteinkörper und bedingt ihre Lösung in den constituirenden Flüssigkeiten, besonders die Lösung des Fibrins im Blut, des Eiweiſs im Serum des Blutes und der Secrete; dagegen verhindert es die Auflösung der Blutkörperchen, wie es überhaupt die Bildung und Conservirung derjenigen Zellen befördert, welche, den Hauptbestandtheil normaler und krankhafter Transsudate bildend, keine plastische Bestimmung zu erfüllen haben.

4. Im Anschluſs an den letzten Satz findet man überall, wo normal oder abnorm bedeutende Zellenmassen abgelagert sind, groſse Mengen Kochsalz in der Flüssigkeit, z. B. im Eiter, Schleim, in der Synovia, im zellenreichen Knorpel des Foetus, im Krebssaft, in dem Exsudat der grauen Lungenhepatisation. *Chlornatrium in zellenreichen Geweben und Secreten.*

Chlornatrium in Transsudaten.

5. Dagegen nimmt das Chlornatrium bedeutenden Antheil auch an solchen Transsudaten, welche keine Zellen enthalten, in der hydropischen Flüssigkeit, in der vermehrten Darmsecretion und besonders in den Dejectionen der Cholera; überhaupt ist, wo irgend Flüssigkeit aus dem Blute transsudirt, das Chlornatrium erheblich und vor andern Salzen betheiligt.

Chlornatrium und Harnstoff.

6. Wie für zellenhaltige und zellenlose Exsudate, so ist das Chlornatrium auch ein beständiger Begleiter für den Harnstoff, d. h. für den wichtigsten Repräsentanten des schliefslichen Resultates, welches die regressive Metamorphose der Proteinstoffe ergibt, und es scheint sogar diese Begleitung in einer wirklichen und innigen chemischen Verbindung zu bestehen, und zwar so, dafs nicht der Harnstoff, sondern die Gegenwart des Kochsalzes das Bedingende ist.

7. Mit dem zuletzt genannten Verhältnifs hängt es zusammen, dafs ein gewisses Mafs der Harnstoffausscheidung durch den Harn von dem Gehalt des Blutes an Chlornatrium abhängig ist: je weniger Kochsalz genossen, oder je mehr dieses Salz für pathologische Transsudate oder physiologische Zellenbildung verwandt wird, um so geringer ist die Harnstoffausscheidung; je mehr aber Kochsalz dem Blute zugeführt wird, um so höher steigt die Harnstoffausscheidung, und mit ihr ist zugleich eine gröfsere Menge Kochsalz im Urin vorhanden.

8. Das Chlornatrium wird, wenn es in beträchtlichen, aber nicht übermäfsigen Quantitäten eingeführt wird, schnell vom Magen resorbirt und in kurzen Zeiträumen, welche nach Stunden und halben Tagen zählen, durch den Harn wieder ausgeschieden; die Vermehrung des Harnstoffs tritt nicht sofort mit der Vermehrung des Kochsalzes im Harn auf, sondern begleitet erst die letzte Periode der Kochsalzausscheidung und erreicht oft erst dann ihr Maximum, nachdem der Ueberschufs des Chlornatriums bereits gröfstentheils entfernt ist.

9. Es folgt daraus, dafs die thierische Oeconomie ihren Vorrath an Kochsalz erspart, wenn er durch mangelnde Zufuhr oder durch abnorme Consumtion unter einem gewissen Mafse zurückbleibt; dafs sie aber auch einen ihr gebotenen Ueberschufs sehr schnell für die Umbildung von Proteinstoffen zu Harnstoff verwendet und nach dieser Verwendung sofort den Ueberschufs durch Ausscheidung wieder ausgleicht.

10. Man hat jedoch keinen Grund, die allgemeine Wirkung des Kochsalzes auf den Stoffwechsel als eine einseitig zerstörende sich vorzustellen, weil bei dem längeren Gebrauche desselben, trotz der vermehrten Harnstoffausscheidung, in der Regel nicht Abmagerung und Schwäche, sondern im Gegentheil gute Ernährung und Wohlbefinden besteht: bei Kochsalzkuren, welche nicht durch sehr grofse Gaben Darmkatarrh und Dyspepsie erzeugen, wird in der Regel nur eine geringe Abnahme des Fettes, aber keine Verminderung des Körpergewichtes beobachtet. Das Chlornatrium hat demnach, aufser seiner rückbildenden, auch eine conservative, anbildende Wirkung, und dies ist der wichtigste Punkt, welcher es vom kohlensauren Natron und vom Glaubersalz unterscheidet. Diese conservative Bedeutung folgt theils aus seiner Tendenz zu vermehrter Zellenbildung (vergl. Punkt 4), theils aus der Betheiligung der freien Salzsäure im Magensaft, welche nur auf das Chlornatrium des Blutes, als seine Quelle, angewiesen ist, an der Verdauung der Speisen; und hierzu kommt drittens der Chlornatriumgehalt des Magensaftes selbst, welcher die wichtigste Bedingung für reichliche Auflösung genossener Eiweifskörper ist. Bedeutung für den Stoffwechsel.

11. Die mechanische Bedingung aller dieser Verhältnisse kann keine andere sein, als die endosmotische Eigenschaft des Blutes, als einer Salzlösung, welche an Concentration die meisten thierischen Flüssigkeiten übertrifft; es erklärt sich wenigstens Alles auf ungezwungene Weise aus dieser Liebig'schen Theorie, nach welcher das Gefäfssystem, vermöge des Kochsalzgehaltes des Blutes und der Gesetze der Endosmose, eine Art Saugapparat darstellt. Eudosmotische Eigenschaft des Chlornatriums.

12. Dieser Theorie widerspricht die schnelle Resorption des Kochsalzes im Magen selbst nicht; die nächste Wirkung auf den Magen ist vermehrte Absonderung, also Verdünnung der eingeführten Kochsalzlösung; und erst darauf folgt die schnelle und heftige Resorption, welche mit dem Gefühle starken Durstes verbunden ist. Die nächste unmittelbare Wirkung ist Vermehrung der Magensecretion: sehr starke Gaben bewirken sehr schnell wässeriges Erbrechen oder wässerige Durchfälle, wenn es nicht zum Erbrechen kommt. Kleine und mäfsige Gaben aber erreichen den Darm nicht und üben auf diesen keine lokale Wirkung aus; der Einflufs auf den Darm ist vielmehr ein mittelbarer und besteht theils in der Anregung Lokale Wirkung auf Magen und Darm.

der Darmresorption durch den vermehrten Kochsalzgehalt des
ihn umspülenden Blutes, theils in der Zuführung eines Speise-,
breies, dessen wichtigste Bestandtheile vollständig gelöst sind
und der daher der Darmschleimhaut die Berührung mit reizenden und gährenden Substanzen erspart; hierauf beruht wahrscheinlich hauptsächlich die gute Wirkung mäfsiger Kochsalzwässer auf chronischen Darmkatarrh.

13. Auch an der Auflösung und Verdauung der Amylaceen betheiligt sich das Chlornatrium in wichtiger Weise. Dies
geht hervor aus der Erfahrung, dafs stärkemehlreiche Nahrung
um so schneller verdaut wird, je mehr Kochsalz ihr zugesetzt;
ferner aus dem reichen Kochsalzgehalt des Speichels und des
pankreatischen Saftes und aus der beständigen Verbindung des
Krümelzuckers mit Chlornatrium im diabetischen Harn.

Resumé.

14. Als Resumé ergibt sich für die Wirkung des Chlornatriums folgende allgemeine Signatur: Erstens im Magen selbst,
den Speisen zugesetzt, erschöpft es als Auflösungsmittel deren
Gehalt an Eiweifssubstanzen und Stärkemehl und befördert so
die Verdauung und Ausbeutung der Nahrung; zweitens führt
es dem Darm einen in Bezug auf Eiweifskörper und Stärkemehl
wohl vorbereiteten Speisebrei zu; drittens ergänzt es den nothwendigen Kochsalzgehalt des Blutes für die Resorption, die
Secretionen und den Stoffwechsel, ohne das Blut dauernd zu
übersättigen, weil es eben schnell wieder ausgeschieden wird.

Therapeutischer Charakter.

Der therapeutische Charakter des Chlornatriums
ergibt sich aus der eben skizzirten physiologischen Bedeutung
theoretisch in wenigen Sätzen, welche bei der Kritik der
empirisch bewährten Indicationen ihre untrüglichen Beziehungen
finden. Man kann das Chlornatrium als Arzneimittel geben:

1) bei Atonie der Magensecretion, welche die verschiedenen und ineinander übergehenden Grade der Dyspepsie
und des Magenkatarrhs begleitet, oder welche eine lokale Folge
allgemeiner Atrophie und Anämie ist;

2) bei mangelhafter Thätigkeit der Darmfunctionen,
um einen vollständigen und besser vorbereiteten Speisebrei dem
Darm zuzuführen;

3) zu dem Zweck, solche Absonderungen und Neubildungen zu reifen, welche durch zahlreiche Zellenbildung charakterisirt sind: Schleim, Eiter, Neubildungen von Knochen
und Knorpel;

4) um die resorbirende Function des Gefäfssystems energisch zu bethätigen, und zwar theils zu dem Zweck der Resorption pathologischer Produkte, theils zur Anregung des regressiven Stoffwechsels;

5) zur Anregung des regressiven und productiven Stoffwechsels zugleich, also zur Hebung der allgemeinen Ernährung.

Die Dosis, an welche die Erfüllung der genannten Zwecke gebunden ist, beschränkt sich für die tägliche Periode einer Brunnenkur in den meisten Fällen auf 1—5 Drachmen; bleibt sie unter diesem Minimum, so beschränkt sich ihre Wirkung theils auf eine merkliche Anregung der Magenfunctionen, theils auf eine ziemlich geringe, immerhin aber noch merkliche Chlorisirung des Blutes und deren unter 3—5 genannten Consequenzen; geht sie aber über das mittlere Maximum hinaus, so kann sie leicht den Magen und den Darm belästigen und durch Störung der Verdauung und Assimilation den angeführten therapeutischen Absichten entgegenwirken. *Dosis.*

Unter den begleitenden Eigenschaften der Kochsalzwässer sind die wichtigsten der Gehalt an Kohlensäure, die Temperatur und die Concentration. Die Kohlensäure wirkt besonders lokal auf den Magen als Verstärkungsmittel des Chlornatriums, vermehrt die Absonderung desselben und zugleich die peristaltische Bewegung des Magens und des Darmes; wenn sie demnach einerseits die Resorption einer schwächeren Salzlösung befördert, so beschleunigt sie andrerseits die Fortschaffung einer stärkeren Lösung zum Darmkanal, und damit eine vermehrte Absonderung desselben, die sich leicht zur Diarrhoe steigert, und diese Diarrhoe hat sehr oft einen gereizten, katarrhalischen Charakter. Die Temperatur hat einen ähnlichen Einfluss: die Kälte des Wassers vermehrt die lokale reizende Wirkung auf den Magen, theils für sich als Kältereiz, theils durch Verlangsamung der Resorption der Kochsalzlösung selbst; die Wärme dagegen schwächt den Reiz des Salzes ab und beschleunigt dessen Resorption, daher selbst stärkere Wässer, wenn sie eine hohe Temperatur haben, oft nicht abführen. Auf der Erwägung dieser drei Bedingungen, der Kohlensäure, der Temperatur und der Concentration des Wassers beruht ausschliefslich die Wahl für den concreten Fall unter den einzelnen Kochsalzwässern, keineswegs *Begleitende Eigenschaften der Kochsalzwässer. Kohlensäure. Temperatur.*

aber auf differentiellen Indicationen, welche die praktische Gewohnheit und die balneologische Literatur an die Namen der verschiedenen Quellen und Kurorte knüpft. Der Gasgehalt läfst sich z. B. durch längeres Stehen oder Umschütteln wesentlich vermindern, die Temperatur gasreicher Wässer wesentlich erhöhen, ohne eine andere Veränderung, als dafs Eisenoxyd und Kalk zu Boden fallen; diese Sedimente kann man sich setzen lassen und man verliert an ihnen nichts: die Eisenwirkung stärkerer Salzwässer ist, wie wir bei Gelegenheit der Stahlquellen anführen werden, mehr als fraglich, und die Abscheidung des Kalkes geradezu ein Vortheil.

Kissingen und Wiesbaden. Die beiden Gegensätze der Kochsalzwässer in Bezug auf Temperatur und Gasgehalt sind Kissingen und Wiesbaden, beide um so mehr miteinander vergleichbar, als ihr Kochsalzgehalt ein als mittleres Mafs empirisch ermittelter ist, und wir werden deshalb bei der Kritik der gebräuchlichen Indicationen diese beiden Hauptrepräsentanten besonders berücksichtigen und später bei der Aufzählung der einzelnen Quellen die Anleitung geben, wonach sie sich um eine dieser beiden gruppiren. Zu diesem Zweck schicken wir die wichtigeren Eigenschaften der letzteren voraus.

	Kissingen. Ragoczi.	Wiesbaden. Kochbrunnen.
Temperatur	8,5 Gr. R.	55 Gr. R.
Kohlensäure	41 K.-Z.	6 K.-Z.
Chlornatrium	44,71 Gr.	52,49 Gr.
Kohlensaurer Kalk . .	8,14 Gr.	3,21 Gr.
Kohlensaures Eisenoxydul	0,24 Gr.	0,04 Gr.

Kritik der Indicationen.

Dyspepsie. 1. **Dyspepsie und Magenkatarrh.** Diese beiden Namen dürfen zusammen genannt werden, nicht weil sie gleiche Zustände bezeichnen, sondern weil sie in der Praxis und besonders in der Aufzählung balneotherapeutischer Erfolge vielfach miteinander verwechselt werden. Wenn auch die Erscheinung der Dyspepsie immer mit dem Katarrh verbunden ist, und dieser oft mit Dyspepsie beginnt, so ist er doch eine Krankheit sui generis, keineswegs so häufig, als er casuistisch angeführt wird, von den schwersten Folgen begleitet (S. 335) und gewöhnlich eine strengere Kurmethode erheischend.

Die Dyspepsie verlangt und erlaubt viele verschiedene Reizmittel für den Magen: Eis, kaltes Wasser, Kohlensäure, Gewürze, Kochsalz und, wenn eine bedeutende Vermehrung der Magensäure den Zustand bedingt oder begleitet, säurebindende kohlensaure Alkalien und Erden; unter diesen sind die Alkalien im Allgemeinen vorzuziehen, weil sie leichter resorbirt werden; von den Erden aber ist der kohlensauren Magnesia vor dem kohlensauren Kalk der Vorzug zu geben, welcher nur langsam resorbirt wird; doch ist auch unter Umständen die Wirkung der Magnesia auf Vermehrung der Darmsecretion wohl zu beachten. Die Wirkung des Kochsalzes, in Form von Heringen und Sardellen, auf acute Dyspepsie, ist bekannt, und ebenso gehören Kochsalzwässer zu den gebräuchlichsten und besten Mitteln für chronische Dyspepsie, aber unter folgenden Bedingungen: 1) sie müssen kalt ertragen und getrunken werden, weil hohe Temperatur der beabsichtigten Reizung entgegenwirkt und die Resorption des Salzes zu schnell begünstigt; 2) es darf keine übermäfsige Magensäure vorhanden sein, weil es zu den Wirkungen des resorbirten Chlornatriums gehört, die Absonderung der Salzsäure zu vermehren. 3) Das Wasser darf nicht concentrirt, die Methode mufs mäfsig und die einzelne und Gesammtdosis klein sein. 4) Zu diesen kleinen Dosen mufs ein erheblicher Gehalt an Kohlensäure kommen, um die Verdaulichkeit des Wassers zu erhöhen und die Reizung des Magens zu unterstützen. Daher sind warme, gasarme und mittelstarke, sowie kalte concentrirte Solen unzweckmäfsig und sogar im Stande, Dyspepsie zu erzeugen; dagegen die gebräuchlichen Dosen von Kissingen, geringere Dosen von Homburg das äufserste erlaubte Mafs; und sehr oft reichen schwächere Wässer hin, wenn sie nur kalt und gasreich sind: z. B. Kronthal mit 22 Gran Chlornatrium, die schwächeren Brunnen von Soden mit 17—26 Gran; und selbst einige alkalisch-muriatische Säuerlinge mit geringem Gehalt an Natronbicarbonat und gröfserem an Kochsalz, verdanken ihre Wirkung auf Dyspepsie zum grofsen Theil dem letzteren, wie Roisdorf und Selters mit nur 6 Gran kohlensaurem Natron aber 14 und 17 Gran Chlornatrium.

Für die lokale Behandlung des chronischen Ma- Magenkatarrh.

genkatarrhs ist der Grundsatz maßgebend, daß diese Krankheit zwar Reizmittel verlangt, sehr oft aber dieselben nicht, oder nicht jedes derselben verträgt; sehr oft muß mit der Wahl der Mittel geradezu experimentirt werden, und die Maximen, welche ein solches Experiment zu leiten im Stande sind, sind ohngefähr folgende: (Vergl. auch S. 335.)

Das in den meisten Fällen erträgliche und mildeste Reizmittel scheint die Kohlensäure zu sein, doch trifft ihre Wirkung mehr die Bewegung, als die Secretion des Magens; die letztere wird dagegen stärker in Anspruch genommen durch das Kochsalz, neben den Gewürzen das Hauptmittel zur Anregung und Normirung der Magenabsonderung, und namentlich zur Reifung ihres katarrhalischen Produktes; die mit der Zeit sich ausbildende Atonie der Schleimhaut und die Neigung zum Erbrechen machen in einem Theil der Fälle ein warmes Wasser unverträglich und erheischen als drittes Reizmittel die Kälte; endlich sind es meist kleinere Gaben Chlornatrium, welche die Reizung in heilsamen Grenzen halten, Gaben von halben und ganzen Drachmen, während größere in der Regel dyspeptisch wirken und alle krankhaften Erscheinungen vermehren. Es sind demnach in einem Theil der Fälle diejenigen schwächeren und mäßig starken Kochsalzwässer vor Allem indicirt, in welchen die hinzutretenden Reizmittel der Kohlensäure und der Kälte, vermöge der von ihnen geleisteten Beihülfe, kleinere Gaben Chlornatrium gestatten und wirksam machen: Kissingen, höchstens Homburg, ersteres mit 44, letzteres mit 80 Gran Chlornatrium (Elisenbrunnen), Soden mit 17—26 Gran, Cannstadt mit 16—19 Gran und der etwas geringeren Kälte von 14—16 Grad R., Cronthal mit 22—27 Gran, auch Selters mit 17 Gran Chlornatrium gehört hierher.

In Fällen, wo auch solche kalte, gasreiche und mäßig starke Kochsalzwässer nicht ertragen werden, sondern den Katarrh und die Dyspepsie verschlimmern, hat man vielfach ähnliche warme Wässer, namentlich Wiesbaden, versucht, und die Statistik der Erfolge ergibt in der That, daß auch in dieser warmen Lösung, wozu übrigens auch 6 Kubikzoll Kohlensäure kommen, das Salz seine Wirkung äußert; wahrscheinlich aber spielt hier schon das schnell resorbirte Chlornatrium, als antikatarrhalisches Mittel vom Blut aus, eine wichtige Rolle.

Es werden nämlich in vielen Fällen, theils an Stelle der

vorher nicht versuchten Kochsalzwässer, theils nach solchen vergeblichen und nicht ertragenen Versuchen, kalte und namentlich auch warme Natronwässer mit Erfolg gegeben, in welchen die lokale schwächende Wirkung des Natrons auf den Magen durch die allgemeine antikatarrhalische Wirkung des Natrons vom Blut aus (S. 324) aufgehoben wird. Man gibt hier das Natron in derselben Absicht, wie beim chronischen Bronchial- und anderen Katarrhen, um die Reifung des Secretes vom Blut aus zu befördern; dieselbe Wirkung aber hat auch, wie S. 326 u. 383 bemerkt, das resorbirte Chlornatrium, und sie tritt zu dessen lokaler Wirkung hinzu. Da nun grofse Dosen von kohlensaurem Natron lokal leicht dyspeptisch wirken, so haben sich im Allgemeinen die schwächeren Natronwässer am meisten bewährt, und ganz besonders diejenigen, in welchen entweder das Correctiv der Kohlensäure und des Chlornatriums enthalten ist, oder welche, warm gegeben, die schnelle Resorption des Natrons und dessen kurzen Aufenthalt im Magen ermöglichen. Daher leisten die starken, aber kochsalzlosen Natronwässer, wie Bilin, Fachingen, Vichy, weit weniger beim Magenkatarrh, als die schwächeren kochsalzhaltigen, wie Selters, Roisdorf, Gleichenberg, Ems; und auch starke Natronwässer bewähren sich und werden ertragen, wenn ein beträchtlicher Gehalt an Chlornatrium und an Kohlensäure hinzukommt, wie Luhatschowitz mit 23 Gran kohlensaurem Natron, ebensoviel Chlornatrium und bis 50 Kubikzoll Kohlensäure.

Die Wirkung dieser Wässer ist also zum Theil eine allgemeine, indem sowohl das kohlensaure Natron als auch das resorbirte Chlornatrium zellenreiche Absonderungen und Neubildungen reifen, zum Theil aber auch eine lokale durch den Contact des Chlornatriums und der Kohlensäure mit der Magenschleimhaut selbst.

Wenn nun ferner für die hartnäckigsten Fälle auch jene complicirten Mineralwässer, Marienbad, Karlsbad, Tarasp, Franzensbad, Elster, welche aufser kohlensaurem Natron, Chlornatrium und Kohlensäure noch Glaubersalz enthalten, sich besonders bewährt haben, so fällt die Wirkung derselben theils unter die oben entwickelten Gesichtspunkte, wobei zu bemerken, dafs der lokale Einflufs der von ihnen gebotenen Glaubersalzdosen auf den Magen nur sehr gering ist; theils aber wendet sich ihre Wirkung, vermöge des Glaubersalzes, gegen ein Symptom, welches die meisten Fälle von Magenkatarrh mit den schädlichsten örtlichen und allgemeinen Folgen begleitet, gegen die Stuhlverstopfung. Wollte man gegen diese Complication grofse abführende Gaben Kochsalz versuchen, so würde man den Magenkatarrh verschlimmern und Darmkatarrh hinzufügen; gerade die mäfsigen Gaben Glaubersalz, wie sie für sich selten zur abführenden Wirkung hinreichen, scheinen in jenen Wässern, in Verbindung mit Kochsalz und Kohlensäure, zu genügen, um die Secretion und Bewegung des Darmes anzuregen, ohne den Magen schädlich zu reizen. Die Alternative zwischen den einzelnen Glaubersalzwässern richtet sich nach ihrer Stärke und nach der Temperatur: unter den kalten wird man die schwächeren oder stärkeren wählen, je nach der Reizbarkeit des Magens; und das warme Karlsbad zieht man dann vor, wenn die lokale Wirkung des Chlornatriums durch schnelle Resorption abgekürzt werden soll. Direct gegen den Katarrh wirken sie nicht durch das Glaubersalz, sondern als alkalischmuriatische Säuerlinge; als gleichzeitige Glaubersalzwässer aber befördern sie zugleich auf unschädliche Weise die Darmfunctionen. Sind bedeutende Unterleibsstasen, namentlich Leberanschwellungen, mit dem Katarrh verbunden, so haben die Glaubersalzwässer selbstverständlich vor allen Andern den Vorzug.

Tonisirende Methoden bei Magenkatarrh. Endlich ist noch eine Alternative von Wichtigkeit, welche aus dem allgemeinen Zustande des Kranken folgt. Der Magenkatarrh stört bei einiger Dauer immer die Ernährung und den Kräftezustand, und diese Seite der Krankheit verlangt um so mehr eine frühzeitige Berücksichtigung, als der Ausgang in Atrophie, Tabes dorsalis und besonders Lungentuberkulose zu fürchten ist. Daher sind frühzeitig, neben den directen Mitteln, allgemein tonisirende Methoden indicirt, Reisen, Seeluft, Seebäder, die erregende Form der Kaltwassermethode u. dgl. m. Je mehr daher im concreten Fall diese Rücksicht auf das Allgemeinleiden, auf die schlechte Ernährung und Blutbildung vorwaltet, um so mehr tritt bei der Wahl der Brunnenkuren die Forderung auf, ausleerende, stoffvermindernde Methoden zu vermeiden oder zu beschränken, und sich so viel als möglich mit der milden Wirkung mäfsiger Kochsalzwässer zu begnügen, welche in der Anregung des rückbildenden und des anbildenden

Stoffwechsels zugleich besteht, oder nach einer stoffvermindern_
den Kur eine tonisirende folgen zu lassen. Manche Fälle verbieten überhaupt, allerdings individuell empirisch, reichlichen Wassergenufs und Brunnenkuren, und hier treten die therapeutischen Versuche ein, die wir bereits zum Theil S. 336 erwähnt haben, Versuche mit Rheum, Gewürzen, Argentum nitricum, Zincum aceticum u. dgl. m.; und wo auch diese Versuche fehlschlagen, da begnügt man sich mit allgemeinen tonisirenden Methoden, und mitunter leistet dann die Natur die Heilung, während das eigensinnige Bestehen auf directen Kuren den Kranken zu Grunde richtet.

Was wir in Obigem etwas ausführlich über die Behandlung dieser wichtigen Krankheit beigebracht, ist das Resultat unsrer und andrer Praktiker Erfahrung und dient hoffentlich besser zur Orientirung des Anfängers, als die kritiklose Wiederholung der Indication jedes Mineralwassers für Magenkatarrh, welches eine specifische Wirkung gegen denselben beansprucht.

2. Das chronische Magengeschwür (vergl. S. 371) Magengeschwür. kommt noch öfters an Kochsalzquellen zur Behandlung, aber einsichtsvolle Praktiker möchten schwerlich solche Versuche als gerechtfertigt gelten lassen bei einem Zustand, wo die individuelle Regelung und Milderung der Diät unsägliche Schwierigkeiten bereitet, und der Genufs salzhaltiger Wassermengen meistens ein schädlicher Diätfehler ist. Selbst das milde, gasarme und warme Wiesbadener Wasser wird meist nicht ertragen, und wo es mit einiger Besserung ertragen wird, da bezieht sich, wie Roth in dem Muster einer balneologischen Specialschrift (Roth. Wiesbaden. 1862) bemerkt, der bessernde Einflufs nur auf den nebenhergehenden Katarrh.

3. Chronischer Darmkatarrh. Ist derselbe in Haut- Darmkatarrh. schwäche und häufigen Erkältungen begründet, so sind Brunneukuren, und überhaupt innere Mittel wirkungslos, wenn nicht, wie im ersten Kapitel ausgeführt, die Ursache durch hautstärkende Badeformen beseitigt wird. Ist der Katarrh aber selbstständig, so sind warme Natronwässer und besonders auch warme Kochsalzwässer oft von grofsem Nutzen: beide durch die antikatarrhalische Wirkung ihrer Salze vom Blut aus, und die Kochsalzwässer besonders durch die besser normirte Magenverdauung, welche dem gereizten Darm den Contact unverdauten und gährenden Speisebreis erspart. Es mufs aber dafür

gesorgt werden, dafs nicht erhebliche Mengen Kochsalz mit dem Darm selbst in Berührung kommen, daher schwache und warme Wässer vorzuziehen sind. Ist aber mit der krankhaften Schleimabsonderung eine Stockung der Stuhlausleerung verbunden, und will man deshalb die letztere anregen, so kann man höchstens das schwächere und warme Glaubersalzwasser von Karlsbad wählen, auf keinen Fall aber ein starkes Kochsalzwasser, oder gröfsere Dosen eines schwachen, weil die abführende Wirkung des Chlornatriums selbst in einer katarrhalischen Reizung der Darmschleimhaut besteht, während die Glaubersalzwässer nur mehr eine seröse und reizlose Absonderung veranlassen.

Plethora abdominalis. 4. Plethora abdominalis. Den Sätzen, welche wir S. 369 bei Gelegenheit der Glaubersalzwässer über Unterleibsstasen und Hämorrhoidalzustände entwickelt, haben wir in Bezug auf die Alternative zwischen Glaubersalz- und Kochsalzwässern nur wenig hinzuzufügen. Wenn auch in den Glaubersalzwässern das Kochsalz seine Rolle spielt, so ist dasselbe doch in jenen in so mäfsigen Mengen vorhanden, dafs es die Wirkung auf den regressiven Stoffwechsel nur schwach vermehren, dagegen seine anbildende Wirkung sehr wohl entfalten und nebenbei wohlthuend reizend auf den Magen wirken kann. Die eigentlichen Kochsalzwässer, deren Salzgehalt bis zur Grenze von Kissingen und allenfalls von Homburg steigt, entfalten beide Wirkungen des Kochsalzes in mittlerem Grade, sowohl die Vermehrung der Ausscheidungen, als auch die Zellenbildung und die Ernährung; und wenn beide einander das Gleichgewicht halten, so findet weder eine Abmagerung, noch eine beträchtliche Zunahme des Körpergewichtes statt, Appetit und Verdauung steigen und werden conservirt, die Harnausscheidung ist vermehrt und die lokale Wirkung auf den Darm bleibt bei einigen breiigen Stühlen ohne katarrhalische Reizung; und wenn ja ein mäfsiger Grad der Fettabmagerung stattfindet, so beruht er weniger auf der künstlich vermehrten Fettresorption, als vielmehr auf der verminderten Ablagerung. Es kommt hierbei auf die allgemeine Wirkung des Chlornatriums vom Blut aus an, auf die Anregung des rückbildenden Stoffwechsels, auf die Vermehrung der Secretionen Seitens des momentan mit Kochsalz gesättigten Blutes und auf die Beförderung der Resorption; da aber das Chlornatrium zugleich die Zellenbildung und die Anbildung der Gewebe befördert und auf die Fettabmagerung nur einen geringen Einfluſs ausübt, so passen die Kochsalzwässer nur für jene geringeren Grade des fettleibigen Hämorrhoidaltypus (S. 369), bei denen ein stärkerer Stoffverlust nicht oder weniger geboten ist. Wollte man in den höheren Graden dieses Typus, wie es leider noch oft geschieht, durch starke Kochsalzkuren die abführende Wirkung forciren, so würde man zwar eine Abmagerung erzielen, aber nicht des Fettes allein, sondern eine Störung der Verdauung, einen Darmkatarrh, der an sich eine neue Krankheit und ein neues Behandlungsobject setzen würde. Darauf beruht die Concurrenz zwischen Kissingen und Karlsbad, oder Marienbad u. dgl.: mäſsige Kuren in Kissingen und Homburg erzielen in mäſsigen Fällen dasselbe, was Karlsbad und Marienbad, versagen in bedeutenden Fällen ihre Wirkung auf die Fettresorption, und, wenn sie forcirt werden, so erzeugen sie zwar auch eine Abmagerung, aber auf Kosten der Verdauung und Gesundheit, während Karlsbad und Marienbad das Fett resorbiren, ohne die Verdauung und Blutbildung zu schädigen. Es gab eine Zeit, wo auch in Karlsbad und Marienbad vorwiegend stark abführende Kuren gebräuchlich waren, und wo man gewohnt war, die Kranken in erschöpftem Zustande zurückkehren zu sehen; dies war die Zeit, wo Kissingen und Homburg aufkamen; jetzt, wo man mit Glaubersalzwässern discret verfährt, ist die Concurrenz mit den Kochsalzwässern geklärt, und der Vorzug der Glaubersalzwässer bei dem fettleibigen Typus der Hämorrhoidarier festgestellt.

Anders steht es mit dem atrophischen Typus (S. 370). Wenn hier, auſser den dort angeführten allgemeinen tonisirenden Maſsregeln, directe Versuche zur Regelung des Stoffwechsels gemacht werden sollen, so sind stoffvermindernde Methoden durchaus zu verwerfen, und schwache, aber auch nur schwache Kochsalzkuren vorzuziehen: sehr geringe Dosen in Kissingen und Homburg, und vor Allem die ganz schwachen Wässer von Cannstadt, Cronthal, Soden, Baden-Baden u. s. w. Anregung des Magens durch kleine Gaben Chlornatrium, und mäſsige Anregung des rückbildenden und des anbildenden Stoffwechsels ist der Zweck, welcher durch die Kälte und die Kohlensäure der Wässer unterstützt wird. Warme Wässer, wie Baden und Wiesbaden, werden dann vorgezogen, wenn man dem Magen den längeren Contact mit dem Chlornatrium ersparen und besonders die Wirkung desselben auf den Darm verhindern will.

Leberkrankheiten.
5. **Leberkrankheiten.** Eine sogenannte besondere Beziehung des Kochsalzes zur Veränderung der Leberfunctionen ist nirgends nachgewiesen worden, namentlich nicht eine unmittelbare Vermehrung der Gallenabsonderung. Nur, wenn das Kochsalz in gröfseren Gaben den Magen und Darm zu stärkerer Secretion reizt, findet man, wie bei den meisten Mitteln mit dieser Wirkung, die Gallenabsonderung vermehrt, wahrscheinlich durch Fortpflanzung des Reizes auf die Leber auf dem Wege der Continuität oder der Sympathie.

Was man von der Heilung des katarrhalischen Icterus durch Kochsalzwässer berichtet, das hat dieselbe Bedeutung, die andern Mitteln zukommt: der katarrhalische Icterus verschwindet langsam bei jedem Verfahren, und die angewandten Mittel beziehen sich auf die Anregung des Magens; daher sind schwache, aber nur schwache Salzwässer als Stomachika zu geben, namentlich gasreiche und kalte.

Gallensteine.
Auch Gallensteine hat man bei jedem Verfahren mitunter abgehen sehen, und auch bei dem Gebrauch kalter und warmer Kochsalzquellen, wie bei dem Gebrauch reichlichen Getränkes überhaupt. Ob die nicht selten erprobte Wirkung von Karlsbad ein Vorzug der Constitution des Wassers, oder ob sie eine Folge des Umstandes ist, dafs dort eine gröfsere Zahl gallensteinkranker Personen zur Behandlung kommt, wissen wir nicht, sind aber geneigt, den alkalischen und den Glaubersalzwässern vor den Kochsalzwässern den Vorzug zu geben, weil jene im Allgemeinen in gröfseren Quantitäten genossen werden können, und es vermuthlich auf reichliche Flüssigkeitsmengen besonders ankommt.

Bei der Hyperämie, Entzündung, Cirrhose und der Fettleber concurriren die Kochsalzwässer vielfach mit den Glaubersalzquellen und wirken, wie diese, theils durch sympathische Reizung der Leber, theils durch Anregung des Stoffwechsels überhaupt und Erleichterung des Pfortaderkreislaufs. Für leichtere Fälle ist die Wahl zwischen beiden Gruppen vielleicht gleichgültig, für schwerere aber sind die Glaubersalzquellen im Allgemeinen vorzuziehen: erstens, weil ihre Wirkung empirisch mehr erprobt ist und daher mehr Garantie gegen verlorenes Experimentiren bietet; und zweitens, weil es oft auf ein starkes Mafs der stoffvermindernden Methode ankommt, welches Kochsalzwässer nur auf Kosten der Verdauung und der Ernährung leisten.

6. Anders verhält es sich mit hyperämischen Schwellungen der Milz, entstanden durch Intermittens und Malaria-Miasma; hier wird die Wirkung der beiden Hauptmittel, China und Eisen, durch Brunnenkuren wesentlich unterstützt und wohl auch oft ersetzt, vor Allem durch Kochsalzwässer, und zwar durch mäfsige Trinkmethoden, welche die schnelle Resorption des Chlornatriums ermöglichen. Die Erfolge, welche von den Glaubersalzwässern gerühmt werden, beziehen sich höchst wahrscheinlich auf deren Kochsalzgehalt, und die Wirkung des letzteren hängt gewifs mit seinem Einflufs auf die Zellenbildung zusammen. *Milztumoren.*

7. **Bronchialkatarrh und Lungentuberkulose.** Die antikatarrhalische Wirkung des Kochsalzes durch Reifung des Secretes äufsert sich ganz besonders bei dem Katarrh der Respirationsschleimhaut, und der Vorzug der alkalisch-muriatischen vor den einfachen Natronwässern beruht auf der Verbindung des Chlornatriums mit dem kohlensauren Natron. Auch eigentliche, aber schwächere Kochsalzwässer, an deren Constitution das kohlensaure Natron sich nicht betheiligt, haben diese Wirkung, und oft sehr prompt, in kurzer Zeit und unter gleichzeitiger Hebung der Verdauung und der Ernährung, besonders in solchen Fällen, wo Dyspepsie und träge Darmfunction mit dem Katarrh verbunden sind. Natürlich müssen die Bedingungen eines gleichmäfsigen feuchten und warmen Klimas die Kur unterstützen, und der Vereinigung dieser Verhältnisse mit schwachen, aber gasreichen Kochsalzquellen verdankt Soden seinen Ruf gegen Bronchialkatarrh, auch gegen die Formen, welche mit beginnender Tuberkulose complicirt sind: die Verdauung befördernde und ernährende Kraft des Chlornatriums entspricht durchaus den Bedürfnissen vieler solcher Fälle, und der Eisengehalt der Sodener Quellen contraindicirt schwerlich ihren Gebrauch für tuberkulose Personen, da eine erhitzende Wirkung des Eisens sehr zweifelhaft, und seine verstopfende Wirkung von der Kohlensäure und dem Chlornatrium paralysirt wird. Wie Soden, können aber auch alle andern schwächeren Kochsalzwässer gegeben werden, und die Wahl mufs sich besonders nach den klimatischen Verhältnissen richten. *Bronchialkatarrh. Tuberkulose.*

Gicht. Die Gicht, als Dyskrasie, verlangt, wie bereits wiederholt ausgeführt worden, energische, den regressiven Stoffwechsel anregende Methoden, alle Formen warmer Bäder in kräftiger Anwendung und auslaugende Kuren mit reinem Wasser, Natronwässern und Glaubersalzwässern, unter denen die letzteren und ganz besonders die warmen Quellen von Karlsbad mit Recht den meisten Ruf haben. Für die Kochsalzwässer, und zwar für die schwächeren, bis hinauf Kissingen und Wiesbaden, reserviren wir diejenigen zahlreichen Fälle, wo die besonnene Prognose die Hoffnung einer Heilung aufgibt und nur die mäfsige Beschleunigung des Stoffwechsels, mit gleichzeitiger Conservirung der Ernährung, zuläfst. Soll aber die regressive Metamorphose energisch bethätigt werden, so mufs man sich mit den Glaubersalzwässern begnügen und darf nicht zu starken Kochsalzwässern, oder wohl gar zu Soolen greifen; dieser Mifsbrauch wird häufig in Soolbädern getrieben und bestraft sich fast immer durch Darmkatarrh, Dyspepsie und deren Folgen.

Knochen-krankheiten. Knochenkrankheiten, Caries, Necrose, Rhachitis erfordern zu ihrer Beseitigung an Ort und Stelle eine Neubildung von Knochen, nicht allein eine Ablagerung von Kalksalzen, sondern auch nothwendig die Anbildung von Knochenzellen, mit welchen immer eine Ausscheidung von Chlornatrium verbunden ist. Da in den meisten Fällen, sei es als Bedingung, sei es als Consequenz der Krankheit, die Verdauung, Blutbildung und Ernährung darnieder liegt, so erfüllt das Kochsalz einen doppelten Zweck, ist aber aus demselben Grunde an geringe Dosen und meist auch an die Begleitung der Kohlensäure gebunden. Gewöhnlich reichen Brunnenkuren nicht aus und müssen mit Soolbadekuren verbunden werden; aber wenn man dieselbe starke Soole, die man zu Bädern gebraucht, vielfach auch trinken läfst, anstatt der gebotenen schwachen und gasreichen Wässer von Homburg, Kissingen, Cronthal, Cannstadt, so ist das ein abscheulicher Mifsbrauch, an welchem die Gedankenlosigkeit ebensoviel Antheil hat, als die Charlatanerie. Jene schwachen kochsalzhaltigen Säuerlinge sind überall zu haben; und wir sind selbst überzeugt, dafs, wenn in Kreuznach nebst der starken und gaslosen Elisenquelle auch der Kissinger Ragoczi entspränge, die erstere zu Brunnenkuren mit der beabsichtigten Kochsalzwirkung vom Blut aus gar nicht benutzt worden wäre.

Scrophulosis. So weit es sich um scrophulöse Knochenleiden handelt, gilt das eben Gesagte. Für die Beschleunigung der Resorption bedenklicher Drüsenexsudate treten, wie öfters ausgeführt, die auslaugenden Brunnenkuren mit stärkeren Kochsalz- und Glaubersalzwässern ein, und besonders die Kreuznacher Methode mit Bädern und Trinkkuren. Bei irgend erheblichen Graden von Dyspepsie, Magen- und Darmkatarrh aber ist ernstlich Mafs zu halten, sind nur schwächere Kochsalzwässer und oft nur Natron- und Glaubersalzwässer zu geben.

Exsudate, welche der Resorption fähig sind, besonders in der Pleura, dem Peritoneum, auch im Unterhautzellgewebe, weichen sehr oft dem mäfsigen Gebrauch schwächerer und gashaltiger Kochsalzwässer, wie auch den Brunnenkuren mit Glaubersalzquellen; die Wahl richtet sich nach den individuellen Verhältnissen, welche entweder stoffvermindernde Methoden zulassen, oder dieselben verbieten. Bei Ovariengeschwülsten und Fibroiden des Uterus haben wir von Kochsalzwässern so wenig Erfolg gesehen, wie von andern Brunnenkuren; dagegen ist uns aber mancher Fall aus eigener und fremder Beobachtung bekannt, wo der chronische Infarct des Uterus, an sich und in den begleitenden Erscheinungen, wesentlich gebessert wurde durch discrete Brunnenkuren mit Kissinger Wasser; doch haben wir gleiche Erfolge auch von Karlsbad, Franzensbad und Elster erfahren.

Die zu Trinkkuren gebräuchlichen Kochsalzwässer.

Die wichtigsten und bekanntesten Soolbäder sind im ersten Kapitel, mit Anführung der einschlagenden Ortsverhältnisse, aufgezählt worden, und es erübrigt hier noch die Berücksichtigung der an mehreren derselben vorhandenen trinkbaren Kochsalzquellen, trinkbar theils auf Grund eines schwächeren Salzgehaltes, theils vermöge der Beihülfe der Kohlensäure. An vielen Orten wird zwar, wie erwähnt, auch die badewürdige starke Soole getrunken, aber dieser Mifsbrauch demaskirt sich selbst dadurch, dafs der Trank meist mit einem kohlensäurehaltigen Wasser verdünnt wird; immerhin sind auf solche Weise verständige Sooltrinkkuren einzurichten; unser Lehrbuch aber kann nur die bekannten natürlichen Quellen berücksichtigen, deren Wirkung und Gehalt solchen künstlichen Mischungen zum Modell dienen müssen. Empirische Mischungen, wie sie z. B. in den Quellen von Kissingen, Soden u. a. gegeben sind, müssen als pharmaceutische Körper betrachtet werden, deren Gebrauch nicht an den Ort ihres Ursprunges gebunden, sondern frei mit andern therapeutischen Momenten zu verbinden ist: der Kissinger Brunnen wirkt anders in Kreuth bei 2900 F. Erhebung, als in Kissingen selbst bei 600 Fuſs, oder vielmehr ein Kranker verhält sich bei dem Gebrauche des Ragoczi in Kreuth anders, als in Kissingen. Die hierher gehörigen, zum gröſsten Theil schon erwähnten Brunnen sind: Baden-Baden, Cannstadt, Soden bei Aschaffenburg, Pyrmont, Soden am Taunus, Neuhaus in Franken, Cronthal, Schmalkalden, Homburg, Wiesbaden, Bourbonne, Iwonicz, Kreuznach, Kissingen, Mergentheim, Nauheim, Dürkheim, Hall, Adelheidsquelle, Wildegg. Welche Gelegenheiten zu Soolbädern an diesen Orten vorhanden, wurde im ersten Kapitel ausgeführt.

Die wichtigsten Beziehungen, der Gehalt an Chlornatrium nämlich und der an Kohlensäure, verhalten sich in der Reihe dieser Wässer nach folgender Tabelle:

	Chlorverbindungen zusammen	Kohlensäure
Nauheim	124.	20.
Hall	98.	5.
Dürkheim	88. 96.	4.
Wildegg	95.	2.
Homburg	92.	48.
Kreuznach	90.	0.
Schmalkalden . . .	80.	8.
Neuhaus	76.	33.
Soden (Aschaffenburg)	40.	0.
Wiesbaden	57.	6.
Bourbonne	51.	18.
Mergentheim . . .	52.	13.
Soden (Taunus) .	19. 27. 106. 117.	30. 48.
Kissingen	19. 45. 48.	41. 48.
Iwonicz	47. 60.	27. 30.
Pyrmont	54.	23.
Adelheidsquelle . . .	38.	13.

	Chlorverbindungen zusammen	Kohlensäure
Cronthal	28.	33.
Cannstadt	15.19.	19.23.
Baden-Baden	17.	1.

	Kohlensäure	Chlorverbindungen zusammen
Kissingen	41.48.	19.45.48.
Homburg	48.	92.
Soden (Taunus)	30.48.	19.27.106.117.
Cronthal	33.	28.
Neuhaus	33.	76.
Iwonicz	27.30.	47.60.
Cannstadt	19.23.	15.19.
Nauheim	20.	124.
Pyrmont	23.	54.
Bourbonne	18.	51.
Adelheidsquelle	13.	38.
Mergentheim	13.	52.
Schmalkalden	8.	80.
Wiesbaden	6.	57.
Hall	5.	98.
Dürkheim	4.	88.96.
Wildegg	2.	95.
Baden-Baden	1.	17.
Kreuznach	0.	90.
Soden (Aschaffenburg)	0.	40.

Die meisten dieser Quellen sind kalt; nur 3 haben eine hohe Temperatur, Wiesbaden und Baden 55 Grad R. und Bourbonne 47 Grad; einige nähern sich der lauen Temperatur, Soden 17—19 Grad, Cannstadt 14—16¼ Grad, Schmalkalden 15 Grad.

Kissingen (über die dortigen Bäder siehe S. 229), 590 Fuſs über dem Meere, in dem anmuthigen Thal der fränkischen Saale, einige Meilen von der Eisenbahnstation Schweinfurt und Gmünden, ein stattlicher Badeort von 2000 Einwohnern, mit einem Besuch von 7000 Fremden, ist der Hauptrepräsentant der kalten, mäſsig starken, aber an Kohlensäure reichen Salzquellen, deren Gebrauch die meisten der oben angeführten Indicationen vereinigt und rechtfertigt. Wie an den meisten sehr frequentirten Kurorten, kann man auch in Kissingen luxuriös und billig leben. Die wichtigsten Quellen sind die weltbekannten Ragoczi und Pandur und der Maxbrunnen; letzterer ist ein sehr schwaches Kochsalzwasser, und zwischen den beiden ersten findet kein irgend erheblicher Unterschied statt, als dafs der Pandur einige Kubikzoll Kohlensäure mehr enthält.

	Ragoczi	Pandur	Maxbrunnen
Chlornatrium	44,71.	42,39.	17,52.
Chlorkalium	2,20.	1,85.	1,14.
Chlorlithium	0,15.	0,13.	0,004.
Chlormagnesium	2,33.	1,62.	0,51.
Schwefelsaure Magnesia	4,50.	4,59.	1,82.
Schwefelsaurer Kalk	2,99.	2,30.	1,06.
Kohlensaurer Kalk	8,14.	7,79.	4,62.
Kohlensaures Eisenoxydul	0,24.	0,20.	0,0.
Kohlensäure	41 K.-Z.	48 K.-Z.	41 K.-Z.
Temperatur	8,5 Gr. R.	8,5 Gr. R.	8 Gr. R.

Es ist ein Vorzug dieser Quellen, dafs sie nur 1—3 Gran des unverdaulichen schwefelsauren Kalkes besitzen.

Aerzte: Balling, Bexberger, Diruf, Erhard, Ebrenburg, Gätschenberger, Granville, Pfriem, Rehberg, Stöhr, Welsch.

Homburg, am Südabhange des Taunus, 600 Fufs über dem Meere, Residenzstadt der ehemaligen Landgrafschaft gleiches Namens, einer der grofsartigsten Badeorte Deutschlands, seit 30 Jahren und von Anfang an zu dem entwickelt, was es bis heute geworden ist: zu einem Weltbade für die halbe Welt, d. h. für den Demi-monde, zu einer schmutzigen Spielhölle und Bordell und zu einem Schandfleck französisch-deutscher Corruption.

Die beiden zu Brunnenkuren benutzten Quellen haben folgende Zusammensetzung:

	Elisenbrunnen	Kaiserbrunnen
Chlornatrium	79,15	117.
Chlorkalium	0.	0,19.
Chlorcalcium	7,76.	13,32.
Chlormagnesium	7,79.	7,86.
Schwefelsaurer Kalk	0.	0.
Kohlensaurer Kalk	11.	11.
Kohlensaure Magnesia	2.	0.

	Elisenbrunnen	Kaiserbrunnen
Kohlensaures Eisenoxydul	0,46.	0,8.
Kohlensäure	48 K.-Z.	55 K.-Z.
Temperatur	8 Gr. R.	9 Gr. R.

Der gebräuchlichere Elisenbrunnen ist demnach fast doppelt so stark, als die Hauptquellen von Kissingen, der Kaiserbrunnen noch viel stärker und überdies mit einem gröfseren Gehalt an Kohlensäure. Die Wirkung tritt daher stärker auf, als in Kissingen, und verlangt geringere Dosen. Der gröfsere Eisengehalt ist wahrscheinlich irrelevant, weil in den meisten Fällen durch die abführende Wirkung des Wassers der gröfste Theil des Eisens entfernt wird. Ueber die Bäder siehe S. 216. Homburg ist mit Frankfurt durch eine Eisenbahn (halbstündige Fahrt) verbunden.

Aerzte: Alb. Becker, Aug. Becker, Deetz, Friedlieb, Hitzel, C. Müller, W. Müller, G. R. Müller, Will.

Pyrmont (siehe die Eisenwässer u. vergl. S. 232) hat aufser seiner Stahlquelle auch Salzquellen, von denen eine getrunken wird und sich zu mäfsigen Trinkkuren, im Sinne Kissingens, vortrefflich eignet. Diese Quelle enthält:

Chlornatrium	54.
Kohlensauren Kalk	10.
Schwefelsaure Magnesia	7.
Schwefelsauren Kalk	6.
Kohlensäure	23 K.-Z.
Temperatur	8 Gr. R.

Auch Pyrmont ist noch mit einer Spielbank versehen, wenngleich diese nur eine bescheidene Existenz führt; sie wird hoffentlich von dem norddeutschen Bunde nicht ferner geduldet werden.

Nauheim (vergl. S. 235 u. ff.) bildet mit Rehme die Gruppe der gasreichen Thermalsoolbäder und hat aufser den starken Badequellen 2 Trinkquellen, den Kurbrunnen und den Salzbrunnen, deren Analysen S. 253 mit Homburg, Kissingen und der Kreuznacher Eisenquelle tabellarisch zusammengestellt sind. Eben daselbst figuriren ein verdünnter Kurbrunnen und verdünnter Salzbrunnen, hergestellt mittels einer ganz schwachen, aber gashaltigen Salzquelle. Beneke hat diese Verdünnungen eingeführt, um für die sehr zahlreichen Fälle, bei denen die Nauheimer Quellen zu stark sind und Dyspepsie und Darmkatarrh erzeugen, ein Maſs des Salzgehaltes zu erreichen, welches ohngefähr dem bewährten Verhältniſs von Kissingen entspricht. Es ist dies eins der leider noch seltenen Beispiele von rationeller Verwendung empirisch gegebener Kurmittel; an vielen Kurorten, wo starke Salzquellen vorhanden, versucht man die übermäſsige lokale Wirkung derselben in der Regel durch Verkleinerung der Dosen abzuschwächen, während es im Gegentheil auf Verminderung der Concentration ankommt; das Unverständigste ist aber der an mehreren Orten herrschende Gebrauch, starke Salzwässer mit Molke oder gar mit Milch zu verdünnen und zu erwärmen und so ein Gemisch herzustellen, wie es nur absichtlich zur Erregung von Ekel und Dyspepsie erfunden werden kann. Beneke's Erfahrungen bestätigen, daſs die Constitution der Kissinger Quellen das für die Mehrzahl der Fälle passende mittlere Maſs ist, daſs der groſse Ruf derselben auf diesem quantitativen Verhältniſs beruht, und daſs die Nachahmung des letzteren, die Aehnlichmachung anderer Quellen, die gleichen Erfolge bedingt.

Iwonicz. Iwonicz (vergl. S. 219) hat zwei Quellen, welche in Bezug auf Salzgehalt das Kissinger Verhältniſs um ein Geringes übersteigen, zwar weniger, aber ausreichend Kohlensäure enthalten, auſserdem nur Spuren von Kalk, gar keine Sulphate, und so viel Jod und Brom, daſs sie nach der üblichen Registrirung zu den Jodwässern gezählt werden. Wir verweisen auf das, was wir hierüber im ersten Kapitel ausgeführt, und bemerken nur, daſs zu der wirksamen, aber immer noch schwachen Dosis Jodnatrium von z. B. nur 4 Gran pro die eine Wasserquantität erfordert wird, welche schwerlich ein Mensch zu sich nehmen kann. Als sehr reine Salzquellen von mittlerem Gehalt schlieſsen sich aber die Iwoniczer Wässer den Kissinger Quellen nahe an.

	I.	II.
Chlornatrium	60,45.	47,19.
Bromnatrium	0,29.	0,09.
Jodnatrium	0,17.	0,04.
Kohlensaures Natron . .	13,03.	8,00.
- Kalk . . .	1,72.	1,46.
- Magnesia .	0,66.	0,51.
- Eisenoxydul	0,04.	0,06.
Kohlensäure	30 K.-Z.	27 K.-Z.
Temperatur	8,7 Gr. R.	8,7 Gr. R.

Neuhaus, in Franken, vergl. S. 215, hat mehrere Quellen, von denen die schwächste, Elisabethquelle, zwischen Kissingen und Homburg in der Mitte steht, und sich daher für solche Kranke eignet, die aus individuellen Bedürfnissen dem geräuschvollen Kissingen ein stilleres, einfacheres und billiges Leben im Walde vorziehen.

Chlornatrium	69,28.
Chlorkalium	2.
Chlorcalcium	5.
Schwefelsaure Magnesia	5,54.
Kohlensaure Magnesia	2,36.
Schwefelsaurer Kalk	6,9.
Kohlensaurer Kalk	7,47.
Kohlensaures Eisenoxydul	0,08.
Kohlensäure	33 K.-Z.
Temperatur	7 Gr. R.

Soden, am Taunus (vergl. S. 215), besitzt einen grofsen Reichthum an Quellen, welche, sämmtlich an Kohlensäure reich, im Kochsalzgehalt zwischen 18 und 109 Gran variiren und somit für sämmtliche allgemeinen und individuellen Indicationen der Kochsalzwässer dienen können; ein Vortheil ist für viele Fälle die laue Temperatur, wogegen der Eisengehalt wohl weniger in Betracht kommt: in den schwachen Quellen, welche mehr Aussicht auf Resorption bieten, ist sehr wenig Eisen, und ein etwas gröfserer Gehalt findet sich gerade in den stärkeren, die das Schicksal des Eisens zweifelhaft machen; auch die öfters erprobte gute Wirkung der Quellen auf Bronchialkatarrh und Tuberkulose scheint gegen die Resorption des Eisens zu sprechen. Für die eben angeführten Zustände kommt, aufser der antikatarrhalischen und der productiven Wirkung des Kochsalzes, die Gunst des Klimas sehr in Anschlag, dessen Wärme, Gleichmäfsigkeit und Feuchtigkeit die Wirkung des Wassers wesentlich unterstützt; nur müssen für Kranke, welche nebenbei mehr der Anfrischung, als der Beruhigung bedürfen, die heifsen Wochen vermieden und der schöne Frühling, Spätsommer und Herbst gewählt werden.

	Milch-brunnen	Warm-brunnen	Schwefel-brunnen	Wiesen-brunnen	Wilhelms-brunnen	Sool-brunnen
Chlornatrium	18,62.	26,31.	77,36.	94,55.	104,10.	109,30.
Schwefelsaurer Kalk	0.	0.	0,60.	0,83.	0,98.	0,69.

	Milch-brunnen	Warm-brunnen	Schwefel-brunnen	Wiesen-brunnen	Wilhelms-brunnen	Sool-brunnen
Kohlensaure Magnesia .	2,15.	2,90.	1,20.	1,42.	1,28.	1,09.
Kohlensaurer Kalk . .	3,52.	4,90.	7,19.	8,37.	8,38.	10,08.
Kohlensaures Eisenoxydul	0,06.	0,09.	0,21.	0,21.	0,30.	0,11.
Kohlensäure	31 K.-Z.	33 K.-Z.	40 K.-Z.	42 K.-Z.	48 K.-Z.	29 K.-Z.
Temperatur .	19,5° R.	18,5° R.	13,7° R.	12° R.	15° R.	17° R.

Mergentheim. Mergentheim, im anmuthigen und sehr milden würtembergischen Tauberthal, 5 Meilen oberhalb Würzburg, 590 Fufs über dem Meere gelegen, hat eine kalte Quelle, welche neben einem sehr mäfsigen Kohlensäuregehalt, 51 Gran Kochsalz, dazu aber eine erhebliche Quantität Glauber- und Bittersalz führt und daher theils als Kochsalzwasser, theils als Bitterwasser zu betrachten ist. Doch treten beide Eigenschaften nur mäfsig hervor, und das Wasser eignet sich daher sehr wohl für solche Fälle, wo eine deutliche Wirkung des Kochsalzes mit einer mäfsigen Stoffverminderung beabsichtigt wird, also für manche Fälle, welche in die Indicationen von Karlsbad, Marienbad und Tarasp fallen, und bei denen man der antikatarrhalischen Wirkung des kohlensauren Natrons nicht bedarf, also besonders bei Stasen im Unterleib. Die Bäder mit $\frac{2}{3}$ Procent Kochsalz sind nicht viel mehr als indifferent, und als solche zu verwenden.

Chlornatrium . . . . . . 51,26.
Schwefelsaures Natron . 21,89.
- Magnesia . 15,88.
- Kalk . . 9,86.
Kohlensaurer Kalk . . 5,45.
- Magnesia . 1,40.
- Eisenoxydul 0,05.
Kohlensäure . . . . . 13 K.-Z.
Temperatur . . . . 9 Gr. R.

Aerzte: Ellinger, Höring senior und junior, Krauss.

Schmalkalden. Schmalkalden (vergl. S. 216) hat eine Quelle von 71 Gran Kochsalzgehalt und der geringen, übrigens aber immer noch wirksamen Quantität von 8 Kubikzoll Kohlensäure, enthält aber 22 Gran schwefelsauren Kalk, der, vermöge seiner Unverdaulichkeit, einen robusten Magen zur Trinkkur verlangt. Reichliche Verdünnung mit einem einfachen Säuerling wäre das Mittel, um auch für einen schonungsbedürftigen Magen das Wasser erträglich und heilsam zu machen, und der Salzgehalt ist stark genug, um eine solche Verdünnung zu ertragen.

Die **Adelheidsquelle** (vergl. S. 217) gilt als Jodwasser und ist als solches im ersten Kapitel erwähnt worden. Wir wiederholen, daſs wir nicht an die Wirkung minimaler Dosen von Jodnatrium in Mineralwässern glauben, während die empirisch bewährten Gaben der entsprechenden pharmaceutischen Präparate das Zwanzig- und Mehrfache betragen. Aber die Quelle hat, abgesehen vom Jod- und Bromgehalt, ihren Werth als sehr reines und mildes Kochsalzwasser mit dem mäſsigen Gehalt von 13 Kubikzoll Kohlensäure, 9 Gran doppelt kohlensaurem Natron und 38 Gran Chlornatrium. Es ist demnach ein alkalisch-muriatischer Säuerling mit verhältniſsmäſsig bedeutendem Gehalt an Kochsalz, und fällt in die Indicationen dieser Gruppe und der schwachen Kochsalzwässer. Zu der Trinkkur kommt sodann die Badekur, für welche das erwärmte Wasser als indifferente Therme zu betrachten ist, und für die die hohe Lage von 2400 Fuſs hinzukommt, um den Ort als Wildbad zu charakterisiren.

Cannstadt (vergl. Seite 214). Dieser in jeder Beziehung schöne Badeort bietet mehrere Quellen zu Brunnenkuren für die leichtesten Grade der Kochsalzwirkung; sie enthalten nicht mehr Kochsalz als das Selterwasser, dabei Kohlensäure genug, um als Säuerlinge zu wirken, anstatt des kohlensauren Natrons kohlensauren Kalk, der die säuretilgende Wirkung vertritt; dazu eine geringe Menge Glauber- und Bittersalz, welche sehr milde auf den Darm wirken, und endlich mäſsige Quantitäten Eisen, deren Resorption nicht durch bedeutenden Salzgehalt verhindert wird. Wir geben die Analyse der schwächsten und der stärksten Quelle, deren Temperatur 14—16 Grad R. beträgt.

	Sulzerainquelle	Weiblein
Chlornatrium	15,44.	19,50.
Kohlensaurer Kalk . . .	8,12.	7,38.
- Eisenoxydul	0,09.	0,25.
Schwefelsaures Natron .	2,95.	4,75.
- Magnesia	3,86.	2,25.
- Kalk . .	6,53.	7,75.
Kohlensäure	23 K.-Z.	19 K.-Z.

Cronthal. **Cronthal** (vergl. S. 216). Die beiden Quellen stellen die reinsten kochsalzhaltigen Säuerlinge dar: aufser kohlensaurem Kalk sind sämmtliche übrigen Bestandtheile nur in minimalen Mengen vorhanden, und der schwache, immerhin aber Canustadt übertreffende Kochsalzgehalt wird durch den erheblichen Antheil der Kohlensäure unterstützt; der Eisengehalt ist schwach, vielleicht aber zu mäfsiger Wirkung hinreichend. Dyspepsie, Magenkatarrh, Bronchialkatarrh, auch als Begleiter früher Stadien der Lungentuberkulose, und überhaupt die Fälle, wo die milde und unvermischte Wirkung der Kochsalzwässer verlangt wird, bilden die Indicationen dieser Quellen, welche durch ein sehr mildes und gleichmäfsiges Klima, sowie durch einfaches und billiges Leben unterstützt werden.

	I.	II.
Chlornatrium	22,27.	27,20.
Chlorkalium	0,77.	0,67.
Kohlensaurer Kalk	4,17.	5,10.
Schwefelsaurer Kalk	0,21.	0,23.
Kohlensaure Magnesia	0,72.	0,72.
- Eisenoxydul	0,05.	0,10.
Kohlensäure	39 K.-Z.	44 K.-Z.
Temperatur	11 Gr. R.	13 Gr. R.

Baden. **Baden-Baden** (vergl. S. 213). Diese Quelle ist gleichfalls sehr rein, hat nur 16½ Gran Kochsalz, also kaum so viel als das Selterwasser, an andern Salzen nur minimale Bestandtheile, auch an Eisen (0,03), und nur einen halben Kubikzoll Kohlensäure, welcher gleich Null ist. Nur die hohe Temperatur, 55 Grad R., ist eine fernere wesentliche Eigenschaft und befördert die schnelle Resorption des Chlornatriums, beschränkt aber auch das Mafs der Kochsalzwirkung, weil nur selten ein Mensch so bedeutende Mengen sehr warmen Wassers verträgt, als zu einer erheblichen Wirkung des Salzes erforderlich wären. Der Mangel der Kohlensäure trifft besonders die lokale Wirkung auf den Magen. Die Brunnenkur in Baden erscheint deshalb ziemlich unerheblich, eben so wie die Bäder nur als indifferente Thermen gelten können; den letzteren, so wie dem herrlichen Klima und dem grofsartigen Badeleben und Einrichtungen verdankt Baden seinen Ruhm.

Hall. **Hall**, in Oesterreich, über dessen Bäder und über die Jodwirkung des berühmten Kropfwassers S. 226 zu vergleichen, bietet für die Trinkkur ein starkes Kochsalzwasser (93 Gran) mit nur 5 Kubikzoll Kohlensäure, daher es leicht Dyspepsie und Erbrechen erregt, Erscheinungen, welche man, und oft schon bei Dosen von 6 Unzen, fälschlich auf die Jodwirkung bezogen hat.

Chlornatrium	93,46.
Chlorkalium	0,30.
Chlormagnesium	1,49.
Chlorcalcium	3,07.
Brommagnesium	0,44.
Jodmagnesium	0,32.
Kohlensaures Eisenoxydul	0,03.
Kohlensäure	7 K.-Z.

Dürkheim (vergl. S. 232). Die beiden Quellen, welche getrunken werden, enthalten: *Dürkheim.*

	I.	II.
Chlornatrium	71,01.	49,21.
Chlorcalcium	14,91.	18,18.
Chlormagnesium	1,81.	2,80.
Bromnatrium	0,15.	0,09.
Jodnatrium	0,014.	0,008.
Kohlensäure	$4\frac{1}{2}$ K.-Z.	0.

Das Wasser ist vermöge seines grofsen Gehaltes an Chlorcalcium und der geringen Menge Kohlensäure schwer verdaulich und erregt, weil es schlecht resorbirt wird, leicht katarrhalische Diarrhoe. Einrichtungen, Klima und Soolvorrath gewähren in Dürkheim die Mittel zu trefflichen Soolbadekuren, aber für Trinkkuren sollte man nicht auf den heimischen Quellen bestehen und andere vorziehen. Eine Brom- und Jodwirkung aus der obigen Analyse und den gebotenen geringen Trinkmengen sich vorzustellen, bleibt lebhafter Phantasie überlassen.

Wildegg (vergl. S. 218). Von dieser Quelle gilt dasselbe, *Wildegg.* was eben von Dürkheim gesagt; anstatt des Chlorkalks wiegt hier der Gyps vor, um das Wasser schwer verdaulich zu machen; und wenn es auch etwas mehr Brom und Jod enthält, so wird es dafür scrophulösen Kindern efslöffel- ja selbst theelöffelweise gegeben — und so ist es auch hier die Phantasie, die sich eine Jodwirkung vorzustellen hat. Scrophulöse Kinder, welche in Wildegg die Soolbäder gebrauchen, lasse man Kissinger Wasser trinken, oder gebe, wenn es auf die Jodwirkung ankommt,

Jodkali oder Jodeisen in abgemessenen und wirksamen Dosen. Ein Efslöffel des Wildegger Wassers enthält $\frac{1}{80}$ Gran Jodnatrium!

Soden. **Soden,** bei Aschaffenburg (vergl. S. 215), hat aufser seiner 2procentigen Badequelle eine Trinkquelle von mittlerem Gehalt (40 Gran Chlornatrium, 18 Gran Chlorcalcium), aber ohne Kohlensäure; immerhin kann sie in kleineren Dosen zum Zweck mäfsiger Kochsalzwirkung gegeben werden.

Kreuznach. **Kreuznach** (vergl. S. 219). An mehreren Stellen haben wir hervorgehoben, dafs der Vorzug und der Ruf von Kreuznach nicht in der Constitution seiner Quellen, sondern in der Methode beruht, welche sich in Kreuznach für äufsere und innere Soolkuren gegen scrophulöse Zustände ausgebildet hat. Diese Methode besteht in der Verbindung energischer Soolbadekuren mit Trinkkuren, um so energischer, je mehr es auf eine schnelle Resorption scrophulöser Exsudate ankommt; und um so milder, je mehr die allgemein anregende Wirkung indicirt ist. Die zu Trinkkuren am meisten benutzte Elisenquelle enthält 91 Gran Chlorverbindungen und keine Kohlensäure, und eine Wirkung auf Vermehrung der Darmsecretion macht sich bei erheblichen Dosen immer geltend; wir ziehen, aus vielfacher Erfahrung, ein schwächeres aber gasreiches Kochsalzwasser, wie Kissingen, vor, und oft auch hat sich uns, zum Zweck schneller Exsudatresorption, das Karlsbader Wasser noch mehr bewährt; und wir sind fest überzeugt, dafs man in Kreuznach niemals den Elisenbrunnen innerlich geben würde, wenn daselbst Quellen wie der Kissinger Ragoczi und der Karlsbader Sprudel vorhanden wären. Gewifs bleibt auch dem Elisenbrunnen ein erheblicher Antheil der Kochsalzwirkung, aber seine Constitution macht ihn nicht zu einem im Durchschnitt der Fälle erträglichen Mittel; und neben dem Guten überhaupt kommt es doch dem Praktiker auch darauf an, das Bessere unter dem Guten zu kennen. Unsern Zweifel an der Jodwirkung haben wir öfters ausgesprochen. Die Elisenquelle enthält:

Chlornatrium .	72,88.
Chlorcalcium . .	13,39.
Chlormagnesium .	4,07.
Chlorkalium . .	0,62.
Chlorlithium . .	0,61.
Brommagnesium .	0,27.

Jodmagnesium . 0,03.
Kohlensaurer Kalk 1,69.

Die gänzliche Abwesenheit von Gyps ist ein Vortheil, welcher für die lokale Wirkung auf den Magen in Anschlag kommt.

Wiesbaden (vergl. S. 216). Der Kochbrunnen, 55 Grad warm, enthält:

Chlornatrium . . . . . 52,49.
Chlorkalium . . . . . 1,12.
Chlorlithium . . . . . 0,001.
Chlorcalcium . . . . 3,61.
Chlormagnesium . . . 1,56.
Brommagnesium . . . 0,02.
Schwefelsauren Kalk . . 0,69.
Kohlensauren Kalk . . 3,21.
  - Eisenoxydul 0,04.
Kohlensäure . . . . . $6\frac{1}{4}$ K.-Z.

Der Kochsalzgehalt übersteigt Kissingen um ein Geringes, und dennoch tritt die Wirkung auf vermehrte Darmsecretion viel seltener ein, und es können in Wiesbaden gröfsere Quantitäten getrunken werden, als dort. Der Grund liegt theils in der schnellen Resorption des Kochsalzes vermöge der hohen Temperatur, theils in dem geringen Gehalt an Kohlensäure, welcher nicht hinreicht, um seinerseits die peristaltische Bewegung energisch zu erregen. Wenn daher im Allgemeinen durch diese Eigenschaften das Wiesbadener Wasser besser der allgemeinen, das Blut auslaugenden Wirkung des Chlornatriums dient, als Kissingen und andere kalte und gasreiche Wässer, so findet es andrerseits an denselben Eigenschaften das Hindernifs, gleich jenen, lokal reizend auf den Magen zu wirken. So ergibt sich die allgemeine differentielle Indication dahin: 1) die warme Quelle von Wiesbaden ist vorzuziehen, wo es auf die energische Wirkung des Kochsalzes auf das Blut ankommt, vorausgesetzt, dafs nicht der individuelle Zustand des Magens die Wärme verbietet und den Reiz der Kälte verlangt. 2) Nicht nur im letzteren Fall, sondern überhaupt da, wo eine energischere Reizung der Magenschleimhaut und der Magenmuskeln geboten ist, haben die kalten und gasreichen Quellen den Vorzug, und es reicht bei diesen letzteren in der Regel ein geringerer Salzgehalt hin, weil die lokale Wirkung der Kohlensäure und der Kälte die des Chlornatriums verstärkt. Nach unsern Versuchen kann ein gasloses Salzwasser von der Temperatur des Kochbrunnens die doppelte Menge Chlornatrium enthalten, ohne die Secretion des Magens und Darms so stark zu erregen, wie die gleiche Quantität Kissinger Ragoczy.

Bourbonne. **Bourbonne** (vergl. S. 217) ist in Bezug auf Bäder und Trinkkuren das französische Wiesbaden, und gleich diesem sehr stark besucht. Chlornatrium 46 Gran, Kohlensäure 6 Kubikzoll, Temperatur 47 Grad R.

V. Die Brunnenkuren mit Schwefelwasser.

In der Einleitung zu den Schwefelbädern, S. 272 u. ff., ist ausgeführt worden, wie nicht allein für die äufsere, sondern auch für die innere Anwendung der Schwefelwässer es an präcisen Daten fehlt, welche die physiologische Wirkung des Schwefelwasserstoffs deutlich herausstellen und die klinischen Thatsachen erklären. Die Wirkung dieser Wässer wird jedenfalls, soweit nicht andere Bestandtheile in Betracht kommen, von dem Schwefelwasserstoff getragen, und auch die Sulphüre wirken nur auf Grund ihrer Oxydation und theilweisen Umbildung in Schwefelwasserstoff: eine Vergiftung mit Schwefelleber weist dieselben Erscheinungen auf, wie die Vergiftung mit Schwefelwasserstoff, und bei jener entströmt den Lungen ebenso dieses Gas, wie bei dieser.

Die Erscheinungen einer starken Wirkung des Schwefelwasserstoffs, wie sie bei zufälligen Vergiftungen und bei Thierversuchen beobachtet worden, nämlich allgemeines Unbehagen, Zittern, Ohnmacht, Schwindel, zuletzt clonische Krämpfe und Delirien, dabei Verlangsamung des Pulses, hat man bei dem kurmäfsigen Genufs der gebräuchlichen Schwefelwässer niemals beobachtet, sondern nur, und zwar in geringerem Grade, bei der Inhalation des Quellengases. Wenn dennoch die Inhalationsmethode bei weitem nicht so häufig geübt wird, als die Trinkmethode, und daraus auf eine empirisch constatirte zweifelhafte Wirkung der ersteren zu schliefsen ist, so liegt der Grund wahrscheinlich darin, dafs das inhalirte Gas sehr schnell aus den Lungen exhalirt wird und die weitere Blutbahn unberührt läfst, während das Gas des getrunkenen Wassers unmittelbar in das Pfortaderblut gelaugt und dort irgend eine Wirkung entfalten kann.

Diese Wirkung des Schwefelwasserstoffs auf das Pfortaderblut scheint vorläufig die einzige Handhabe für eine annehmbare Theorie zu sein; sie ist von Weilbach ausgegangen, von Roth, dem Verfasser der S. 393 erwähnten Monographie über Wiesbaden, begründet, von Schoenlein, und, wie es scheint, auch von Frerichs adoptirt worden. Die Beobachtungen beziehen sich meist auf einfache hyperämische Schwellung der Leber, oft in Verbindung mit Lungenkatarrh und Lungentuberkulose, und Verfasser, welcher an bedeutender Hämoptysis in Folge hämorrhoidaler Leberschwellung gelitten und in Weilbach die Leber zum Abschwellen gebracht, vermag selbst als Zeuge sie zu bestätigen. Die betreffenden Thatsachen sind folgende:

Wirkung des Schwefelwasserstoffs auf das Pfortaderblut

1. Im Allgemeinen hat das Weilbacher Wasser mehr eine verstopfende, als abführende Wirkung, die Faeces werden fester, intercurrirende Diarrhoe ist von zufälliger Reizung der Darmschleimhaut abhängig und in der Regel im Interesse der guten Gesammtwirkung nicht erwünscht; jedenfalls wirkt das Wasser nicht, wie die Glaubersalzwässer, durch vermehrte Darmsecretion.

2. Das Wasser erregt bei weitem nicht jenes frische Gefühl im Magen, wie wir es, als unmittelbare Wirkung kalter Säuerlinge und salziger Wässer, in regem Appetit, in eigentlicher Lust zu essen empfinden; wohl aber erregt es im Verlauf der Kur eigentlichen Hunger, wie nach heftiger Ermüdung, den wir nicht als Appetit, sondern als den Trieb, sich zu ernähren und consumirten Stoff zu ersetzen, bezeichnen müssen.

3. Mit der guten und fortschreitenden Wirkung auf die Abschwellung der Leber geht Hand in Hand eine stärkere dunkle und endlich schwarze Färbung der Faeces, in welcher ein starker Gehalt an Schwefeleisen nachgewiesen wird; das Eisen dieser Verbindung stammt nicht aus dem Wasser, welches gar kein Eisen enthält, sondern entweder aus den Speisen, oder aus dem Blut. Für die letztere Annahme spricht, dafs

4. Hand in Hand mit der Abschwellung der Leber ein anämischer Zustand sich ausbildet, trotz reichlicher Ernährung,

welcher oft eine Nachkur mit einem Stahlwasser erfordert; diesen Verlauf hatte auch des Verfassers eigene Kur.

Der Schluſs, welchen Roth aus diesen Thatsachen zieht, ist der, daſs der Schwefelwasserstoff, unmittelbar in das Pfortaderblut durch Diffusion übergegangen, daselbst mit dem Eisen der in der Rückbildung begriffenen Blutkörperchen sich zu Schwefeleisen verbindet und diese dadurch zerstört. Mit dieser Theorie stimmt denn auch die Wirkung des Schwefels auf die Ausscheidung metallischer Gifte überein, für welche man bisher eine directe Verbindung des Schwefels mit den Metallen angenommen hat, und für deren Erklärung eine vermehrte Zellenabstoſsung in der Leber hinreicht; die Leber aber ist bekanntlich das Hauptdepot abgelagerter Metallgifte.

In diesen Thatsachen und der entsprechenden Theorie beruhen die einzigen positiven Indicationen der Schwefelwässer, welche die klinische Erfahrung und die physiologische Anschauung rechtfertigt: 1) die Indication für diejenigen Fälle von Bronchialkatarrh und Lungentuberkulose, welche mit hämorrhoidaler Anschwellung der Leber und überhaupt mit Stockung des Pfortaderkreislaufs complicirt sind; 2) die Indication für diese Unterleibsstasen überhaupt; 3) die Indication für chronische Metallkrankheiten. Für eine nähere Kritik dieser Indicationen und namentlich für die Wahl zwischen Schwefelwässern und andern Methoden liegt wenig sicheres Material vor.

Bronchialkatarrh und Lungentuberkulose.

1. Bronchialkatarrh und Lungentuberkulose. Die Fälle, welche Verfasser beobachtet hat, waren mit Leberschwellung oder hämorrhoidalem Zustande complicirt. Die Wirkung des Schwefelwassers ist hier wahrscheinlich hauptsächlich eine allgemeine vom Pfortaderblut aus, welches der Schwefelwasserstoff, nach der obigen Theorie, entlastet und Raum schafft für neue und gesunde Zellenbildung. Aufserdem kommt vielleicht die beruhigende Wirkung auf das Herz hinzu; denn eine gewisse Pulsverminderung ist in den meisten Vergiftungsfällen beobachtet worden, ihre Feststellung bei Brunnenkuren wird aber durch die Körperbewegung und oft durch die hohe Temperatur des Wassers verdunkelt. Endlich liegt es, da das Gas vorwiegend aus den Lungen ausgeschieden wird, sehr nahe, eine örtliche Wirkung desselben auf die Lungenschleimhaut anzunehmen, doch fehlt es vorläufig dazu an jedem Anhalt. Die Inhalationen, welche man vorzugsweise zu dem letzteren

Zweck versucht, sind ein sehr zweifelhaftes Mittel, weil diese Form der Einführung am schnellsten giftig wirkt; oft wird übrigens bei der Inhalation nicht eine beruhigende, sondern eine reizende Wirkung wahrgenommen, krampfhafter Husten, Dyspnoe und frequenter Puls.

Zwischen den Schwefelwässern und den allgemein gebräuchlichen Natron- und Kochsalzwässern für die Behandlung des Bronchialkatarrhs eine exakte Alternative zu ziehen, ist vorläufig unmöglich; was Verfasser davon weifs, ist nur der Vorzug, welchen er aus seiner Erfahrung dem Schwefelwasser bei denjenigen Katarrhen zuschreibt, die mit starker Hämorrhoidalconstitution und besonders mit hyperämischer Leberschwellung complicirt sind; die von der Specialliteratur hervorgehobenen Erfolge sind aber oft nicht im Stande, die Wirkung des Schwefels zu constatiren, theils weil in einigen Quellen, wie Aachen, das Chlornatrium stark vertreten ist, theils weil viele, und zumal hochgelegene Schwefelquellen, und gerade die gehaltlosesten, warm sind und warm getrunken werden; warmes Wasser aber ist an sich ein kräftiges Expectorans. Namentlich kommt die hohe Lage der Pyrenäenquellen für die Beurtheilung der Erfolge in Betracht, welche daselbst der Aufenthalt den Lungensüchtigen bietet.

Dafs der Schwefelwasserstoff eine **directe antikatarrhalische Wirkung** habe, gleich dem Natron und dem Chlornatrium, ist sehr zu bezweifeln; die Untersuchung der Frage aber mufs von tiefer gelegenen kalten Schwefelquellen ausgehen, bei denen weder die hohe Temperatur, noch der Salzgehalt des Wassers, noch die hohe Lage des Ortes, als concurrirende Momente, die Beobachtung verdunkeln.

Was die Tuberkulose betrifft, so können wir nur sagen, dafs wir in Weilbach mehrere Fälle von Cavernen beobachtet haben, complicirt mit hämorrhoidaler Leberschwellung, welche in dem letzteren Symptom erleichtert wurden, und deren Verlauf durch wiederholte Kuren längere Zeit aufgehalten wurde; während der Kur trat eine leichte Anämie auf, die aber bald einer kräftigen Fleischdiät wich.

2. **Stasen im Pfortadersystem.** Obgleich die Theorie von der unmittelbaren Wirkung des Schwefelwasserstoffs auf das Pfortaderblut ausgeht, so ist doch selbst diese allgemeinste Indication der Schwefelwässer arm an präcisen und

unterscheidenden Momenten. Die Frage zwischen den Natron-, Kochsalz- und Glaubersalzwässern einerseits und den Schwefelwässern andrerseits soll erst noch gelöst, ja sie soll überhaupt erst noch untersucht werden. Wie die Sache steht, so kann man nur sagen, dafs die ersteren Gruppen der Mineralwässer in der überwiegenden Mehrzahl der Fälle gebräuchlich sind, und dafs die Schwefelwässer nur einzelne Liebhaber haben, welche, durch besondere Erfahrungen ermuthigt, Vertrauen zu dem Mittel gewonnen. Verfasser gehört zu diesen Liebhabern, aber das Resumé seiner Beobachtungen beschränkt sich auf wenige Sätze: 1) die Magenfunctionen müssen ein gewisses Mafs von Gesundheit haben, um nicht vom Schwefelwasser dyspeptisch afficirt zu werden; 2) die Abschwellung der hyperämischen Leber ohne künstlich vermehrte Darmsecretion bietet in vielen Fällen einen angenehmeren Verlauf, als wenn durch andere Wässer ein, wenn auch mäfsiger, diarrhoischer Zustand während der Kur unterhalten wird; 3) wenn auch zu hoffen steht, dafs zahlreiche und genaue Beobachtungen eine deutliche physiologische und klinische Alternative begründen werden, so scheint doch für viele Fälle der allgemeine Grundsatz zu gelten, dafs der Organismus sehr verschiedener Mittel zu gleichem Zweck sich bemächtigt, dafs der Verlust an Blutkörperchen dasselbe schliefsliche Resultat haben kann, welches die Folge albuminöser Ausscheidungen ist; 4) der anämische Zustand, welcher eine gelingende Schwefelkur begleitet, ist nicht zu fürchten, sondern scheint eine nach der Kur leicht eintretende schnelle Reproduction vorzubereiten, welche durch eine Nachkur mit Eisen unterstützt werden kann; 5) jede energische Schwefelwasserkur mufs von kräftiger Fleischdiät begleitet sein, wie sie, nach Roth's Vorgange, in Weilbach eingeführt ist.

Metallvergiftungen.

3. Die Behandlung chronischer Metallvergiftungen mit Schwefelwässern, namentlich warmen und kochsalzhaltigen, fällt überhaupt in die Kategorie der hier gebotenen auslaugenden Methode, welche S. 65 bei der Wirkung reichlichen Wassergenusses näher erwähnt worden. Die früher gebräuchliche Annahme von der directen Verbindung des Schwefels mit den abgelagerten Metallen ist nirgends erwiesen worden; die Theorie von der Wirkung des Schwefelwasserstoffs auf das Pfortaderblut ist aber nicht ungeeignet, die antitoxische Wirkung zu erklären, um so mehr, als die Leber als

das Hauptdepot abgelagerter Metallmolecüle erkannt ist. Es ist aber nicht zu verschweigen, dafs auch heut noch gewichtige Stimmen gegen die specifische Wirkung des Schwefels bei Metallkrankheiten Zweifel erheben.

Die chemische Constitution der gebräuchlichen Schwefelquellen.

Aufser dem Schwefelwasserstoff wird besonders auf den Gehalt der Quellen an Schwefelleber Gewicht gelegt, welche als Schwefelcalcium, Schwefelnatrium und Schwefelmagnesium vorkommt. Wenngleich nun, nach Thierversuchen und Vergiftungsfällen, die Schwefelleber höchst wahrscheinlich nur durch Entwicklung von Schwefelwasserstoff wirkt, wozu in den Säften des Digestionstractus und im Blut reichlich Gelegenheit gegeben, so ist doch der Gehalt der verschiedenen Quellen an Schwefelnatrium so gering, und übrigens auch so verschieden, dafs die Rechnung mit diesem Faktor recht zweifelhaft wird Auch die schwefelsauren Salze sollen ihren Antheil an der Wirkung haben, indem sie ebenfalls zum Theil zersetzt werden unter Bildung von Schwefelwasserstoff; eine Bildung dieses Gases aus Sulphaten im Blute ist niemals beobachtet und auch höchst unwahrscheinlich; im Darmkanal aber, wo allerdings aus Sulphaten sehr oft sich Schwefelwasserstoff entwickelt, wird derselbe selten resorbirt, sondern geht mit andern Darmgasen ab. Nur bei dauernder Verschliefsung des Darmrohres beobachtet man die Erscheinungen der Gasdiffusion, z. B. bei Beckengeschwülsten, welche den Mastdarm comprimiren. Immerhin ist die Bildung von Schwefelwasserstoff aus Schwefelwässern im Darmkanal möglich und vielleicht aus der Verbindung einer erheblichen Menge Kieselsäure mit Sulphaten und Sulphüren zu erklären; und hieraus würde sich die Möglichkeit ergeben, dafs das Wasser nach seiner Einführung in den Magen einen stärkeren Gasgehalt gewönne, als es ursprünglich mitgebracht: aber dies ist eben nur eine Möglichkeit, die überdies mit bestimmten Zahlen und Dosen nicht zu rechnen vermag.

Ein bedeutender Gehalt an Gyps macht das Wasser schwer verdaulich, erhebliche und wirksame Mengen Kohlensäure kommen in Schwefelwässern nicht vor; und nur das Chlornatrium ist in einigen Quellen, nämlich in Aachen, Burtscheid, Mehadia und Baden in der Schweiz, in wirksamen Quantitäten vertreten; in diesen verbinden sich demnach die Wirkungen des Kochsalzes mit dem des Schwefels, und zwar die gelinderen Wirkungen, den geringeren Verhältnissen entsprechend.

Im ersten Kapitel, S. 289 u. ff., haben wir die einzelnen Schwefelquellen angeführt und die betreffenden lokalen Verhältnisse berührt. Es erübrigt daher nur, für die Beurtheilung der Brunnenkuren, eine tabellarische Uebersicht der Analysen zu geben und die wichtigsten Grundsätze hervorzuheben, welche die Benutzung der Tabelle leiten müssen:

1) Wässer mit Spuren oder minimalen Mengen von Schwefelwasserstoff können nicht zu solchen Brunnenkuren gewählt werden, bei welchen, nach Anleitung der oben entwickelten drei Indicationen, auf die specifische Wirkung des Schwefelwasserstoffs gerechnet wird.

2) Der Kochsalzgehalt einiger Quellen kann, neben der Schwefelwirkung, die des Chlornatriums darbieten, und der Ruhm gerade dieser Quellen beruht wahrscheinlich zu einem grofsen Theil auf dieser Eigenschaft, um so mehr, als die drei Indicationen der Schwefelwässer auch den schwächeren Kochsalzwässern zukommen, und übrigens die hohe Temperatur dieser wenigen Quellen der Resorption des Chlornatriums zu statten kommt.

3) Die Wirkung der sehr schwachen, aber hochgelegenen Thermen der Pyrenäen beruht auf der hohen Lage, den indifferenten Bädern und der allgemeinen und lokalen Wirkung des warmen Wassers; nur einige derselben haben einen Gehalt, welcher die Möglichkeit der Schwefelwasserstoffwirkung zulä[f]st.

4) Der sehr starke Gehalt an Schwefelwasserstoff, 1 bis 6,5 Kubikzoll, in den Quellen von Töplitz, Grofswardein und Harkany, ist wahrscheinlich ein Irrthum, und die Analysen rühren von unbekannten Chemikern her.

5) Ueberhaupt ist die Berechnung des Schwefelwasserstoffs vielfach willkürlich und grofsen Schwankungen unterworfen, und so sind die betreffenden Zahlen in der Tabelle nicht absoluten Werthes, sondern dürfen nur zur annähernden Vergleichung dienen.

		Aachen	Burtscheid	Weilbach	Eilsen	Nenndorf	Langen-brücken	Baden in der Schweiz	Baden bei Wien	Schinznach	Mehadia	Harkany	Großwardein	Töplitz-Warasdin	Aix	Schwefel-quelle in Kreuth	Baréges	Eaux-Chaudes	Luchon	Amélie
		14 Gr. R.	47 Gr. R.	11 Gr. R.	10 Gr. R.	14 Gr. R.	14 Gr. R.	9 Gr. R.	37 Gr. R.	28 Gr. R.	26 Gr. R.	17–40 Gr. R.	47 Gr. R.	47 Gr. R.	33 Gr. R.	9 Gr. R.	25 Gr. R.	21 Gr. R.	45 Gr. R.	31 Gr. R.
Schwefelwasserstoff	K.-Z.	0,5(?)	0,12	0,16	1,51	1,18	0,13	Spur	0,05	1,72	0	4,04	5,31	6,53?	0	0,2	Spur	Spur	Spur	Spur
Kohlensäure	K.-Z.	(?)	0,2	3,12	1,44	4,8	20	1,5	1,43	2,58	0,56	—	3	3	0	0	0	—	—	—
Chlornatrium	Gr.	20,270	41,128	2,083	—	—	—	13,042	2,041	—	10,779 Chlor-kalk 7,500	2,328	—	0,933	0,107	—	0,307	0,893	0,476	0,123
Chlorkalium	Gr.	—	—	0,213	—	—	—	—	—	—	—	—	—	—	—	—	—	—	—	—
Chlormagnesium	Gr.	—	—	—	—	—	—	—	—	—	—	—	—	—	—	—	—	—	—	—
Schwefelnatrium	Gr.	0,072	4,831	—	—	—	—	—	—	—	—	—	—	—	—	0,50	—	0,052	0,391	0,245
Schwefelcalcium	Gr.	—	—	—	—	0,555	—	—	—	5,486	—	—	—	—	—	—	—	—	—	—
Schwefelmagnesium	Gr.	—	—	—	—	—	—	—	0,368	—	—	—	—	—	—	—	—	—	—	—
Schwefelsaures Natron	Gr.	2,171	2,163	—	—	4,519	0,243	2,268	2,410	9,978	—	—	3,80	2,256	0,325	—	0,360	9,234	0,237	0,384
„ Kali	Gr.	1,186	1,278	0,298	—	0,339	0,153	—	0,583	0,686	—	—	—	—	—	—	—	—	0,691	—
„ Magnesia	Gr.	—	—	—	—	—	—	—	—	—	—	—	—	—	—	11,00	—	—	—	—
„ Kalk	Gr.	—	5,879	—	9,706	8,121	0,600	10,860	1,143	1,206	0,645	—	3,18	1,352	1,390	8,50	—	0,791	—	0,476
Kohlensaures Natron	Gr.	4,995	4,834	3,132	1,406	—	0,270	0,152	—	—	—	1,332	6,08	—	0,115	—	—	0,268	—	—
„ Magnesia	Gr.	0,395	0,241	2,758	—	—	—	2,103	2,599	0,749	1,095	—	0,50	0,529	—	2,50	—	—	—	—
„ Kalk	Gr.	1,217	1,105	2,909	—	3,381	—	—	—	—	0,364	7,778	4,02	2,718	0,071	7,25	—	—	—	—
„ Eisenoxydul	Gr.	0,073	0,014	—	0,391	—	0,075	0,107	0,285	0,098	0,142	0,064	1,02	0,138	0,033	0,25	—	—	—	—
Kieselerde	Gr.	0,562	0,509	0,111	—	0,162	0,100	—	—	—	—	—	—	1,252	—	1,50	0,519	0,041	0,230	0,291
Kieselsaures Natron	Gr.	—	—	—	1,083	—	—	—	—	—	—	—	—	—	—	—	—	—	—	—

VI. Die erdigen, d. h. kalkhaltigen Mineralwässer.

So bescheiden und versteckt der Winkel ist, welchen in den balneotherapeutischen Lehrbüchern die erdigen Mineralwässer einnehmen, so unbegründet ist auch das Wenige, was an physiologischen und klinischen Maximen dieses Kapitel enthält; und wenn bisher, vielleicht aus einer Art von Friedensliebe, die alten und neuen Vorurtheile geschont worden sind, so dürfen wir für unser Lehrbuch, welches vor Allem die Scheidung des Gewufsten von dem Vermutheten bezweckt, diesem Kapitel keinen andern Inhalt geben, als eine zurückweisende Kritik einiger gedankenlos geduldeten Behauptungen und Theorieen.

Theorie der Kalkwirkung. Die landläufige Theorie der Kalkwirkung ist ursprünglich der Agrikulturchemie entnommen; der Stoffwechsel der Pflanze ist an den Boden gebunden, auf welchem sie wächst; die massenhafte und den Boden erschöpfende Kultur der Pflanzen erheischt nothwendig den periodisch wiederkehrenden Ersatz verbrauchten Materiales, und unter diesem auch der Kali- und Kalk-Phosphate. Auch der thierische Organismus bedarf, neben andern Mineralien, des Kalkes, welcher in sämmtlichen thierischen Geweben und Säften vertreten ist und besonders im Knochengewebe die Grundlage des festen Aggregatzustandes bildet. Nun findet sich in der Rhachitis und der Osteomalacie ein Schwund des Knochenkalkes, und sofort ist die Theorie fertig, dafs diese Krankheiten erstens auf diesem Kalkschwund, als ihrer Bedingung, beruhen, und dafs sie zweitens durch vermehrte Kalkzuführung geheilt werden können. Diese Theorie erschien sehr einfach und klar zu einer Zeit, als die Morgenröthe der physiologischen Chemie jede neue Thatsache in den Augen der praktischen Dilettanten mit scharfem Licht beleuchtete; aber sie hat seitdem, und es sind kaum 20 Jahre verflossen, weder vor der weiter entwickelten Physiologie, noch selbst vor der nüchternen klinischen Beobachtung Stand gehalten: wissenschaftlich unbegründet, hat sie sich auch in der Praxis nicht bewährt, und nur eine Art Respekt vor einer in so seltenem Mafs fafslichen Hypothese reservirt ihr in den Schemas der Lehrbücher die Stelle, die sie in der Praxis verloren hat. Die complicirte Natur des thierischen Lebens lehnt solche einfachen chemischen Theorieen ab, welche in den beschränkten Verhältnissen des Pflanzenlebens ihre Stelle finden; und was im Reagensglase auf der Hand liegt, das verbirgt und verdunkelt sich im thierischen Organismus unter einer Unzahl einzelner Vorgänge.

So lange Menschen Nahrung zu sich nehmen, sei es, welche sie wolle, so lange ist dafür gesorgt, dafs es an der nothwendigen Zufuhr des Kalkes nicht fehlt. Wenn in den Knochen die Kalksalze resorbirt werden, so müssen sie vorher gelöst sein, und dies kann nur durch eine überschüssige Säure geschehen, wahrscheinlich durch Milchsäure; will man in diesem Fall die Lösung verhindern, so kann es nicht durch massenhafte Zufuhr von Kalk, sondern nur durch Neutralisirung der Säure geschehen, also durch Zuführung eines Alkalicarbonates. Beruht aber die Erweichung der Knochen auf mangelhafter Absetzung der Knochenerde, so kann auch hier die überschüssige Zuführung derselben, — ganz abgesehen davon, dafs sie schwerlich bis an Ort und Stelle erzwungen wird — nicht zum Ziele führen: denn nicht der chemisch speculirende Arzt ist es, welcher den Kalk ablagert gleich dem düngenden Landwirth, sondern die Knochenzelle, und diese findet unter allen Umständen in allen Nahrungsmitteln das Material, dessen sie sich aber, weil sie krank ist, nicht bedient. In diesen drei Sätzen ist der Ungrund jener Theorie ausgesprochen; wir wollen sie näher entwickeln und mit den Ergebnissen der klinischen Praxis vergleichen.

Ungrund der Theorie.

Die Quellen der Kalkzufuhr sind die vegetabilische und die animalische Nahrung und das Trinkwasser. In der animalischen Nahrung ist es, abgesehen von den Knochen, welche etwas kohlensauren Kalk neben dem Phosphat enthalten, ausschliefslich der phosphorsaure Kalk, und zwar höchst wahrscheinlich mit den verschiedenen Proteinstoffen chemisch verbunden; wie bedeutend diese Zufuhrquelle ist, geht z. B. aus dem Kalkgehalt der Muskelsubstanz hervor, welche im wohlgetrockneten Zustande 1 Procent enthält; aufserdem aber kommt das Kalkphosphat in jedem Gewebe und in jeder thierischen Flüssigkeit vor. Auch in der vegetabilischen Nahrung ist es zum Theil, freilich zum kleineren Theil, das Kalkphosphat, zum gröfseren Theil aber pflanzensaure Kalksalze, aus denen der Organismus kohlensauren und phosphorsauren Kalk bereitet; und endlich im Wasser, sowohl im Flufs-, als im Quellwasser, ist fast immer kohlensaurer Kalk enthalten, und meist in einer Quantität, welche für die Kalkzufuhr sehr wohl in Rechnung gebracht werden kann. Der menschliche Körper, mit seiner gemischten Ernährung, benutzt alle drei genannten Quellen, und diese können füglich eine für die andere vicariren: Es gibt Menschen, welche bei fast ausschliefslicher Pflanzennahrung das Kalkphosphat aus den pflanzensauren Kalksalzen ebenso genügend bereiten, als es bei vorwiegend animalischer Kost fertig gebildet der Assimilation dargeboten wird; und wenn in vorwiegend stärkemehlhaltiger Nahrung eine der disponirenden Ursachen für Rhachitis gegeben ist, so liegt der Grund nicht blofs in der geringeren Kalkzufuhr, als vielmehr in der Störung der Digestion, welche mit dieser Kost fast immer, namentlich bei Kindern, verbunden ist.

Rhachitis. Auch die Aetiologie der Rhachitis spricht gegen die mangelnde Kalkzufuhr als Ursache der rhachitischen Knochenerweichung: die acute Form entsteht immer aus dyspeptischen Zuständen und Darmkatarrh; und die chronische oder Wachsthumsrhachitis befällt sehr oft Kinder der wohlhabenden Stände, denen es in reichlicher Nahrung keineswegs an dem erforderlichen Kalkmaterial fehlt. In den Magen wird Kalk genug eingeführt, aber nicht genug in das Blut und aus dem Blut in die Gewebe; und dem entsprechend haben sich auch überall nur diejenigen Methoden allgemein bewährt, welche die Störungen der Verdauung und der Assimilation beseitigen, die Blutbildung normiren und die meisten vegetativen und animalen Functionen erhöhen: also einerseits säuretilgende und alterirende Verdauungsmittel, wie Alkalien, kohlensaure Magnesia und Kalk, aber eben nur als Antacidum, Rheum u. dgl.; und andrerseits tonisirende Methoden, China, Eisen, klimatische und Badekuren. Alle diese erprobten Mittel führen dem Magen nicht gröfsere Mengen Kalk zu, sondern setzen den Organismus in den Stand, theils den Kalk der Nahrung zu assimiliren, theils den assimilirten Kalk für die Gewebsbildung in normaler Weise zu verwenden.

Stiebel's klassische Schrift über Rhachitis (Erlangen 1863) liefert, ohne diesen Zweck zur Schau zu tragen, auf jeder Seite den Beweis gegen die rohe chemische Theorie von der mangelnden Kalkzufuhr als Ursache und der vermehrten Kalkzufuhr als Heilmittel der Rhachitis; sie statuirt aus den anatomischen Ergebnissen, dem Verlauf und den Complicationen drei Möglichkeiten:

1) dafs mit mangelhafter Entwicklung der Knochenzellen auch weniger Kalk in dieselben abgelagert werde, obgleich er sich im Blut in genügender Menge finde;

2) dafs die Verdauungsorgane den Kalk nicht in genügender Menge zur Resorption bringen, also die Kalkzufuhr vom Magen in das Blut fehle, während das Material derselben in der Nahrung reichlich vorhanden;

3) dafs allerdings der Fall denkbar ist, wo durch Entziehung der kalkhaltigen Nahrung auch dem Magen nicht Gelegenheit geboten ist, die nöthige Menge Kalkphosphat zur Resorption vorzubereiten; doch müfste dieser Fall, bei der allgemeinen Verbreitung des Kalkes in den Nahrungsmitteln und Getränken, schon recht künstlich erzeugt werden.

Endlich mufs hervorgehoben werden, dafs auch bei normaler Verdauung und Ernährung jeder Ueberschufs an Kalk, welcher den Gehalt der gewöhnlichen Nahrungsmittel übersteigt, gar nicht resorbirt wird, sondern mit den Faeces abgeht, ohne in den Kreislauf einzutreten; eine Thatsache, auf die man erst gekommen, seitdem man sich nicht einseitig mit Harnuntersuchungen begnügt, sondern auch die Faeces examinirt.

Auch die Osteomalacie wurde, gleichzeitig mit der Rhachitis, in den Kreis jener Theorie gezogen und den Heilversuchen mit phosphorsaurem Kalk unterworfen, trotzdem dafs schon frühzeitig unzweifelhafte Beobachtungen von Marchand, O. Schmidt und neuerdings von Volkmann und O. Weber die Krankheit als den Ausgang eines Entzündungsprocesses, als einen eigentlichen Erweichungsvorgang, darstellen, bei welchem die Knochenerde durch Milchsäure aufgelöst wird (vergl. O. Weber in Virchow's Archiv. XXXVIII. Januar 1867). Es ist daher auch hier eine Kalkfütterung des Magens ohne jeden Sinn. Schon alle diese theoretischen Erwägungen weisen eine Theorie zurück, welche auf Beneke's Anregung („der phosphorsaure Kalk". Göttingen 1850) als therapeutische Maxime in die Praxis eingeführt worden ist; fragt man aber in der heutigen Praxis nach der wirklichen Geltung dieser Maxime, so stellt sie sich nur als eine Hypothese heraus, welche in den

Schemas der Lehrbücher noch geduldet wird, am Krankenbett aber vergessen ist. Nach Beneke sollte der phosphorsaure Kalk das directe Mittel gegen Rhachitis, Osteomalacie und scrophulöse Geschwüre sein, — aber jetzt, nach nur 17 Jahren, wo findet sich eine Klinik, wo ein erfahrener und bewährter Praktiker, in dessen Gewohnheit das Mittel recipirt und seine Methode ausgebildet wäre? Dafs von jedem Mittel, welches angewandt wird, auch Erfolge gerühmt werden, ist bekannt und erklärlich; man braucht nur an den salzsauren Baryt zu erinnern, welcher zu Hufeland's Zeit ein bewährtes und berühmtes Antiscrophulosum war, obgleich das heutige Geschlecht aus guten Gründen nicht mehr an diese unfehlbare Panacee glaubt; ein wirkliches Heilmittel schafft sich von selbst seine Geltungt und der phosphorsaure Kalk ist heute in der Praxis vergessen, in den Lehrbüchern der Therapie hat er noch seine Stelle wegen der Vollständigkeit, die der Zweck derselben erheischt; und in den balneologischen Schriften tritt noch immer für ihn der kohlensaure Kalk der Mineralwässer ein, weil die balneologische Theorie nicht leicht eine Hypothese aufgibt, welche im Stande ist, für ihren Apparat etwas, wenn auch Unhaltbares, zu retten. Jene drei Indicationen werden von allgemeinen Methoden erfüllt, welche mit directer Kalkzufuhr nichts zu thun haben, sondern durch Verbesserung der Verdauung und durch Tonisirung der Functionen die Knochen- und Zellenbildung heben; die normirte Knochen- und Zellenbildung aber findet bei jeder Nahrung, wenn diese nur verdaut und assimilirt wird, genügendes Material an Kalk vor, um es zu verwenden; und ein Ueberschufs an Kalkaufnahme läfst sich nicht erzwingen, weil das Ueberschüssige nicht resorbirt, sondern mit den Faeces ausgeschieden wird.

Nur als säuretilgendes Mittel, unter anderm auch in dem dyspeptischen Vorstadium der Rhachitis, hat der kohlensaure Kalk und die Wässer, welche ihn enthalten, noch eine, übrigens beschränkte Bedeutung, da er, aufser der Säuretilgung, nicht besonders heilsam auf die Magen- und Darmschleimhaut wirkt und, der Resorption schwer zugänglich, leicht an der Digestionsschleimhaut haftet und deren Secretion vermindert. Wenn aufserdem einige kalkhaltige Wässer besonders bei Harngries und Blasenkatarrh gerühmt werden, so ist ihre Wirkung, als Säuerlinge, auf die vermehrte Diurese und Diluirung des

Harnes zurückzuführen; die Wirkung des Lippspringer Wassers aber auf Tuberkulose aus dem Kalkgehalt zu erklären, ist um so gewagter, als eine Menge anderer Mineralwässer einen gleichen und gröfseren Gehalt an Kalkcarbonat besitzen, ohne jene Wirkung zu beanspruchen. Was endlich den schwefelsauren Kalk oder Gyps betrifft, so haben wir schon öfters hervorgehoben, dafs er ganz unverdaulich ist und der Resorption gar nicht unterliegt, und dafs, je weniger ein Wasser davon enthält, um so mehr seine Verdaulichkeit steigt und umgekehrt; ein Gehalt von 10 Gran Gyps auf 16 Unzen ist für den Magen der meisten Menschen belästigend und vermindert die Wirkung der übrigen Bestandtheile.

Eine Uebersicht des Gypsgehaltes der gebräuchlicheren Mineralwässer ergibt, dafs gerade diejenigen, welche am häufigsten und in gröfseren Mengen getrunken werden, keinen oder nur sehr wenig Gyps enthalten, und dafs mit dem steigenden Gypsgehalt der anderen auch die Zweifelhaftigkeit ihres Rufes und ihrer Indicationen steigt.

Keinen Gyps enthalten:
die Natronwässer Bilin, Fachingen, Geilnau, Giefshübel, Fellahthal, Vichy, Selters, Gleichenberg, Roisdorf, Salzbrunn, Ems, Luhatschowitz;
die Glaubersalzwässer Marienbad, Karlsbad, Tarasp, Füred, Rohitsch, Bertrich, Ofen, Franzensbad, Elster;
die Eisenwässer Petersthal, Cudowa, Altwasser, Reinerz, Nieder-Langenau, Rippoldsau, Schwalbach, Spaa, Steben, Brückenau, Bocklet, Imnau, Alexisbad;
das Kalkwasser Wildungen;
die Kochsalzwässer Homburg, Cronthal, Wiesbaden, Baden-Baden, Soden, Nauheim, Ischl, Kreuznach, Dürkheim, Hall, Adelheidsquelle, Krankenheil, Iwonicz;
die Schwefelwässer Weilbach, Langenbrücken, Aachen, Burtscheid, Mehadia, Harkany, Abano und die Pyrenäenquellen.

Einen geringen Gypsgehalt haben:
1) das Bitterwasser von Gran (2 Gr.);
2) das Kochsalzwasser Kissingen 1—3 Gr.;
3) das Eisenwasser von Muskau 3—5 Gr.;
4) die Schwefelwässer von Baden bei Wien 5 Gr., Pystjan 4 Gr., Teplitz-Trenczin 3 Gr., Grofs-Wardein 2—3 Gr., Töplitz-Warasdin 1—3 Gr.;

5) das Kalkwasser Lippspringe 4 Gr. und Inselbad bei Paderborn ½ Gr.

Einen mittleren Gypsgehalt haben:
1) die Bitterwässer Püllna 2—6 Gr., Sedlitz 8 Gr., Saidschütz 10 Gr., Friedrichshall 10 Gr.;
2) die Kochsalzwässer Mergentheim 8 9 Gr., Bourbonne 6 Gr., Cannstadt 6—7 Gr.;
3) die Schwefelwässer Nenndorf 5—8 Gr., Schinznach 6 Gr., Baden in der Schweiz 10 Gr.;
4) die Eisenwässer Pyrmont 6—7 Gr., Driburg 9 Gr.

Einen starken Gypsgehalt haben:
1) die Bitterwässer Iwanda 26 Gr., Ober-Alap 14 Gr.;
2) die Kochsalzwässer Schmalkalden 22 Gr., Mondorf 12 Gr., Rehme 22 Gr., Reichenhall 32 Gr., Elmen 10—11 Gr., Wildegg 13—14 Gr. u. A.;
3) die Schwefelwässer Eilsen 17 Gr., Lubien 15 Gr.;
4) die Kalkwässer Leuk 12 Gr., Weißenburg 17 Gr.

Der kohlensaure Kalk kommt in jedem Quell-, Fluſs- und Mineralwasser vor, welches einige Kohlensäure enthält, in vielen Quell- und Brunnenwässern bis zu mehreren Granen, in den Mineralwässern meist neben kohlensaurer Magnesia, welche die Wirkung auf die Magensäure erheblich unterstützt, in vielen Mineralquellen in gleicher und viel gröſserer Menge als in den wenigen sogenannten eigentlichen Kalkwässern.

Es enthalten an kohlensaurem Kalk:
1) die Kalkwässer Wildungen 5,4 — 9,7 Gr., Lippspringe 5,2 Gr., Inselbad 2,5 Gr., Weiſsenburg 0,8 Gr., Leuk 0,3 Gr.;
2) die Natronwässer Ems und Gieſshübel 1,4 Gr., Selters 1,8 Gr., Fachingen, Geilnau, Vichy, Roisdorf, Salzbrunn 2 Gr., Bilin 3 Gr., Gleichenberg 2—5 Gr., Luhatschowitz 5 Gr., Fellahthalquellen 9 Gr.;
3) die Glaubersalzwässer Karlsbad 2,3 Gr., Marienbad 2 bis 4 Gr., Tarasp 12 Gr., Füred 6 Gr., Rohitsch 11 Gr., Franzensbad 1,6 Gr., Elster 1 Gr.;
4) die Bitterwässer Püllna 0,7 Gr., Sedlitz 8 Gr.;
5) die Eisenwässer Rippoldsau 11—14 Gr., Petersthal 10 bis 11 Gr., Krynica 12 Gr., Borscék 5—11 Gr., Reinerz 3

bis 6 Gr., Cudowa 3 Gr., Schwalbach 1½—4 Gr., Driburg
15 Gr., Pyrmont 10—12 Gr., Spa 5 Gr. (phosphorsaurer
Kalk), Imnau 7 Gr., Brückenau 1½ Gr., Liebenstein 4½ Gr.,
Liebenwerda ½ Gr., Niederlangenau 2½ Gr., Bocklet 6½ Gr.,
St. Moritz 5—6 Gr.;
6) die Schwefelwässer Eilsen, Aachen, Baden bei Wien 1 bis
1½ Gr., Lubien, Baden in der Schweiz, Weilbach, Nenndorf, Grofs-Wardein 2—4 Gr., Trencsin, Harkany 7—8 Gr.
Man hat nun vielfach bei der Empfehlung einzelner Quellen ihren verschiedenen Kalkgehalt betont, die einen als besonders rein gerühmt, weil sie keinen oder wenig Kalk enthalten,
die anderen für Rhachitis oder rhachitische Complication anderer Krankheiten empfohlen auf Grund ihres Kalkgehaltes; die
erste Behauptung trifft sehr oft die Wahrheit, weil, nächst dem
Gyps, der kohlensaure Kalk in der That am schwersten resorbirt wird und deshalb als präcipitirtes Pulver den Magen und
Darm belästigt; die zweite Behauptung gründet sich auf die
oben besprochene Theorie, ist so unrichtig wie diese, und von
der praktischen Erfahrung so wenig unterstützt, dafs nur selten
ein Praktiker in der Verlegenheit oder in dem guten theoretischen Glauben zu der Behandlung der Rhachitis, Osteomalacie
und Scrophulose mit Kalkwässern greift, anstatt die Causalindicationen zu erfüllen und die Verdauung und Ernährung mit
allgemein anregenden und tonisirenden Methoden zu heben.
Endlich hat man einige Wässer, deren hervorragender Gehalt
in kohlensaurem Kalk besteht, als eigentliche Kalkwässer für
jene Indicationen besonders hervorgehoben, und dazu sogar
zwei Quellen gefügt, welche fast nur eine grofse Quantität des
unverdaulichen Gypses enthalten; die ersten sind Wildungen
und Lippspringe, die letzteren Leuk und Weifsenburg.

Wildungen, 740 Fufs über dem Meere, drei Stunden von
der Station Wabern der Main-Weserbahn, im Fürstenthum
Waldeck. Abgesehen von einer ziemlich reinen Stahlquelle mit
0,58 Gran doppelt kohlensaurem Eisenoxydul und 18 Kubikzoll
Kohlensäure kommen die Georg-Victors- und die Helenenquelle
in Betracht.

	Georg-Victors-quelle		Helenen-quelle
Schwefelsaures Kali	0,083.		0,213.
- Natron	0,527.	= 0.	0,107.
Chlornatrium	0,059.		8,016.

	Georg-Victors-quelle	Helenenquelle
Doppelt kohlensaures Natron	0,494. ⎫	6,494.
,, ,, Manganoxydul	0,019. ⎬ = 0.	0,009.
Kieselsäure	0,150. ⎭	0,238.
Doppelt kohlensaurer Kalk	5,471.	9,753.
,, ,, Magnesia	4,113.	10,474.
,, ,, Eisenoxydul	0,161.	0,143.
Freie Kohlensäure	33 K.-Z.	34 K.-Z.
Temperatur	8 Gr. R.	9 Gr. R.

Die erste Quelle ist demnach ein starker Säuerling mit mittlerem Gehalt an kohlensaurem Kalk und Magnesia, und sehr geringem Eisengehalt, die zweite ein starker Säuerling mit beträchtlicherem Gehalt an beiden Erdsalzen, wozu noch mittlere Mengen Chlornatrium und Natronbicarbonat, so wie ebenfalls ein geringer Eisengehalt kommen. Der Gehalt der ersten an Kalk und Magnesia wird von vielen andern Säuerlingen erreicht und übertroffen, und nur die zweite kann als eine besonders starke erdige Quelle betrachtet werden, vermöge der 20 Gran Kalk und Magnesia zusammen; die älteste und am meisten gebräuchliche ist aber gerade die erste, schwächere Quelle.

S. 334, bei Besprechung der Indication der Natronwässer für Blasenkatarrh und Harngries, haben wir die Bedeutung der Wildunger Quellen erwähnt. Die Georg-Victorquelle ist ein starker Säuerling, ohne kohlensaures Natron und mit ziemlich geringem Gehalt an Kalk und Magnesia; auf Grund des letzteren wirkt sie mäfsig säurebindend auf den Magen, und als Säuerling diuretisch; die Helenenquelle verstärkt diese Wirkung durch bedeutenden Erdgehalt und ist nebenbei ein alkalisch-muriatischer Säuerling, als solcher jedoch zu den schwächsten gehörig. Für die Wirkung gegen Blasenkatarrh und harnsaure Nierenconcretionen kommt daher nur theils die diuretische Wirkung gasreichen Getränkes, theils die Wirkung auf die Alkalität des Blutes, diese aber in schwächerem Grade als bei den starken Natronwässern, in Rechnung. Das Wildunger Wasser ist daher bei Blasenkatarrh und Nierensteinen theils ein passendes diätetisches Hülfsmittel neben Brunnenkuren mit Vichy, Fachingen, Bilin, Karlsbad, theils eignet es sich selbst zu solchen Trinkkuren, die aber lange fortgesetzt werden müssen.

Den Ruf par excellence gegen die genannten Zustände verdankt es der Empfehlung des gläubigen Hufeland, und nebenbei auch wirklichen Erfolgen, welche es aber mit andern Säuerlingen ebenmäfsig theilt. Harnsteine aufzulösen ist Wildungen natürlich eben so wenig im Stande, als irgend ein anderes Wasser. Das Wasser wird meistens versandt; seit 10 Jahren hat eine Actiengesellschaft den Versuch gemacht, den Ort zu einem Kurort zu erheben, und diesen Versuch mit der Anlage einer Spielbank begonnen.

Aerzte: Doehne, Kramer, Krüger, von Lingelsheim, Roerig, Stoecker.

Leuk. Die Bäder zu Leuk können nur als indifferente Thermen gelten und sind ausführlicher S. 175 besprochen worden. Die Lorenz- oder Hauptquelle wird auch zu Brunnenkuren verwandt, welche keine andere Bedeutung haben, als Warmwasserkuren. Der Hauptbestandtheil ist Gyps, 10 Gran auf 16 Unzen, und dieser hat hier, mehr als in andern Wässern, eine verstopfende Wirkung, weil aufserdem im Wasser keine Bestandtheile vorhanden sind, die die Darmsecretion anregen, und überdies das 40 Grad warme Wasser schnell resorbirt wird. Ein Wasser, von so hoher Temperatur und in Quantitäten von 12—48 Unzen getrunken, mufs natürlich diuretisch, diaphoretisch und auslaugend wirken; aber der Mineralgehalt hat mit dieser Wirkung nichts zu schaffen, und der Gyps ist sogar eine unwillkommene Zugabe. Diese Quelle enthält:

Schwefelsauren Kalk . . 10,673.
- Magnesia 2,365.
- Natron . 0,399.
- Kali . . 0,299.
Kohlensaures Eisenoxydul 0,079.
Kohlensäure . . . . . 0,12 K.-Z.

Weifsenburg, im Canton Bern, 3 Meilen von Thun, 2758 Fufs in einer engen und sehr geschützten Thalschlucht gelegen, hat eine ähnliche Quelle wie Leuk, mit dem einzigen Unterschied, dafs der Gehalt an Gyps noch bedeutender und auch die schwefelsaure Magnesia in doppelter Menge vorhanden ist.

Schwefelsaurer Kalk . . 17,22.
- Magnesia 5,68.
Kohlensäure . . . . . 0,8 K.-Z.
und alle übrigen Bestandtheile, gleichwie in Leuk, minimal.

Die Trinkkur wird besonders gegen Bronchialkatarrh und Lungentuberkulose gerühmt; die rationelle Erwägung aber ist gänzlich rathlos der Constitution des Wassers gegenüber: die hohe Lage und das milde und sehr feuchte Klima mögen wohl die Agentien sein, das laue, 19 Grad warme Wasser als mildes Anregungsmittel für den Stoffwechsel hinzukommen, und -- das gypshaltige Wasser von manchen Kranken vertragen werden.

Lippspringe. **Lippspringe** und das Inselbad bei Paderborn, beide in neuer Zeit gegen beginnende Lungentuberkulose vielfach angewandt und gerühmt, bereiten der wissenschaftlichen Deutung empirischer Erfahrungen große Schwierigkeiten, welche immer unüberwindlicher werden, je mehr die pharmaceutische, diätetische und klimatische Behandlung der Tuberkulose von den verschiedensten Seiten und von den verschiedensten Gesichtspunkten aus kultivirt wird. Wie wenig der Kalkgehalt der Quellen physiologische Erklärungen und Indicationen begründet, ist oben ausgeführt worden; der Genuß und die Inhalation des Stickstoffs ist nicht minder zweifelhaft; und die klimatischen Verhältnisse finden, im Vergleich mit andern entgegengesetzten Maximen, unlösbare Widersprüche. Heilungen von tuberkulosen Kranken zu constatiren, ist sehr schwer; Besserung und Stillstand im Krankheitsverlauf sind in Lippspringe eben so wenig abzuleugnen, als von klimatischen Kuren der verschiedensten Art; deshalb, und weil das exacte meteorologische Studium der klimatischen Heilorte und der medicinischen Geographie erst begonnen hat, ist es vorläufig unmöglich, in einem Lehrbuch den betreffenden Gegenstand anders abzuhandeln, als indem man die nackten und widersprechenden Thatsachen einander gegenüberstellt. Wir geben daher hier nur die Analysen der Quellen und verweisen im Uebrigen auf das vierte Kapitel von der klimatischen Behandlung der Tuberkulose.

Aerzte in Lippspringe sind: Fischer, Quicken, Rohden; im Inselbad: Hörling.

	Lippspringe	Inselbad
Chlornatrium	1,888.	5,901.
Schwefelsaures Natron	5,463.	0.
Magnesia	2,375.	0,409.
Kalk	2,223.	0.
Kohlensaurer Kalk	5,2.	2,177.
- Eisenoxydul	0,1.	0,028.

	Lippspringe	Inselbad
Kohlensäure	5 K.-Z.	0,12 K.-Z.
Stickstoffgas	1,4 K.-Z.	2,78 K.-Z.
Sauerstoffgas	0,17 K.-Z.	0,38 K.-Z.

VII. Die Molkenkuren.

Die Molke ist das Serum der Milch, welches nach der Fällung des Caseins und der Butter als eine Lösung von Milchzucker und Salzen zurückbleibt. Sie wird, zu kurmäfsigem Gebrauch, in der Regel mit dem Pepsin des Labmagens bereitet und ist eine halb-durchsichtige, grüngelbe Flüssigkeit von süfslichem und fadem Geschmack; die Trübe rührt von einem geringen Gehalt an nicht gefälltem Casein und Butter her, welcher sich, je nach der Vorsicht des Verfahrens, auf 1 bis $2\frac{1}{2}$ Procent beläuft; in Lösung dagegen sind $4\frac{1}{2}$ bis 5 Procent Milchzucker und $\frac{2}{5}$ bis $\frac{1}{2}$ Procent Salze, welche übrigens weder qualitativ noch quantitativ genau berechnet sind, und deren einzelne Werthangaben in verschiedenen Analysen sehr variiren.

Nicht alle Salze der Milch gehen in die Molke über: der phosphorsaure Kalk, die phosphorsaure Magnesia und das phosphorsaure Eisenoxyd werden gröfstentheils, in chemischer Verbindung mit dem Casein, niedergeschlagen, und nur Chlorkalium und Chlornatrium, sowie phosphorsaures Kali und Natron bleiben, neben dem Milchzucker, in Lösung, aufserdem aber eine sehr verschiedene, meistens jedoch geringe Menge milchsaurer Alkalien, durch theilweise Zersetzung des Milchzuckers in Milchsäure. Da der Salzgehalt der Milch selbst bei verschiedenen Thierindividuen und bei ein und demselben Individuum an verschiedenen Tagen sehr variirt, so sind Normalanalysen nicht möglich, und man kann nur annähernd den ohngefähren Salzgehalt so vertheilen, dafs ein Pfund Molken etwa 36—40 Gran Salze enthält, und zwar 10—14 Gran Chlorkalium, 2—3 Gran Chlornatrium und einige 20 Gran Phosphate, letztere zum gröfseren Theil Kaliphosphat, zum kleineren Natronphosphat, aufserdem 340—360 Gran Milchzucker.

Demnach kann die Molke als ein Mineralwasser betrachtet

werden von ½ Procent Chlorüren und Phosphaten mit Zusatz von 5 Procent Milchzucker und 1—2 Procent stickstoffhaltiger Substanz.

Die unmittelbare Wirkung der Molke ist keineswegs angenehm, die emulsionartige Weichheit reizt weder die Zunge noch den Gaumen, der süfse, fade Geschmack befriedigt nicht die Geschmacksnerven und erregt oft schon vom Gaumen und Schlundkopf aus Uebelkeit, welche indessen, wenn das Verschlucken überstanden ist, im Magen selbst weniger auftritt, theils weil die peristaltische Bewegung schnell angeregt, theils weil das Getränk ziemlich leicht resorbirt wird; werden aber gröfsere Mengen, 1½—2 Pfund, genommen und nicht schnell resorbirt, oder aus dem Magen in den Darm geschafft, so wirkt der Milchzucker leicht dyspeptisch und zuletzt im Darm die Secretion vermehrend bis zu einigen dünnen Stühlen; stärkere Diarrhoe, welche in Folge des Molkengenusses entsteht, hat gewöhnlich einen gereizten, katarrhalischen Charakter, verbunden mit Schleimabsonderung im Dickdarm, mit Kolikschmerzen und selbst mit Tenesmus, wie man auch bei andern sehr zuckerhaltigen Speisen und Getränken beobachtet.

Die Wirkung einer Molkenkur, mit dem täglichen Genufs von 1—3 Pfund Molken und wochenlang fortgesetzt, ist fast immer dyspeptisch, wenn nicht eine sehr sorgfältige Diät und Verhalten beobachtet wird. Eine Molkenkur mit dem täglichen Besuch einer Table d'hôte, wie sie an frequenten Badeorten geboten ist, ist ganz sinnlos, sowohl schädlich in ihrem Einflufs auf die Verdauung, als auch der chemischen Theorie der Kur geradezu widersprechend; in der Regel hören auch solche Kuren von selbst auf, weil die Kranken den Apetit verlieren und lieber die Molken aufgeben, als der complicirten und mastigen Diät zu entsagen.

Die Theorie der Molkenkur ist besonders von Beneke chemisch und physiologisch begründet. Beneke's Schrift, „die Rationalität der Molkenkuren, Hannover 1853", hat das Verdienst, die betreffenden Gesichtspunkte für eine exacte Anschauung entwickelt zu haben; indessen hat der Titel des Schriftchens vielfach dazu verleitet, bedingungslos zu glauben, dafs mit der chemisch-physiologischen Deutung in der That auch schon die Rationalität der Methode praktisch begründet sei. Dies ist nicht der Fall, und es ist vielmehr in neuerer

Zeit, gegenüber der früheren Gewohnheit und im Verhältniſs zu Brunnen- und Badekuren, die Verordnung der eigentlichen Molkenkuren beträchtlich eingeschränkt worden; es gibt viele Aerzte, welche fast ganz von dieser Methode abscheu, allerdings auch manche, die eine besondere Vorliebe dafür bewahrt haben; und man ist überdies heut zu Tage allgemeiner, als früher, geneigt, einen wesentlichen Theil des unzweifelhaften Erfolges den begleitenden Umständen, namentlich dem Genuſs der Land- und Gebirgsluft, der Diät und den psychischen Einflüssen beizumessen und diese Momente als wesentliche Factoren in Rechnung zu ziehen.

Der Milchzucker ist, für die therapeutische Deutung, ein ziemlich indifferenter Stoff; von seiner Wirkung ist nichts weiter ermittelt, als was von Rohr- und Traubenzucker gilt: leichte Löschung des Durstes und geringe abführende Wirkung, und Kühlung bei fieberhaften Zuständen in Folge der Bedeutung des Zuckers als Verbrennungsmittel. Die abführende Wirkung des Milchzuckers ist im Allgemeinen etwas stärker, als die des Rohrzuckers, wahrscheinlich durch seine theilweise Umsetzung in Milchsäure. Ueber die Rolle, welche der verdaute und resorbirte Zucker im Blute spielt, ist noch wenig bekannt, und im Allgemeinen weiſs man nur, daſs der Säugling zum Gedeihen des Zuckers bedarf, während beim Erwachsenen mehr die Amylaceen seine Stelle vertreten, welche zum groſsen Theil in den Verdauungswegen, und zwar schon in den allerersten, in Zucker verwandelt werden. Die saure Dyspepsie der Kinder, welche so häufig die Ursache akuter Leiden und scrophulöser Anämie wird, ist in den meisten Fällen dadurch bedingt, daſs dem kindlichen Magen zu frühzeitig die Zuckerbereitung aus den Amylaceen zugemuthet wird; und hierin liegt hauptsächlich die Bedeutung der Milchdiät und der Milchkuren für solche Fälle, indem mit Ausschluſs stärkemehlhaltiger Nahrung der Zucker, als Milchzucker, wieder direkt zugeführt wird. Auch die Milchkuren für Erwachsene haben zum Theil diesen Sinn. Doch kommt dieser Maxime keineswegs eine allgemeine Geltung zu: es ist bekannt genug, wie bei starker Säurebildung, bei Cholera infantilis oft die gänzliche Entziehung der Milch zeitweise geboten ist, an deren Stelle Bouillon, Fleisch und Schleim treten müssen, weil der Zucker schnell in Milchsäure verwandelt wird und dadurch die katarrhalische Reizung der

Magen- und Darmschleimhaut vermehrt. Eine gleiche Neigung zur vermehrten Säurebildung trifft man auch oft bei Erwachsenen, und zumal in Zuständen, für welche von manchen Seiten vorzugsweise Molkenkuren beliebt sind; und hier werden ebenfalls weder Molken noch Milch vertragen, weil sie saure Dyspepsie und Darmkatarrh erzeugen. Den Milchzucker in genügender Quantität als Abführmittel anzuwenden, hat mau ganz aufgegeben: so milde das Wort Zucker klingt, so ist doch mit seiner abführenden Wirkung immer Dyspepsie und ein Grad von Darmkatarrh verbunden, welche vermieden werden können bei dem Gebrauch eines der zahlreichen und bewährten Beförderungsmittel der Darmbewegung und der Darmsecretion. Deshalb kann eine rationelle Rechnung nicht anders als den Milchzucker aus den therapeutischen Factoren der Molken, als Mineralwasser betrachtet, auszulassen und ihm nur eine diätetische Bedeutung zuzuschreiben für solche Fälle, wo die gleichzeitige Entziehung des Stärkemehls dem Magen die Zuckerbereitung erspart.

Die Salze der Molken sind die eigentlichen Träger ihrer Wirkung; der Gehalt an Chlorüren und Phosphaten, in Summa zu $\frac{1}{2}$ Procent, macht sie zu einem schwachen Mineralwasser, welches theils als Kochsalzwasser, theils als Lösung phosphorsaurer Salze zu betrachten ist; beide Salze würden in der empirisch gegebenen Quantität und bei den gebräuchlichen Mengen des täglichen Molkengenusses kaum eine abführende Wirkung äußern, wenn nicht die Verbindung mit dem Milchzucker dazu käme; aber gerade diese Verbindung ist die Ursache, daß häufig mit dem Abführen Dyspepsie und Darmkatarrh verbunden ist. Ein Säuerling mit Kochsalz oder Glaubersalz, oder, wie Karlsbad, Marienbad u. a. mit beiden, wirkt auf die seröse Secretion des Darmes, ohne den Magen zu belästigen und ohne den Darm katarrhalisch zu reizen; eine Lösung der in den Molken enthaltenen Salze in einem kohlensäurereichen Wasser, ohngefähr im Verhältniß des Salzgehaltes der Molken, wirkt, unsern Versuchen nach, nur in großen Quantitäten abführend, und zwar ohne katarrhalische Reizung des Darms durch einfache Secretionsvermehrung, und ohne Uebelkeit und Dyspepsie zu erregen.

Die Theorie faßt nun die Molken unter zwei Gesichtspunkten auf: 1) als leicht abführendes Mineralwasser, 2) als Nahrungsmittel, welches, aufser dem Fett und dem Casein, die Bestandtheile der Milch enthalte. Die beliebte Benennung: „leichtes oder mildes Abführmittel", pafst aber, wie die Erfahrung lehrt, meistens nicht; copiös sind allerdings die Stühle nach Molkengenufs nicht, aber sie sind oft das Produkt katarrhalischer Reizung, und oft von Dyspepsie begleitet, welche oft schon bei dem Verschlucken des faden Gemisches von Salzen, Zucker, Fett und Casein (welche letztere niemals ganz fehlen), durch Ekelempfindung eingeleitet wird. Wenn nun eine der stark betonten Indicationen der Molken für Unterleibsstasen zur Erregung der Darmsecretion besteht, so ist das eine Liebhaberei, welche heut zu Tage, wo die differentiellen Indicationen der Kochsalz- und Glaubersalzwässer wenigstens empirisch ziemlich gut ermittelt sind, nur noch von wenigen, namentlich älteren Aerzten getheilt wird. Die Fälle, in denen stoffvermindernde Methoden eine die Kur begleitende Dyspepsie und Magenkatarrh gestatten, sind gewifs recht selten; und wo dies der Fall, wie z. B. bei sehr fettleibigen Gutschmeckern, welche sich freiwillig einer knappen Diät zu fügen nicht die Energie haben, da hat die Molkenkur geradezu den Sinn, den Appetit zu vermindern, um die Nahrungszufuhr zu verkleinern. Auch wo, bei sehr vorsichtiger Diät, eine eigentliche Dyspepsie vermieden wird, wird doch fast immer im Verlauf der Molkenkur die Efslust vermindert, und sie hat daher in den meisten Fällen die Bedeutung einer Entziehungskur.

Als Nahrungsmittel werden die Molken, und als eigenthümliche Ernährungsmethode die Molkenkur von der Theorie bezeichnet, insofern, mit Ausschlufs des stickstoffhaltigen Caseins und des Fettes, nur die stickstofflosen Bestandtheile der Milch dem Blute geboten werden, und hierauf beruht besonders der Anspruch der „Rationalität" der Molkenkuren, als einer Methode, welche die Constitution der Säfte und Gewebe Seitens ihrer Salze und des Milchzuckers ergänzen und verbessern solle, ohne gleichzeitig die stickstoffhaltigen Bestandtheile derselben zu vermehren, deren Verminderung im Gegentheil ein zweiter Zweck der Methode ist. Diese Theorie wäre rationell unter zwei Bedingungen: 1) wenn es sich nicht um den abgemachten Gebrauch eines Heilmittels, sondern um den ausschliefslichen oder überwiegenden diätetischen Genufs desselben handelte; oder 2) wenn neben dem Gebrauch desselben der Genufs stickstoffhaltiger Sachen auf ein Minimum eingeschränkt würde. Beide Bedingungen treffen nicht zu: die Gäste der Molkenanstalten leben nicht von Molken, sondern geniefsen des Morgens so viel und so wenig davon, als ohngefähr das Mafs der Brunnenkuren beträgt, und ernähren sich im Uebrigen, sowohl eine Stunde nach dem Molkentrank, als auch Mittags und Abends von gemischter Kost, die ihnen an Amylum, Zucker, Fett und Proteinsubstanzen so viel zuführt, als ihr Bedürfnifs erheischt und der Zustand ihrer Verdauungsorgane gestattet, und die nebenbei auch noch dieselben Salze bietet, welche die Molken charakterisiren. Man legt besonderes Gewicht darauf, dafs die Salze der Molken die Salze der Milch, und ihre Mischung deshalb das empirische Muster einer die Ernährung bedingenden Salzlösung sei; indessen, ganz abgesehen davon, dafs einige Salze der Milch, die Kalk- und Magnesiasalze, in den Molken fehlen, ist diese Lösung nur das typische Mafs für den Säugling, aber keineswegs für den erwachsenen Menschen, und sie ist es nur für die Milch, als ausschliefsliches Nahrungsmittel, aber nicht für die gemischte Kost.

Die Theorie von der „Rationalität" der Molkenkuren ist daher ziemlich irrationell, sie begnügt sich mit dem äufsern Schein einer Ratio, welcher vor keiner praktischen Erwägung Stich hält.

Die praktische Deutung des Werthes der Molkenkuren rechnet mit folgenden Factoren:

1) Die Gewohnheit hat die Molkenkuren meist für reizbare und schonungsbedürftige Individuen eingeführt, namentlich für Kranke, welchen wegen Bronchialkatarrh, Lungenschwindsucht und sogenannter florider Scrophulose während des Winters der Genufs der freien Luft entzogen und verkümmert war; diesen wird nun die Frühlings- und Sommerluft, die Waldluft und sehr oft eine hohe Gebirgslage geboten, deren mächtige Heilpotenz erfahrungsmäfsig in vielen Fällen allein hinreicht, um jene Besserungen und Stillstände zu erzielen, um welche es sich bei solchen Zuständen in der Regel handelt.

2) Gerade bei diesen reizbaren Personen beschränkt sich die Kur gewöhnlich auf das geringere Mafs, um die Verdauung und Ernährung so wenig als möglich zu stören; und wo gröfsere Mengen von Molken genossen werden, da zwingt die be-

ständig drohende Dyspepsie um so mehr den Kranken selbst zu vorsichtiger und gleichmäfsiger Diät.

3) Dazu kommt der Einfluſs der Molken als wasserhaltige Flüssigkeit und als Lösung von Chlorüren und Phosphaten auf die mäfsige Anregung des Stoffwechsels, welche wir zwar nach Analogie der ähnlichen Brunnenkuren vermuthen müssen, die aber keineswegs durch exakte Untersuchungen aufgehellt worden ist.

4) Brunnenkuren, welche in ähnlicher und ermittelter Weise den Stoffwechsel befördern, Kuren mit mäfsig starken Kochsalz- oder Glaubersalzwässern, welche die regressive Metamorphose beschleunigen, aber zugleich den Appetit und die Verdauung conserviren und so die Assimilation der in den Wässern fehlenden Phosphate aus den Nahrungsmitteln genügend bedingen, leisten dasselbe, was von den Molkenkuren erwartet wird, und leisten es auf eine mehr sichere und unschädliche Weise, ohne Dyspepsie und Darmkatarrh zu erregen.

5) Daſs dennoch die Molkenkuren ihre, und zwar wirklich begründete Geltung, namentlich bei florider Phthisis jugendlicher Individuen haben, ist ein Beweis dafür, daſs wir überhaupt unsere therapeutischen Maximen in Betreff der Phthisis reformiren müssen, und zwar im Sinne älterer Schulen, welche nicht, wie wir, die Phthisis als ein noli me tangere für Brunnenkuren ansahen. Seitdem wir durch die neuesten Daten der pathologischen Anatomie darüber aufgeklärt sind, daſs Phthisis und Tuberkulose keineswegs identisch sind, daſs vielmehr die Phthisis in der Mehrzahl der Fälle aus katarrhalischen Pneumonieen und nachfolgender käsiger Infiltration entstehen, und daſs meistens die Tuberkulose nur als consecutive Veränderung dazu kommt: seitdem beginnt das Bedürfniſs dieser therapeutischen Reform sich vorzudrängen. Leichte antikatarrhalische und antiphlogistische Methoden, in Verbindung mit einem tonisirenden, oder wenigstens conservativen Regimen, sind durch den heutigen Standpunkt unserer Kenntnisse rationell begründet, wie sie in den Händen älterer Schulen in der That von Erfolgen begleitet gewesen sind. Von einer vermeintlichen Lösung der Tuberkeln, wie sie auch der Molkentheorie zum Theil zu Grunde liegt, absehend, werden wir Methoden üben, welche pneumonische und käsige Infiltrationen zur Resorption bringen und gleichzeitig die Constitution genügend heben, um

den Kranken gegen die häufigen katarrhalischen und pneumonischen Rückfälle zu schützen, welche durch die immer erneuerte Verletzung des Lungengewebes das Fortschreiten der Entzündungen zur Phthisis bedingen. Zu diesen Methoden gehört in der That die Molkenkur in entsprechender Wald- und Gebirgsluft und mit entsprechender Diät als eine milde, antiphlogistische, salinische Methode; aber was dieselbe in verhältnifsmäfsig seltenen Fällen Gutes geleistet hat, das werden entsprechende Brunnenkuren um so mehr leisten, mit denen nicht so leicht die Gefahr der Dyspepsie und des Darmkatarrhs verbunden sind.

6) Wie es Aerzte gibt, die noch eine Liebhaberei für Molkenkuren bewahren, so gibt es andere, aus deren Heilapparat die Molken ganz verschwunden sind. Ganz entschieden contraindicirt ist aber die Methode bei schon bestehender Dyspepsie, Magen- und Darmkatarrh.

7) Je klarer die Molken sind, d. h. je weniger Butter und Casein sie enthalten, um so geringer ist ihre dyspeptische Wirkung, und diese wird noch mehr vermindert durch die Versetzung mit einem Säuerling.

8) Umgekehrt ist die sehr gebräuchliche Verdünnung und Erwärmung von Mineralwässern mittelst Molkenzusatzes insofern einzuschränken, als nur starke Säuerlinge, Eisen- und Natronwässer diesen Zusatz vertragen; stärkere Kochsalzwässer, und namentlich solche ohne Kohlensäure, mit Molken versetzt stellen ein abscheuliches Gemisch dar, welches schon durch seinen Geschmack Uebelkeit und Dyspepsie erzeugt.

9) Die gebräuchlichsten Indicationen der Molkenkur, nämlich für Unterleibsstasen, florider Tuberkulose, und Neigung zu verdächtigen Pneumonieen und Bronchialkatarrhen, sind mit andern Mitteln auch und besser zu erfüllen, und bei der Molkenkur kommt die Einwirkung der begleitenden Momente, der Land- und Gebirgsluft, resp. der hohen Lage u. dgl. wesentlich in Rechnung.

In den meisten eigentlichen Molkenanstalten werden die Molken vorwiegend aus Ziegenmilch bereitet; doch ist der Unterschied zwischen Kuhmolken und Ziegenmolken ziemlich unerheblich. An einigen Orten bereitet man auch Schafmolken, welche sich von den andern nur dadurch unterscheiden, dafs sie nicht so rein von Albumin herzustellen sind. Falk (die Molken in Obersalzbrunn. Breslau 1859) gibt nach einer Analyse von Valentiner folgende analytische Uebersicht dieser 3 Molkenarten.

	Schafmolken.	Kuhmolken.	Ziegenmolken.
Wasser	91,960.	93,264.	93,380.
Albumin	2,130.	1,080.	1,140.
Milchzucker	5,070.	5,100.	4,530.
Fett	0,252.	0,116.	0,372.
Salze und Extraktivstoffe	0,588.	0,410.	0,578.
	100.	100.	100.

Die Molkenanstalten.

Es gibt schwerlich noch einen Bade- und Brunnenort, an welchem nicht die Gelegenheit zum Molkentrinken geboten wäre, zumal die Verdünnung oder Erwärmung der Mineralwässer durch Molkenzusatz noch sehr beliebt ist. Der Vorzug, welcher im Allgemeinen den Schweizer- und überhaupt den Gebirgsörtern gegeben wird, beruht zum Theil auf der Heilsamkeit der Gebirgsluft, zum Theil aber auf der unrichtigen, wenngleich weit verbreiteten Vorstellung, dafs die Schweizer- und die Gebirgsmolken aromatisch seien in Folge der von den Milchthieren genossenen Gebirgskräuter. Dies ist nicht der Fall, weil das Arom, welches allenfalls in der Milch enthalten wäre, durch das Sieden der Milch bei der Molkenbereitung verfliegt. Das Verfertigen der Molken erfordert weiter nichts, als einige Aufmerksamkeit und geringe Uebung, und gute Molken können überall hergestellt werden.

Unter den bekannten Brunnen- und Badeorten haben als gleichzeitige Molkenanstalten besonderen Ruf: Salzbrunn, Kreuth, Reichenhall, Ischl, Baden bei Wien, Liebenstein, Alexisbad, Reinerz, Schlangenbad, Ems und viele andere. Eine besondere Erwähnung, weil sie in andern Beziehungen nichts oder wenig bieten, verdienen die Molkenörter in der Schweiz, ferner Gleifsweiler, Streitberg und Rehburg.

In der Schweiz sind es namentlich Gais, Heiden, Heinrichsbad und Weifsbad im Kanton Appenzell, und das herrliche Thal von Interlaken in grofsartiger Alpennatur, überhaupt vielleicht der schönste Kurort der Welt.

Rehburg, in der preufsischen Provinz Hannover, hat aufserdem eine kalte Quelle, welche einen mäfsigstarken Säuerling darstellt, mit 2 Gran schwefelsaurem Kalk, 3 Gran kohlensaurem Kalk und 20 Kubikzoll Kohleusäure. Diese Quelle wird getrunken und zu Bädern benutzt.

VIII. Die Traubenkur.

Die Traubenkur hat eine ähnliche Bedeutung wie die Molkenkur: sie führt dem Magen eine complicirte Lösung von Salzen nebst einer bedeutenden Menge Zucker zu; letzterer ist in den Trauben viel stärker vertreten, als in den Molken, von 14 bis 30 Procent. Die Salze, deren Gehalt aufserordentlich schwankt je nach der Crescenz und dem Jahrgange des Weines, sind theils durch anorganische, theils durch organische Säuren gebildet; die ersteren bestehen aus Silicaten, Phosphaten, Sulphaten und Chlorüren von Natron, Kali, Eisen, Magnesia und Kalk; die letzteren besonders aus weinsteinsaurem Kali und Kalk; aufserdem enthält der Traubensaft noch 1—2 Procent Eiweifs und etwas Pflanzenschleim. Der Gehalt an anorganischen Salzen steigt bis 24, der an organischen Salzen bis 40 Gran auf 16 Unzen Traubensaft, und der Zucker von $2\frac{1}{4}$ bis 5 Unzen!

Die unmittelbare Wirkung des Traubensaftes auf den Magen ist die aller Früchte, nur in erhöhtem Grade: Anregung der Speicheldrüsen und der Geschmacksnerven, angenehme Erfrischung und Löschung des Durstes, Befriedigung des Magens und Anregung des Appetites, Vermehrung der Darmsecretion und dadurch Beförderung des Stuhlgangs; namentlich ist die letztere Wirkung stärker, als nach dem Genufs anderer Früchte, vermöge des stärkeren Gehaltes an Salzen und besonders an Zucker. In je gröfseren Quantitäten die Trauben, besonders von dem nüchternen, leeren Magen genossen werden, um so stärker tritt die Wirkung auf den Darm hervor, die Darmsecretion wird copiöser und ist dann oft mit katarrhalischer Reizung verbunden. Es wird Wasser und albuminhaltiges Serum reichlich ausgeschieden, das Blut demnach ärmer an Eiweifs und dagegen reicher an Salzen, welche, resorbirt, an dessen Stelle treten, — und diesen Sinn hat denn eine eigentliche Traubenkur, wobei theils Morgens nüchtern, theils am Tage in mehreren Reprisen 1—6—8 Pfund Trauben genossen werden. Es ist klar, dafs dadurch der regressive Stoffwechsel befördert werden mufs, und dafs eine solche Kur, diskret und nach Mafsgabe der assimilirenden Functionen getrieben, die Bedeutung einer Auslaugungskur hat. So ist der Gebrauch derselben und ihre Indication für Fettleibigkeit und Unterleibsstasen zu erklären; aber es gilt, was von den Molkenkuren gesagt worden, noch mehr von der Traubenkur: Dyspepsie und Darmkatarrh sind häufig die Folgen der Kur, und es möchte selten ein Fall vorkommen, wo nicht durch Brunnenkuren der Zweck ohne diese nachtheiligen Symptome zu erreichen wäre.

Eine andere Indication, nämlich für Bronchialkatarrh und Lungentuberkulose, ist rationeller begründet, weil die Kur als antiphlogistische Methode in eminentem Sinne des Wortes in der That für viele solcher Fälle von Erfolg, und dieser Erfolg auch begreiflicher ist, seitdem wir wissen, dafs die Phthisis in der Mehrzahl der Fälle aus wiederholten katarrhalischen und entzündlichen Processen sich entwickelt. Nur darf nicht vergessen werden, dafs mit dem Mittel Mafs zu halten ist, um nicht mit der Verdauung und der Blutbildung die Ernährung so weit zu stören, dafs mit der Verarmung des Blutes die Tuberkulisirung des pneumonischen Infiltrates begünstigt wird.

Die Bedeutung, welche dem geringen Eiweifsgehalt des Traubensaftes beigelegt wird, beruht auf schematisirender Schablone: ob die Molken und der Traubensaft etwas Eiweifs enthalten oder nicht, ist ganz gleichgültig; es kommt darauf an, was an stickstoffhaltiger Nahrung nebenbei die Diät zuführt.

Unter den deutschen Traubenkurorten sind die bekanntesten: Merau, Gleisweiler, Dürkheim, Grünberg, Kreuznach.

IX. Die Eisenwässer.

Geschichtliches. Wir haben in der geschichtlichen Einleitung S. 5 die übertriebene Geltung der Stahlbrunnenkuren im vorigen Jahrhundert und zu Anfang des jetzigen erwähnt und dieselbe mit Hauck einen Zeitfehler genannt. Praktische und theoretische Fortschritte haben in unserer Zeit diesen Fehler gröfstentheils ausgeglichen: die ansehnliche Zahl minutiös differirender Eisenpräparate, in deren Anhäufung und theoretischer Unterscheidung die ältere Pharmakologie sich gefiel, hat kaum mehr als einen historischen Werth; der meisten chronischen Krankheitszustände, bei denen man einst so gern zu dem „stärkenden" Gebrauch des Eisens griff, haben sich andere, rationellere und der indicatio morbi näher entsprechende Mittel und Methoden bemächtigt, z. B. das Seebad, mit dessen steigender Geltung der Gebrauch der Eisenquellen immer mehr vermindert worden; und von allen einst üblichen Indicationen sind heute für den Eisengebrauch fast nur diejenigen Fälle von Blutarmuth reservirt worden, welche in das Bereich der Entwicklungschlorose und der durch direkten Säfteverlust bedingten Anämie fallen. Wenn dennoch in der balneologischen Literatur und in der Zeitungsreklame alles Mögliche geschieht, um diesen längst vollzogenen Uebergang zur Tagesordnung einer rationelleren Praxis zu ignoriren und ignoriren zu machen, so darf sich der Anfänger dadurch nicht beirren lassen: dem zudringlichen Geschäftstreiben gegenüber möge er sich der Praxis der klinischen Schulen erinnern und die neueren Lehrbücher der Therapie nachschlagen um daraus die heutige faktische Beschränkung des Eisengebrauches zu constatiren.

Uebrigens ist darum das Eisen keineswegs ein minder wichtiges Mittel, als früher: durch die Klärung und Beschränkung der Indicationen ist seine Wirkung mehr gesichert; und was es auf dem Gebiete der chronischen Krankheiten verloren, das hat es gewonnen auf dem Felde der akuten Anämie in Folge pneumonischer und pleuritischer Exsudate: einer der schönsten Fortschritte unserer Zeit, welcher, gegen ein altes und mächtiges Vorurtheil gewonnen, uns Erfolge verschafft, die, gegen die frühere Praxis, nach bedeutenden Procenten sich berechnen lassen.

Was nun die Eisenwässer betrifft, so ist es, mit wenigen Ausnahmen, das Bikarbonat des Eisenoxyduls, welches eine Anzahl von Mineralwässern als Stahlquellen charakterisirt; doch beruht in der chemischen Constitution dieses Eisensalzes keineswegs ein Vorzug vor allen andern Präparaten: gleich dem metallischen Eisen, dem Hydrat, dem essigsauren, apfelsauren Salz, wird auch das kohlensaure Eisenoxydul im Magen in milchsaures Oxydul und dann im Darm in milchsaures Oxyd verwandelt und gelangt zuletzt in chemischer Verbindung mit einem Proteinstoff in das Blut. Dieser Thatsache gegenüber haben eben viele Präparate des älteren Arzneischatzes ihre Bedeutung verloren; man weiſs heute, daſs die Magen- und Darmverdauung sich des metallischen Eisens eben so leicht und schnell bemächtigt, als der pflanzensauren und kohlensauren Oxydule, und schneller, als der durch starke anorganische Säuren gebildeten Salze, und daſs der Zweck einer sehr leichten und schnellen Resorption des gereichten Eisens oft am besten durch das milchsaure Salz erfüllt wird, in welche Verbindung zuletzt jedes Eisenpräparat umgewandelt wird.

Das kohlensaure Eisenoxydul.

Das kohlensaure Eisenoxydul nun, welches einen Bestandtheil des unter dem Namen ferrum oxydatum hydratum officinellen Gemenges bildet, unterscheidet sich weder in seiner Verdaulichkeit, noch in seiner Wirkung von der Eisenfeile, und hat, gleich dieser, den Vortheil, daſs nicht eine starke Säure seine Umwandlung in milchsaures Eisen verzögert oder gar verhindert, da die Kohlensäure eine der schwächsten Säuren ist. Es bestehen demnach die empfehlenden Eigenschaften der Stahlwässer in Folgendem: 1) sie enthalten eine Eisenverbindung, deren schwache Säure der Umwandlung in milchsaures Salz sich nicht widersetzt; 2) sie enthalten diese Verbindung in sehr verdünnter Lösung, wodurch unter Umständen diese Umwandlung gleichfalls befördert wird; 3) sie enthalten auſserdem freie Kohlensäure genug, um die Magen- und Darmfunction anzuregen. Indessen können die sub 2 und 3 genannten Vortheile unter Umständen auch zu Nachtheilen werden, und auf der Constatirung der betreffenden Maximen beruht das praktische Geschick in der Auswahl der Eisenmittel.

Es ist nämlich die unmittelbare Wirkung und die Verdauung und Resorption der leichten Eisenpräparate, des milchsauren, des pflanzensauren, des kohlensauren und des metallischen Eisens, hauptsächlich von drei Momenten abhängig:

Bedingungen der Eisenwirkung.

1) von der Dosis, indem nur kleine Gaben leicht zersetzt und resorbirt werden, gröfsere aber die Absonderung der Magensäure und die Aufsaugung erschweren; 2) von dem Grade der Lösung und 3) von dem individuellen Zustande des Magens. In der letzten Beziehung aber gilt keine allgemeine Regel; sehr oft werden kleine und ungelöste Dosen leichter verdaut, als voluminöse Lösungen; und selbst bei grofser Atonie des Magens wird die günstige Wirkung der Kohlensäure oft paralysirt durch die Ueberschwemmung des Magens mit einer so grofsen Quantität Wasser, als zur Einführung einer genügenden Eisendosis erforderlich ist. Deshalb mufs sehr oft geradezu experimentirt werden; und deshalb haben die älteren Aerzte bei der Chlorose mit ihren pharmaceutischen Eisenpräparaten oft eben so viel und mehr geleistet, als die Neueren mit ihrer Vorliebe für Stahlwässer. Ebenso zieht man bei Pneumonieen, namentlich der Kinder, die pharmaceutischen Präparate allgemein den Stahlwässern vor, weil die erhitzende und die Respiration beengende Wirkung der Kohlensäure durch den Zustand der Lunge und des kleinen Kreislaufs deutlich contraindicirt wird.

Die nothwendige Kleinheit der Eisendosen ist von mir vor einigen Jahren (Bad Oeynh. und die Grundzüge der allg. Baln. 1865) hervorgehoben und neuerdings besonders von Lebert sehr eindringlich betont worden; und es bestand allerdings in früherer Zeit, wo man grofse Dosen mifsbräuchlich liebte, ein Vortheil der Stahlbrunnenkuren darin, dafs selbst grofse Mengen des Mineralwassers nur kleine Gaben Eisen zuführten. Aufserdem aber sind in Anschlag zu bringen alle die Momente, welche überhaupt eine Brunnenkur begleiten, und deren schliefsliche Wirkung mit dem beabsichtigten Endresultat einer Eisenkur zusammentrifft: die klimatische Verpflanzung, die Gebirgsluft, das Land- und Waldleben, die Diät, der vermehrte Wassergenufs, das psychische Regimen, und oft auch die Beihülfe anregender Bäder.

Wirkung auf das Blut. Die Wirkung des Eisens auf das Blut ist in ihrem letzten Resultat allgemein bekannt, in ihrem Chemismus aber keineswegs schon genau ermittelt. Welche Function das Eisen als Bestandtheil des Hämatins hat, wissen wir nicht; und die Ansicht, dafs es der Träger des Sauerstoffs sei, ist einigermafsen erschüttert und erklärt überdies nicht Alles. Dafs aber die Zusammensetzung des Hämatins an einen ganz bestimmten Eisengehalt gebunden und seine Bildung von der Anwesenheit des Eisens abhängig ist; dafs die Verminderung des Blutes auch die relative Menge des Hämatins herabsetzt, und dafs die Zufuhr von Eisen diese Verminderung wieder hebt: das sind Thatsachen, welche die Bedeutung des Eisens für die Blutbildung aufser Frage stellen, und welche vorläufig genügen müssen und genügen können, um den praktischen Maximen eine theoretische Folie zu geben. Daraus folgt aber nicht, dafs es immer das Eisen der Apotheken und der Mineralquellen sein müsse, was man dem Körper zur Erhöhung der Blutbildung zuzuführen habe: diese verlangt im Gegentheil noch andere organische und unorganische Stoffe, welche in genügender Menge und Qualität vorhanden sein müssen, um mit dem eisenhaltigen Hämatin gesundes Blut zu bilden; diese Stoffe finden sich in den von der Verdauung verarbeiteten Nahrungsmitteln, und in eben denselben, namentlich im Fleisch, findet sich das Eisen. So ist es erklärlich, warum so viele Fälle von Blutarmuth durch Mittel geheilt werden, welche, ohne dem Magen Eisen zuzuführen, den Stoffwechsel, die Ernährung, die Verdauung befördern und den Organismus in den Stand setzen, das Eisen der Nahrungsmittel zu assimiliren, und warum oft eine Fleischdiät dasselbe leistet, was man von einer Eisenkur, und manchmal vergeblich, erwartet. Ja, die zahllosen Fälle derjenigen Anämie, welche jede Reconvalescenz nach einer akuten oder chronischen Krankheit begleitet, sind nur selten Gegenstand arzneilicher Behandlung, sondern bleiben der Pflege und der Diät erfolgreich überlassen. Ebenso erklären sich die zahlreichen Fälle von genuiner Chlorose, bei welchen direkte Eisenkuren oft jeden Dienst versagen, dagegen der Zweck durch indirekte Mittel erreicht wird, durch kochsalzhaltige Wässer, durch Bäder, Kaltwasserkur, Seeluft, Seebäder, Reisen u. dgl. m.

Die eigentliche Entwicklungschlorose beruht wahrscheinlich auf direktem Eisenverlust, der sich in dem vermehrten Eisengehalt des Harnes ausdrückt, und sie ist diejenige Form der Anämie, bei der der Eisengebrauch sich am meisten bewährt hat. Andere Formen der Blutarmuth sind mehr in fehlerhafter allgemeiner Ernährung begründet und weisen weniger einen Mangel an Blutzellen, als vielmehr an Faserstoff, oder Eiweifs auf; dies sind namentlich die Fälle, wo oft die direkte Eisenzufuhr nutzlos und selbst schädlich ist. Es mufs deshalb in jedem Fall die Frage aufgestellt werden, ob man das Eisen dem Blut direkt zuzuführen, oder ob man den Organismus in den Stand zu setzen habe, dasselbe nebst andern Blutbestandtheilen aus den Nahrungsmitteln zu assimiliren; und es kommen hier nicht blofs die Erwägungen der individuellen Bedingungen des Falles in Betracht, sondern es mufs oft, wie jeder Praktiker erfahren, experimentirt werden, welche von beiden Methoden zum Ziele führt.

Wirkung auf Magen u. Darm. Die unmittelbare und momentane Wirkung des Eisens auf Magen und Darm, sowie auf den Kreislauf und die Wärmebildung ist von so vielen individuellen Bedingungen abhängig, dafs solche allgemeine Regeln, wie sie von der schematisirenden Schablone balneologischer Lehrbücher gegeben werden, nur mit grofser Vorsicht benutzt werden dürfen. Ob, wie vielfach behauptet worden, durch das Eisen die Absonderung der Magensäure vermindert werde, ist keineswegs durch Thierversuche constatirt worden, und am lebenden Menschen und aus klinischen Beobachtungen lassen sich in dieser Beziehung höchstens Vermuthungen aufstellen. Gewifs ist nur, dafs die Milchsäure des Magensaftes durch das Eisen gebunden wird; und es hängt demnach seine Wirkung auf die Magenverdauung von dem quantitativen Verhältnifs ab, welches zwischen der individuell vorhandenen Bildung der Magensäure und der Gabe des Eisenmittels obwaltet. Es wird daher die Function des Magens bald befördert, bald vermindert, je nachdem die Bildung des Magensaftes eine reichliche oder eine geringe ist, je nachdem das Eisen in gröfseren oder geringeren Dosen gegeben wird, und je nach der Auswahl der Präparate; und in dieser Beziehung steht eben das milchsaure Eisen für diejenigen Fälle voran, wo die Absonderung der Magensäure an sich schon darnieder liegt. In Betreff der Eisenwässer waltete nun allerdings der Vortheil ob, dafs die in denselben vorhandene Kohlensäure secretionserregend auf den Magen wirkt und auch die Bewegungen desselben befördert; doch ist nicht zu vergessen, dafs bei vielen Individuen der Reiz dieser Säure und auch die Anfüllung des Magens mit Wasser nicht ertragen wird und die Magenverdauung unmittelbar beeinträchtigt.

Auch die Wirkung auf den Darm ist vielfach von individuellen Bedingungen abhängig. Selbst von den kleineren Eisengaben wird nicht Alles im Magen und Dünndarm resorbirt, sondern es geht immer eine Quantität milchsauren oder reducirten Eisens in die Darmcontenta über, welches zuletzt meist als Schwefeleisen mit den faeces ausgeführt wird und in kleineren Mengen allerdings die Absonderung der Darmschleimhaut vermindert und somit verstopfend wirkt, in gröfseren aber als mechanischer oder chemischer Reiz seröse Secretion und Diarrhöe zu erzeugen vermag. Wo indessen die quantitative Grenze dieses Verhältnisses liegt, das läfst sich weder im Allgemeinen bestimmen, noch für den concreten Fall mehr, als vermuthen; und selbst für diesen bleibt das betreffende Verhalten im Verlaufe der Kur sich nicht gleich, sondern wechselt mit den oft unbestimmbaren Phasen des täglichen Befindens; und in dieser Beziehung sind Schroffs Versuche von der höchsten Wichtigkeit und Aufklärung, indem derselbe nachgewiesen, dafs der Uebergang des Eisens in den Harn in positiven und negativen Perioden verläuft, deren Zeitdauer weder eine Regelmäfsigkeit, noch eine bestimmte Abhängigkeit von dem besonderen Verhalten nachweist. Constant war in diesen Versuchen nur die Eine Thatsache, dafs mit der Kleinheit der Dosen der Uebergang in den Harn, also die Resorption des Eisens steigt.

Ueber die Wirkung des Eisens auf Puls und Wärme liegen nur wenige neuere Untersuchungen vor. Kohlensäurehaltige Eisenwässer lassen sich zu solchen Experimenten nicht benutzen, weil die unmittelbare Wirkung der Kohlensäure, namentlich wenn dieselbe überreizt, den Puls und die Wärmebildung in einer Weise afficirt, welche die etwaige Betheiligung des resorbirten Eisens an diesem Verhalten erheblich verdunkelt. Die Versuche mit andern Präparaten ergeben allerdings eine Beschleunigung und Kräftigung des Pulses, sowie eine geringe Vermehrung der Blutwärme, Erscheinungen, die sich aus dem unmittelbaren Einflufs auf die Blutbildung allerdings theoretisch erklären und namentlich auch bei günstigem Verlauf einer Behandlung der Chlorose symptomatisch constatirt werden.

Was die Gesammtdosis einer Eisenkur betrifft, so handelt es sich in allen Fällen nur um kleine Zahlen. Das quantitative Verhältnifs der Verminderung der Blutzellen und des Hämatins in genau berechneten Fällen von Chlorose und Anämie, und ihrer Vermehrung am Ende einer erfolgreichen Eisenkur, ergibt, dafs der auszugleichende Mangel an Eisen in den meisten Fällen die Menge von 10—20 Gran nicht überschreitet; ferner spricht von allen physiologischen und klinischen Erfahrungen nicht Eine dafür, dafs der Eisengehalt des Blutes forçirt werden, der Organismus gezwungen werden könne, mehr Eisen aufzunehmen und mehr Hämatin zu bilden, als seiner Norm entspricht; und endlich ist es mehr als wahrscheinlich, dafs auch im gesunden Organismus die Bildung und Constitution des Hämatins nicht ein für alle mal fertig, sondern, gleich allen organisch belebten Stoffen, den Schwankungen des organischen Lebens überhaupt, den Phasen des Werdens, Wachsens und Vergehens unterworfen ist. Die theoretischen Schlufsfolgerungen aus diesen Thatsachen entsprechen durchaus den Erfahrungen der klinischen Beobachtung: 1) dafs nur kleine Dosen zum Ziele führen, und dafs von grofsen Dosen nur kleine resorbirt werden; 2) dafs, wenn das Ziel erreicht ist, das Blut die Aufnahme überschüssigen Eisens und die Anbildung abnormer Mengen von Hämatin versagt; und 3) dafs auch im Verlauf günstig verlaufender Kuren Momente von verschiedener Dauer eintreten, wo die Assimilation des Eisens eine Pause macht, welche der Arzt am besten durch Unterbrechung der Kur, oder durch Aufbesserung einiger benachtheiligter Functionen zu unterstützen hat.

Somit ergeben sich aus physiologischen Anschauungen und klinischen Erfahrungen einige allgemeine Grundsätze für die Praxis der Eisenkuren, welche den Anfänger besser und sicherer orientiren, als die schablonenmäfsige Anhäufung trivialer Indicationen.

Allgemeine praktische Grundsätze. 1) Bei keiner Kur drängt sich für die Beurtheilung des einzelnen Erfolges der Zweifel, ob der Erfolg der durch die Gebirgsluft, die Bewegung, die Bäder veränderten Ernährung, oder dem charakteristischen Bestandtheil der getrunkenen Quelle zuzuschreiben sei, so häufig auf, als bei der Kur mit Stahlwässern, von denen zumal die meisten, als Säuerlinge, den Appetit und die Magenverdauung anzuregen vermögen.

2) Die guten Wirkungen des Eisens, sowohl die örtliche, als auch die allgemeine, sind an die Bedingung kleiner Dosen geknüpft.

3) Es ist in vielen Fällen durchaus nicht gleichgültig, ob die Behandlung mit pharmaceutischen Eisenpräparaten, oder mit Stahlbrunnenkuren ausgeführt wird. Die betreffenden Zustände sind sehr oft mit einem Grade von Magenatonie complicirt, welcher theils durch Versagung des Aufstofsens die Kohlensäure zurückhält, theils eine Ueberschwemmung des Magens mit Wasser

verbietet. Und deshalb ist der Gebrauch eines nicht voluminösen Eisenpräparates viel seltener von Magen- und Darmkatarrh begleitet, als der eines Stahlbrunnens.

4) Die wichtigste Alternative für Indication und Contraindication einer Eisenkur ist die Ursache der vorhandenen Blutarmuth: je kürzer der Weg ist, auf welchem die Anämie entstanden ist, um so mehr ist die Eisenkur indicirt; je länger und complicirter dieser Weg, um so mehr ist sie contraindicirt. Schon die Dauer der Krankheit ist ein wichtiges Motiv: in frischen Fällen führt sehr oft der Eisengebrauch zum Ziel, in veralteten wird er oft nicht vertragen und oft versagt er die Wirkung, welche allgemeine Kuren auf indirektem Wege leisten. Die sicherste Hoffnung bietet eine Eisenkur in den Fällen, wo, ohne bedeutende Complicationen in wichtigen, blutbereitenden Organen, direkte Blutverluste die Anämie erzeugt haben, z. B. Blutungen aus Wunden, der Nase, dem Mastdarm, dem Uterus, ferner plötzliche Verluste von Blutbestandtheilen durch schnelle Eiterungen, Diarrhöen und durch gewisse Katarrhe, namentlich durch profusen Uterin- und Scheidenkatarrh; endlich gehört auch hierher die Entwicklungschlorose, bei welcher gleichfalls ein direkter Blutverlust durch Ausscheidung des Eisens im Harn wahrscheinlich ist. Je mehr aber die Anämie auf Umwegen erzeugt ist, je mehr besondere Organ- und namentlich Nervenstörungen als Ursachen concurriren, oder je mehr diese als secundäre Complicationen im längeren Verlauf der Krankheit hinzugetreten sind, um so langsamer und unsicherer wirkt die vermehrte Zufuhr des Eisens. Für diese Contraindication bieten die veralteten und complicirten Fälle von Hysterie das deutlichste Beispiel, deren Krämpfe und krankhafte Empfindungen, namentlich des Nervus vagus, sehr oft durch Eisenkuren feindselig verschlimmert, aber durch die indifferenten Bäder von Schlangenbad und Wildbad, oder durch diskrete Kaltwasserkuren auffallend vermindert werden. Für die obige Indication aber bürgt die Thatsache des nützlichen Eisengebrauches bei jenen massenhaften Exsudaten in der Lunge und der Pleura in Folge von Pneumonie und Pleuritis: hier ist es fast ein direkter Blutverlust, welcher die Anämie erzeugt, die Kranken gehen leicht anämisch zu Grunde, und das Eisen verhütet oft die weitere Ausbildung der Anämie. So ist es auch erklärlich, warum zur Zeit, als nach Broussais' theoretischer Schablone beinahe alle

akute und viele chronische Krankheiten mit wiederholten Blutentziehungen gemifshandelt wurden, die Eisenkuren auf der Tagesordnung standen: alle so behandelte Kranken wurden anämisch durch direkten Blutverlust, und für diese direkte Auämie war das Eisen vor allen andern Mitteln indicirt. Noch heute ist es so in Italien, wo eine geläuterte Praxis noch immer vergeblich ringt, von der fast national gewordenen Aderlafsmethode sich zu befreien.

5) Der Eisengebrauch selbst, wenn er einmal indicirt und beschlossen ist, verbietet in vielen Fällen die gleichzeitige Anwendung gewisser anderer Mittel, zu denen besonders Paralysen, die mit Anämie complicirt sind, verleiten können. Als Beispiel führen wir in dieser Beziehung die Thermalbäder von Rehme an, bei deren Gebrauch die gleichzeitige Anwendung des Eisens, namentlich eines Eisensäuerlings, fast immer contraindicirt ist. Die Fälle, welche in der That den Namen anämischer Lähmungen verdienen, sind aufserordeutlich selten; und selbst die Lähmungen nach schweren Geburten stehen meist nicht mit dem Blutverlust, sondern mit der Erschöpfung des Rückenmarks durch die Geburtsarbeit in direktem Zusammenhang; sehr oft werden sie von der Natur, also auch durch oder bei irgend einer Kur beseitigt, und wenn ihre Heilung an einer Eisenquelle beschleunigt wird, so geschieht es nicht durch die Eisenzufuhr, sondern durch die Kohlensäure und die Wärme der sogenannten Stahlbäder, an deren Resorption jetzt jeder vorurtheilsfreie Arzt zweifelt.

Kritik der gebräuchlichen Indicationen.

Nach den oben entwickelten Sätzen ist es nicht schwer, das Schema der gebräuchlichen Indicationen auf einige wenige klinische Maximen zurückzuführen. Die Manier einiger balneotherapeutischer Handbücher, als Reiseführer à la Baedeker durch die Stationen der chronischen Krankheiten führen zu wollen, ist nirgends weniger angebracht, als bei den Eisenquellen, deren richtige praktische Anwendung nicht auf dem Gedächtnifs, sondern auf allgemeinen therapeutischen Grundsätzen beruht.

1. Die Entwicklungschlorose

ist diejenige Krankheit, welche am häufigsten eine sichere Indication für den Eisengebrauch ergibt. Hier ist zunächst hervorzuheben, dafs man bis vor etwa 20 Jahren, d. h. vor der Zeit, seit welcher durch die Erbauung von Eisenbahnen, durch die bessere Füllung und reichliche Versendung von natürlichen Mineralwässern und durch die Fabrikation brauchbarer künstlicher Stahlwässer der Gebrauch der Eisenwässer häufiger geworden, die überwiegende Mehrzahl der Fälle von Bleichsucht mit pharmaceutischen Eisenmitteln behandelt hat, und dafs man noch jetzt, aus ökonomischen Rücksichten, bei der Mehrzahl weniger bemittelter und armer Kranken so verfährt. Die Methode der älteren hippokratischen Aerzte der englischen und deutschen Schule bestand im Allgemeinen darin, zuerst die Absonderung und die Bewegung des Darmes, dessen Trägheit eines der lästigsten und die Wirkung des Eisens beeinträchtigenden Symptome der Chlorose bildet, durch irgend ein den Umständen angepafstes Abführ- oder Verdauungsmittel anzuregen und darauf, je nach persönlicher Vorliebe, eines der Eisenmittel zu geben, unter denen die, nach heutiger chemischer Einsicht leichteren Präparate, wie das ferrum reductum, ferrum carbonicum, ferrum hydratum, pomatum, aceticum und zuletzt das f. lacticum schliefslich die meiste Geltung gewannen. In vielen Fällen schickte man auch den wochenlangen Gebrauch von Mineralsäuren, namentlich der Schwefelsäure, auch wohl der Digitalis voraus, um erst die Palpitationen des Herzens zu mäfsigen, ehe man zu der Darreichung des Eisens überging. Eigene Erfahrung aus des Verfassers Lehrzeit in Krukenberg's Schule, sorgfältiges Studium der älteren Literatur und Nachfrage bei einer Anzahl viel beschäftigter Praktiker ergeben das Resultat, dafs im Allgemeinen die Erfolge dieser Methode denen der Mineralwassermethode an Zahl und Schnelligkeit keineswegs nachstehen; noch heut zu Tage werden eine Menge bleichsüchtiger Mädchen der ärmeren Klassen und des ländlichen Arbeiterstandes auf diese Weise behandelt, und in der Regel führt bei ihnen eine Kur von 4—6 Wochen mit einem pharmaceutischen Eisenpräparat zum Ziele, während die Mineralwasserkuren öfters gar nicht, oft erst nach mehrfachen Unterbrechungen und Wiederholungen den Zweck erreichen.

Der Grund ist allerdings ein dreifacher. Einmal ist es überhaupt eine allgemeine Erfahrung, dafs Arzneimittel und therapeutische Methoden um so schneller, eingreifender und dankbarer wirken, je einfacher die Lebensweise und Lebensgewohnheit des Kranken ist. Zweitens kommt bei den höheren Ständen jene ganz reine uncomplicirte Chlorose, wie wir sie bei Landmädchen beobachten und schnell beseitigen, viel seltener vor; meist sind Complicationen vorhanden, welche die Krankheit hartnäckig machen und die Wirkung des Eisens erschweren, z. B. psychische Depression oder Anfregung, Scrophulosis, fluor albus, der bei bleichsüchtigen Landmädchen nur selten beobachtet wird, Spinalirritation und hysterische Reflexerregbarkeit, Verkümmerung der Unterleibsfunctionen durch das Tragen von Corsets, oder gar Lageveränderungen und Flexionen des Uterus, welche in neuerer Zeit schon in den ersten Pubertätsjahren immer häufiger beobachtet werden. Drittens aber lehrt die tägliche Erfahrung, dafs in vielen Fällen, sei es aus einer der eben angeführten Ursachen, sei es aus einem unbekannten individuellen Grunde, pharmaceutische, nicht voluminöse Präparate besser vertragen werden und besser zum Ziele führen, als eisenhaltige Mineralwässer mit ihrem Gehalt an Kohlensäure und ihrem bedeutenden Volum Wasser; und endlich ist die Zahl der Fälle nicht gering, wo überhaupt jede Eisenkur sich als vergeblich herausstellt, und man schliefslich auf indirektem Wege zum Ziel gelangt. Regeln lassen sich über diese Alternative nicht aufstellen; glücklicher Weise aber ist der Verlauf solcher hartnäckiger Fälle meistens nicht zu stürmisch, als dafs dem einsichtigen und aufmerksamen Praktiker nicht Raum und Zeit für rationelle und diskrete Versuche übrig bliebe. Ein Beispiel möge statt der Regeln dienen. Ein Mädchen von 18 Jahren litt seit 2 Jahren, seit dem ersten und nur einmaligen Auftreten der Menstruation, an genuiner Chlorose: änfserste Bleichheit der Hautfarbe, lebhafte Palpitationen des Herzens, Puls äufserst frequent, Herzgeräusch, grofse Torpidität des Darmkanals, grofse Trägheit des Körpers und des Geistes, völlige Amenorrhöe, bedeutende und übrigens stabile Magerkeit; zwei Jahre lang hatte die Kranke, ohne die geringste Erleichterung irgend eines Symptomes pharmaceutische Eisenpräparate und verschiedene Eisenquellen gebraucht; endlich führte eine achtweöhentliche Kur mit einem Salzwasser, mit kissinger Rakoczy, in so weit zum Ziele, als die Stuhlverstopfung sich minderte, Geist und Gemüth leichter wurden, und das Allgemeinbefinden und das Körpergewicht sich hob; nach einer weiteren vierwöchentlichen leichten Fleisch- und Gemüsediät, verbunden mit dem mäſsigen Genuſs guten bairischen Bieres waren alle Krankheitserscheinungen beseitigt, und die Menstruation trat regelmäſsig und ausreichend ein; sodann trat mit der Rückkehr nach Haus, an den Strand der Nordsee, sofort ein leiser Rückfall ein, welcher durch Verpflanzung in Gebirgsluft sehr schnell wieder beseitigt wurde.

Die Vortheile der Stahlbrunnenkuren bestehen allerdings zum Theil in denselben Momenten, welche für viele Fälle ihre Nachtheile begründen: in der Wirkung der Kohlensäure, und des Wassers; beide Momente scheinen in vielen Fällen der Resorption des Eisens, also dem eigentlichen Zweck der Kur, hinderlich zu sein. Andere Vortheile liegen in Nebenumständen: dahin gehören die klimatische Verpflanzung, die Reise, die psychische Anregung, die veränderte Diät, die Bäder; und dies sind die Umstände, welche besonders bei der vielfach complicirten Bleichsucht der höheren Stände in Betracht kommen. Endlich gibt es eisenhaltige Mineralwässer, welche durch ihren Nebengehalt an andern Salzen, an kohlensaurem Natron, Glaubersalz und Kochsalz, die trägen Assimilationsfunctionen mächtig genug in Anspruch nehmen, um einestheils durch Beseitigung dieses wichtigsten Symptomes die Ernährung zu erhöhen, und andererntheils die Resorption des Eisens selbst zu befördern; wir erinnern an die salinischen Eisenwässer Franzensbad, Elster u. a., und selbst die Quellen von Marienbad enthalten noch Eisen genug, um in einer 4—6 wöchentlichen Kur dem chlorotischen Blut das Deficit auszugleichen. Im Allgemeinen gelten für die Auswahl unter den verschiedenen Eisenquellen, abgesehen von klimatischen und andern Nebenumständen, folgende Regeln:

1) Je mehr die Torpidität des Darmkanals vorwiegt, um so mehr wählt man Wässer, die durch ihren Gehalt an Sulphaten oder Kochsalz einen heilsamen Einfluſs auf diese Complication versprechen.

2) Je mehr die Trägheit des Darms unter dem Gebrauch eines Stahlbrunnens sich vermehrt, um so früher muſs man zu einer andern, salzhaltigeren Quelle oder zu einem pharmaceutischen Präparat übergehen, oder vorläufig vom Eisengebrauch überhaupt abstehen.

3) Entsteht bei dem Gebrauch eines Eisenwassers, namentlich eines reinen Eisensäuerlings, Dyspepsie und Diarrhöe, so ist dies ein Zeichen, dafs das Eisen nicht resorbirt wird, sondern mechanisch die Magen- und Darmschleimhaut belästigt, auch wohl, dafs das Wasser und die Kohlensäure dem individuellen Zustand dieser Organe nicht zusagt. Führt dann eine strenge Regulirung der Diät nicht sehr schnell zum Ziele, so mufs man ebenfalls ein pharmaceutisches Präparat wählen, oder überhaupt die Eisenkur vertagen.

4) Entstehen bei dem Gebrauch eines Eisenwassers Symptome von Congestionen zu den Brustorganen oder zum Kopf, so sind dieselben schwerlich der Eisenwirkung, sondern der Kohlensäure des Wassers zuzuschreiben, und demnach entweder die Kohlensäure grofsentheils zu entfernen, oder ein einfaches Eisenmittel zu reichen. Im Allgemeinen scheint die Kohlensäure um so weniger heftig zu wirken, je mehr sie mit Chlornatrium und schwefelsaurem Natron oder schwefelsaurer Magnesia in einem Wasser verbunden ist.

5) Die meisten Stahlbrunnen sind kalt, die meisten Mägen chlorotischer Mädchen aber widersetzen sich der Resorption gröfserer Mengen eines kalten, zumal kohlensäurehaltigen Wassers. Daher ist das Wasser sehr oft durch Zusatz von heifsem Wasser oder heifsen Molken zu erwärmen; der letztere Zusatz ist besonders beliebt, ob mit Recht, ist aber fraglich: ein Gemisch des Milchzuckers, der Salze und des Albumins der Molken mit dem kohlensauren Eisenoxydul liefert ein Präparat, welches oft an sich einen atonischen Magen in den Zustand der Atonie zu setzen vermag.

6) Weder bei dem erfolgreichen Gebrauch der pharmaceutischen Eisenmittel, noch bei dem der Stahlquellen ist der Erfolg jemals mit der erlaubten Dauer einer Kur fertig und vollendet; sehr oft kann man das Weitere der Natur und dem Regime überlassen; in andern Fällen wiederholt man die Kur, nachdem der Organismus durch Entwöhnung wieder für den Eisengebrauch empfänglich geworden. In keinem Fall aber darf man die Kur eigensinnig so lange fortsetzen wollen, bis das Symptom, auf welches die Kranken und deren Angehörige das meiste Gewicht legen, nämlich die Amenorrhöe, vollständig beseitigt ist: die Amenorrhöe ist nicht Ursache, sondern Folge, und zwar heilsame Folge der Chlorose, deren Blutconstitution den Verlust

einer regelmäfsigen Menstruation nicht erträgt; sehr oft sind alle übrigen Erscheinungen der Bleichsucht verschwunden oder wesentlich gebessert, ohne dafs die Menstruation schon mit voller Kraft und Regelmäfsigkeit auftritt; die Reconvalescenz in ihrer individuell-verschiedenen Dauer bedarf einiger Zeit, um diese wichtige Function erträglich und möglich zu machen; und es ist eine sehr unglückliche Maxime, durch forçirte Eisenkuren, oder gar durch direkte Emmenagoga gegen ein Symptom loszustürmen, welches die ausgleichende Diskretion der Natur selbst bedingt.

7) Eben so irrationell ist die Maxime vieler Praktiker, in allen oder den meisten Fällen die Ehe als definitives Heilmittel der Chlorose zu empfehlen. Die Ehe erfordert ein gewisses robustes Mafs der periodischen Geschlechtsfunctionen, welches erst nach den ersten Jahren der Pubertät erlangt wird, und zwar einer Pubertät, die gesund und ohne Störung verlaufen ist; und um so mehr erfordert die Chlorose, für diese verloren gegangenen Jahre eine normale Vorbereitung, eine Zeit der Reconvalescenz, um jenes robuste Mafs zu begründen. Die vorzeitige Ehe eines noch nicht vollkommen und dauernd geheilten chlorotischen Mädchens bedingt sehr oft Sterilität, Abortus, schwere Wochenbetten, schlechte Laktation und schwache Kinder. Ganz verderblich aber ist jener Rath, wenn er jene unglücklichen Mädchen betrifft, deren Anämie in Knickungen oder Lageveränderungen des Uterus begründet ist; hier wird aus dem Unglück ein dauerndes Elend, und aus der gedankenlosen Verordnung des Arztes ein Verbrechen.

2. Anämie aus andern Ursachen.

H. E. Richter betitelt seine verdienstvolle populäre Schrift: „Blutarmuth und Bleichsucht, die verbreitetsten Krankheiten unserer Zeit, besonders unter der Jugend." Man kann aber noch weiter gehen und behaupten, dafs ein Grad von Anämie beinahe jede chronische Krankheit begleitet und fast auf jede akute Krankheit folgt, abgerechnet nur solche Zustände, deren lokale Selbstständigkeit das Allgemeinbefinden nicht afficirt, wie viele Haut-, Augen- und andere lokale Krankheiten.

Für unsern Zweck gruppiren wir die wichtigsten Kategorieen nach dem Gesichtspunkt der Indication des Eisengebrauches; und hier ist eigentlich schon Alles gesagt mit dem oben ausgesprochenen Satz, daſs, je frischer und je direkter die Anämie durch positiven Verlust von Blut und Blutbestandtheilen erzeugt ist, um so mehr das Eisen indicirt ist; und daſs umgekehrt diese Indication um so zweifelhafter wird, je mehr die Anämie auf Umwegen und durch mangelhafte Nahrungszufuhr und Ernährung entstand, je veralteter und je complicirter der Fall. Es empfiehlt sich geradezu, für die Praxis und der Kürze halber diese drei Kategorieen mit bestimmten Namen zu bezeichnen: **direkte, indirekte und complicirte Anämie**.

Auſser der Entwicklungschlorose sind die reinsten Fälle von **direkter Anämie** diejenigen, welche in sonst gesunden Organismen und ohne wesentliche Complicationen durch plötzliche oder starke Blutungen und Eiterungen, sowie durch schnell entstandene massenhafte Exsudate, namentlich bei Pneumonie und Pleuritis bedingt sind, besonders bei Pneumonie der Kinder. In allen diesen Fällen tritt die Indication dringend auf und es ist nicht erlaubt, den Sommer und die Möglichkeit einer Brunnenreise zu erwarten; man gibt das Eisen in irgend einer den individuellen Verhältnissen angepaſsten Weise und Form; und da einmal schnell die Indication erfüllt werden soll, anderntheils aber die Ernährung des plötzlich geschwächten Organismus gewöhnlich groſse Schwierigkeiten bereitet und zu sehr sorgfältiger Diät zwingt, namentlich anfangs zu Milch- und Suppendiät: so ist man fast ausschlieſslich auf die pharmaceutischen Eisenpräparate, namentlich auf das ferrum lacticum oder aceticum und pomatum angewiesen; und sehr selten wird in solchen Fällen ein voluminöses und kohlensäurehaltiges Eisenwasser vertragen. Nur wenn dies Verfahren und die nachfolgende Pflege nicht ganz zum Ziele führt, und ein erheblicher Grad von Anämie längere Zeit zurückbleibt, wird man zur Abwechslung zu einer eigentlichen Stahlbrunnenkur greifen können.

Die **Anämie der Reconvalescenz** pflegt um so direkter zu sein, je mehr an der ursprünglichen akuten oder chronischen Krankheit direkte Säfteverluste sich betheiligt haben; um so indirekter aber, je weniger dies der Fall, und je länger die Krankheit gedauert hat; endlich um so complicirter, je mehr noch wichtige Organe und Functionen andauernd leiden; und hiernach richtet sich das Maſs der Wahrscheinlichkeit für den Nutzen des Eisengebrauchs. Die beiden letzten Fälle erlauben und bedingen die Anwendung des Eisens sehr selten, sondern erfordern vielmehr andere tonisirende Methoden, welche in früheren Kapiteln dieses Buches besprochen worden; vergl. besonders S. 124, 241 u. 261.

Die Anämie in Folge lang dauernder Säfteverluste, Knocheneiterungen, Diarrhöen, Katarrhe, besonders fluor albus u. dgl. m., ist immer eine indirekte und complicirte, besteht sehr selten in reiner Armuth an Blutzellen und Hämatin, sondern in allgemeiner Blutarmuth, und bietet im Allgemeinen ein sehr undankbares Feld für Eisenkuren. Die Blutbildung liegt danieder, nicht blofs durch mangelhafte Bildung der Blutzellen, sondern durch fehlerhafte Constitution des ganzen Blutes, Ueberwiegen des Wassers und Verminderung der organischen und unorganischen Blutbestandtheile. Schon theoretisch läfst sich vermuthen, dafs die einseitige Zufuhr des Eisens keinen Zweck hat; und die klinische Erfahrung lehrt, wie selten dem Eisen in diesen Fällen ein Erfolg zuzuschreiben ist. Neben der Erfüllung der indicatio morbi kommt es hauptsächlich auf Pflege, reine Luft und Diät an, und die letztere namentlich, besonders in Verbindung mit verdauungsbefördernden Mitteln, ist die Hauptsache: Milch-, Fleisch- und Fettdiät. Am häufigsten bietet noch diejenige Anämie günstige Indicationen für das Eisen, welche durch schwere Wochenbetten und durch angreifende Laktation entstanden ist, und dies sind auch die Fälle, wo Stahlbrunnenkuren mit allen ihren unterstützenden Momenten angezeigt sind. Es ist jedoch im letzten Fall eine wichtige Complication wohl zu beachten: in Folge erschöpfender Laktation wird die Anämie sehr oft von einem hohen Grade von Cardialgie und Pyrosis begleitet, welche nicht immer Stahlwässer verträgt, sondern oft andere Mittel erheischt, namentlich Narcotica und vor Allem das empirische Gemisch des alten Heim aus Kohle, Quassia und Magnesia; auch Spinalirritation zeigt sich sehr oft in Folge der Laktation und verlangt warme und kalte Badeformen, während eine Brunnenkur mit erschöpfenden Morgenpromenaden die Rückenschmerzen zu vermehren pflegt.

Endlich erübrigt das unabsehbare Gebiet der Anämie aus mangelhafter Ernährung, sei sie begründet in mangelhafter Zufuhr der Nahrung, oder in fehlerhafter Function der Assimilationsorgane; die Anämie, welche als indirekte und complicirte, theils bei fastenden Menschen, theils bei allen möglichen chronischen Krankheiten entsteht. Hier gilt nur die Eine Regel: dafs der Eisengebrauch sehr selten indicirt und sehr selten von Nutzen ist, und dafs er unter Umständen nur dann nützt, wenn in dem Verlauf des Zustandes die **vorübergehende Periode seiner Indication** richtig und taktvoll ermessen wird. Es treten nämlich in manchen dieser Fälle in der That Perioden auf, wo die Erscheinungen der wirklichen Bleichsucht, d. h. der vorwiegenden Armuth an Blutzellen, im Vordergrund stehen: auffallende Blutleere der Hautvenen, sehr kleiner und weicher Puls, Herzklopfen und vor Allem die Adergeräusche; unter solchen Umständen ist, wenn nicht Complicationen es verbieten, das Eisen und besonders auch der Gebrauch der Eisenwässer erlaubt und geboten, aber, wohl verstanden, nur für eine kurze Zeit, nämlich bis jene Erscheinungen wieder wesentlich gemindert sind. Solche Perioden können von dem vorsichtigen Praktiker selbst in den Fällen von Anämie, die die Scrophulosis, Tuberkulosis und krebshafte Wucherungen begleiten, für mäfsige Eisenkuren benutzt werden, jedoch mit Diskretion und nur in der Absicht, die interkurrirende Bleichsucht zu mindern, nicht aber, die Kachexie und die Krankheit überhaupt zu beseitigen.

Die Behandlung der Anämie ist die Quintessenz der ärztlichen Praxis bei chronischen Krankheiten. Das Beste, was wir darüber, auch für Aerzte, empfehlen können, ist die oben angeführte populäre Schrift von Richter.

3. Menstruationsanomalieen.

Menstruations-
anomalieen.

Man findet in den balneologischen Schriften und in den Schemen älterer Pharmakologieen, besonders der Hufeland'schen Zeit, eine Anzahl von Indicationen für das Eisen, welche aus den verschiedensten Anomalieen der Menstruation gezogen sind. Danach kann und mufs Alles mit Eisen kurirt werden: nicht blofs die Amenorrhöe in ihren verschiedenen Graden, sondern auch die vorzeitige und die übermäfsige Menstruation, ferner Metrorrhagieen verschiedener Begründung, Dysmenorrhöe, Katarrh des Uterus und der Vagina, Sterilität und Neigung zu Abortus. Von allen diesen gedankenlosen Indicationen ist nur wenig wahr, nämlich die Erfahrung, dafs das Eisen bei diesen Zuständen nützt, wenn sie Symptome eines merklichen Grades von Anämie bilden, und dafs es schadet, wenn diese Erscheinungen lokal, und namentlich in Entzündungen oder Neubildungen begründet sind. Die moderne Gynäkologie, so sehr sie noch in ihren ersten Stadien sich befindet, hat doch die Praxis so weit gefördert, dafs die meisten unter die obigen Kategorieen fallenden Fälle auf lokale Processe zurückgeführt werden können; aber die vis inertiae der Pharmakologie und der Balneotherapie sträubt sich dagegen, das Feld der einmal überlieferten Indicationen zu räumen. Zwei Beispiele mögen dies Verhältnifs illustriren.

Die vorzeitige Menstruation, soweit wir sie bei Mädchen deutscher Abstammung beobachtet haben, hat nur in den seltensten Fällen Anämie zur Folge, sondern ist gewöhnlich entweder von Spinalirritation begleitet, oder von einer robusten jungfräulichen Körperentwicklung, welche durchaus in das Bereich der Gesundheit fällt, und deren krankhafte Abnormität nur in der Einbildung der Angehörigen beruht. Im letzten Falle besteht das Krankhafte nur in dem Mifsstande, dafs eine vollkommene und robust entwickelte Jungfrau noch die Schule besucht; sie ist gesund und kräftig über ihr Alter hinaus, und es ist ein Glück für sie, dafs diese vorzeitige Entwicklung von einer kräftigen Menstruation begleitet ist; gebieten die Umstände, etwas dagegen zu thun, so ist man auf das Gegentheil der Eisenwirkung angewiesen, auf schmale Diät und auf vorsichtiges psychisches Régime. Und dennoch haben wir zahlreiche Fälle erlebt, wo selbst bei dieser vorzeitigen Plethora energische Eisenkuren verordnet waren, bei einem Zustande, welcher in jeder Beziehung das Gegentheil der Chlorose bildet. Auch wenn in Folge vorzeitiger Pubertät Spinalirritation auftritt, sind selten die Erscheinungen der wirklichen Chlorose vorhanden, und ist der Zustand viel häufiger mit warmen und kalten Bädern, so wie mit passendem Régime zu behandeln, als mit Eisen.

Menstruatio praecox.

Ein anderes Beispiel bieten profuse Gebärmutterblutungen. Wir haben oben ausgeführt, dafs die Anämie, welche die Folge dieser Blutungen bildet, allerdings um so erfolgreicher mit Eisen behandelt wird, je direkter und uncomplicirter sie ist. Aber nicht genug damit, man will, da man einmal Uterus und Eisen in eine traditionell gewordene strikte Verbindung zu bringen gewohnt ist, auch die Blutungen selbst durch Eisen beseitigen; und das ist ein trauriger theoretischer Irrthum. Die unbefangene

Blutungen der Gebärmutter.

Erfahrung weiſs von einer adstringirenden und styptischen Wirkung des Eisens nur bei dem örtlichen Contakt des Eisensulphats und Eisenchlorürs auf Schleimhäute und von der Epidermis entblöſste Stellen, und sie verwerthet diese Präparate eben nur in örtlicher Anwendung auf den blutenden Uterus selbst. Eine styptische Wirkung innerlich genommener Eisenpräparate verwirft diese Erfahrung ganz; und wenn dennoch diese styptische Wirkung sogar von der mehr als problematischen Resorption homöopatischer Dosen schwefelsauren Eisens aus den Bädern von Alexisbad u. a. in Anspruch genommen wird (vgl. S. 310), so muthet man dem Glauben moderner Aerzte zu, die ganze Physiologie unserer Zeit zu ignoriren, um sich den Träumen einer glücklich beseitigten Vergangenheit hinzugeben. Was der innere Gebrauch des Eisens bei Metrorrhagien leistet, besteht nur in der palliativen Verminderung der consecutiven Anämie; und die Fälle sind recht selten, obwohl sie nicht ganz geleugnet werden können, wo die Anämie selbst die Neigung zu Blutungen unterhielt, und das Eisen also auch eine indicatio morbi erfüllt.

4. Atonie des Magens und Darmkanals.

Atonie des Magens und Darms.

Unter diese Rubrik fallen allerdings viele Fälle, welche dem Eisen ein dankbares Feld bieten; und es sind namentlich die Eisenwässer mit Recht beliebt, weil in ihnen zu dem Eisen ein zweites remedium morbi hinzutritt, nämlich die Kohlensäure. Vergl. S. 319. Doch ist auch hier Vieles der experimentirenden Empirie anheim gegeben und oft dem Reize der Kohlensäure und der Ueberschwemmung mit Wasser der Gebrauch pharmaceutischer Präparate vorzuziehen. Ganz besondere Vorsicht ist in der Kinderpraxis erforderlich, wo man mit leichten, nicht voluminösen Präparaten sehr oft besser zum Ziele kommt, als mit Stahlbrunnen. Auch erinnern wir an jenen secundären chronischen Darmkatarrh, welcher durch Hautschwäche entsteht und vor Allem die Erfüllung der indicatio causalis verlangt. Vergl. S. 339. Abgesehen von diesen Fällen, in welchen die Wirkung von der örtlichen Anwendung der Eisenmittel erwartet wird, ist nun die Atonie des Magens und

Darmes sehr oft begleitendes Symptom der Chlorose und Anämie, und hier tritt dann zu dem örtlichen der allgemeine Einfluſs des Eisens auf die Ernährung des Blutes.

5. Neurosen.

Man hat, seit der ungebührlichen Ausbildung der empirischen und gläubigen Pharmakodynamik mit Anfang unseres Jahrhunderts, das Eisen für alle möglichen Neurosen, und selbst einige Präparate als besondere Specifica für besondere Krankheitsformen empfohlen, wie z. B. das ferrum hydratum für Neuralgia nervi quinti und Hemikranie u. a. m. Die neuere Praxis hat diesen Glauben an diese specifische Wirkung des Eisens verloren und reservirte sich den Gebrauch desselben nur für diejenigen Fälle von Neurosen, welche als Symptome der Anämie den individuellen Fall unter die indicatio morbi stellen. Abgesehen von dieser Indication, glauben wir weder bei Neuralgieen, noch bei Paralysen an eine heilsame Wirkung des Eisens; und namentlich sind es die verschiedenen Formen der Lähmungen, welche den mit dem Eisen verbundenen alten Begriff der „Stärkung" nicht zulassen. Die meisten dieser Fälle sind nicht in Schwäche, welche einer Stärkung bedarf, sondern in trophischen, positiven Gewebsveränderungen begründet. Die ausführliche Besprechung der Lähmungen, S. 144 u. ff., ergibt, wie wenig auf den Nutzen des Eisens zu rechnen ist. Ganz besonders müssen wir bei Spinalirritation und Hysterie vor dem Miſsbrauch des Eisens warnen; hier sind allgemeine Mittel der Thermal- und Kaltwassermethode indicirt (S. 97); und diese Symptome selbst scheinen als solche das Eisen zu contraindiciren, da sie selbst, wie wir oft erfahren, bei dem Gebrauch desselben sich oft verschlimmern, auch wenn sie deutlich von einem erheblichen Grad von Anämie begleitet sind. Wenn bei verschiedenen Neurosen dennoch der Gebrauch einer Stahlquelle oft von Vortheil ist, so sind die Nebenumstände wohl zu beachten, die Reise, die Gebirgsluft, und vor Allem die Bäder, welche überdies auch bei künstlicher Erwärmung meist noch einen wirksamen Gehalt an Kohlensäure besitzen.

Die chemische Constitution der Eisenquellen.

Chemische Constitution.

Doppelt kohlensaures Eisenoxydul ist in sehr vielen Mineralwässern enthalten; die Bedingung seiner Gegenwart ist freie Kohlensäure, und seine Menge schwankt zwischen unwägbaren Spuren und 6,2 Gr. auf 16 Unzen. Dieser hohe Gehalt ist sehr selten und findet sich in einigen nicht benutzten Quellen und in den Stahlquellen von Parád (4,8 und 5,3), deren Analyse indessen verdächtig ist, und in der Badequelle von Muskau.

Die Frage, bei welcher Grenze des Eisengehaltes ein Mineralwasser das Anrecht gewinne, in therapeutischer Beziehung als Eisenquelle zu gelten, läfst sich nur vermuthungsweise beantworten, so lange nicht an Ort und Stelle exakte Versuche nachweisen, dafs nach Mafsgabe der fortschreitenden Brunnenkur das Blut an Hämatin gewinnt und überschüssiges Eisen mit dem Harn ausgeschieden wird. So lange es an solchen Versuchen fehlt, sind wir auf die rein klinische Erfahrung von der allgemeinen Wirkung der Quellen angewiesen und begegnen hier der grofsen Schwierigkeit, die Eisenwirkung von dem Einflufs der begleitenden Kurmomente zu trennen. Die Verpflanzung eines anämischen Kranken z. B. von dem flachen Lande nach St. Moritz, d. h. auf eine Höhe von 5400 Fufs über dem Meere, in reine, frische Alpenluft und in die Umgebung einer grofsartigen Natur, ist ein Mittel, welches in vielen Fällen vermuthlich mehr in Anschlag zu bringen ist, als der verhältnifsmäfsig schwache Gehalt der dortigen Quellen an Eisen (0,18 — 0,25). Auch drängt sich die Frage auf und erwartet noch ihre Untersuchung, ob und wie der menschliche Organismus dem Eisen und andern Mitteln gegenüber sich verschieden verhält bei verschiedener Erhebung über den Meeresspiegel. Es giebt Quellen, welche die klinische Gewohnheit schon mit 0,1 Gr. doppeltkohlensauren Eisens als Eisenwässer in Anspruch nimmt; doch sind die gebräuchlichsten und bewährtesten solche, deren Gehalt zwischen 0,3 und 0,9 liegt. Aus der vielfach constatirten Wirkung dieser Quellen in Fällen von Chlorose hat sich zuerst die heilsame Reduction der früher üblichen grofsen Eisendosen ergeben; den mittleren Gehalt derselben zu 0,5 Gr. in 16 Unzen angenommen, werden durchschnittlich 0,5 bis 1,5 Gr. doppeltkohlensauren Eisens, d. h. 0,14 bis 0,42 Gr.

metallischen Eisens täglich genommen; und wenn man damit die Thatsache vergleicht, dafs der Eisenmangel bei der Chlorose sich auf 10—20 Gr. beläuft, so folgt daraus, dafs von den gröfseren Tagesdosen noch immer ein Ueberschufs bleibt, welcher nicht resorbirt wird. Die Wirkung sehr schwacher Eisenwässer aber bei der Chlorose und Anämie erklärt sich auch aus der sehr begründeten Vermuthung, dafs, sobald einmal die bessernde Wirkung des Eisens begonnen, die Assimilation im Stande ist, auch aus den Nahrungsmitteln Eisen zu absorbiren; dafs also die durch ein künstliches Verfahren einiger Mafsen verminderte Anämie durch die eigene Arbeit der Natur des im wahren Sinne des Wortes „gestählten" Organismus schliefslich und gänzlich gehoben wird.

Die gebräuchlichen Eisenquellen enthalten sämmtlich mehr freie Kohlensäure, als zur Lösung des Bikarbonats erforderlich ist, und manche viel mehr, als die meisten anämischen Kranken ertragen. Wenn die Vertreter einzelner dieser Quellen den Reichthum derselben und Gas besonders betonen, so ist das nichts, als gedankenlose Reklame, auf gedankenlose Leser berechnet: wir wissen seit Planta's und Fresenius' Untersuchungen, dafs einige Kubikzoll Kohlensäure hinreichen, um das Bikarbonat des Eisens gelöst zu erhalten, und dafs das letztere als Eisenoxyd sich niederschlägt, nicht weil freie Kohlensäure entweicht, sondern weil der Sauerstoff oxydirend hinzutritt; diese Versuche lehren aber auch, dafs die Oxydation sehr langsam vor sich geht und dafs man einen Eisensäuerling längere Zeit in offenem Gefäfs stehen lassen darf, vorausgesetzt, dafs man nicht schüttelt und dadurch die schützende Decke des Gases entfernt. Ebenso verhält es sich mit der Erwärmung, welche selbst bis 20° R. nur wenig Eisen reducirt.

Von wesentlicher Bedeutung mag die übrige Constitution des Wassers, in Bezug auf andere Bestandtheile, sein; doch fehlt es auch hierüber durchaus an orientirenden Untersuchungen. Im Allgemeinen läfst sich annehmen, dafs, je mehr ein Wasser abführend wirkt, um so weniger auf Resorption und Wirkung des Eisens zu rechnen sei; indessen mangelt es theils auch in dieser Beziehung an strikten Erfahrungen, und anderntheils mag z. B. in Salzquellen, wie Kissingen und Homburg, die Möglichkeit einer Eisenwirkung gegeben sein, zumal so complicirte Wässer, wie Franzensbad und Elster, mit ihrem Gehalt an

Chlornatrium, Glaubersalz, kohlensaurem Natron und Eisen, sehr oft erfolgreich gegen Anämie gebraucht werden. Von dem Nutzen und dem eventuellen Schaden der Kohlensäure bei Eisenkuren gegen Anämie ist oben (S. 454) die Rede gewesen. Dieses Gas hat nur eine Bedeutung an sich, insofern es nützlich oder schädlich auf den Magen und auf den Kreislauf wirkt, siehe S. 317 u. ff. Die Behauptung, daſs es die Resorptionsfähigkeit des Eisens selbst erhöhe, ist eine Fabel: die mit dem Wasser in den Magen eindringende atmosphärische Luft, in Verbindung mit der Milchsäure des Magens wandelt schnell das Bikarbonat in milchsaures Eisenoxyd um, und die Kohlensäure ist nur bestimmt, nach Entfaltung einer flüchtigen Wirkung durch ructus wieder entfernt zu werden.

Gehalt verschiedener Mineralwässer an Eisenbikarbonat.

Analytische Uebersicht.

1. Alkalische Wässer.

Vichy und Fellahthalquellen 0.
Gieſshübel 0,004.
Ems 0,01 — 0,05.
Preblau 0,05.
Roisdorf 0,05 — 02.
Salzbrunn 0,04 — 0,07.
Selters 0,07.
Bilin und Fachingen 0,08.
Luhatschowitz 0,09 — 0,18.
Gleichenberg 0,14 — 0,18.
Geilnau 0,16.

2. Alkalisch-salinische Quellen.

Karlsbad 0,01 — 0,02.
Marienbad 0,27 — 0,47.
Tarasp 0,19 — 0,2.
Franzensbad 0,01 — 0,37.
Elster 0,35 — 0,48.
Rohitsch 0,06.
Füred 0,08.

3. Kochsalzwässer.

Kissingen 0,2—0,24.
Mergentheim, Cronthal, Ischl, Wiesbaden 0,04—0,05.
Schmalkalden, Baden-Baden, Mondorf, Soden, Canstatt, Nauheim 0,05—0,25.
Kreuznach 0,35.
Rehme 0,5.
Hall 0,08.
Dürkheim 0,12.
Adelheidsquelle 0,07.

4. Die Bitterwässer und die Schwefelquellen enthalten nur Spuren von Eisen.

5. Complicirte Eisenquellen.

Hierher gehören eine Anzahl von Quellen, welche meist reich an Kohlensäure sind, nebenbei aber andere Salze in mäfsigen Quantitäten enthalten, besonders Glaubersalz, kohlensauren Kalk, kohlensaure Magnesia, auch schwefelsaure Magnesia, Gyps und einige Chlornatrium. Auch die oben angeführten alkalisch-salinischen Wässer gehören hierher: Marienbad, Franzensbad, Elster, Tarasp.

	Eisen.	Feste Bestandtheile.
Radna	0,9.	52.
Driburg	0,78.	40.
Arapatak	1,60—2,35.	25—27.
Bartfeld	0,3—0,6.	17—42.
Bocklet	0,6.	28.
Rippoldsau	0,4—0,9.	27.
Pyrmont	0,57.	25.
Antogast	0,23.	20.
Petersthal	0,35.	23.
Freiersbach	0,3—0,7.	10—24.
Reinerz	0,09—0,28.	13.
Griesbach	0,6.	14.
Hofgeismar	0,2—0,4.	21.
Cudowa	0,15—0,2.	15.
St. Moritz	0,18—0,25.	11—13.
Imnau	0,5.	8.

6. **Reine Eisenquellen**, deren Gehalt an festen Bestandtheilen sich nur auf einige Grane beläuft.

Brückenau mit 0,09 kohlens. Eisenoxydul. Schandau 0,11. Liebwerda 0,17. Flinsberg 0,17. Freienwalde 0,17—0,26. Niederlangenau 0,28. Sternberg 0,24. Gonten 0,33. Königswarth 0,4—0,65. Alexisbad 0,4. Liebenstein 0,59. Spaa 0,37. Schwalbach 0,44—0,64. Altwasser 0,37—0,4. Vichnye 0,95. Muskau mit 1,3 (!) kohlensaurem Eisenoxydul und 1,5 schwefelsaurem Eisenoxydul.

Die Temperatur der Eisenquellen schwankt zwischen $3\frac{1}{2}$ und $14°$ R. Dieser Unterschied ist insofern unerheblich, als, wie bereits erwähnt, ein Zusatz von warmem Wasser nur einen sehr geringen Einfluß hat auf die Fällung des Eisens. Viel wichtiger sind die klimatischen Verhältnisse, namentlich

Höhe der Lage. die Höhe der Lage. Vergl. S. 26 u. ff. In dieser Beziehung rangiren die bekannten Eisenquellen in folgender Reihe: St. Moritz 5464 Fuſs. Rippoldsau 1886. Reinerz 1668. Antogast 1619. Flinsberg 1542. Griesbach 1500. Elster 1465. Imnau 1430. Alexisbad 1350. Franzensbad 1293. Freiersbach 1280. Altwasser 1255. Cudowa 1235. Liebwerda 1225. Petersthal 1190. Niederlangenau 1137. Liebenstein und Spaa 1000. Brückenau 915. Schwalbach 900. Driburg 633. Bocklet 620. Füred 460. Pyrmont 404. Hofgeisner 328. Muskau 300.

Verzeichniſs der Eisenquellen.

Arapatak.   **Arapatak**, oder Elöpatak, in Siebenbürgen, erst in neuerer Zeit zu einem kleinen Kurort eingerichtet, besitzt zwei Trinkquellen, welche in sofern von groſser Wichtigkeit sind, als sie, vermöge ihres aufserordentlich starken Eisengehaltes (die Richtigkeit der Analyse vorausgesetzt), die Möglichkeit ergeben, eine wirksame Brunnenkur mit sehr kleinen Tagesdosen des Wassers durchzuführen. Eine tägliche Dosis von 8 Unzen würde schon hinreichen, um 0,8 bis 1,2 Gr. kohlensauren Eisenoxyduls zuzuführen. Die Quellen enthalten

	I.	II.
doppelt kohlensaures Eisenoxydul	1,60.	2,35.
- Kalk	9,03.	10,62.

	I.	II.
doppelt kohlensaure Magnesia	5,99.	4,46.
- - Natron	9,86.	7,08.
Kohlensäure	33 K.-Z.	24 K.-Z.
Temperatur	8,8 Gr. R.	8,8 Gr. R.

Alexisbad, im Selkethal des Harzes, 1350 Fuſs hoch, anmuthig und romantisch gelegen, kleiner Badeort mit guten Einrichtungen, billiges Leben, frische Waldluft, eine Meile von Ballenstädt, einige Meilen von den Eisenbahnstationen Quedlinburg und Aschersleben entfernt. Der Selkebrunnen wird zu Bädern, der Alexisbrunnen zu Trinkkuren benutzt.

	Selkebrunnen.	Alexisbrunnen.
Schwefelsaures Natron	0,29.	0,67.
- Magnesia	0,37.	0,78.
- Kalk	0,60.	0,84.
- Eisenoxydul	0,31.	0.
Kohlensäure	Spuren.	8 K.-Z.
Kohlensaures Eisenoxydul	0.	0,40.

Wir haben uns S. 310 über den Schwindel ausgesprochen, welcher mit den wunderthätigen Bädern des Selkebrunnens und seinem homöopathischen Gehalt an schwefelsaurem Eisenoxydul getrieben worden ist. Diese Bäder sind künstlich erwärmte indifferente Bäder, der Alexisbrunnen aber eine gute, trinkbare Eisenquelle, wie viele andere. Wenn, trotz der Brauchbarkeit derselben, Alexisbad seit 60 Jahren vergebliche Anstrengungen macht, Ruf zu erwerben, so liegt die Schuld eben an der Uebertreibung dieser Anstrengungen, unter welchen so leicht die Schätzung des wirklich Brauchbaren leidet. Ein Ort, wie Alexisbad, kann vermöge seiner klimatischen und sonstigen Verhältnisse sehr wohl einer Anzahl von Kranken genügen, welche ein mehr stilles Waldleben und den Gebrauch indifferenter Bäder und einer mäſsig starken Eisenquelle suchen. Möge der neue Arzt, Dr. Schauer, diese natürlichen Bedingungen betonen und von den Versuchen seiner Vorgänger abstehen, aus seiner Quelle eine wunderbare Panacee zu machen: dann wird das ärztliche Publikum wieder Vertrauen zu dem Badeorte gewinnen.

Altwasser, in Schlesien, zwischen Salzbrunn und Charlottenbrunn, 1255 Fuſs hoch, in einem freundlichen und ziemlich milden Thal gelegen. Die Quellen, in den Lehrbüchern erdigsalinisch genannt, enthalten an festen Bestandtheilen nicht mehr als an den meisten Orten das gewöhnliche Brunnenwasser; sie sind reine Eisenquellen und enthalten zwischen 2,5 und 8 Gr. feste Bestandtheile, darunter 0,3 bis 0,73 Eisenbikarbonat, und aufserdem 4—27 K.-Z. freie Kohlensäure. Einrichtungen gut, Leben billig und ländlich, Frequenz 800 Gäste. Aerzte: Scholz, Pohl.

Antogast und die Kniebisbäder. Im badischen Schwarzwald, in Erhebungen zwischen 1200 und 1900 Fufs und in Lagen, welche ein beständiges und mildes Klima bedingen. liegen die Kniebisbäder Rippoldsau im Kinzigthal, Petersthal, Griesbach, Freiersbach und Antogast im Renchthal. Mit Recht sind diese Orte, welche ihrer Eisenquellen wegen aus dem umliegenden Lande und dem Elsafs fleifsig besucht werden, in den letzten Jahren auch in Norddeutschland für klimatische Sommerkuren, neben Badenweiler, beliebt geworden: romantische, zum Theil grofsartige Natur, leichte Erreichbarkeit von den nahen Stationen der badischen Eisenbahn, frische und milde Waldluft ohne grofse Temperatursprünge bei beträchtlicher Erhebung, geräuschloses und harmloses Badeleben bei kleiner und mäfsiger Frequenz, dazu eine Auswahl von Eisenquellen, welche sich, gleich andern sehr beliebten, zu Kuren gegen Anämie eignen — alle Umstände vereinigen sich, um diese schönen Waldgebirgsorte neben und vor andern zu empfehlen.

Antogast, in einem tiefen Thalkessel, 1610 Fufs, das stillste der Kniebisbäder, Frequenz 300, meist Landleute, hat eine schwache Eisenquelle (0,23 Eisenbikarbonat), ist im Uebrigen den Petersthaler Quellen ähnlich.

Petersthal, 1190 Fufs, Frequenz 700, Arzt: Dr. Erhardt.

	I.	II.	III.
Doppelt kohlensaures Eisenoxydul	0,338.	0,346.	0,354.
- - Kalk	10,577.	11,580.	11,713.
- - Magnesia	2,9.	4,4.	3,5.
Schwefelsaures Natron	5,1.	6,5.	6,0.
Kohlensäure	33 K.-Z.	33 K.-Z.	34 K.-Z.
Temperatur	7 Gr. R.	7 Gr. R.	8 Gr. R.

Griesbach, 1500 Fufs, Frequenz 900, von Schoenlein oft verordnet.

Doppelt kohlensaures Eisenoxydul	0,6.
- Kalk	12,2.

Doppelt kohlensaure Magnesia . . 0,7.
Schwefelsaurer Kalk . . . . . 2,2.
- Natron . . . . . 6,0.
Freie Kohlensäure . . . . . . 18 K.-Z.
Temperatur . . . . 8 Gr. R.

Freiersbach, 1280 Fuſs, Frequenz 600, sehr gute Einrichtungen.

	I.	II.	III.
Doppelt kohlensaures Eisenoxydul	0,29.	0,39.	0,77.
- Kalk . . .	6,55.	10,48.	4,29.
- Magnesia .	3,63.	4,41.	1,58.
- Natron . .	1,38.	1,58.	0,76.
Schwefelsaures Natron	0,34.	5,81.	2,15.
Freie Kohlensäure	18.	15.	14 K.-Z.

Die Quellen von Freiersbach sind demnach, besonders No. III, ziemlich rein.

Rippoldsau, 1886 Fuſs, Frequenz 1500, ein altbegründeter Kurort, mit einfachem Waldleben, aber in Beziehung auf Einrichtungen, Wohnungen, Promenaden und Klima zu den schönsten und heilsamsten gehörend. Arzt: Dr. Feyerlin.

	I.	II.	III.
Doppelt kohlensaures Eisenoxydul	0,39.	0,45.	0,94.
- - Kalk . . .	12,93.	14,95.	11,16.
- - Magnesia .	0,54.	2,88.	0,80.
Schwefelsaures Natron	9,31.	6,76.	8,13.
Freie Kohlensäure	15.	16.	15 K.-Z.

Bartfeld, im nördlichen Ungarn, an dem südlichen Abhange der Karpathen, rauhes Klima, Quellen mit 16 Gr. kohlensaurem Natron, 5 Gr. Chlornatrium, 0,67 Gr. Eisenbikarbonat, sehr stark an Kohlensäure.

Bocklet, 620 Fuſs, zwei Stunden von Kissingen, im Thale der fränkischen Saale, mildes Klima. Die Quelle ist ein starker Säuerling, aber, trotz einem Salzgehalt von 28 Gr., als ziemlich rein zu betrachten, weil derselbe sich auf kleine Mengen einzelner Bestandtheile vertheilt.

Doppelt kohlensaures Eisenoxydul 0,67.
- - Kalk . . . 6,54.
- Magnesia . 3,60.
Chlormagnesium . . . . . . 4,43.
Chlornatrium . . . . 6,55.

Schwefelsaures Natron	2,54.
- Magnesia . . .	3,23.
Kohlensäure	39 K.-Z.

Arzt: Rubach.

Brückenau, 915 Fuſs, am westlichen Abhang des Rhöngebirges, 4 Meilen von Kissingen, in milder anmuthiger Lage, Frequenz 700. Die Quelle ist ein sehr reiner, aber auch sehr schwacher Eisensäuerling. Auf 3,4 Gr. fester Bestandtheile kommen nur 0,09 Gr. Eisenbikarbonat, aber 38 K.-Z. Kohlensäure. Aerzte: Riegel, Faulhaber.

Cudowa, in Schlesien, hart an der böhmischen Grenze, 1235 Fuſs auf einer Hochebene gelegen, einige Stunden von den Eisenbahnstationen Frankenstein und Josephstadt entfernt; Klima, trotz der Lage auf dem Plateau, ziemlich milde. Die Quellen sind alkalische Säuerlinge mit schwachem Eisengehalt. Frequenz 400.

	I.	II.	III.
Doppelt kohlensaures Eisenoxydul	0,19.	0,20.	0,15.
- - Natron . .	9,40.	9,50.	7,30.
Schwefelsaures Natron	5,42.	5,45.	4,18.
Kohlensaurer Kalk	3,76.	3,85.	2,95.
Kohlensäure	33 K.-Z.	—	—

Aerzte: Nenntwig, Franz.

Driburg, in Westphalen, 3 Meilen von Paderborn, 2 Meilen von der Eisenbahnstation Buke entfernt, 633 Fuſs, in einem angenehmen Thal mit frischem Klima gelegen, mit sehr guten Einrichtungen, namentlich auch für Bäder, und einer starken Eisenquelle, welche vielleicht mehr gewürdigt werden würde, wenn die ärztliche Reklame weniger laut und mehr diskret verfahren wollte.

Doppelt kohlensaures Eisenoxydul	0,78.
Kalk . . .	14,89.
Schwefelsaures Natron	7,95.
- Magnesia . . .	4,78.
- Kalk	10,15.
Kohlensäure	28 K.-Z.
Temperatur	8,5 Gr. R.

Aerzte: Brück, Riefensthal, Venn.

Flinsberg, in Schlesien, hart an der böhmischen Grenze, mehrere Meilen von den Stationen Görlitz und Greifenberg entfernt, 1542 Fufs in höchst romantischer Lage, aber mit sehr frischem Klima, Frequenz 300, Leben einfach und billig. Sehr reine, aber schwache Stahlquellen, mit 2—6 Gr. festen Bestandtheilen, darunter 0,17 bis 0,25 Eisenbikarbonat und 27 K.-Z. Kohlensäure. Arzt: Junge.

Freienwalde a. d. Oder, 7 Meilen von Berlin, Eisenbahn-Station, entbehrt zwar aller der Vortheile, welche eine romantische Gebirgslage bietet, ist aber durch die Nähe von Berlin, eines fruchtbaren Heerdes der Anämie, von Wichtigkeit, in sofern mit leidlich hübscher Lage und Vegetation ein billiges und einfaches Landleben sich vereinigt. Die Quellen sind mäfsig schwache Eisenwässer, sehr rein, mit wenig Kohlensäure, halten aber dennoch das Eisenbikarbonat gelöst und empfehlen sich gerade durch den schwachen Kohlensäuregehalt für die Kinderpraxis.

	I.	II.
Dopp. kohlens. Eisenoxydul	0,17	0,26
- - Kalk	2,08	0,10
Schwefels. Kalk	2,08	0,48
Kohlensäure	Spuren.	

Aufserdem sind Anstalten für Molken und Moorbäder vorhanden. Aerzte: Tschepke, Aegidi, Blaschko, Nath.

Hofgeismar, im ehemaligen Kurhessen, an der Eisenbahn von Cassel nach Carlshafen, 328 Fufs in einem angenehmen breiten Thal gelegen, mit sehr billigem und einfachen Leben und mäfsig starken Eisenquellen, deren übrigen Bestandtheilen, bei ihrer Vertheilung, keine besonders hervortretende Wirkung zukommt. Frequenz einige Hundert.

	I.	II.
Dopp. kohlens. Eisenoxydul	0,41	0,22
- - Magnesia	2,23	2,23
- - Kalk	5,53	6,02
Chlornatrium	6,00	7,25
Schwefels. Natron	5,08	4,92
Kohlensäure	18 K.-Z.	

Arzt: Schnackenberg.

Imnau, in Hohenzollern, 1430 Fufs in einem anmuthigen Thal gelegen, kleiner und einfacher Kurort, Frequenz 200, die Quellen sehr rein, den geringen Gehalt von 6—7 Gr. kohlens.

Kalk abgerechnet, 0,08 bis 0,64 Eisenbikarbonat, starker Kohlensäuregehalt. Aerzte: Rehmann, Wern.

Königswarth. **Königswarth,** zwischen Franzensbad und Marienbad, 2000 Fuſs hoch in geschützter Lage, mit einem für Anämische besonders passenden frischen Klima und mehreren sehr reinen Stahlquellen, deren Gehalt an Eisenbikarbonat 0,40, 0,57 und 0,65 beträgt, dazu einige 30 K.-Z. Kohlensäure, ein Salzgesammtgehalt von 5—6 Gr., also Quellen von der Bedeutung von Schwalbach und Spaa. Der Kurort, erst seit einigen Jahren als solcher bekannt, erfreut sich einer wachsenden Frequenz. Arzt: Dr. Wantuch.

Liebenstein. **Liebenstein,** am südwestlichen Abhang des Thüringerwaldes, 937 Fuſs über dem Meere gelegen, seiner erfrischenden Wald-Gebirgsluft wegen von Norddeutschland aus vielfach zur Sommerfrische besucht, mit einfachem, nicht kostspieligem Leben, einer Kaltwasseranstalt (S. 111), Molkenanstalt, Soolbädern und einer starken und ziemlich reinen Stahlquelle. Arzt: Dr. Doebner.

Dopp. kohlens. Eisenoxydul 0,59
- - Magnesia . 1,56
- .. Kalk . . . 4,53
Schwefels. Magnesia . . . 1,41
Chlornatrium 1,89
Kohlensäure 32 K.-Z.   Temperatur 11 Gr. R.

Liebwerda. **Liebwerda,** in Böhmen, hart an der schlesischen Grenze, dem preuſsischen Flinsberg gegenüber, 1225 Fuſs, rauhes und wechselndes Klima, sehr reine, aber schwache Eisenquelle, auf 2,5 Gr. Bestandtheile, 0,17 Gr. Eisenbikarbonat, 22 K.-Z. Kohlensäure. Arzt: Plumert.

Muskau. **Muskau,** in der preuſsischen Oberlausitz, die bekannte Standesherrschaft des Fürsten Pückler mit dem berühmten Park, 300 Fuſs über dem Meere, 5 Meilen von den Eisenbahnstationen Hansdorf und Sorau. Die Quellen enthalten nur Spuren von Kohlensäure, dagegen bedeutende Mengen kohlensauren und schwefelsauren Eisens und bilden in dieser Beziehung ein Unicum.

	Trinkquelle.	Badequelle.
Schwefels. Manganoxydul . .	0,05	0,16
- Eisenoxydul . .	1,52	6,02
Kohlens. Eisenoxydul . . .	1,38	3,00

	Trinkquelle.	Badequelle.
Schwefels. Kalk	3,53	16,70
Chlornatrium	0,43	3,41
Kohlensäure	Spuren.	

Diese Quellen werden weniger zu Trink-, als zu Badekuren benutzt, und zwar mit jener vermeintlichen styptischen Wirkung, welche, allen physiologischen Thatsachen zum Trotz, für Alexisbad und Muskau von deren Vertretern in Anspruch genommen werden. Vergl. S. 310 u. 467. Neigung zu passiven Blutungen und atonischer Fluor albus sind die wichtigen Indicationen, welche sich aus der Theorie ergeben, die aber vor der nüchternen Praxis nicht zu bestehen scheinen, da weder Alexisbad noch Muskau in Bezug auf ihre Benutzung sich über die Bedeutung kleiner Lokalbadeorte erheben. Dafs und welche verchiedene Anwendung die Bäder finden können, lehrt das Kapitel von den warmen Bädern. Für Muskau kommt aufserdem noch das Kurmittel der Moorbäder hinzu. Arzt: Dr. Prochnow.

St. Moritz, im Oberengadin (Station Chur), 5700 Fufs über dem Meere, in einem Hochthal mit reichster Alpenvegetation gelegen, als klimatischer Kurort von sehr hoher Lage in neuester Zeit mit Recht sehr beliebt, hat, trotz dieser hohen Lage und täglicher Temperatursprünge, ein sehr heilsames und erfrischendes Klima, selbst für schonungsbedürftige Individuen. Es fehlt nicht an feuchten Niederschlägen und Reif, aber die Nebel sind selten. Die Tage im Hochsommer gleichen normalen Maitagen von Mitteldeutschland, und Erkältungen sind selten, vorausgesetzt, dafs man Morgens und Abends sich wärmer bekleidet. Die Quellen sind mäfsig stark an Eisengehalt, sehr stark an Kohlensäure, übrigens ziemlich rein; die Bäder enthalten, bei dem übermäfsigen Gasgehalt, noch genug Kohlensäure, um als gasreiche Bäder zu wirken. St. Moritz ist das Muster eines Kurortes, welcher die Kurmittel sehr reiner Luft, sehr hoher Lage, mäfsig starker Stahlquellen und gasreicher Bäder vereinigt; dazu kommt comfortables Leben in einer grofsartigen Alpennatur.

	I.	II.
Dopp. kohlens. Eisenoxydul	0,18	0,25
- - Magnesia	0,96	1,21
- - Kalk	5,57	6,84
- - Natron	1,46	1,59

	I.	II.
Schwefels. Natron	2,09	2,67
Kohlensäure	31 K.-Z.	57 K.-Z.
Temperatur	4,5 Gr. R.	3,5 Gr. R.

Arzt: Dr. Brügger.

Niederlangenau. Niederlangenau, in der Grafschaft Glatz, 1137 Fufs in einem schönen und sehr geschützten Thal, bietet vermöge seiner Lage und seiner Quelle einen der besten Kurorte für Eisenkuren, zumal für Kranke, welche auf ein einfaches und ruhiges Kurleben angewiesen sind. Die Quelle ist sehr rein, enthält nur 6 Gr. fester Bestandtheile, darunter $2\frac{1}{2}$ Gr. kohlens. Kalk und 0,28 Eisenbikarbonat, 35 K.-Z. Kohlensäure, Temperatur 7 Gr. R. Aufserdem Moorbäder. Aerzte: Kuschel, Walther.

Pyrmont. Pyrmont. Ueber die dortigen Soolbäder und Sooltinkturen vergl. S. 232 u. 403. Die Stahlquelle enthält:

dopp. kohlens. Eisenoxydul	0,57
- - Kalk	10,47
schwefels. Magnesia	3,88
Kalk	9,05

29 K.-Z. freie Kohlensäure. Temperatur 11 Gr. R.

Sie zählt zu den stärkeren, übrigens complicirten Eisenquellen. Die Lage ist gesund, freundlich und mild in einem Thalkessel von 400 Fufs Erhebung. Die Einrichtungen, Wohnungen, Lebensweise entsprechen einem altbegründeten grofsen Kurort; die Spielbank wird hoffentlich mit der neuen Aera verschwinden.

Es gab eine Zeit, wo man nicht von Indicationen des Eisens, sondern von Indicationen der Pyrmonter Quelle sprach, wo Pyrmont der besuchteste aller Kurorte und der Sammelpunkt der vornehmen Welt war. Diese Zeit hat Jahrhunderte gedauert, aber sie ist vorüber, und nichts bezeichnet so sehr die rationellere Praxis unserer Tage, als der Verfall von Pyrmont gegen dessen frühere glänzende Zeiten. Der Gebrauch des Eisens ist viel seltener, als sonst; seine Wirkung wird nicht mehr dem Geiste der besondern lokalen Najade zugeschrieben; andere, zum Theil reinere, zum Theil viel höher gelegene Eisenquellen sind in Aufnahme gekommen; das deutsche Eisenbahnnetz hat Pyrmont abseit liegen gelassen: — Gründe genug für die Décadence. Gerade weil Pyrmont in irrationellen Zeiten den Ruf eines Universalmittels gehabt, ist es eben so auffallend gesunken, von einer Frequenz von zehn Tauseud auf einige Tausend.

Wir citiren eine Stelle aus Hauck's mehrerwähnter Schrift, die ein- für allemal als Illustration solcher Verhältnisse dienen mag: *Hauck über Pyrmont.*

„Was nun unseren Kurort angeht, so hat seine Frequenz vielfach geschwankt, im Ganzen aber gegen früher abgenommen. Nach dem langen Frieden nämlich, da die Schwierigkeiten der Subsistenz gröfsere Anstrengungen des Geistes erforderten bei sitzender Lebensweise, walteten die Unterleibskrankheiten vor: abdominelle Stockungen, Anschoppungen der Leber. Gegen solche aber ist Pyrmont ein wahres Gift. So gewann etwa 1830 bis 1848 die derivirende Methode mit den muriatisch-salinischen Wässern die Oberhand, bis um 1850, nach Sichtung der physiologischen Wissenschaften durch Schleiden, Schwann, Virchow, auch für die Balneologie strengere und gerechtere Indikationen gestellt wurden. Den Krankheiten unseres eisenbahnschnellen Zeitlebens: Blutarmuth, Hysterie, Psychosen, langsame Rekonvalescenzen, entsprechen die Eisenquellen nur zu einem Theil und cum grano salis, zum andern aber die Wildbäder, jene chemisch reinen Alpen-Warmbäder, welche überhaupt in hohem Grade die Vorzüge so man den Badekuren zuschreibt, vereinigen: einfache Lebensverhältnisse, Diätregulirung, Geistes- und Gemüthsruhe und Naturgenufs. In der That, diese Thermalwässer kommen einem „Universalmittel" am nächsten."

Aerzte: Giescken, Menke, Lynker, Seebohm, Valentiner.

Reinerz, in der quellenreichen Grafschaft Glatz, 1688 Fufs über dem Meere mit frischem, der hohen Lage entsprechenden Klima, einer sehr guten Molkenanstalt und zwei Trinkquellen, reich an Kohlensäure, sonst ziemlich rein, von denen aber nur Eine einen Eisengehalt besitzt, welcher für Eisenkuren in Anschlag kommt. *Reinerz*

	Kalte Quelle.	Laue Quelle.
Dopp. kohlens. Eisenoxydul	0,09	0,29
Andere Bestandtheile . . .	7.	13.
Kohlensäure	40 K.-Z.	35 K.-Z.
Temperatur	7 Gr. R.	13,7 Gr. R.

Aerzte: Berg, Drascher, Joseph.

Schandau. Schandau, in der sächsischen Schweiz, romantisch gelegen, mit frischem Sommerklima, beliebter Sommerfrische. Die Quelle ist ein sehr reines, aber auch sehr schwaches Eisenwasser, mit 0,11 Gr. Eisenbikarbonat; Molkenanstalt, einfaches und billiges Leben.

Aerzte: Petrenz, Roscher.

Schwalbach. Schwalbach, in neuester Zeit, nächst dem Spielbade Spaa, die besuchteste und beliebteste Eisenquelle Deutschlands, für welche alle günstigen Umstände sich vereinigen: mäfsig hohe Lage, frische Gebirgsluft, geschütztes Klima, treffliche Einrichtungen, thätige und dabei nüchterne Badeärzte, starke Eisenquellen, welche übrigens ziemlich rein sind. Das saubere, langgestreckte Städtchen liegt in einem Hochthal des Taunus, oder zum Theil auf einem geneigten Plateau, welches mehrere Thalanfänge von sich ausschickt, 900 Fufs über dem Meere, in Nassau, von Wiesbaden und Bieberich, und von der Eisenbahnstation Nassau in wenigen Stunden zu erreichen, 1 Stunde von Schlangenbad. Das Badeleben ist gemischt, aber ehrbar, ein grofser Theil des Besuchs besteht in anämischen Damen, namentlich aus England; auch einfache Ansprüche finden ihre Befriedigung.

	Stahlbrunn.	Weinbr.	Paulinenbr.
Dopp. kohlens. Eisenoxydul	0,64	0,44	0,51
- - Manganoxydul	0,14	0,07	0,09
- - Magnesia	1,63	4,46	1,23
- - Kalk	1,67	4,39	1,65
- - Natron	0,15	1,88	0,13
Kohlensäure	50 K.-Z.	45 K.-Z.	40 K.-Z.

Temperatur 7—8 Gr. R.

Aerzte: Cohn, Frickhöffer, Genth, Müller.

Spaa. Spaa, in Belgien, in einem schönen und milden Ardennenthal, 1000 Fufs üb. d. M., ein Luxusort mit allen geselligen Ressourcen, auch Spielbank und Stahlquellen, welche, gleich den Schwalbacher Quellen, sehr rein, aber schwächer sind, als diese. Der bekannteste ist der Pouhon.

Dopp. kohlens. Eisenoxydul 0,37
Andere Bestandtheile . . . 3,98
Kohlensäure . . . . . . 8 K.-Z.
Temperatur 90 Gr. R.

Aerzte: Cutler, Lezaak.

Sternberg, 3 Stunden von Prag, auf einer Hochebene, mit frischem, aber nicht rauhen Klima, einer beliebten Molkenanstalt und einer sehr reinen, mäfsig starken und in betreff des Kohlensäuregehaltes milden Eisenquelle. 4,70 gr. feste Bestandtheile, darunter 0,24 gr. Eisenbikarbonat und 8 K.-Z. Kohlensäure.   *Sternberg.*

Vichnye, in Ungarn, 900 Fufs üb. d. M., in milder Lage, ist, als sehr starke Eisentherme, ein Unicum und wäre, als solche, interessant für Versuche über die Wirkung einer mehr als blutwarmen Stahlquelle. Indessen lautet die neueste Analyse von Hauch (1860) wesentlich anders, als die alte von Hörnig (1814).   *Vichnye.*

	Hörnig.	Hauch.
Chlornatrium . . .	0,60	0,02
Schwefels. Natron .	0,65	0,22
- Magnesia .	—	1,80
- Kalk . .	3,45	1,42
Kohlens. Kalk . . .	1,75	3,85
- Eisenoxydul	0,95	0,03
Kieselerde	0,20	0,06
Kohlensäure	6 K.-Z.	15 K.-Z.

Temperatur 32 Gr. R.

X. Die minimalen Quellbestandtheile.

So interessant und unerläfslich es für den Geologen und für den Chemiker ist, auch diejenigen Bestandtheile der Mineralquellen genau zu bestimmen, welche nur in sehr kleinen Quantitäten in denselben vorkommen, so unerquicklich und unfruchtbar ist die Zudringlichkeit, mit welcher die balneologische Reklame die Existenz dieser Stoffe auszubeuten sucht, die in der That nur die Bedeutung des Minimalen, d. h. des in seiner Wirkung Unmefsbaren haben. Die Analysen der letzten Kapitel ergeben, dafs jeder Bestandtheil, nach welchem gewisse Mineralquellen in ihrer Wirkung rubricirt, geschätzt und berechnet werden, in andern Quellen in minimaler, d. h. unwirksamer Quantität vorhanden ist; die wichtigsten Stoffe, das Chlornatrium, die Sulphate, das kohlensaure Natron, das Eisen, der kohlensaure Kalk u. a. spielen für eine Menge von Quellen nur die Rolle der Minimalen; und selbst der oft so stark betonte Jod- und Bromgehalt fällt bei vielen in die Kategorie dieser mikroskopischen Pharmakodynamik. Auch die Phosphate, die Thonerde und die Kieselerde finden sich in den Wässern nur in so geringen Verhältnissen, dafs sie, ihrer täglichen Aufnahme durch das Vehikel der Nahrungsmittel gegenüber, alle Bedeutung verlieren; und die Kieselerde kommt höchstens in chemischer Beziehung für die Schwefelwässer in Betracht, in sofern sie vermuthlich die Bildung des Schwefelwasserstoffs begünstigt.

In neuerer Zeit hat man ein besonderes Gewicht gelegt auf das Vorhandensein des Arseniks und des Lithion; aber, trotz der lauten Sprache der balneologischen Literatur, findet sich kaum ein Praktiker, welcher wirklich mit diesen unfafsbaren Faktoren rechnete. Und das mit Recht. Denn einmal verlieren, seit Erfindung der Spektralanalyse, die arsen- und lithionhaltigen Quellen immer mehr diese Auszeichnung, da beide Stoffe immer häufiger in den Quellen entdeckt werden, und nicht blofs in diesen, sondern sogar in vielen Nahrungsmitteln; und man fragt jetzt schon nicht mehr, in welchen Quellen sie enthalten, sondern in welchen sie nicht enthalten sind.

Zweitens aber ist der wirkliche Gehalt der Quellen an diesen Stoffen nicht genau zu bestimmen, weil sie meistentheils nicht im Wasser, sondern im Sinter und Oker gemessen werden.

Drittens weisen sie, auch nach dieser Bestimmung, so geringe quantitative Verhältnisse auf, dafs sie nur für solche Kuren in Anschlag kommen könnten, welche mit ungeheuren Tagesdosen des Mineralwassers rechnen.

Und endlich ist das Lithion ein Mittel, über welches die Akten eben erst eröffnet werden; hie und da empfohlen gegen Gicht und Stein „zur Lösung des Harnsteins", und gegen chronische Exantheme, in beiden Fällen in zehn und 40 fach gröfserer Dosis, als die Mineralwässer bieten, und in beiden Fällen, namentlich dem ersten, von weniger als zweifelhafter Wirkung.

Nur Eine Quelle, die Murquelle in Baden-Baden, zeichnet sich durch einen bedeutenden Lithiongehalt aus, 2,36 Gr. Chlorlithion auf 16 Unzen, und wäre hier allenfalls die Gelegenheit gegeben, eine Lithionwirkung zu beobachten, vorausgesetzt, dafs diese schon eruirt wäre, und auch dann nur in geringem Maſse, da die pharmakologische Dosis bis 20 Gr. der Tagesgabe steigt. Demnächst folgt die Fettquelle ebenda mit 0,23 Gr. Chlorlithion und eine Quelle in Elster mit 0,5 Gr. kohlensauren Lithions. Sind diese letzteren schon Minimaldosen, so entzieht sich der Lithiongehalt aller andern Quellen aller therapeutischen Berechnung, variirend von unberechenbaren Spuren bis zu einem Gehalt von 0,1 Chlorlithion oder kohlensauren Lithions.

Nicht anders verhält es sich mit dem Arsenik, dessen Auffindung in den Mineralwässern seit 30 Jahren ein interessantes Problem der Chemiker geworden. Unter den bekannteren Mineralquellen führen wir einige Beispiele an. Reinerz, Pyrmont, Petersthal, Nauheim, Sternberg enthalten Spuren; Driburg 0,0003 arsenige Säure, d. h. auch nicht mehr, als eine Spur, aber in Zahlen ausgedrückt; Cudowa 0,01, Baden 0,003, und eine Quelle in Nauheim 0,004 arsensaures Eisen; Wiesbaden 0,001 arsensaure Kalkerde; Mondorf 0,002, Kissingen 0,009, Plombières 0,0008, Oeynhausen 0,009 Arsensäure, und Vichy 0,01 arsensaures Natron.

Vergleicht man mit diesem Gehalt, welcher überdies meist aus dem Niederschlag der Quellen bestimmt ist, die durchschnittliche Dosis der arsenigen Säure als pharmaceutischen Präparates, nämlich $\frac{1}{36}$ bis $\frac{1}{12}$ Gr. p. dosi und bis $\frac{1}{4}$ und selbst $\frac{1}{2}$ Gr. p. die: so würde man von jenen Wässern schon 5 bis 10 Pfund täglich darreichen müssen, d. h. 80 bis 160 Unzen, um auf eine Wirkung zu rechnen. Und noch dazu würde man, allen praktischen Maximen entgegen, das Arsenik in den complicirtesten Vehikeln geben!

Es liegt daher einer Empfehlung, wie sie Helfft gibt, mehr als Ein Rechenfehler zu Grunde. Helfft sagt, bei Gelegenheit des Gehaltes von Rehme an Arsensäure (0,0098 Gr. auf 16 Unzen): „Lehmann macht besonders auf den Gehalt von Arsensäure aufmerksam, die hier in einer Menge vorhanden ist, wie in keiner andern bis jetzt bekannten Quelle, und empfiehlt die Soole daher angelegentlich zum inneren Gebrauch." Eine solche Empfehlung hätte aber nur dann einen Sinn, wenn das Arsen sich beinahe nur in der Rehmer Soole fände und sich aus derselben nicht darstellen lieſse. Arsen ist aber ein so gemeiner Stoff, daſs eine ganze energische Kur mit einem der gebräuchlichen Arsenpräparate sich mit dem Kostenaufwande von wenigen Groschen durchführen läſst; und um ein so gemeines und billiges Mittel, bei dessen Verabreichung man mit gröfster Vorsicht scharfe und drastische Beimischungen zu vermeiden, gewöhnt ist, anzuwenden, soll man Pfunde eines abführenden Wassers trinken lassen, welches auf 1 Pfund 240 Gr. Chlornatrium, 9 Gr. Chlormagnesium, 25 Gr. Glaubersalz, 8 Gr. kohlensauren Kalk und 22 Gr. Gyps enthält! Möge dieses Beispiel, mit welchem wir die Abhandlung der Mineralwasserkuren beschliefsen, zum Schluſs ein drastisches Bild der Verwirrung geben, die noch bis auf unsere Tage in der Balneotherapie herrscht und den polemischen Ton entschuldigen, in welchen unsere Darstellung hie und da, wider unsern Willen, aber nothgedrungen verfallen muſste.

Viertes Kapitel.

Die klimatische Behandlung der Lungenschwindsucht.

Die Literatur über die klimatische Therapie und über die klimatischen Heilorte hat seit 10 Jahren eine so extensive Entwicklung erfahren, dafs es für den beschäftigten Arzt zur Unmöglichkeit geworden, sie vollständig zu verfolgen. Ebenso schwierig ist es, in der Verwirrung widersprechender Angaben und Behauptungen sich zurecht zu finden: was der Eine lobt, das wird vom Andern verworfen; der Eine heilt die Tuberkulose durch comprimirte Luft, ein Anderer durch die verdünnte Luft der Bergregion, Einer durch ein gemäfsigtes, ein Anderer durch ein sehr warmes, subtropisches Klima; Ein Heilort rühmt sich eines ewigen Frühlings, ein zweiter bestreitet ihm die Wahrheit dieses Ruhmes; — und während so ehrliche Forschung und eigennütziges Streben in Streit und Widersprüchen sich tummeln, wird der Zankapfel selbst, der diesen Streit erregt, auf beiden Wangen von einem Strahl Wahrheit erfüllt, welcher beinahe lächelnd dem hitzigen Kampfe zuschaut: es findet sich, dafs die Tuberkulose gar nicht eine so häufige Krankheit ist, und dafs viele Folgerungen, die man aus ihrem Begriff gezogen, hinfällig geworden; und es findet sich, dafs die meisten Heilorte nicht Sitze ewigen Frühlings sind, sondern Winter haben, nur mäfsiger und anders, als im Norden, aber doch mit interkurrenter Kälte von —6 bis 8 Grad Réaumur.

Diese Verwirrung, in Verbindung mit dem in der Masse der Aerzte keineswegs ausgerotteten Vorurtheil von der Unheilbarkeit der Schwindsucht; mit der Gewohnheit der ersten fünf Dezennien des Jahrhunderts, die Lungenschwindsucht der expektativen Methode, oder noch schlimmer den Experimenten mit dyspeptischen Mitteln, z. B. Salmiak, zu überlassen; endlich der Verdacht, welchen die grofse Mehrzahl bescheidener und nüchterner Aerzte gegen die Zuverlässigkeit so widersprechender Forschungen und gegen die Wahrheit zudringlicher Reklame

Uebersicht.

nothwendig schöpfen muſs: Alles dies bereitet dem heilsamen Vordringen der klimatisch-therapeutischen Disciplin erhebliche Schwierigkeiten. Die meisten Aerzte stehen auf dem negativen Standpunkte, daſs sie eine klimatische Verpflanzung eines Kranken mehr zulassen, anstatt aus positiven Gründen und mit positiven, bewuſsten und wohl unterschiedenen Absichten sie zu verordnen.

Dennoch läſst sich absehen, daſs binnen Kurzem die Verwirrung sich klären muſs, und daſs der Praktiker nach wenigen und übersehbaren Grundsätzen rationell wird verfahren können. Einerseits haben einige Kritiker sich der schweren Arbeit unterzogen, die Unmasse der Specialliteratur zu sichten und zu lichten, namentlich H. E. Richter in den kritischen Uebersichten der Schmidtschen Jahrbücher; andrerseits sind in der letzten Zeit einzelne, namentlich kleine Specialschriften erschienen, welche Wahrheit und nüchterne Beobachtung bieten (siehe das Verzeichniſs am Schluſs des Kapitels); und endlich sind die wichtigen und beinahe entscheidenden Ergebnisse der anatomischen Forschung des letzten Jahrzehnts, nachdem sie längst der Anschauung schritthaltender Aerzte sich bemächtigt, durch die bündige Darstellung F. Niemeyer's (Lehrbuch der speciellen Pathologie und Therapie) zum Gemeingut der bisher indifferenten Masse der Praktiker geworden, eine Darstellung, welche gerade durch ihre fast trockene Kürze diese in- und extensive Wirkung erzwingt.

Begriff der Phthisis. Nach dem eben angedeuteten Standpunkte unserer heutigen Kenntnisse werden wir aufhören, zur Bezeichnung der in Frage stehenden Krankheit des Wortes Tuberkulose uns zu bedienen, sondern kehren zurück zu dem alten Wort Lungenschwindsucht. Mit der Entwöhnung von dem Begriff Tuberkulose werden wahrscheinlich auch die meisten der nosologischen Vorstellungen fallen, die man bisher damit verbunden und aus ihr gefolgert hat; ganz besonders wird man die Annahme einer ursprünglichen, oft erworbenen und noch öfter vererbten tuberkulosen Dyskrasie aufgeben, welche, abgesehen von ihrer mangelhaften nosologischen Begründung, hauptsächlich den Fehler in die Praxis gebracht hat, daſs man einer vermeintlichen und für unerbittlich gehaltenen Prädestination gegenüber sich nicht angespornt fühlte, weder in den concreten Fall thätig einzugreifen, noch die Krankheit, als allgemeine Thatsache, wissenschaftlich zu erforschen und auszubeuten. Mit einer diagnosticirten Tuberkulose im einzelnen Fall hörte oft die Thätigkeit des Arztes auf, wie mit dem Begriff der Tuberkulose auch die Forschung sich oft beruhigte, als mit einer klar festgestellten Anschauung eines geheimnifsvollen, der Therapie unzugänglichen Zuges zur Neubildung eines Produktes, das, einmal örtlich abgelagert, die benachbarten Gewebe unaufhaltsam in seine eigene Formation hineinreifst.

Nach dem Ergebnifs der heutigen pathologischen Anatomie ist der Tuberkel nichts mehr und nichts weniger, als eine der Umbildungsformen von Entzündungsprodukten, welche besonders häufig das durch entzündliches Exsudat comprimirte und nekrotisirte und darauf käsig zerfallene Lungengewebe ergreift; eine Bildungsform, welche in sich selbst nichts Lebendiges, Organisches hat, sondern, jenseits der Grenze organischer Continuität, fast nur mechanischen und chemischen Gesetzen gehorcht. Sehr viele Fälle, welche man unter den Begriff der Tuberkulose zu rubriciren pflegt, weisen weder in den Exsudaten, noch in dem Inhalt der Cavernen die tuberkulose Stufe des zerfallenen Gewebes auf, und eine Menge Menschen sterben, im Sinne der trivialen Diagnose, an Tuberkulose, ohne dafs die Degeneration des Lungengewebes über die käsige Form hinausgegangen ist.

Die Lungenschwindsucht kommt vielmehr so zu Stande, dafs durch gröfsere, meistentheils aber sehr kleine entzündliche Exsudate das umliegende Gewebe comprimirt und nekrotisch wird, und dafs Exsudat und Gewebe der käsigen Entartung verfallen; allerdings findet nicht selten zuerst die Tuberkulisirung des Exsudates statt, worauf, wenn das fortbestehende Leben die Zeit dazu vergönnt, die Tuberkelmasse der käsigen Degeneration verfällt; aber nicht in der Tuberkelbildung, sondern in der Tyrosis beruht der deletäre Verlauf und damit der Begriff der Krankheit. Die Bedingung aber jener ursächlichen entzündlichen Exsudate ist entweder eine disseminirte Pneumonie, oder ein inflammatorischer Katarrh. Von beiden genügt mitunter eine einzige Attacke, um das ganze Krankheitsbild der Phthisis zu erzeugen; nach beiden besteht die Reconvalescenz, auch wenn sie zur baldigen und völligen Genesung führt, in einem geringeren Grade von vorübergehender Phthisis; in den meisten Fällen aber wirken beide Entzündungsformen nur durch öfters wiederholte Recidive, sei es, daſs die Entzündungsursachen in den besondern Verhältnissen des Kranken nothwendiger Weise häufig einwirken, sei es, daſs in der Constitution desselben lokale oder allgemeine Einflüsse obwalten, welche die Beseitigung der lokalen Folge der Entzündung erschweren. Und nur in diesem Sinne läſst sich von einer Disposition zur Phthisis sprechen. Eine äuſsere Disposition liegt in den Lebensverhältnissen der Menschen, welche theils zu Katarrhen und Entzündungen die äuſseren Bedingungen liefern, theils der schnellen und gänzlichen Beseitigung der Entzündungsprodukte sich widersetzen. Eine innere Disposition beruht entweder in der Unfähigkeit des Organismus, katarrhalischen und entzündlichen Krankheitsursachen zu widerstehen, oder in der Ohnmacht, disseminirte entzündliche Exsudate ohne lokale Zerstörung zu verarbeiten. Solche Disposition ist z. B. gegeben in allgemeiner Schwäche und Anämie, in Magenkatarrh und Dyspepsie, in groſser Reizbarkeit der Lungen, in schlechter Entwicklung des Thorax, mit Einem Wort in all den Momenten, die man unter phthisischem Habitus oder phthisischer Anlage begreift. Und hierin ist auch die vermeintliche Erblichkeit der Krankheit begründet; nicht die Schwindsucht, sondern die disponirenden Momente werden vererbt, angeboren oder in der Kindheit erworben, ebenso wie sie im späteren Alter erworben werden, z. B. durch Magenkatarrh, Diabetes u. dgl. m.

Noch sind die Beobachtungen, im Sinne dieser neuen Anschauung, zu neu, um die Frage zu entscheiden, ob aus den subjectiven oder objectiven Erscheinungen des individuellen Zustandes die Diagnose zwischen käsiger und tuberkulöser Degeneration constatirt werden kann. Es ist aber wahrscheinlich, daſs eine solche Unterscheidung auſserhalb der Grenzen der Diagnostik liegt und daſs dieselbe, wenn sie möglich wäre, nicht von praktischer Bedeutung sein würde. Letztere liegt vielmehr ausschlieſslich in der Beobachtung und Abschätzung des Verlaufes des Falles und in der daraus zu schöpfenden individuellen Prognose.

Verschiedene Fälle. Es gibt Fälle, wo eine disseminirte Pneumonie oder ein entzündlicher Katarrh, der nebenbei in der ersten Periode oft gar nicht sehr stürmisch auftritt, einen sehr schnellen und ausgebreiteten Zerfall des Lungengewebes verursacht und so eine in Monaten, mitunter sogar in Wochen verlaufende Phthisis bedingt. Diese Fälle, mit dem vulgären Namen der galoppirenden Schwindsucht bezeichnet, kommen fast nur im kindlichen und im jugendlichen Alter vor, und zwar meist nur bei Individuen, welche eine angeborene, oder schon längst erworbene, oder erst kürzlich durch eine andere Krankheit, namentlich durch Scharlach und besonders Masern hinzugetretene phthisische Disposition haben. Wenn hier das erste, entzündliche oder katarrhalische Stadium übersehen oder ohne Erfolg behandelt worden ist, so ist die Prognose durchaus schlecht, und die Krankheit macht unaufhaltsam ihren Verlauf.

In andern Fällen geht, bei nicht phthisisch disponirten Individuen, meist des jugendlichen und männlichen, aber auch selbst des vorgerückten Alters, eine genuine Pneumonie, oder ein entzündlich zugeschärfter Katarrh dadurch in Phthisis über, daſs es der Reconvalescenz nicht gelingt, die Exsudate zu entfernen und die Nekrose des Gewebes zu verhüten. Das sind die Fälle, welche von den älteren Aerzten als Phthisis pituitosa und als chronische Pneumonie und als Vomica im eigentlichen Sinne des Wortes bezeichnet wurden; und es wurde schon erwähnt, daſs, der Bedeutung und den Symptomen nach, jede auch günstige Reconvalescenz nach einer Pneumonie unter diese Rubrik fällt.

Endlich in der dritten und häufigsten Reihe von Fällen wirken die constitutionelle Disposition und die äuſseren Lebensverhältnisse zusammen, um das Individuum wiederholten Attacken von Katarrh oder disseminirter Pneumonie und ihren lokalen Folgen Preis zu geben; während die Gewebsnekrose an einer Stelle noch fortschreitet oder stabil geworden, wird durch immer neue Rückfälle entweder an derselben oder an andern Stellen neues Exsudat gesetzt und neuer Zerfall vorbereitet; der Respirationsproceſs leidet immer mehr und mit ihm die Blutbildung und Ernährung; oft tritt, in einem bis jetzt nicht aufgeklärtem Zusammenhange Dyspepsie und Magenkatarrh, selbst chronische Gastritis hinzu, oft auch, wahrscheinlich durch die Hustenanstrengung, Laryngitis mit Ulcerationen; und endlich geht der Kranke hektisch zu Grunde. Jene wiederholten entzündlichen Recidive verbergen sich sehr oft in dem Verlauf des die Krankheit fast dauernd begleitenden Bronchialkatarrhs, und darin liegt die groſse Gefahr, daſs sie verkannt und übersehen werden; auch eines ihrer häufigsten Symptome ist bisher oft verkannt worden, das Blutspeien, welches man allgemein nur als Folge der Tuberkel- und Cavernenentwicklung betrachtete, während es in Wahrheit viel öfter das deutlichste und warnende Symptom der Entzündung selbst, und der Blutaustritt in das Lungengewebe eine sehr häufige Ursache der Gewebsnekrose ist.

Verlauf. Der Verlauf dieser Fälle, in Bezug auf Dauer und Erscheinungen, ist höchst verschieden und unzähligen Modifikationen unterworfen, je nach der Constitution, den Verhältnissen, dem Verhalten und der Behandlung des Kranken. Werden — und das haben schon die alten Aerzte gewußt und eingeschärft — die akuten Episoden sorgfältig und richtig behandelt, und die Zwischenperioden vorsichtig und zweckmäfsig geleitet, so verläuft der Fall langsam, in einer Reihe von Jahren und Jahrzehnten, und führt selbst zur Genesung; aber es folgt auch daraus, dafs die ununterbrochene und vertrauteste Bekanntschaft des Arztes mit dem Kranken die Bedingung eines solchen langsamen oder günstigen Verlaufes ist. Denn es ist die regellose, individualisirende Kunst allein, welche einer solchen Leistung fähig ist; und als Regel läfst sich nur der Eine Grundsatz anführen, dafs die entzündlichen Episoden mit dem strengsten antiphlogistischen Régime und einer diskreten antiphlogistischen Medikation behandelt, und dafs in den freien Intervallen die Zeit benutzt werden mufs, um die Ursachen der Recidive zu verhüten und durch ein tonisirendes Verfahren den schon bestehenden lokalen und allgemeinen Schaden auszugleichen.

Schon im natürlichen Verlauf der Krankheit machte sich diese Regel geltend: die warme Jahreszeit ist im Allgemeinen die Periode der Besserung, während die kalte entzündliche Recidive, vermehrten Katarrh und Hektik bringt; die meisten Schwindsüchtigen sterben im Verlauf oder am Ende des Winters. Die Kranken erholen, tonisiren sich im Sommer und verfallen im Winter. Als wahrscheinlichen Grund dieses Verhältnisses haben wir im ersten Kapitel, S. 38 u. f. den Satz entwickelt, dafs, im Gegensatz zur kalten, die warme Jahreszeit und ein warmes Klima die vegetativen Funktionen erleichtert und an die eigene Consumtion des organischen Lebens und des organischen Stoffes weniger Ansprüche erhebt; aber es kommt als zweites und ebenso wichtiges Moment hinzu, dafs alle Verhältnisse des Sommers einen gewissen Grad von Immunität gegen katarrhalische und entzündliche Recidive mit sich führen. Es läfst sich demnach die heilsame Wirkung der wärmeren Jahreszeit so ausdrücken: es wird erstens die weitere Entwicklung der lokalen Krankheit aufgehalten, und zweitens durch diese Pause und durch den Einflufs der warmen Luft die Constitution des Kranken tonisirt. Der allgemeine Mafsstab dieser Wirkung ist die Bewegung des Körpergewichtes, welches im Winter sich vermindert und im Sommer oft so erheblich steigt, dafs die Täuschung einer vollkommenen Genesung nahe tritt.

Aus der Beobachtung dieses Verhältnisses ist die klimatische Therapie entstanden. Dieselbe ist indessen im Anfange einer Täuschung unterworfen gewesen, weil sie ausschliefslich mit dem physikalischen Faktor gerechnet und den Faktor des kranken Organismus selbst etwas vernachlässigt hat. Man schlofs nämlich aus der günstigen Wirkung des Sommers, dafs ein warmes Klima überhaupt den eingebornen Bewohner vor Phthisis schützen müsse, und suchte nun theils nach Orten, welche ihren Einwohnern diese Immunität sichern, theils bemühte man sich, oft auf Kosten der Wahrheit nachzuweisen, dafs gewisse beliebte klimatische Orte in der That diese Immunität gewähren. Die medizinische Geographie hat aber nachgewiesen, dafs das endemische Auftreten der Schwindsucht von der Wärme des Klimas ziemlich unabhängig ist; sie ist in den grofsen Städten Italiens nicht weniger häufig, als in denen des Nordens, und die betreffende Statistik stellt nur lokale und sociale Verhältnisse als Momente lokaler Differenzen heraus. Man hat oft übersehen, dafs die eingeborene Bevölkerung, sowohl von Generation zu Generation, als auch im Verlauf des Einzellebens sich akklimatisirt, d. h. dafs sie mit den besonderen Verhältnissen des Klimas sich in's Gleichgewicht setzt; dafs schwache Organismen frühzeitig an den Einflüssen des Klimas zu Grunde gehen, die überlebenden aber, eben vermöge ihrer lokal modificirten Organisation diejenige Immunität gegen etwaige schädliche Einflüsse des Klimas erworben haben, welche den schwachen Constitutionen und den eingewanderten, ungewöhnten abgeht. Gewifs wird man Verdacht schöpfen gegen einen Ort, an welchem die Phtisis besonders häufig ist; aber man wird sich ebenso gut hüten müssen, mit den lokalen Verhältnissen der daselbst einheimischen Bevölkerung die Bedingungen und Erfordernisse für einen nicht einheimischen Brustkranken zu verwechseln. Dieser tritt nicht in die Lebensverhältnisse der Eingeborenen ein, nicht in ihre vielleicht engen, dumpfigen Wohnungen, in ihre kümmerliche Lebensweise, in ihre Arbeit; sondern er bezieht eine frei und geschützt gelegene, eigens für diesen Zweck gebaute und eingerichtete Wohnung, wählt eine Diät und Lebensweise, die seinen Bedürfnissen zusagt, und ergibt sich der Mufse eines arbeitlosen, geschonten und von der Hoffnung belebten Lebens; von Allem, was das Land bietet, geniefst er nur das Klima, und alle die lokalen und socialen Verhältnisse, welche auf den Gesundheitszustand der Einwohner influiren können, sind für ihn gleichgültig. Noch ist kein Fall bekannt geworden, dafs eine in das Rhonethal eingewanderte fremde Dame von Kropf befallen wäre oder einen Cretin geboren hätte; und beide Mifsbildungen werden daselbst erheblich seltener, seitdem man begonnen, die feuchten und dumpfigen Wohnungen des Volkes zu reformiren.

Es ist daher die Frage nach der Immunität eines Klimas gegen eine Krankheit, die unter allen möglichen Verhältnissen sich entwickelt, unerheblich. Es handelt sich um gröfsere Wärme, um eine gewisse Beständigkeit, um Schutz vor schädlichen Windströmungen, um den Grad der Feuchtigkeit, und um das Vorhandensein von Anstalten, in denen fremde Kranke ein heilsames Leben führen können; gerade der letzte Punkt ist von grofser Bedeutung, und wir erfahren daher, wie mit der fortschreitenden Entwicklung eines Ortes, mit der zunehmenden Anlage von Wohn- und Gasthäusern, der Besuch desselben steigt; denn ein Phthisiker kann nicht in einer Wildnifs, und im Winter auch nicht in sehr primären und mangelhaften Verhältnissen leben.

Die interessirenden Punkte bei der Schätzung eines klimatischen Heilortes, sind also: die Wärme, die Beständigkeit, die Feuchtigkeit, die Winde und die äufseren Bedingungen der Lebensweise.

Kritik der physikalischen Eigenschaften klimatischer Kurorte.

Wärme

1) Die Wärme. Man stellt hierbei voran die mittlere Jahrestemperatur; doch hat diese nur eine allgemeine Bedeutung und eignet sich nicht für die Auswahl eines besonderen Klimas. Es kommt vielmehr auf die mittlere Wintertemperatur, und noch mehr auf die Maxima und Minima an, welchen der Kranke im Lauf der Tage und der Monate begegnen kann. In

Betreff dieser Verhältnisse waltet nun zwischen den jetzt gebräuchlichen Kurorten eine ziemlich grofse Differenz ob; die Grenze nach oben bilden Madeira mit 13,6° R., Cairo mit 11,7° R., Algier mit 11° R. mittlerer Wintertemperatur (für Berlin 1,5° R.); die Grenze nach unten Meran und Bozen mit 2,4° bis 2,6° R., Montreux mit 2° R.

Zwischen diese Extreme fallen Palermo mit 9°, Cannes mit 8,8°, Hyères mit 8,5°, Mentone mit 7,9°, Nizza mit 7,5°, Pisa mit 7°, Rom mit 6,4°, Pau mit 5,6°, Venedig mit 3,5° R. Dieser Unterschied läfst sich in kurzen Worten so ausdrücken: Madeira und Cairo haben keinen Winter, sondern der dortige Winter entspricht dem mitteleuropäischen Sommer; Palermo, Cannes, Hyères, Mentone, Nizza, Pisa, Rom bieten in den ersten Wintermouaten den deutschen Herbst, in den letzten den deutschen Frühling; aber es kommen dort auch Wintertage vor, welche sich sehr unangenehm fühlbar machen; Venedig, Meran, Gries, Montreux haben einen sehr milden deutschen Winter, mit verlängertem Herbst und Frühling, und ausnahmsweise auch strenge Kälte.

In neuerer Zeit sind viele Aerzte auf die ausschliefsliche Vorliebe für jene ganz warme Orte verfallen, deren Winterklima dem deutschen Sommer entspricht, Madeira und Cairo; und Einzelne gehen so weit, alle übrigen zu verwerfen. Hauck z. B. spricht sich dahin aus, dafs die Tuberkulose nur in Cairo und Madeira zu hoffen habe, und fügt hinzu: wir lassen die Krankheit zu weit kommen und schicken dann den Kranken nicht weit genug. Doch ist dies zu viel gesagt. Schon die Thatsache spricht dagegen, dafs die grofse Mehrzahl der Brustkranken aus Europa, welche eine klimatische Reise unternehmen, in den Orten mit mittleren und niedrigen Temperaturen verweilen, während Madeira und Cairo nur ein verhältnifsmäfsig sehr kleines Contingent aufnehmen. Richtig aber scheint es zu sein, dafs mit der Wärme des Klimas auch die gute Wirkung steigt, und dafs Madeira und Cairo die meisten und besten Beispiele von Besserung und Heilung darbieten. Anderntheils kann nicht abgeleugnet werden, dafs auch an den weniger warmen Orten der Winter heilsam verläuft, aber wohlverstanden, nur wenn die Kranken selbst, dem Klima gegenüber, diejenige Vorsicht beobachten, welche in Madeira und Cairo weniger geboten ist: hier erlebt er einen Sommer, dort nur einen milden Winter.

Beständigkeit.

2) Die Beständigkeit des Klimas hat keineswegs die absolute Bedeutung, die man ihr oft beilegt. Der menschliche Organismus ist durchaus nicht einseitig auf Beständigkeit der atmosphärischen Verhältnisse angewiesen, sondern er verlangt zu seinem Wohlbefinden einen gewissen Wechsel derselben. Genug, wenn jähe Temperatursprünge nicht allzuhäufig sind; ihr Vorkommen kann an keinem Orte geleugnet werden, und sie erfordern von Seiten des Kranken vorsichtige Beobachtung und Zurückhaltung. Madeira und Pau scheinen in dieser Beziehung am günstigsten zu stehen.

Winde.

3) Die Winde haben zum Theil die Folge, den nothwendigen Wechsel der Temperatur und der Feuchtigkeit zu unterhalten; sie sind daher nothwendig und fehlen auch an keinem der gebräuchlichen Orte, selbst nicht in Pau, welches am wenigsten damit bedacht ist. Genug, wenn nur der Ort selbst durch hinreichende Höhen vor der unmittelbaren Berührung kalter und heftiger Luftströmungen einigermafsen geschützt ist; und dieses Vortheils können sich die meisten klimatischen Kurorte rühmen, weil sie sich eben nothgedrungen an solchen geschützten Lokalitäten angesiedelt haben.

Feuchtigkeit.

4) Die Feuchtigkeit begründet hauptsächlich die heut zu Tage so beliebte Unterscheidung zwischen aufregendem und beruhigendem Klima, eine Unterscheidung, die einen starken Beigeschmack nach Schablone besitzt. Ein trocknes, excitirendes Klima soll für fieberhaft erregte, ein feuchtes beruhigendes Klima für torpide, „lymphatische" Individuen passen, und jedes derselben sehr schädlich sein, wenn diese Auswahl verkehrt getroffen wird. Hier mufs man dann fragen: wodurch ist bewiesen, dafs Feuchtigkeit der Luft fieberhafte Zustände mäfsigt? und ferner: wo sind denn jene torpiden, lymphatischen Constitutionen, die sich von den erethischen unterscheiden, wie schwarz und weifs? Diese Tausende von Phthisikern, welche alljährlich den Winter in Hyères, Cannes, Nizza, Mentone, Monaco, Cairo verleben, sind also, vorausgesetzt dafs jene Unterscheidung befolgt wird, gröfstentheils Repräsentanten dieser lymphatischen, fieberlosen Constitution, während der wifsbegierige Arzt nur nach Madeira, Pau, Pisa, Venedig, Rom zu gehen hat, um die erethische Kehrseite zu studiren! Die Wahrheit ist die: In dem letzten Stadium der Phthisis gibt es überhaupt keinen torpiden Zustand, sondern der Kranke geht in erethischem Fieber zu

Grunde, und es ist möglich, daſs der Tod durch trockene Luft beschleunigt, durch feuchte verlangsamt wird. In den früheren Stadien aber ist ein torpider Zustand recht selten, die meisten Kranken sind leicht erregbar und die Zeiten der akuten Episoden sind fast immer von Fieber begleitet; ein Wechsel besteht allerdings zwischen Winter und Sommer, der Winter wird meist in wiederholten Fieberperioden verlebt, und der Sommer bringt, mit seiner Ruhe und seiner tonisirenden Wirkung, eine geringere Neigung oder selbst Immunität von Fieber, ohne daſs man im Geringsten berechtigt wäre, diesen Zustand torpide zu nennen. Selbst sehr gereizte Individuen beruhigen sich in dem Sommer ihres heimischen Klimas, trotzdem sie ihn oft in verhältnisſmäſsig trockener Luft verleben. Die reizloseste Natur kann durch sehr und anhaltend feuchte Luft, namentlich verbunden mit höherer Wärme in einen Zustand versetzt werden, wo er auf die integrirenden Lebensreize mit Aufregung und Fieber antwortet; und ebenso eine sogenannte torpide Constitution durch trockne Luft. Sehr häufig tritt eine solche Störung im Allgemeinbefinden in den ersten Wochen des neuen Aufenthaltes ein, ehe der Kranke sich akklimatisirt, von der langen Reise erholt und an die neue Lebensweise sich gewöhnt hat; und was so die Schuld des ganzen Unternehmens ist, das hat man oft fälschlich der besondern Beschaffenheit des Klimas zugeschrieben. Wir wollen keineswegs leugnen, daſs ein sehr warmes und feuchtes Klima, wie Madeira, den Kranken mit vorgeschrittener Phthisis mehr nützt, als trocknere und kühlere Orte; und daſs verhältnisſmäſsig frische Fälle die letzteren besser ertragen, als vorgeschrittene: aber weiter geht die Richtigkeit jener Unterscheidung schwerlich, und namentlich ist die eine Hälfte der Fälle, die torpide, in der Wirklichkeit sparsam aufzufinden; ebenso wie andrerseits die als trocken bezeichneten Klimas keineswegs eines mittleren Maſses der Feuchtigkeit entbehren.

Die Wirkung der Feuchtigkeit, soweit sie physiologisch begründet ist (S. 24), besteht einmal in der Erleichterung des Gasaustausches in der Bronchialatmosphäre, namentlich in der vermehrten Kohlensäureausscheidung; und zweitens in der physikalischen Verdünnung und Lösung des Bronchialschleimes: beide Momente haben aber ihre wesentliche Bedeutung für das lokale Befinden der Lunge und treffen zu bei mehr oder weniger reizbaren Individuen. Allerdings vermag andauernde Feuchtigkeit abspannend und gleichzeitig erregeud auf das Nervensystem zu wirken; dieselbe Wirkung kommt aber auch audauernder Trockenheit zu; und es wird für beide Eigenschaften, wenn sie nicht schädlich wirken sollen, ein angemessener Wechsel verlangt, und auf diesen Wechsel ist ein viel gröfseres Gewicht zu legen, als auf die absolute Feuchtigkeit und Trockenheit.

Einrichtungen. 5) Die Einrichtungen des Ortes sind gleichfalls von grofser Wichtigkeit, damit der Kranke das antreffe, was seinem Zustande zusagt und seiner Persönlichkeit nicht feindselig ist. Siehe die betreffenden Kurorte.

Verschiedene Zwecke klimatischer Kuren.

Disposition. 1) Die Disposition zur Krankheit beruht am häufigsten entweder in allgemeiner Schwäche, mangelhafter Ernährung, ungünstiger Entwicklung des Thorax, kurz in dem sogenannten phthisischen Habitus, und sie erfordert diejenigen allgemeinen Mafsregeln, welche in den ersten Kapiteln besprochen worden, vorsichtiges und tonisirendes Regimen, anregende Bäder, Gebirgs- und Seeluft, Gymnastik; oder sie beruht in grofser Hautschwäche und Erkältbarkeit, welche eben die Bedingung zu wiederholten Katarrhen und disseminirten Pneumonieen setzt, und in diesen Fällen ist die Hautschwäche nach den ebendort entwickelten Grundsätzen, nebenbei aber auch der einmal bestehende Katarrh zu behandeln. Was hier uuternommen wird, geschieht nothwendiger Weise vorwiegend im Sommer; immerhin aber bleibt es wünschenswerth, auch den Winter zur Verhütung von Reciiven zu benutzen; und hierzu empfehlen sich vorzugsweise Kurorte mit mäfsig warmem Winterklima, in welchen aber der Kranke die Mafsregeln zur Stärkung der Haut, namentlich kalte Abreibungen fortzusetzen hat.

Phthisis. 2) Die Phthisis selbst in ihren verschiedenen Graden verlangt ebenso dringend die Benutzung des Sommers, als die des Winters: der Sommer ist die Zeit des tonisirenden Verfahrens während der Pause der Krankheit, der Winter die Zeit der Verhütung von Rückfällen. Die beiden ersten Kapitel unseres Buches ergeben die Methoden, nach welchen für diesen Zweck der Sommer auszubeuten ist: Aufenthalt auf dem Lande, vorsichtiger und reichlicher Genufs der Luft, tonisirendes Regimen, Leben in der Familie, wenn es die klimatischen Verhältnisse der Heimath gestatten, Verpflanzung in hochgelegene milde Orte, interkurrenter Aufenthalt an der See, wenn Appetit und Ernährung darniederliegen, ohne dafs Magenkatarrh oder Gastritis vorhanden ist. Was die Seeluft betrifft, so ist es mehr als zweifelhaft, ob sie, wie Einige behaupten, Immunität gegen Phthisis bedingt, und ob sie als direktes Heilmittel zu betrachten ist; oft aber wird ein interkurrenter Aufenthalt am Strande eine bessere Ernährung und Blutbildung bewirken, und damit ist in manchen, übrigens individuell zu ermessenden Fällen schon viel gewonnen.

Dagegen sprechen immer mehr Erfahrungen für den wohlthätigen Einflufs hoher Lage und ist das Erforderliche darüber im ersten Kapitel und im zweiten bei Gelegenheit der Pyrenäenbäder, namentlich Eaux-Bonnes, nachzusehen. Besonders lehrreich ist die Wirksamkeit des Dr. Brehmer in Görbersdorf, worüber weiter unten die Rede sein wird. Eine Auswahl hochgelegener Orte siehe bei den Wildbädern.

Der Winter sodann soll den Kranken in Verhältnisse setzen, deren Wechselwirkung einem Waffenstillstande gleicht: es soll durch den Aufenthalt in einem wärmeren Klima ihm die Gelegenheit gegeben werden, den tonisirenden Genufs der freien Luft und die Körperbewegung im Freien auch im Winter fortzusetzen, ohne den Erkältungsursachen des nordischen Winters sich aussetzen zu müssen. In dieser Beziehung begegnet die tägliche Erfahrung vielen Täuschungen und Mifserfolgen in der Praxis und manchen verkehrten Anschauungen seitens der Aerzte und der Kranken, Alles beruhend auf der Verkennung jenes Waffenstillstandes, der, wie überall, so auch hier, nur dann seine Geltung und seine Consequenzen bewahrt, wenn er von beiden Seiten beobachtet wird. In den meisten Fällen wird er aber nur von dem physikalischen Faktor des Klimas beobachtet, von Seiten der meisten Kranken dagegen vielfach, und dann selten ohne Strafe, gebrochen. Man mufs an klimatischen Kurorten gelebt haben, um es zu wissen, dafs die wenigsten Brustkranken eine ihren Bedürfnissen entsprechende Lebensweise führen; die meisten — wir sehen natürlich ab von denjenigen, die im letzten Stadium dahin geschleppt wurden — die meisten haben eine ganz unrichtige Vorstellung von dem, was ihnen der Winter leisten soll: sie suchen nämlich diese Leistung nicht in jenem mehr negativen Waffenstillstande, sondern in einer positiven, specifischen, pharmakologischen Potenz des Klimas, und haben deshalb den Trieb, soviel als möglich davon zu geniefsen. Daher werden, auch bei ungünstigem Wetter, die einmal eingeführten Stunden des Spazierganges abgearbeitet, und im Uebrigen im Hause selbst das psychisch lähmende und physisch schädliche Echauffement einer gelangweilten und deshalb auf forçirte Unterhaltung angewiesenen Gesellschaft sattsam genossen. Dazu kommt die heillose Beköstigung in den meisten Pensionen, auf welche die Mehrzahl der Kranken angewiesen sind: Morgens Kaffe von der Stärke eines mächtigen Extraktes, massenhaft genossen nebst sehr feinem, weichen, schwer verdaulichen Backwerk und ungesalzener Butter, Abends Thee, wiederum von fast giftiger Stärke, und dazwischen ein complicirtes Diner, dessen Verdauung die tägliche schwere Aufgabe des schonungsbedürftigen Organismus bildet; dazu kommen dann die häufigen abendlichen Gesellschaften in den Salons und endlich die meist mangelhafte oder ganz vernachlässigte Heizung der Räume, in welchen der Kranke diese Mahlzeiten und Echauffements durchmacht. So ist es am Genfer See und an der Riviera, und es wird so lange so bleiben, als man daselbst die Aufnahme der Fremden ganz und gar der Spekulation und dem Belieben der Hôtel- und Pensionswirthe überläfst. Viele Kranke, welche diesen schädlichen Verhältnissen nicht zu widerstehen wissen, würden zu ihrem Heile zu Haus bleiben, wo der stärkere Winter sie zu gröfserer Vorsicht zwingt, wo aber auch die häuslichen Verhältnisse diese Vorsicht erleichtern.

Wenn nun — und wie häufig ist dies der Fall! — der Patient diesen Schädlichkeiten unterliegt, wenn der Winter, anstatt Ruhe und Schonung zu bringen, mit diesen Irritamenten auf ihn einstürmt, so ist leider die Schablone sogleich bei der Hand und schreibt, je nach den oberflächlich am deutlichsten erscheinenden Symptomen, den Schaden dem aufregenden oder dem erschlaffenden Klima zu. Das Schlimmste ist dabei, dafs durch diese Verkennung der Ursache mit jedem einzelnen Mifserfolge eine Fälschung in die Wissenschaft gebracht wird; wäre dies nicht der Fall, so würde man längst Verdacht geschöpft haben gegen die schematische Differenz der aufregenden und erschlaffenden Klima's.

Ein Kranker, welcher nicht die Energie hat, alle jene schädlichen Einflüsse zu vermeiden und den Winter, auch im Süden, mit diskreter Berücksichtigung seiner Bedürfnisse zu verleben, sollte gar nicht auf Reisen gehen, und die Aerzte der klimatischen Heilorte werden erst dann ihre Schuldigkeit gethan haben, wenn sie die Reformirung des Pensionslebens durchgesetzt haben. Der Hausarzt aber möge den erwählten Ort nach den leicht zugänglichen literarischen Quellen genau studiren und den Kranken ernstlich informiren über das, was ihm das Klima, und über das, was er sich selbst zu leisten hat.

Die beliebtesten klimatischen Kurorte.

Madeira scheint, nach klinischen Erfahrungen und nach der Erwägung seiner klimatischen Verhältnisse, der Heros unter den klimatischen Heilorten zu sein: der Winter ist um einige Grade wärmer, als der norddeutsche Sommer, aber ohne die großen Temperatursprünge des letzteren; der Sommer ist nicht heifs, so dafs die Kranken dort übersommern können, was für einen Aufenthalt von mehreren Jahren von größter Wichtigkeit ist; die Luft hat einen mäfsigen Grad von Feuchtigkeit und entbehrt nicht heilsamen Wechsels; Regentage sind selten, 70 auf das Jahr; Miasmen und lästige Insekten fehlen; die Preise sind nicht höher, als an den meisten Kurorten, und das Meer bildet nebst der tropischen Vegetation eine Fülle der schönsten Naturgenüsse. Mittlere Wintertemperatur $+13,6^{\circ}$ R., höchste Kühle in der Nacht $+7,4^{\circ}$, höchste Sommerwärme $+25,5^{\circ}$. Temperatur des Seewassers selbst im Winter $+13-18^{\circ}$ R. Letzterer Punkt ist von grofser Wichtigkeit, insofern es für den Zweck der Tonisirung kaum ein mächtigeres Mittel giebt, als kühle Bäder. Reise von London oder von Liverpool über Lissabon per Dampfer in 6 Tagen.

Cairo kennt, gleich Madeira, keinen Winter in unserem Sinne. Die mittlere Wintertemperatur ist einige Grade niedriger, als auf Madeira, $11,7^{\circ}$ R., aber alle Verhältnisse sind etwas ungünstiger, als dort. Die Schwankungen sind gröfser, die niedrigste Wärme $2,5^{\circ}$ R.; der Sommer ist unerträglich heifs, die Luft sehr trocken, und die Wüstenwinde führen vielen Staub mit sich. Das Leben ist theuer, Comfort seltener (Dr. Reil, deutscher Arzt, Maison de Santé). Anfang Mai beginnt der Sommer. Viele Kranke leben auf einer Barke auf dem Nil, aber sehr kostspielig. Cairo wird seit einiger Zeit viel von Brustkranken aufgesucht, und gut constatirte Fälle von geheilten Cavernen bei nicht sehr reizbaren Personen sprechen dafür. Leider müssen die Kranken im Sommer nicht blofs den Ort, sondern auch das Land verlassen, und überhaupt setzt die Kur daselbst gröfsere Geldmittel, Begleitung des Kranken, auch allgemein einen Zustand voraus, welchen die primitivsten und fremdartigsten Verhältnisse nicht feindlich berühren. Während die Reise nach Madeira zu jeder Zeit unternommen werden kann, ist Cairo nicht vor dem Oktober besuchbar und mufs Ende April verlassen werden. Reise von Triest nach Alexandrien per Dampfer, von Alexandrien per Eisenbahn.

Algier. **Algier** steht in mancher Beziehung in der Mitte zwischen Madeira und Cairo, nämlich in Bezug auf Temperatur, Trockenheit und Winde; folglich, so schliefst die Schablone, fallen auch seine Indicationen zwischen diejenigen von Madeira und Cairo: Madeira, beruhigend und erschlaffend, ist indicirt für Kranke von reizbarer Constitution; Cairo, aufregend und tonisirend für Kranke von lymphatischer Constitution; Algier für Constitutionen, welche die Mitte halten zwischen Irritabilität und Atonie. Wir haben schon oben ausgeführt, wie wenig begründet in der Praxis diese schematische Schablone ist: Phthisiker sind fast niemals torpide Individuen, und selbst der chronische Bronchialkatarrh, auch wenn er torpide Naturen ergreift, macht diese reizbar, zu Fieber geneigt. Auch ist dies Schema nicht einmal von der klinischen Beobachtung, sondern nur von der physikalischen Anschauung aus abstrahirt worden; denn wenn man in der Specialliteratur die für die einzelnen Kurorte charakteristischen Fälle studirt, so findet man wenige oder keine Angaben, welche jener schematischen Unterscheidung entsprächen.

Die mittlere Wintertemperatur in Algier beträgt 11° R., ist also wenig niedriger als in Cairo, die Tagesschwankungen sind bedeutend, der Unterschied zwischen Sonne und Schatten oft enorm; Wohnungen, welche nicht nach der Sonnenseite liegen, müssen während des gröfsten Theiles des Winters geheizt werden; die Zahl der Regentage ist so gering, als auf Madeira; Westwinde sind vorherrschend, und ihre Heftigkeit gegen die Stadt durch nichts gemildert. Promenaden mangelhaft, das Leben theuer.

Algier ist ein Beispiel dafür, dafs in unserer Zeit, wo die

klimatische Therapie erst beginnt, nicht immer die idealen Eigenschaften es sind, welche einen Kurort einführen, sondern vorläufig noch oft die zufälligen Eigenschaften der Bewohnbarkeit, des Comforts und der Reisegelegenheit, und das ist ganz natürlich und wird so lange währen, bis einmal auf Grund genügender Erfahrungen nur diejenigen Kurorte übrig bleiben, welche nicht blofs einzelne, sondern alle oder die meisten Vortheile südlicher Lagen in sich vereinigen.

Die übrigen beliebteren Kurorte haben, gegen Madeira, Cairo und Algier, ein erheblich kühleres Klima und bieten den Kranken nicht, wie diese, einen Sommer, sondern nur einen milden Winter verschiedenen Grades.

Pau, Hauptstadt der unteren Pyrenäen, 650 Fufs über dem Meere auf einem Plateau gelegen, bedeutende Stadt von 21,000 Einwohnern, rein und freundlich, Comfort jeder Art für Fremde, aber nicht sehr billig, mindestens 3 Thlr. für den Tag, schöne Promenaden. Mittlere Wintertemperatur 5,6° R., durchschnittlich 24 Tage mit Kälte unter 0°, äufserste Kälte bis zu — 9,6° R., allerdings nur selten. Schaer notirte im Winter 1863—64 folgende Temperaturen: Morgens 9 Uhr November 1—12° R., 19 Mal über 5°; Dezember 1,5° bis 13°, 12 Mal über 5°; Januar — 4° bis 7°, 4 Mal unter 0, 9 Mal über 5°; Februar — 2° bis + 10°, 2 Mal unter 0, 11 Mal über 5°; März 5 bis 12°, 30 Mal über 5°. Mittags 1 Uhr November 5 bis 15°, 15 Mal über 9°; Dezember 4 bis 12°, 5 Mal über 9°; Januar — 2 bis + 11°, 4 Mal unter 0, 7 Mal über 9°; Februar 0 bis 14°, 11 Mal über 9°; März 6 bis 15°, 23 über 9°. Abends 7 Uhr November 4 bis 12°, 19 Mal über 5°; Dezember 3 bis 10°, 18 Mal über 5°; Januar — 3 bis + 10°, 4 Mal unter 0, 11 Mal über 5°; Februar — 2 bis + 10°, 1 Mal unter 0, 12 Mal über 5°; März 5 bis 12°, 30 Mal über 5°. Dabei soll dieser Winter zu den strengsten gehören. Durchschnittlich 122 Regentage, aber meistens mit Sonnenschein von einigen Stunden. Die Luft feucht, aber nicht beständig, sondern leicht momentan abtrocknend; Windstille vorherrschend, aber oft angenehm unterbrochen. Nach Allem ist Pau eines der besten Klimas für Brustkranke und zu den lokalen Annehmlichkeiten kommt die kürzere Landreise. Frequenz 3 bis 4000.

Pisa, im Arnothal, hat eine nur 1,4° R. höhere Wintertemperatur, als Pau, aber viel feuchtere Luft, mehr Regentage, gröfsere Temperatursprünge und ziemlich häufige und abkühlende Seewinde; es kommt vor, dafs der Flufs auf längere Zeit zufriert. Die Stadt ist öde, das Leben theuer und langweilig. Mit dem Aufkommen von Pau und den Orten der Riviera, trotzdem die letzteren meist ein trockenes und „aufregendes" Klima haben sollen, scheint für Pisa die Zeit vorüber zu sein.

Venedig. **Venedig.** Mittlere Wintertemperatur 3,5° R., feuchte Luft, aber viel Sonnenschein, besonders warme Abende nach Sonnenuntergang. Leider sehr verschiedene Winter, und daher sehr abweichende Beurtheilungen. Während Max Schneider aus eigener Erfahrung den Ort als ungünstig ganz aufgiebt, hat der Verfasser einen ganzen Winter (1858—59) in Venedig verlebt und die günstigsten Erfahrungen an sich selbst gemacht; ein heftiger chronischer Bronchialkatarrh wurde daselbst in wenigen Wochen auf eine lange Reihe von Jahren ganz beseitigt. Die Temperatur sank nur im Januar Morgens sehr früh auf $1\frac{1}{2}$° R., war Abends nur 3 Mal unter 0 und der Tage ohne Sonnenschein waren sehr wenige. Das Leben ist keineswegs theuer, wenn man nicht in grofsen Hôtels, sondern in Privathäusern oder Hôtels garnis wohnt; die Stadt bietet einen Zauber, der niemals alt wird, und selbst wer sich auf den Markusplatz und die Riva dei Schiavoni beschränkt, findet hier eine kleine Welt sonnenbeleuchteten Lebens der Gegenwart und der Vergangenheit, welches dem Geist und Gemüth beständig anregende Nahrung bietet. Schlägt der Winter fehl, und er kann dies leicht auch an andern Kurorten, so kann leicht ein anderer Ort aufgesucht werden. Vor allen Dingen kommt es aber auf das Verhalten des Kranken an, und in dieser Beziehung wird viel gefehlt. Wein und mastige Diät verträgt sich im Allgemeinen nicht mit dem venezianischen Klima, ebenso wenig der reichliche Genufs der Orangen und der schwer verdaulichen Kastanien. Besonders aber ist eine gewisse Oekonomie im Genufs des Sonnenscheins unerläfslich, welche ich im Verkehr mit Venezianern, namentlich mit Kranken, schätzen gelernt habe. Mit Ende Januar beginnt die lange Reihe heiterer Tage, welche im Ganzen so verlaufen, dafs die ersten Morgenstunden kühl sind, dafs man Mittags von 11 Uhr bis 2 Uhr an der Riva in der Sonne bis 27° R. begegnet, die Temperatur dann bis zum Sonnenuntergang wieder sinkt, aber nach Sonnenuntergang steigt. Um diese Zeit bricht oft ein epidemischer Katarrh aus, häufig complicirt mit Blutspeien, fast immer begleitet von Nasenschnupfen und oft recidivirend, wenn die Reconvalescenten nicht consequent die heifsen Sonnenstrahlen vermeiden; eine Krankheit nicht unähnlich in ihrem Verlauf dem Heufieber und der Grippe. Die Venezianer selbst hüten dabei keinesweges lange das Zimmer, gehen aber in den Mittagsstunden nur in den engen, dunklen Strafsen der innern Stadt spazieren und Abends nach Sonnenuntergang, während die fremden Kranken gerade den Sonnenschein der Mittagsstunden aufsuchen und hier sich die Recidive zuziehen. Dabei nimmt der Venezianer, ehe er ausgeht, einen Theelöffel oder Efslöffel Absynthschnaps oder ein Glas Cyperwein, erfahrungsmäfsig das beste Mittel, um neue Erkältungen zu verhüten. Mitunter weht einen oder zwei Tage lang ein Sirocco, welcher das Nervenleben erschlafft; in dieser Zeit hält sich der Venezianer im Haus und der Fremde thut wohl, es ebenso zu machen, oder durch einen Ausflug auf das feste Land, nach Padua, Vicenza, Verona seine Nerven anzufrischen. Bei Beobachtung solcher lokal geltenden Maximen werden der Winter günstig verlaufen und die Widersprüche in der Schätzung des venezianischen Klimas geklärt und auf ihre wahren Quellen zurückgeführt werden.

Rom, mittlere Wintertemperatur 6,4° R., ist kein Aufenthalt für Brustkranke: schroffe Temperatursprünge, viel Regen abwechselnd mit kaltem Winde, schlechte, kühle Wohnungen; aufreibendes Leben, wenn der Kranke zugleich Rom geniefsen und kennen lernen will, dabei theuer. Rom.

Palermo, mit der bedeutenden mittleren Wintertemperatur von 9° R., ziemlich gleichmäfsigem und etwas feuchtem Klima, guten Promenaden, aber schlechten, kühlen und meist nur mittelst Kohlenbecken heizbaren Zimmern, würde vermöge des Klimas allerdings eine gute Winterstation sein, scheitert aber eben an dem letzten Punkt. Rohden sagt sehr richtig: Wenn man einmal für eine klimatische Kur Geld ausgeben kann und will, dann gehe man lieber gleich weiter, in diesem Falle also nach Madeira. Palermo.

Die Kurorte an der Provençalischen Küste und an der Riviera di ponente, Hyères, Cannes, Nizza, Mentone, San Remo, ebenso wie die Alpenorte in Tyrol, Meran und Gries, und in der Schweiz, Montreux am Genfer See, fallen in den Lehrbüchern sämmtlich unter die Rubrik des aufregenden, Mittelmeer.

tonisirenden Klima's und unter die Contraindication, dafs, wie ein Schriftsteller sich ausdrückt, „niemals schon greifbare, also physikalisch nachweisbare Läsionen der Athmungsorgane vorhanden sein dürfen"; nur torpide Subjecte mit chronischem Bronchialkatarrh dürfen diese Orte wählen. Diese Indication und Contraindication wird von einem Buch in's andere abgeschrieben und es möchte wenig therapeutische Vorschriften geben, gegen welche in der Praxis so viel gesündigt wird, als diese. Man beobachte einmal das Krankenpublikum jener Orte und man wird staunen über die grofse Zahl von Kranken mit dessiminirter Pneumonie, entzündlichem Katarrh und Cavernen, welche dort Hülfe suchen und zum Theil auch Hülfe finden, d. h. in den Grenzen der Möglichkeit, welche die Krankheit und ihre Stufe selbst zieht. Jene Ableitung von Indicationen und Contraindicationen aus den lokalen Erscheinungen der Krankheit ist falsch, nur die Constitution und das Allgemeinbefinden ergeben den richtigen Mafsstab; und der Irrthum ist vielfach daraus entstanden, dafs die weit fortgeschrittene oder unaufhaltsam verlaufende Phthisis an dem klimatischen Kurort zum traurigen Ende führte, allenfalls beschleunigt durch die Strapaze der Reise, oder durch unzweckmäfsige Lebensweise, oder endlich durch einen ausnahmsweise auftretenden Winter an einem Ort, wo man auf grofse Kälte nicht so eingerichtet ist, wie im Norden. Aufserdem datirt der Irrthum zum Theil aus älterer Zeit, und zwar aus Erfahrungen über Nizza, indem aus einem Vorurtheil das entgegengesetzte Vorurtheil entstand: es war nämlich lange Zeit, namentlich für Engländer, Nizza der bevorzugte Kurort gewesen, bevor diese Stadt mit vielen andern neuerdings aufgekommenen Kurorten die Frequenz der Brustkranken getheilt hat; natürlich sind dort viele Phthisiker gestorben, zumal man früher auch sehr weit vorgeschrittene Fälle dahin geschickt, und so ist es gekommen, dafs die zahlreichen Enttäuschungen der Kranken und der Aerzte, in übertriebener Reaction gegen den früheren Glauben, die gute Meinung in ihr Gegentheil verkehrt und Nizza als das Grab der Brustkranken verschrieen haben.

So lange es noch im Norden Kranke gibt, deren Verhältnisse eine weite Seereise nach Madeira und Cairo nicht gestatten, so lange wird man sie nach den genannten Orten schicken, und zwar zu ihrem Heil, vorausgesetzt, dafs der Fall nicht bis zur Hektik fortgeschritten ist, und daſs die Kranken selbst ihren Bedürfnissen gemäſs leben. Einen milden Winter finden sie daselbst unter allen Umständen, also die klimatischen Bedingungen für die beiden Indicationen: Vermeidung von Entzündungen und Katarrhen, und gleichzeitige Tonisirung der Constitution; keiner dieser Orte hat in Wahrheit ein Klima von verderblicher Trockenheit, und die gefürchtete Ueberreizung resultirt vielmehr aus dem Verhalten der Patienten.

Nizza, die grofse, schöne Hauptstadt des Departements der Seealpen, in einem nach dem Meere zu sich öffnenden Thal gelegen, von Paris in einem Tage erreichbar, mit südlicher Vegetation, einer mittleren Winterwärme von 7,5° R., also 2° mehr als Pau, seltenen Frosttagen, mit Tagestemperaturen, welche gegen Pau um 1—2° höher liegen, und einer Luft, welche keineswegs so trocken ist, als sie oft verschrieen wird, dagegen durch den Wechsel zwischen Land- und Seewinden einer beständigen Ausgleichung unterliegt. Die Luft ist trockner, als in Pau, der Regentage aber sind nicht weniger. In den Straſsen ist der Staub oft lästig, doch hat man angefangen, dessen Ursachen zu beseitigen. Das Leben ist theuer, weil Nizza der beliebte Winteraufenthalt vieler gesunder Reichen ist. Aerzte: Cabrol, Lippert, Lubanski, Pantaleoni, Rehberg, Seligmann, Zürcher. *Nizza.*

Mentone, 8 Meilen von Nizza, am Strande gelegen, durch steile Höhen von 3—4000 Fuſs gegen Norden und Osten geschützt, mit einer mittleren Wintertemperatur von 7,9° R., also etwas höher als Nizza, ohne bedeutende Schwankungen, mit einer etwas höheren Luftfeuchtigkeit, ist seit einigen Jahren und mit Recht ein beliebter und rasch aufblühender Kurort geworden. Für Comfort ist ausreichend gesorgt, das Leben ist nur wenig theurer, als am Genfer See, und der deutsche Kranke findet dort deutsche Aerzte. Aerzte: Bennett, Bottini, Siordet, Stiege, Schaer aus Rehburg. *Mentone.*

San Remo, einige Meilen östlich von Mentone, schon auf italienischem Gebiet gelegen, auf breiterem Terrain, sehr geschützt, mit weicherer und klarer Luft und einer Wintertemperatur (9,5° R.), die um $1\frac{1}{2}$° höher ist, als in Mentone, blüht gleichfalls schnell auf. Die Stadt hat 10,000 Einwohner; die Altstadt steil und eng, die Neustadt eben und freundlich. *S. Remo.*

Hyères. **Hyères**, in wundervoller Lage, mit üppiger Vegetation, gegen Nordwinde geschützt, nicht aber gegen Westwinde und besonders gegen den Nordwestwind, der oft mit grofser Heftigkeit weht. Mittlere Wintertemperatur 8,5° R., also höher als Nizza und Mentone, Temperatur selten unter 0, wenig Regentage, viel Staub. Aerzte: Allegre, Chassinat, Guerrier (deutsch), Honoraty, Laure, Vérignon.

Cannes. **Cannes**, gleichfalls in herrlicher Lage, mittlere Wintertemperatur 8,5° R., gegen Winde mehr geschützt, als Hyères, wenig Regentage, aber die Luft nicht übermäfsig trocken, das Leben einfach, still und weniger theuer. Arzt: Sève.

Meran. **Meran**, in Tyrol, umgeben von der grofsartigsten Alpennatur, mit durchaus deutschem Leben, tüchtigen Aerzten, reichlichen und billigen Einrichtungen, 900 Fufs über dem Meere, mittlere Wintertemperatur 2,4° R., ruhiger und mäfsig feuchter Luft, schönen und bequemen Promenaden, wird immer, neben Gries, einer der beliebtesten Kurorte für leichtere deutsche Brustkranke bleiben, die hier sehr tüchtige deutsche Aerzte finden. Allerdings müssen die Kranken sich nicht auf Sommer, sondern auf einen milden Winter einrichten, der ihnen aber in der Regel mindestens einige Tagesstunden zum Genufs der freien Luft bietet. Wenn, wie es mitunter eintritt, der Januar (Verf. hat es sogar im Oktober erlebt) strengere Kälte bringt, welche hier recht empfindlich sein kann, so ist Venedig für einen vorübergehenden Aufenthalt in einem Tage zu erreichen. Aerzte: Kleinhans, Künz, Pircher, Tappeiner.

Gries. **Gries**, bei Botzen, 2 Meilen von Meran, liegt noch geschützter, als dieses, und vereinigt mit dessen Vorzügen die Nähe einer lebhaften Stadt mit italienischem Charakter und einer Station der italienischen Eisenbahn. Arzt: Marchesani.

Montreux. **Montreux**, am Genfer See, besteht aus einer Reihe von Ortschaften, welche zwischen dem See und den ansteigenden Weingeländen dieses reichgesegneten Landes sich hinstrecken, Clarens, Vernex, Les Planches, Territet, Veytaux. Am geschütztesten liegt Les Planches, das eigentliche Montreux; es ist aber zu beachten, dafs diese geschützteste Lokalität nur klein ist und zu ebenen Promenaden keine reichliche Gelegenheit bietet; sobald man nach Osten und Westen hinunter geht, ist man den Winden, wenn auch nur mäfsig, ausgesetzt. Die mittlere Wintertemperatur ist ohngefähr die von Meran, genaue Beobachtungen fehlen noch. In zahlreichen Pensionen nisten sich hier Fremden-Kolonieen an; die Einrichtungen sind gut, Kaminheizung leider noch vorherrschend. Namentlich ist der Januar und Februar milde; der April aber bringt schon täglich den Gegensatz zwischen kühlen Morgen- Abendstunden und heifsen, von der reflektirten Sonne durchglühten Mittagsstunden. Für diese Zeit empfiehlt sich, als Uebergangsstation vor der Heimkehr, **Bex**, im Rhonethal, in sehr geschützter Lage und mit breiten, ebenen Promenaden in herrlicher Umgebung, übrigens auch viel billigerem Leben, als in Montreux. Auch für den Genfer See mufs als Regel gelten, dafs die Kranken nur einen kurzen und milden Winter finden und demgemäfs ihr Leben einrichten. Aerzte: Bucnzod und Roche in Montreux, Carraid in Clarens.

Lippspringe und Görbersdorf.

Noch bleibt ein Wort zu sagen über zwei deutsche Heilorte, deren Ruf und deren Erfolge die ganze Frage von der Behandlung der Phthisis und den praktischen Standpunkt, den sie vorläufig noch einnimmt, zu illustriren. In Lippspringe (vergl. S. 430) sind es der Genufs einer schwachen Kalkquelle, nebst Inhalationen von Stickgas und lauwarmen Bädern, in Görbersdorf der Genufs einer hohen Lage von 1700 Fufs üb. d. Meer, reichliche Körperbewegung, kräftige Diät und kühle Badeformen. Beide Kurorte haben sich entschiedener Erfolge zu rühmen, trotzdem dafs das Klima an beiden nicht sehr günstig ist: in Lippspringe ein feuchter, unbeständiger Sommer auf sterilem Boden, in Görbersdorf die sehr frische Luft des schlesischen Gebirges. Welchen specifischen Einflufs das Lippspringer Wasser auszuüben vermag, ist nicht abzusehen; und auch die Inhalation einer stickstoffreicheren Atmosphäre bietet nichts Specifisches dar. Vermuthlich läuft die Wirkung der letzteren auf nothgedrungene Lungengymnastik hinaus, nothgedrungen, um dem Athmungsbedürfnifs zu genügen. Dazu kommen dann die Bäder, welche sonst noch allgemein bei der Behandlung der Phthisis vernachlässigt werden, trotzdem die Anregung der Hautthätigkeit von Schoenlein dringend eingeschärft worden ist.

Während man von **Hufeland**, dem grofsen Receptfabrikanten, hunderte von Magistralformeln bewahrt und anwendet, hat man in **Schoenlein** nicht blofs sein historisch bedeutendes naturwissenschaftliches System, sondern auch den grofsen Praktiker vergessen. **Schoenlein** erklärte es für unerläfslich, die Tonisirung eines Phthisikers von der Haut aus anzugreifen und sich nicht mit Brunnenkuren zu begnügen, sondern anregende Bäder zu Hülfe zu nehmen. An vielen Orten aber betrachtet man Brustkranke als ein noli me tangere für Bäder, und wo man sie anwendet, wie in Lippspringe und Görbersdorf, jetzt auch in Davos, da erzielt man eben Erfolge, welche zum Theil unrichtig und specifisch gedeutet werden. In Davos hat man sich die Erfahrungen des Dr. Brehmer in Görbersdorf zu Nutze gemacht und wendet kühle Badeformen in diskreter Weise an; es kommt hier überdies die sehr hohe Lage, 4790 Fufs, in Betracht (Canton Graubündten, einfache und sehr billige Lebensweise, gleichmäfsiges Klima, Aerzte Spengler und Unger). Ueber die Höhe der Lage und ihre Einwirkung auf Phthisiker vergleiche die Pyrenäenbäder. Endlich kommt für diese drei Kurorte, Lippspringe, Görbersdorf und Davos, ein gemeinsames Moment hinzu, welches bei der Rathlosigkeit der heutigen Phthisis-Therapie, von überwiegender Wichtigkeit ist, nämlich die Anwesenheit von Aerzten, welche das Studium und die Behandlung der Phthisis zu ihrer Lebensaufgabe gemacht haben; zum Unterschiede von sogenannten Autoritäten, die alljährlich Tausende von Brustkranken untersuchen und nach Heilorten dirigiren, ohne sie eigentlich zu behandeln, ohne den Verlauf zu beobachten, ohne den Kranken mit individualisirender Kunst längere Zeit in Händen zu haben. Der Grundsatz: practica est multiplex, gilt besonders von der Behandlung der Phthisis, und die Praxis ist es, welche uns aus den heutigen Widersprüchen erlösen mufs.

Literatur.

L. Rohden. Die chronische Lungenschwindsucht und ihre Aussichten auf Heilung an Curorten. Elberfeld, Bädeker, 1867. 167 S. 8°.
M. Schneider. Ueber Luftkuren und verschiedene hierfür geeignete Orte. München 1865. 15 S. 4°.
M. Schneider. Ueber Luftkuren und klimatische Kurorte mit besonderer Berücksichtigung von Reichenhall. München 1867.
H. Brehmer. Zur Aetiologie und Therapie der Lungentuberkulose. Archiv für Heilk. II. Bd. Heft IV u. V. Separatabdruck. 34 S. 8°.
H. Brehmer. Die Gesetze und die Heilbarkeit der chronischen Tuberculose der Lunge. Berlin 1856.
Schaer. Climatologische Skizze über Pau. Bremen, Hampe, 1864. 32 S. 8°.
Barral. Le Climat de Madère, trad. Garnier. Paris 1858.
Mittermaier. Madeira und seine Bedeutung als Heilungsort. Heidelberg 1855.
R. Schultze. Zur Klimatologie der Insel Madeira. Schwerin 1862.
R. Schultze. Die Insel Madeira. Aufenthalt der Kranken und Heilung der Tuberkulose daselbst. Stuttgart 1864.
Rullmann. Das Klima von Aegypten. Archiv für physiol. Heilkunde 1859. Bd. III. Deutsche Klin. 1859. Beilage No. IV.
Schnepp. Le climat de l'Afrique. Paris 1865.
Reil. Bericht über die Wirkung des Klimas von Aegypten. Virchow's Archiv Bd. XXIV. 1. 2. 1862.
Hartmann. Naturgeschichtl. Skizze der Nilländer. Berlin 1865.
Mitchel. Alger, son climat et sa valeur curative. Paris 1857.

Feuillet. De la phthisie pulmonaire en Algérie. Alger 1860.
Lubansky. Guide aux stations d'hiver du litoral méditerranéen. Paris 1865.
Lippert. Le climat de Nice. Nice 1863.
Pietra Santa. Les climats du midi de la France. Paris 1864.
Meyer-Ahrens. Die Heilquellen und Kurorte der Schweiz. Zürich 1860.
Feierabend. Die klimatischen Kurorte der Schweiz. Wien 1865.
Muret. Ueber die Ufer des Genfer Sees als Krankenaufenthalt. Deutsche Klinik 1864. 3. 4.
Pircher. Meran als klimatischer Kurort. Wien 1860.
Sigmund. Südliche klimatische Kurorte. Wien 1859.
Joseph. Venedig als Winteraufenthalt für Brustleidende. Breslau 1856.

Anhang.

Die Methode der Brunnen- und Badekuren. Die künstlichen Mineralwasser. Die concurrirenden Mittel: Fichtennadelbäder, Electricität, Schrothsches Heilverfahren, und einige Mittel der betrügerischen Industrie.

I. Die Methode der Brunnen- und Badekuren.

Es ist an den meisten Kurorten dafür gesorgt, dafs, wie es sein mufs, die Kur ernstlicher Fälle von einem sachverständigen Arzt geleitet wird. Die Sachverständigkeit desselben bezieht sich nur zum Theil auf seine vertraute Bekanntschaft mit den gebräuchlichen Kurmitteln des Ortes, zum andern und viel wichtigeren Theil auf seine Kenntnifs des betreffenden Gebietes der Nosologie, auf seine praktische Uebung überhaupt, auf seine Gewissenhaftigkeit und auf diejenigen persönlichen Eigenschaften, vermöge deren er nicht allein das Vertrauen, sondern besonders auch den Gehorsam eines ihm bis dahin fremden Kranken sich erwerben mufs. In vielen einfachen Fällen genügt es, dafs der Brunnenarzt den Kranken und den Verlauf der Kur beobachte, um für die Beurtheilung des Erfolges oder Mifserfolges die richtige Grundlage zu liefern. In andern Fällen werden gröfsere Anforderungen an den Arzt des Kurortes gestellt: 1) Er soll den Fall und die Individualität des Kranken genau kennen lernen und sich in sehr kurzer Zeit in einen Zustand hineinfinden, welcher das Produkt längeren Leidens oft eines ganzen pathologischen Lebenslaufes ist; dazu gehört eine genaue Information seitens des Hausarztes und eigene specialistische Vertrautheit mit der Klasse ähnlicher Zustände. 2) Er soll, nach der Individualität des ernsten Falles, die Methode der Kur bestimmen und, wo es der Verlauf derselben erheischt, modificiren. 3) Er soll die Zwischenfälle, deren Zahl und Art unberechenbar sind, beobachten und behandeln, und 4) die Grenze ermessen, bis zu welcher die Kur getrieben werden kann oder darf. Endlich mufs er 5) den Fall für seine eigene Erfahrung ausbeuten und denselben auch für den Hausarzt in sofern fruchtbar machen, als er diesem, aus seiner specialistischen Empirie und seiner sorgfältigen Beobachtung des Falles heraus, Mittheilungen macht, welche ihn in den Stand setzen, die Wirkung des Kurmittels zu beurtheilen. Rechnet man dazu das anfangs erwähnte Erforderniſs, daſs der Brunnenarzt durch persönliche Eigenschaften dem Kranken imponire, welcher oft durch langes Leiden ungeduldig geworden und sich vom Gehorsam gegen den Arzt entwöhnt hat, auch gern geneigt ist, der Verführung der Gesellschaft zu seinem Schaden nachzugeben, oder nach trivialen Einflüsterungen blasirter Stammgäste sich von ärztlicher Leitung zu emancipiren; rechnet man endlich dazu die für die Mehrzahl der Brunnenärzte erforderliche Kenntniſs fremder Sprachen: so ergibt sich eine Summe von allgemeiner und Fachbildung, welche den Stand der Brunnenärzte weit über das Niveau der Mittelmäſsigkeit stellt, und welche dem ärztlichen Publikum das Bedürfniſs nahe führt, diese einzelnen Persönlichkeiten zu kennen, um in collegialischer Verbindung mit ihnen über die Fälle und deren individuelle Behandlung sich zu verständigen. Die Mittel und Wege zu solcher Bekanntschaft sind mehrfache: persönliche Begegnung, Lektüre der Brunnenschriften, schriftliche Correspondenz über die einzelnen Fälle und Berichte der Kranken selbst über den Brunnenarzt und seine Thätigkeit. In Betreff des ersten Punktes ist nichts so lehrreich, als ein Besuch am Orte selbst, welcher aber auf hinreichende Muſse eingerichtet ist, um nicht bloſs die Anstalten zu sehen, sondern auch von einer Anzahl von Fällen Kenntniſs zu nehmen und dieselben mit dem Brunnenarzt gründlich zu besprechen. Der Zweck der Brunnenschriften, den sie für den Arzt haben, ist hauptsächlich, die Anschauungen und die Methode des Brunnenarztes, und nebenbei auch die Lebensweise kennen zu lernen, welche den Kranken durch die lokalen Verhältnisse des Heilortes geboten werden. Die Grundlage aller genannten Erkundigungen besteht aber in der eigenen Kenntniſs des ärztlichen Publikums über die Grundsätze der Balneotherapie; nur wer sich die Mühe nimmt, das Ganze dieser Disciplin kennen zu lernen, wird im Stande sein, das Einzelne zu beurtheilen und die persönliche Thätigkeit des Brunnenarztes abzuschätzen. Im Allgemeinen wird man annehmen können, daſs mit den oben skizzirten Eigenschaften sich der erforderliche Grad von Ernst und Ehrlichkeit verbindet, wenn der Brunnenarzt mit den berüchtigten Geschäftsreisen Maſs hält, in seinen Schriften weder auf oberflächliches Wissen der Aerzte, noch auf den Wunderglauben des Publikums spekulirt, und den einzelnen Kranken zwar sorgfältig in Obacht und Pflege nimmt, nicht aber sich desselben in zudringlicher Weise gänzlich zu bemächtigen sucht, und ihm nicht mit pedautischen und auf den Zweck einer solchen Bemächtigung berechneten Detailvorschriften überwältigt.

Ueber die Kurmethode ist das Meiste und Wesentlichste in den vorhergehenden Kapiteln des Buches angeführt, und es erübrigt nur ein allgemeines Resumé, sowie die Erwähnung einiger specieller Punkte.

Die Zeit der Brunnen- und Badekuren ist im Allgemeinen der Sommer, welcher allein die ganze Summe derjenigen gemeinsamen Momente bietet, die wir S. 17 u. ff. als die Grundlage dieser Kuren entwickelt haben; namentlich ist es, nach S. 37 die Wärme, welche als die Bedingung derselben gelten muſs. Wenn die Dringlichkeit des Falles eine Badekur in der kalten Jahreszeit erfordert, welche übrigens in den nördlicheren Gegenden durch heftige und kühle Luftströmungen bezeichnet wird, so ist ein Verhalten des Kranken erforderlich, das er höchstens zu Haus und nur selten an Badeorten beobachten kann; reichlicher warmer Raum, um sich zu bewegen, und unmittelbar verbunden mit dem Baderaum selbst. Sodann kommt, wenn man gedrängt wird, die ersten Monate des Frühlings oder die letzten des Herbstes zu einer Badekur zu benutzen, die klimatische Kenntniſs der einzelnen Heilorte in Betracht, z. B. der Pyrenäenbäder, einiger süddeutscher Orte, wie Baden-Baden, Canstatt, Wiesbaden, des Soolbades Bex, welches oft schon im März eine unserem deutschen Mai ähnliche Jahreszeit bietet, und dessen warmer Herbst sich bis Ende November verlängert.

Die Zeit der Brunnenkuren ist viel weniger beschränkt, als die der Badekuren. Es gibt keinen Brunnen, welcher an sich und vermöge seiner chemischen Natur sich nicht mit strenger Winterkälte vertrüge. Allerdings fehlen auch hier jene wichtigen Kurmomente, welche der Sommer bietet, aber die eigentliche und unmittelbare Wirkung der Bestandtheile, des Kochsalzes, des Schwefels, des Natrons, der Sulphate, des Eisens, wird von der Kälte der Jahreszeit nicht berührt, und die Kohlensäure wird sogar bei kühlem Wetter leichter ertragen, als unter der Einwirkung der Wärme.

Die Zeit des Einzelbades ist im Allgemeinen durch hundertjährige Empirie richtig festgestellt in dem Grundsatze, dafs diejenige Phase des Tages, welche die Verarbeitung der integrirenden Lebensreize seitens des Organismus bezeichnet, nicht dem Bade vorausgehe, sondern ihm folge: d. h. die Verdauungsarbeit, die Körperbewegung, die Irritation des ganzen Organismus durch den Genufs des Tages. Mit den abendlichen Bädern wird daher höchst selten eine Kur durchgeführt, sie dienen vielmehr, namentlich in höherer Temperatur, dazu, um eine vom Tage restirende Aufregung zu mildern, um zu beruhigen und den Schlaf vorzubereiten. Die Kurbäder werden des Morgens genommen, und zwar entweder ganz früh vor dem Frühstück, oder einige Stunden nach dem letzteren und vor dem Mittagessen. Die Wahl zwischen diesen beiden Zeiten richtet sich leider nicht immer nach den Verhältnissen des Falles, sondern oft, namentlich an sehr stark besuchten Badeorten, nach der Möglichkeit, durch das Gedränge der Frequenz anzukommen. Es kommt in Teplitz vor, dafs schonungsbedürftige Kranke schon Morgens 4 Uhr ihren Schlaf unterbrechen müssen, um ein Bad zu finden; und in Aix les Bains badet man, aus gleichem Grunde, schon um 2 Uhr Morgens; es versteht sich von selbst, dafs bei irgend ernstlichem Fall durch ein so gewaltsames Verfahren jeder Erfolg paralysirt wird, und dafs man eine solche Methode nur eine Unmethode nennen kann. Im Allgemeinen richtet sich die Badezeit nach der Leistung, welche dem Individuum zugemuthet wird. Je kräftiger dasselbe ist, um so mehr wird es eine Wärmeentziehung unmittelbar nach Verlassen der Bettwärme wieder ausgleichen, daher kühle und kalte Badeformen, nach denen eine erhebliche Reaction erfordert wird, gern Morgens früh und im nüchternen Zustand gegeben werden; ebenso empfiehlt sich diese Zeit für diejenigen Fälle, wo nach kalter oder warmer Badeform ein Schweifs im Bett oder in Einwicklungen folgen soll, weil die Verdauungsarbeit nach dem Frühstück durch die Erhitzung gestört wird und diese selbst übermäfsig steigern kann. Oft aber wählt man besser die spätere Vormittagszeit, und zwar aus verschiedenen Gründen; z. B. wegen des Wetters, damit der Kranke in warmer Luft sich ergehe; oder wegen des individuellen Zustandes des Kranken, welcher erst der Anregung eines Frühstücks bedarf, um den Reiz des Bades zu ertragen und die geforderte Reaction zu leisten; oder wegen der besondern Eigenschaften des Bades selbst, welche für die gute Wirkung desselben den

Zustand nach dem Frühstück erheischen; so verhält es sich z. B. mit den Thermalbädern in Rehme, deren durch den Reiz der Kohlensäure und die kühle Temperatur des Wassers gesetzte Gesammtwirkung meistentheils einen Spaziergang nach dem Bade in mäfsig warmer Luft erfordert, während die Mehrzahl der dort behandelten Kranken so schonungsbedürftig ist, dafs man ihnen vor dem Bade den integrirenden Reiz des Frühstücks und des Genusses der ersten Morgenstunden gestattet; sobald aber grofse Sommerhitze eintritt, so läfst man dort, auch seitens sehr zarter Patienten, Bäder in den heifsen Vormittagsstunden vermeiden, sondern früh und nüchtern baden. Hierbei ist aber auf einen Irrthum aufmerksam zu machen, der auf gedankenloser Schablone beruht: die Nüchternheit des Morgenzustandes ist sehr oft durch eine Tasse warmen Kaffe's oder Thee's zu beseitigen, ohne dafs durch ein so schnell resorbirtes Getränk der Magen irgendwie in Thätigkeit, und die Wirkung des Bades gestört würde. Rationelle Aerzte lassen deshalb oft das Frühstück theilen und den Kranken unmittelbar vor dem Bade durch eine Tasse Getränk sich entnüchtern und später das eigentliche Frühstück nehmen.

Die Zeit des Brunnentrinkens ist vorwiegend die erste Stunde des Tages, da der leere Magen und die seit vielen Stunden nicht mehr getränkten Gefäfse desselben am schnellsten das Wasser resorbiren. Wo sodann die gewählte Tagesdosis gröfser ist, als dafs man sie dem Kranken in Einer Stunde zumuthen möchte, da läfst man eine Stunde vor dem Mittagessen, auch wohl vor dem Abendessen noch kleinere Quantitäten nehmen. Auch hier hat man sich oft zu ängstlich an den Begriff und die Forderung der Nüchternheit gehalten und manchem gequälten Kranken des Morgens früh eine Quantität kalten Wassers zugemuthet, welche sein verwöhnter Magen nicht zu überwältigen vermochte. Gegen den meist widerlichen Zusatz von Molken und Milch zu dem Mineralwasser hat man keine Einwände gemacht, dagegen den Genufs einer Tasse warmen Kaffe's oder Thee's vor dem Brunnentrinken als ein verderbliches Experiment verpönt, obgleich doch die dem Mineralbrunnen zugesetzte Milch vom Magen verdaut werden mufs. Gewisse Wässer, namentlich die alkalischen Säuerlinge, werden in ihrer Wirkung durch die Verdauungsarbeit des Magens und durch ihre Berührung mit Nahrungsmitteln durchaus nicht gestört, und mit grofsem

Nutzen zu den Mahlzeiten, auch zum Mittagessen getrunken, z. B. Vichy; und dies hat den Vortheil, dafs man sehr grofse Mengen des Mineralwassers den Tag über geben kann, ohne dem Blut mehr als die erträgliche Quantität Getränk zu bieten. Ganz besonders ist dieses diätetische Brunnentrinken den Tag über und bei den Mahlzeiten für solche Fälle von Gicht, Harngries und Blasenkatarrh zu beachten, wo es auf grofse Quantitäten Wasser ankommt; die betreffenden Brunnen, Vichy, Fachingen, Bilin, Selters, Ems, Wildungen sind überdies leicht verdaulich, und ein grofser Theil der Kohlensäure, welche allerdings in gröfseren Mengen belästigen könnte, kann durch Schütteln oder längeres Stehen bei offener Flasche und im Glase entfernt werden, ohne der Verdaulichkeit des Wassers zu schaden.

Ueber die Diät und die Unmöglichkeit, allgemeine Vorschriften zu geben, vergleiche das erste Kapitel, S. 47, namentlich über das unbegründete Verbot des Weines und der Pflanzensäuren bei dem Gebrauch alkalischer Wässer und der Butter bei den meisten Brunnenkuren. Ueber diesen althergebrachten Vorurtheilen vergifst man übrigens oft, das Frühstück nach dem Brunnentrinken in wirklich rationeller Weise zu regeln: an vielen, sogar den meisten Brunnenorten gestattet man den Kranken, nach dem Genufs grofser Brunnenquantitäten, den durch die Brunnenpromenade erregten Hunger mit grofsen Mengen schwer verdaulicher Amylaceen zu befriedigen, anstatt sie auf eine weniger voluminöse, leichter verdauliche und viel nützlichere Fleischmahlzeit hinzuweisen. Ferner versäumt man, die Art der Mittagsmahlzeit zu reformiren, deren Bestimmung an den meisten Kurorten den Gastwirthen und dem Gaumenkitzel der Kranken überlassen bleibt, und die deshalb fast überall ein üppiges Fest der Lüsternheit des Geschmackes ist. Es ist unglaublich, wie viele Brunnenkuren deshalb fehl schlagen, weil die Kranken täglich nicht ein bürgerliches Mittagsmahl, sondern ein Hôtel-Diner zu sich nehmen, oder in andern Fällen, weil sie gezwungen werden, morgens nüchtern Massen von kaltem Mineralwasser zu trinken, ohne sich durch den unschädlichen Genufs einer Tasse warmen Kaffe's oder Thee's in eine behagliche Nervenstimmung versetzt zu haben. Dazu kommt für sehr viele schwache Kranke das unglückliche triviale Postulat einer starken Brunnenpromenade, wodurch der Tag mit einer Erschöpfung beginnt; die meisten Brunnen werden, in mäfsigen

Quantitäten gereicht, auch ohne oder mit geringer Körperbewegung resorbirt, und grofse Massen belästigen den Magen trotz allem Spazierengehen. An solchen Beispielen werden die zahlreichen Fälle von überraschenden Mifserfolgen illustrirt, die nicht dem Brunnen zuzuschreiben sind, sondern dem Verhalten des Kranken und seiner Unterwerfung unter die gedankenlose, hergebrachte, und auch dem Publikum traditionell gewordene Gewohnheit.

Ueber die Temperatur und Dauer der Bäder ist das Nöthige im ersten Kapitel ausgeführt, auch die Temperatur der Mineralbrunnen kritisirt, und das sogenannte Brunnenfieber erwähnt worden. S. 60. 62. 79. 119.

Die Dauer einer Bade- und Brunnenkur im Ganzen läfst sich nicht im Allgemeinen bestimmen; sie richtet sich nach den verschiedensten individuellen Bedingungen, in deren Abschätzung die Hauptaufgabe und Kunst des Brunnenarztes besteht. Allerdings haben sich für die einzelnen Kurmittel und die einzelnen Krankheitszustände mit der Zeit Durchschnittstermine ergeben, welche aber für den einzelnen concreten Fall nur eine Wahrscheinlichkeitsrechnung begründen können. Vor allen Dingen kommt es hier darauf an, die Prognose des Falles annähernd richtig zu ziehen, das Erreichbare von dem Unerreichbaren zu scheiden, die Leistungsfähigkeit des kranken Organismus zu schätzen und in vielen Fällen sich selbst und dem Kranken deutlich zu machen, wie viel in einer gewissen Zeit erreichbar, und was einer Wiederholung der Kur oder überhaupt der Zukunft zu überlassen ist. Es drängt sich allerdings die allgemeine Regel auf, ein Kurmittel, zu dessen Benutzung der Kranke so grofse und kostspielige Veranstaltungen treffen mufs, so reichlich als möglich für den Fall auszubeuten; und es mufs im Allgemeinen der Grundsatz vorherrschen, die Kur so weit als möglich zu treiben; aber dieses „Möglich" mufs auch mit Umsicht bestimmt werden, und hierin liegt die gröfste und unschätzbare Leistung des Brunnenarztes. Nicht Regeln, sondern nur Beispiele lassen sich anführen.

Oft beruht die Dauer der Kur auf dem Kurmittel selbst, z. B. bei energischen Kaltwasserkuren, welche von den meisten Kranken nur kürzere Zeit ertragen werden; wir haben S. 106 erwähnt, dafs in manchen Kaltwasseranstalten die Gewohnheit herrscht, die Kuren lange Zeit zu pertrahiren, um den Erfolg in Einem Jahre sicher zu erreichen. Oft beruht die Dauer und das Mafs der Kur auf der allgemeinen Prognose der Krankheit, z. B. bei schweren gichtischen Exsudaten, bei denen man sich mit einer geringen Besserung des Allgemeinbefindens begnügen mufs; oft auch auf dem individuellen Verlauf der Kur selbst, welcher erst die Leistungsfähigkeit des Kranken ermittelt. Endlich kommen sehr oft Nebenumstände in Betracht, welche entscheidend in die Wagschaale fallen; es hat z. B. ein Kranker mit rheumatischen Exsudaten nur vier Wochen Zeit zur Kur, und diese vier Wochen sind ihm eine unschätzbare Frist, die er zu seinem Heile benutzen mufs; hätte er die doppelte Zeit, so würde man die Kur mäfsig aber lange treiben, während man nun gezwungen ist, je nach den vorwaltenden Erscheinungen des Falles seine Wahl zu treffen: entweder ist auf die Exsudate das meiste Gewicht zu legen, und dann wird man den Kranken für die gebotene kurze Zeit in die Disciplin einer sehr energischen Methode nehmen; oder die Hautschwäche waltet vor, und so wird man mit einer mäfsigen und kühlen Methode diese Causalindication erfüllen und den Kranken auf eine spätere Zeit und eine energische Thermalmethode zur Verminderung der Exsudate vertrösten. Aus solchen Beispielen ergibt sich, dafs es unräthlich und unnütz ist, allgemeine Regeln über Dauer und Mafs der Kuren aufzustellen.

Einzelne besonders namhafte Kurorte verdanken ihre Geltung zum grofsen Theil der Methode, welche ihre Aerzte ermittelt und ausgebildet haben, Kreuznach, Rehme, Leuk u. a. Aber auch diese Methoden haben nur eine allgemeine Bedeutung und müssen dem concreten Fall gegenüber individuell modificirt werden.

II. Die künstlichen Mineralwässer.

Die Schätzung der künstlichen Mineralwässer als pharmaceutischer Körper, ist anfänglich durch die Verwirrung streitender Parteien verdunkelt worden und begegnet auch heut noch einer, allerdings rein technischen Schwierigkeit.

Nachdem durch Berzelius' Arbeiten der Weg zu einer wirklichen Analyse der Mineralquellen eröffnet worden, auch einige mangelhafte Versuche zur Nachbildung derselben gemacht waren, ging Struve an umfassende analytische Arbeiten und an eine der vollständigen Analyse sich anschliefsende Darstellung der gebräuchlichsten Wässer. Seine erste Schrift erschien 1824: „Ueber die Nachbildung der natürlichen Heilquellen." Die lahmen Verkehrsmittel der damaligen Zeit, welche den Transport der Mineralwässer erschwerten und vertheuerten, und die oft gemachte Erfahrung, dafs dieselben bei der Füllung und Versendung den gröfsten Theil der Kohlensäure und das Eisen einbüfsen, liefsen die neue Erfindung von vielen Aerzten hoch willkommen heifsen. Dennoch fand sie nur langsam und unvollkommenen Eingang, selbst in Deutschland, wo zahlreiche Filialfabriken errichtet wurden. Der Gründe waren verschiedene. Vor allem war hinderlich das Geheimnifs, welches die Struve'sche Fabrikation bis auf den heutigen Tag sich bewahrt hat, und die wohlbegründete Abneigung der Aerzte, pharmaceutische Präparate auf Treu und Glauben anzunehmen, deren Verfertiger ein grofsartiges und gewinnreiches Geschäft mit ihrer Herstellung treibt. Sodann lag überhaupt in der Zeit noch der Zug zum Glauben an wunderthätige Wirkungen von Naturkörpern, deren Bedingungen nachzuahmen der Kunst nicht gegeben sei, und an eine geheimnifsvolle Beziehung jener unorganischen Mischungen zu den organisirten Säften und zur sogenannten Lebenskraft. Die Einwendungen, welche man gegen die Struveschen Fabrikate machte, rechneten zwar nur mit theoretischen Möglichkeiten, waren aber gerade deshalb wirksam, weil diese Hypothesen der allgemeinen Anschauung der Zeit entsprachen. Man behauptete z. B. dafs den künstlichen Wässern die unnachahmlichen Eigenschaften der natürlichen abgingen: die freie Elektricität, die natürliche Wärme, die in ihren Wirkungen von der künstlichen ganz verschieden sei, ihre Verwandtschaft mit organischen Körpern, das eigenthümliche Leben der Quellen und deren direkt belebende Kraft. Der einflufsreiche Osann gab folgenden Satz zum besten: „Im Allgemeinen läfst sich annehmen, dafs die Mischungsverhältnisse der einzelnen Mineralquellen sich zu denen der organischen Flüssigkeiten verhalten, wie die Grundkräfte und Grundprocesse im Innern unserer Erde zu denen des organischen Lebens auf ihrer Oberfläche, wie Produkte unvollkommener Entwicklung zu vollkommenen Schöpfungen bestimmter Lebensäufserungen." Hufeland aber, der allmächtige Patriarch, obgleich er, seinem Temperament nach, nicht ebenso absprach, erklärte doch, dafs sein ärztliches Gefühl ihm sage, die künstlichen und natürlichen Mineralwässer seien nicht identisch.

Unter solchen Umständen mufste der Streit sich auf unfruchtbarem theoretischem Boden bewegen, um so mehr, als der praktische Mafsstab des Erfolges und Nichterfolges sich aus dieser theoretischen Dunkelheit nicht klar und scharf heraushob. In einer Zeit nämlich, wo man noch nicht den allgemeinen Momenten einer Brunnenkur, der Reise, der Gebirgsluft u. dgl. ihre hohe Bedeutung beilegte, hatte man deshalb nicht die entscheidenden Gründe zur Stelle, aus denen Nichterfolge mit künstlichen Wässern zu erklären sind.

Mit der rationelleren Richtung unserer Kunst haben nun zwar die künstlichen Mineralwässer, gleich den natürlichen, die Schätzung als pharmaceutischer Körper, ihren Bestandtheilen gemäfs gewonnen; aber das Mifstrauen ist nicht ganz geschwunden, und mit Recht, weil das Geheimnifs der Fabrikation noch immer besteht, eine Controle unmöglich ist, und die neueren Fortschritte der Analyse dem alten Struve'schen Standpunkt weit überholt haben. Ebenso steht dem Glauben an ganz treue Nachahmung der Natur die Thatsache entgegen, dafs viele Bestandtheile der Quellen nur in ihren Grundelementen gefunden, in ihren Zusammensetzungen aber berechnet werden, und dafs oft mehr als eine Berechnung möglich ist. Den wichtigen Einwand in Betreff des Eisenniederschlages, theilen aber die künstlichen mit den natürlichen Wässern; die Schwierigkeit, bei der Füllung der Flaschen den Zutritt von Sauerstoff abzuhalten und dadurch die Fällung des Eisens zu verhindern, sind bei beiden gleich grofs. Diese Schwierigkeit ist neuerdings durch Fresenius' Verfahren für die natürlichen Quellen gröfstentheils beseitigt worden, ob auch für die künstlichen, das läfst sich vorläufig nicht ermitteln, da wir das Verfahren der Struve'schen Fabrikation nicht kennen, und eine Wasseranalyse eine zu grofse Arbeit ist, als dafs viele Chemiker sich derselben unterzögen, um die Struve'schen Nachbildungen zu prüfen.

Für einfachere Wässer, die namentlich auf Grund eines oder weniger Salze, des Kochsalzes, des Bitter- und Glaubersalzes, des kohlensauren Natrons, wirken sollen, mag es gleichgültig sein, ob man sie in künstlicher, oder in natürlicher Gestalt anwendet: die künstlichen Wässer sind mit Kohlensäure übersättigt, und in den natürlichen fehlt dieselbe, Dank der neuen Methode, keineswegs; gesetzt aber, die künstlichen enthielten auch einige Grane des wirksamen Salzes mehr oder weniger, so ergibt das ohngefähr ihre Wirkung, und überdies wird ja auch die Dosis der natürlichen Brunnen empirisch und individuell bestimmt und modificirt.

Anders verhält es sich mit den Stahlbrunnen, deren natürliche Form, seit der Fresenius'schen Füllungsmethode, vorzuziehen ist, oder mindestens der künstlichen nicht mehr nachsteht. Nach der alten Methode verloren die versandten Eisenwässer in der That alles Eisen, welches sich als Oker niederschlug, trotzdem man das Entweichen der Kohlensäure, welches man als Ursache dieses Niederschlags betrachtete, in hohem Grade zu vermeiden wufste. Fresenius hat nachgewiesen, dafs die überschüssige Kohlensäure nur durch Verhinderung des Luftzutritts auf die Beseitigung jenes Uebelstandes einzuwirken vermag, und dafs es vielmehr auf die gänzliche Abhaltung des Sauerstoffs ankommt; sein Verfahren besteht nun darin, dafs er den leeren Krug mit kohlensaurem Gas füllt und ihn nun erst mit dem Wasser tränkt; dieses kommt also nicht mit atmosphärischer Luft in Verbindung und hat keine Gelegenheit, Sauerstoff aufzunehmen; weil aber schon $\frac{2}{3}$ Kubikzoll atmosphärischer Luft hinreichen, um sämmtliches Eisenoxydul eines starken Stahlwassers in Oxyd zu verwandeln und zu fällen, so wird unmittelbar nach der Füllung noch ein Strom Kohlensäure in die Flasche geleitet, um sämmtliche etwa verschluckte Luft zu entfernen. Das Verfahren ist zwar einfach, erfordert aber genaue Apparate und grofse Sorgfalt, und ist für die künstlichen Wässer eben so unerläfslich, als für die natürlichen. So lange daher dem Publikum nicht irgend ein Weg der Controle eröffnet ist, so lange werden wir mit Recht die natürlichen, nach der neuen Methode gefüllten Stahlwässer, namentlich Schwalbach, den künstlichen vorziehen, und auch denjenigen natürlichen zusammengesetzten Wässern, bei denen neben andern auch eine Eisenwirkung in Betracht kommt, z. B. Marienbad, Franzensbad, Elster, den Vorzug vor den Nachahmungen geben. Allerdings ist dazu erforderlich, dafs über die richtige Füllung der betreffenden natürlichen Wässer hinreichend glaubhafter Nachweis geführt werde.

In neuerer Zeit sind einige nicht nachgeahmte, sondern willkürlich zusammengesetzte künstliche Wässer aufgekommen, wie Struve's pyro-phosphorsaures Eisenwasser, dessen kohlensaures Bitterwasser, künstliches Selter- und Sodawasser, die ersten beiden zu methodischen Kuren, die letzten zu diätetischem Gebrauch geeignet und sehr verschieden bereitet. Das künstliche Selter- und das Sodawasser sind wesentlich Säuerlinge mit geringem Natrongehalt; der Mafsstab ihrer Güte und Reinheit ist der Geschmack nach Salz- oder Weinsteinsäure, der ihnen von leichtfertiger Fabrikation anhaftet.

III. Die Fichtennadelbäder.

Die Erwähnung dieser Bäder folgt im Anhang, weil wir sie im Zusammenhang unserer Darstellung vergessen hatten, gerade so, wie auch der kurze Eclat, mit welchem sie vor 20 Jahren eingeführt wurden, wieder vergessen ist. Wenn sie auch nicht erfüllt haben, was einige Enthusiasten verhiefsen, und was die Reklame der Industrie versprach, so bleibt dieses Mittel immerhin eine wirksame und angenehme Badeform der Thermalmethode, namentlich für solche Fälle, wo man die Haut kräftig reizen will, ohne diese Reizung durch sehr hohe Badewärme zu erzwingen. Es ist besonders der chronische Muskelrheumatismus ohne bedeutende Exsudate, welcher die angenehmste Indication für diese Bäder bietet. Indessen theilen sie sämmtliche Indicationen der Thermalmethode, und zwar hauptsächlich für Fälle, bei denen frische Waldluft und einfaches Leben nebenbei sich empfehlen, da die betreffenden Kurorte meistens geräuschlose, zum Theil abgelegne Städtchen und Dörfer sind. Auch zu andern Bädern, besonders zu Soolbädern, setzt man das Dekokt oder Extrakt der Fichtennadeln hinzu und verstärkt dadurch nicht blofs die erregende Wirkung auf die Haut, sondern macht auch das Bad durch den erfrischenden, balsamischen Geruch höchst angenehm. Die wirksamen Bestandtheile des Dekoktes sind: das dem Terpenthinöl ähnliche ätherische Oel, das Fichtenharz und organische Säuren, namentlich Ameisensäure, welche, wie S. 203 erwähnt, vermuthlich auch in den meisten Moorbädern ein wichtiger Bestandtheil ist. Die Badeflüssigkeit wird aus zwei Theilen gemischt, einem Dampfdestillat, welches das ätherische Oel enthält, und einem Dekokt der Nadeln, welches auch behufs Versendung nach aufsen eingedickt und in Extrakt condensirt wird. Von dem Dekokt setzt man, je nach der verschiedenen Stärke desselben, 2—20 Quart dem Bade zu; will man nur den balsamischen Geruch erzielen, so genügt schon eine oder einige Unzen des Extraktes.

Anstalten für Fichtennadelbäder sind mit vielen andern Kurmitteln verbunden; mit Kaltwasseranstalten in Alexandersbad, Schleusingen, Tharand, Ruhla, Ilmenau, Nassau, siehe S. 109—111; mit Sool- und anderen Bädern in Arnstadt (227), Schmalkalden (216), Hofgeismar (471), Sulza (232). Andere Anstalten sind: Blankenburg, Eisenach, Berka, Rudolstadt, Friedrichsrode, Brotterode in Thüringen, Blankenburg, Grund, Ilsenburg, Thale, Andreasberg im Harz, Braunfels bei Wetzlar, Gleisweiler in der Pfalz, Humboldtsau bei Breslau, Langenberg bei Gera, Karlsruh in Oberschlesien u. a. m.

IV. Die Elektricität.

Für zahlreiche Fälle der verschiedensten Art concurrirt mit den Badekuren die Anwendung der Elektricität. Die deutsche Literatur weist eine Reihe von vortrefflichen Schriften auf, aus denen der praktische Arzt nicht allein über die Sache sich orientiren, sondern auch über die Methode und Technik sich vollständig belehren kann. Jedes der unten genannten vier kleineren Werke kann zu völlig genügender Anleitung dienen, und wir können dieselben, fremden und namentlich französischen Leistungen gegenüber, mit grofser Befriedigung als Muster aufstellen für die deutsche Art, eine neue Methode in nüchterner und ehrlicher Weise zur Specialität auszubilden.

Moritz Meyer, die Elektricität in ihrer Anwendung auf praktische Medicin. 2. Aufl. Berlin, 1861.
Ziemfsen, die Elektricität in der Medicin. 3. Aufl. Berl. 1866.
Rosenthal, Elektricitätslehre für Mediciner. Berlin 1862.
Benedict, Elektrotherapie. Wien 1868.

Die Anwendung der Elektricität ruht gröfstentheils in den Händen von Specialisten und Badeärzten, weil der beschäftigte Praktiker selten Zeit und Gelegenheit hat, complicirte Apparate beständig in Ordnung zu halten und an einem grofsen Krankenmaterial technische Uebung und theoretische Uebersicht und

Sachkenntnifs zu erwerben. Aufserdem wird die Methode immer allgemeiner in Krankenhäuser eingeführt. Es liegt daher nicht in unserer Absicht, den Gegenstand theoretisch und technisch darzustellen, sondern nur, den Praktiker im Allgemeinen zu orientiren.

Vor der Entdeckung des Galvanismus kannte man nur die Reibungselektricität, wie sie in der Elektrisirmaschine und in der Leydener Flasche gegeben war. Die Thatsachen der Erschütterung des Körpers durch den elektrischen Schlag und der Reizung der Oberfläche durch den Funken mufste frühzeitig dazu veranlassen, diese geheimnifsvolle Kraft als Heilmittel zu verwenden. In der That finden wir schon im Alterthum, und später in der zweiten Hälfte des vorigen Jahrhunderts die Reibungselektricität als Heilmittel, namentlich für verschiedene Neurosen. Doch fand die Methode keinen allgemeinen Eingang, sondern meistens nur einen, übrigens nicht unverdienten, Unglauben, theils weil die Technik der Reibungselektricität eine unvollkommene war und die Regulirung des Mafses ausschlofs, theils weil die Zeit sich gegen solche physikalischen Mittel überhaupt sträubte. Mit der Entdeckung des Galvanismus und der Erfindung der Volta'schen Säule gegen Ende des vorigen Jahrhunderts war sodann zwar die Grundbedingung gegeben, welche die Kraft als Heilmittel in unserer Zeit zur Geltung gebracht, aber immer währte es noch beinahe ein halbes Jahrhundert, ehe die Methode den Schein des Abenteuerlichen verlor und sich zu therapeutischen und technischen Maximen ausbildete. Die Entdeckung des Galvanismus fiel nämlich in eine Zeit, oder begründete vielmehr die Zeit der Naturphilosophie, jenen abenteuerlichen Zug der Dialektik, auf deduktivem Wege die Identität der organischen Lebenskraft mit den physikalischen Kräften zu construiren und aus den Thatsachen des Galvanismus, des Magnetismus, der berüchtigten Polarität die Erscheinungen des organischen Lebens zu construiren. Galvani hatte bei seiner ersten, von ihm falsch gedeuteten Entdeckung die thierische Elektricität zu finden geglaubt; die deutschen Philosophen nahmen dieselbe unbedenklich an, wenigstens in der Vorstellung des polaren Verhaltens; und zwischen beiden schritt die unerbittliche mathematische Consequenz Volta's vorwärts, mit welcher weder die physikalische Unfähigkeit Galvani's, noch die Leichtfertigkeit der deutschen Spekulanten concurriren konnte: und so kam es nicht zur Ermittelung der thierischen Elektricität, obgleich schon Alex. v. Humboldt 1796 nahe daran war, sie nachzuweisen. Diesen Nachweis auf leichtere und überzeugende Weise zu führen, bedurfte es noch einiger Entdeckungen von vorwiegend technischer Bedeutung, des Elektromagnetismus durch Oerstedt, der Inductionsströme durch Faraday, und der Elementarwirkung der letzteren auf Muskeln und Nerven durch die Gebrüder Weber 1846. Damit waren damit die Principe und die technischen Mittel gegeben, mit welchen Dubois-Reymond 1848 die grofse Frage der thierischen Elektricität im Allgemeinen und in ihrem einzelnen Verhalten entscheiden konnte.

Mit Faraday's Inductionsapparat war das Mittel gegeben, den Strom dauernd und in seinem Mafs wohl regulirt auf beliebige Körpertheile, besonders auf Nerven und Muskeln anzuwenden; durch die Versuche der Gebrüder Weber war die tetanische Zusammenziehung der Muskeln durch den Inductionsstrom constatirt; und mit Dubois-Reymond's Entdeckung nachgewiesen, dafs im Nerven und im Muskel elektrische Ströme kreisen, welche durch einen von aufsen eingeführten Strom in verschiedener Weise afficirt werden. Während nun die Physiologen mit Eifer und Erfolg die physikalische Seite der grofsen Entdeckung verfolgten, bemächtigten sich einzelne Aerzte der praktischen Seite, zuerst namentlich der Franzose Duchenne in einseitiger, aber fruchtbarer Weise; dieser vervollkommnete die Technik und constatirte die Heilkraft des inducirten Stromes auf Lähmungen und trophische Veränderungen der Muskeln. Fast gleichzeitig arbeiteten deutsche Aerzte, namentlich Moritz Meyer und Ziemfsen, und so fand der inducirte Strom schnellen und allgemeinen Eingang. Neben der therapeutischen Kraft wurde seine Bedeutung für die Diagnose mancher Zustände ermittelt, und ein bedeutender Fortschritt war es, als im Jahre 1856 Remak nachwies, dafs die einigermafsen geheimnifsvollen Punkte, welche Duchenne als besonders wirksam für die galvanische Tetanisirung der Muskeln empirisch ermittelt hatte, weiter nichts sind, als diejenigen Stellen, wo gröfsere Muskelnerven dem Strome erreichbar liegen. In demselben Jahre trat Remak mit der Anwendung des constanten Stromes auf, fand aber fast nichts als Widerspruch und Unglauben, theils weil das noch ganz neue Mittel des unterbrochenen inducirten Stromes seine ausschliefsliche, und namentlich von den Physiologen vorwiegend benutzte Wirkung als Axiom geltend machte, theils weil die phantastische Natur Remak's und sein rücksichtsloser Enthusiasmus einen gewissen abenteuerlichen Schatten auf seine Erfindung warf. Aber, wie die Einseitigkeit Duchenne's den inducirten, so hat auch die Begeisterung Remak's den constanten Strom in kurzer Zeit und unwiderstehlich in die Praxis eingeführt, und die Erfolge haben über theoretische Zweifel und persönliche Abneigung gesiegt. In dem kurzen Zeitraum von 12 Jahren, der seit Remak's Auftreten verflossen, hat der constante Strom die Bedeutung eines heroischen Mittels gewonnen, die Technik ist annähernd erschöpfend ausgebildet, treffliche und bequeme Apparate werden zu verhältnifsmäfsig geringen Preisen, besonders von Stöhrer in Leipzig geliefert; und wenngleich nicht zu vergessen, dafs die Akten über das Mittel erst eröffnet worden, so läfst sich doch absehen, wie nach einem weiteren Jahrzehent die Indicationen sich klären werden.

Der principielle Unterschied beider Methoden besteht darin, dafs der inducirte Strom in unzähligen Unterbrechungen wirkt und durch schnell auf einander folgende Schliefsungs- und Oeffnungszucken den Nerv und Muskel in eine tetanische Contraction versetzt; während der constante Strom vermöge seiner Stärke und Dichtigkeit dauernd einwirkt. Die wichtigste praktische Differenz aber liegt in der Richtung der Ströme: der inducirte trifft nur die Lokalität seiner Anwendung, der constante aber nimmt, bei richtiger Application, aufserdem eine centripetale Richtung und wirkt somit besonders auf die Centraltheile des Nervensystems.

Am unsichersten ist bis jetzt noch die Anschauung der elektrolytischen Kraft der Ströme; mit beiden ist es gelungen, in einzelnen Fällen Drüsengeschwülste und wenig organisirte Exsudate, z. B. selbst auf der Hornhaut, zu schmelzen; doch sind diese Fälle zu vereinzelt, um der Beurtheilung einen haltbaren Mafsstab zu liefern.

Die wichtigsten Indicationen liefern die Lähmungen, und zwar für den Inductionsstrom die lokalen Lähmungen und Muskelatrophieen, wohl verstanden nicht blofs die lokal begründeten, sondern auch die centralen Lähmungen in ihren lokalen Folgen. Als Beispiele führen wir an 1) die Atrophie eines Muskels in

Folge von Rheumatismus, für deren schwere Fälle der inducirte Strom unerläfslich ist, er wirkt hauptsächlich durch die gymnastische Uebung, für deren Leistung die Innervation vom Willen aus nicht hinreicht, sondern der heftige lokale Reiz auf die Muskel- und Nervenfaser erfordert wird; 2) die Atrophie der Muskeln in Folge irgend einer centralen Lähmung; hier hat der Inductionsstrom auf das Grundleiden gar keine, auf die lokale Atrophie aber oft eine sehr heilsame Wirkung in sofern der weiteren Degeneration vorgebeugt und die Muskeln als mechanische Tragbänder gekräftigt werden; vergl. z. B. die spinale Kinderlähmung S. 157. Der constante Strom dagegen wirkt centripetal und lokal; in letzterer Beziehung, nach des Verfassers und Anderer Erfahrung, oft ganz gleich dem Inductionsstrom, in ersterer Beziehung besonders auf dem Wege der Leitung durch den Sympathicus, ein Weg, in dessen Auffindung eines der gröfsten Verdienste Remak's besteht, und wodurch er namentlich einige in Berlin Epoche machende Heilungen von Krampfformen, besonders Kopfkrampf und Nystagmus erzielt hat. Erfahrungen, wie wir sie S. 163 angeführt, ermuntern namentlich zu Versuchen bei beginnender Tabes.

Die Bedeutung des galvanischen Stroms für die Diagnose und Prognose der Lähmungen erwartet noch ihre nähere Aufklärung. Im Allgemeinen vermindert sich mit der Dauer der Lähmung die elektrische Reizbarkeit der Muskeln, und zwar, ganz abgesehen von der Natur eines etwa zu Grunde liegenden Centralleidens, einfach durch die Unthätigkeit, den Mangel an Innervation und die daraus folgenden trophischen Veränderungen; und diese Thatsachen kann die Prognose in sofern bestimmen, als sie ein Mafs für die Dauer der Krankheit und für die örtliche Degeneration der gelähmten Muskeln liefert. Abgesehen von dieser örtlichen Abnahme der elektrischen Reizbarkeit, sind in Betreff der centralen Lähmungen folgende Erfahrungen bekannt.

1) Bei centralen Lähmungen, besonders nach Apoplexie, Embolie und allgemeiner fortschreitender Paralyse ist in frischen Fällen die elektromuskuläre Reizbarkeit normal, und sie schwindet nur bei längerer Dauer in denjenigen, namentlich der Flexion dienenden Muskeln, welche längere Zeit in tonischer Contractur verharren.

2) Bei spinalen Lähmungen mit bedeutenden, aber örtlich beschränkten trophischen Veränderungen des Rückenmarkes, ist die elektrische Reizbarkeit entweder ganz, oder im Verhältnifs zur Intensität des Rückenmarkleidens in verschiedenem Grade verloren gegangen, und dieser Grad bedingt in sofern den Schlufs auf die Bedeutung der Verletzung und auf die Prognose. Solche Fälle sind bedingt durch Verletzungen, Erschütterungen, Wirbelcaries, syphilitische Exostosen, meningitische Exsudate u. dgl. m.

3) Bei spinalen Lähmungen in Folge von Apoplexie des Rückenmarkes, also bei der sogenannten spinalen Kinderlähmung, ferner bei der typhösen Lähmung der Extensoren der unteren, seltener der oberen Extremitäten (vergl. S. 169) ist die elektrische Reizbarkeit in der Regel sehr herabgesetzt, und der Grad dieser Verminderung ist ein wichtiges prognostisches Zeichen. Hand in Hand geht mit ihr die Neigung der Muskeln, fettig zu degeneriren.

4) In Betreff der tabetischen Lähmungen (vergl. S. 158) befindet sich Verf. in Widerspruch mit der Behauptung anderer Schriftsteller, welche auch hier eine Herabsetzung der elektrischen Reizbarkeit annehmen. Er hat im Gegentheil allgemein ein normales Verhalten in dieser Beziehung gefunden und namentlich niemals eine fettige Degeneration, sondern höchstens eine allgemeine Magerkeit der Muskeln beobachtet. Selbst in den nicht häufig zur Beobachtung kommenden räthselhaften Fällen von allgemeiner Anästhesie der Haut mit Paralyse der Muskeln waren die letzteren dem elektrischen Strom nicht blofs normal, sondern sogar übermäfsig leicht zugänglich. Verfassers Beobachtungen sind in dieser Beziehung so zahlreich und übereinstimmend, dafs er sogar geneigt ist, hier das Vorhandensein der Reizbarkeit zur Diagnose der Tabes zu benutzen, während die Prognose durch diese Thatsache unberührt bleibt.

5) Peripherische Lähmungen in Folge von Verletzung gröfserer Nervenstämme verhalten sich ganz so, wie Rückenmarkslähmungen.

6) Die progressive Muskelatrophie vermindert die elektrische Reizbarkeit nur in lokalem Sinne, d. h. im Verhältnifs zum fortschreitenden Muskelschwund; so lange noch Muskelsubstanz vorhanden, so lange besteht noch ein ihr entsprechender Grad von Reizbarkeit.

7) Für Bleilähmungen ist die Herabsetzung oder Aufhebung der elektrischen Reizbarkeit ein charakteristisches Zeichen, während die elektrische Sensibilität sehr oft intakt bleibt. Lähmung der Streckmuskeln, namentlich der oberen Extremität, mit Aufhebung der. elektro-muskulären Reizbarkeit, und ohne andere Zeichen eines Centralleidens, begründet die Diagnose der Bleilähmung auch ohne Nachweis der Vergiftung.

8) Oft wird in gelähmten Muskeln die elektrische Reizbarkeit momentan erhöht und dadurch die Heilung beschleunigt, wenn man erst einen constanten Strom hindurchschickt und dann den inducirten Strom folgen läfst. Eine gleiche Alternative findet überhaupt für die beiden Richtungen des constanten Stromes statt: ein aufsteigender bereitet die stärkere Wirkung des absteigenden vor, und umgekehrt.

Auch die Charlatane haben sich natürlich des neuen Mittels bemächtigt und annonciren sich für Heilung von Skoliosen, von Lungenphthisis, Krebs u. s. f. durch Elektricität. Um so wünschenswerther ist es, dafs das grofse ärztliche Publikum sich wenigstens bekannt mache mit der Methode und Technik, um die Laien von solchen therapeutischen Industrierittern fern zu halten.

V. Die Wunderkuren.

Die Schrothsche Methode besteht wesentlich in trockner Semmeldiät, mit Entziehung des Wassers und Erquickung durch Wein; auch nasse Einwickelungen werden zu Hülfe genommen.

Das Hoffsche Malzextrakt ist ein durch Faulbaumrinde mäfsig abführendes Bier.

Die Lampe'sche Kräuterkur ist eine Abführkur mit starken drastischen Vegetabilien.

Alle drei Methoden geben sich als Universalmittel für alle chronischen Krankheiten, und namentlich die beiden letztgenannten haben ihren Urhebern, unter dem ekelhaftesten öffentlichen Treiben, grofsen Geldgewinn gebracht.

Wir erwähnen diese Methoden deshalb am Schlusse des Werks, weil einzelne, unleugbare Erfolge den im Anfange der Einleitung ausgesprochenen Satz bestätigen, dafs unter Umständen jede strenge und neue Disciplin, in welche der Organismus genommen wird, im Stande ist, heilsame Veränderungen in ihm hervorzurufen. Alle diese Methoden laufen wesentlich auf Auslaugung des Blutes hinaus, und es ist deshalb immer der Mühe werth, einen wirklichen Erfolg nicht vornehm zu ignoriren, sondern nach den Momenten des Falles und der Kur zu erwägen und ihn für die Bereicherung unserer praktischen Anschauungen zu benutzen. Sind doch die meisten Arzneimittel älterer Zeiten aus der Volksmedizin in die legitime Heilkunde übergegangen, und waren doch die gerühmten blutreinigenden Tisanen unserer Vorfahren auch nichts mehr, als abführende oder nicht abführende auslaugende Getränke!

Pathologisches Register.

Fieberhafte Krankheiten.
Hydrotherapie 92.
Bronchialkatarrh.
Alkalische Wässer 332.
Einwirkung d. Feuchtigkeit, d. Wärme und des Wechsels d. Luft 25. 37.
Kochsalzwässer 397.
Weilbacher Schwefelwasser 414.
Lungenphthisis.
Cauterets 286.
Eaux-Bonnes 286.
Einfluſs des Sommers 37.
Geschichte und Begriff 484.
Klimatische Kuren 489. 490.
Lippspringe 430.
Penticonse 286.
Salzbrunn 353.
Seebad 261.
Vernet 289.
Weilbach 415.
Atonie des Magens.
Eisen 460.
Kohlensäure 319.
Cardialgie und Gastritis.
Buttermilchkur 46.
Chronischer Magenkatarrh.
Begriff desselben 335.
Kalkwässer 337.
Karlsbad 371. 391.
Kochsalzwässer 388.
Magengeschwür.
Karlsbad 371. 393.
Darmkatarrh.
Auf Hautschwäche beruhend 99. 338.
Karlsbad 371. 393.
Kochsalzwässer 338.
Hypochondrie.
Hydrotherapie 97.
Hartleibigkeit.
Kalt Wasser diätetisch 64.
Plethora abdominalis.
Glaubersalzwässer 369. 394.
Kalt Wasser diätetisch 70.
Natronwässer 347.
Rehme 242.
Schwefelwässer, Weilbach 414.

Verschiedene Typen des Hämorrhoidalzustandes 369.
Leberkrankheiten.
Diabetes. Karlsbad 367.
— Natronwässer 342.
Gallensteine 342.
Glaubersalzwässer 341. 396.
Katarrh der Gallenwege, Natron 340.
Milzanschwellungen.
Karlsbad 397.
Fettleibigkeit.
Bei Muskelrheumatismus 137.
Glaubersalzwässer 364.
Gicht.
Allgemeine Prognose 130.
Cadet de Vaux 69.
Harnsaure Diathese 68.
Hydrotherapie 67.
Kochsalzwässer 398.
Moorbäder 298.
Natronwässer 329.
Rehme 242.
Schlangenbad, Teplitz 131.
Schwefelbäder 279.
Soolbäder 198.
Thermalmethode 129.
Vichy, Karlsbad, Marienbad 130. 371.
Harngries.
Hydrotherapie 70.
Karlsbad 371.
Natronwässer 328.
Wildungen 428.
Rheumatismus.
Begriff 132.
Gelenkrheumatismus 137.
Hautschwäche 135.
Moorbäder 298.
Muskelrheum. 136, mit Fettleibigkeit 137; Alternative 196.
Nervöser Rheum. 134.
Schwefelbäder 279.
Seebad 263.
Soolbäder 196.
Rheumatische u. gichtische Gelenkexsudate.
Hohe Lage 132.

Hydrotherapie 67. 105.
Kochsalzwässer 132.
Moorbäder 132.
Prognose 138.
Rehme 243.
Schwefelwässer 132.
Thermalmethode 105.
Wildbäder 131.
Chronische Exantheme.
Allg. therapeut. Uebersicht 100—105.
Hydrotherapie 100.
Rehme 249.
Schwefelbäder 277.
Soolbäder 194.
Hautschwäche.
Concurrirende Mittel 99. 135.
Hydrotherapie 99.
Rehme 243.
Seebad 262.
Soolbäder 193.
Anämie.
Allgemeines 129.
Eisenwässer 451. 455.
Rehme 242.
Soolbäder 208.
Therapeutische Maximen 451.
Scrofulosis.
Alternative zwischen Kreuznach und Rehme 222.
Eiweifsdyskrasie, Natronwässer 327.
Exsudate 138.
Exsudate, Karlsbad 328. 372.
Iod u. Iodwässer 201. 205.
Kochsalzwässer 399.
Rehme u. Nauheim 243.
Seebad 262.
Soolbäder 199.
Therapeutische Alternative 202.
Uebersicht der Therapie 200.
Rhachitis.
Therapeutische Uebersicht 422.
Knochenkrankheiten.
Kochsalz 399.
Rehme 244.
Metallvergiftungen.
Hydrotherapie 65. 96.
Schwefelbäder 281.
Sitz der Bleinenrosen 282.
Weilbach 416.
Syphilis.
Hydrotherapie 66. 108.
Latente Syphilis 142.
Schwefelbäder 142. 280.
Thermalmethode 141.

Chronische Orchitis 140.
Ovariengeschwülste 139.
Chronische Metritis 140.
Geschwülste der Mamma 140.
Hypertrophie der Tonsillen 141.
Hydrops 141.
Schwere Reconvalescenz.
Aehnliche Zustände 128. 260.
Eisen 126.
Régime 125.
Seebad 126.
Thermalmethode 125.
Thermalsoolbäder 126. 241.
Wesen der Reconvalescenz 124.
Hysterie.
Buttermilchkur 46.
Hydrotherapie 97.
Hysterische Lähmung 149.
Spinalirritation 299.
Catalepsie.
Buttermilchkur 46.
Lähmungen.
Anämische Lähmungen 146.
Apoplexie des Rückenmarks 156.
Blasenlähmung 154.
Bleilähmung 529.
Diphtheritische Lähmung 168.
Erschöpfung des Rückenmarks 147.
Erschütterung des Rückenmarks 150.
Erweichung des Gehirns 156.
Erweichung des Rückenmarks 166.
Hemiplegische Lähmungen 154.
Impotenz 150.
Lähmung der Intelligenz u. des Willens 148.
Lähmung durch Druck 168.
Meningitische Lähmung 166. 247.
Paralysis agitans 169.
Peripherische Lähmungen 153.
Reflexlähmungen 152.
Spinale Kinderlähmung 156. 157.
Tabes 158. 246. 262. 280. 299.
Thermalmethode 107. 144.
Typhöse Lähmung 169.
Uebersicht 144—169.
Ischias 170.
Blasenkatarrh.
Karlsbad 371.
Natronwässer 333.
Wildungen 334.
Fluor albus.
Natronwässer 335.

Register der Kurmittel und Heilorte.

Aachen 290. 419.
Absorption der Haut 72.
Adelheidsquelle 217. 407. 465.
Aix les Bains 289. 419.
Albisbrunn 113.
Alexandersbad 111. 523.
Alexisbad 112. 466. 467.
Algier 491. 498.
Alkalische Bäder 306.
Alkalische Wässer 323.
Altwasser 466. 467.
Amélie les Bains 289. 419.
Antogast 465. 466. 468.
Arapatak 465. 466.
Arnstadt 227. 523.
Arsen 478.
Auerbach 112.
Aussee 225.
Ax 289.

Badekuren, deren Methode, 111.
Bäder, warme, Elementarwirkung 71. 113; verschiedene Temperaturen 119; Indicationen 122.
Baden in der Schweiz 292. 419.
Baden bei Wien 291. 419.
Baden-Baden 213. 408. 465.
Badenweiler 183.
Bagnères de Luchon 288.
Barèges 288. 419.
Bartfeld 465. 469.
Bath 184.
Berka 523.
Bertrich 380.
Bex 226. 505. 513.
Bilin 351. 464.
Bitterwässer 360. 465.
Bitterwasser, kohlensaures, 522.
Blankenberghe 264.
Blankenburg 523.
Bocklet 465. 466. 469.
Boll 294.
Boppard 110.
Borkum 265.
Bourbonne 217.
Bozen 491.
Braunfels 523.
Brestenberg 113.
Brotterode 523.
Brückenau 466. 470.
Brunnenfieber 61.
Brunnenkuren, Allgemeines 315; deren Methode 511.
Brunnthal 113.
Buchenthal 113.

Burtscheid 291. 419.
Butterverbot bei Brunnenkuren 50.

Cairo 491. 492. 497.
Cannes 491. 492. 501. 504.
Canstatt 214. 407. 465.
Cauterets 287.
Chlornatrium 383.
Colberg 233. 267.
Cranz 266.'
Cronthal 216. 408. 465.
Cudowa 465. 466. 470.
Cuxhaven 265.

Dangast 265.
Davos 506.
Dianabad 113.
Diät 46. 516.
Dichtigkeit der Luft 26.
Dievenow 267.
Dobbelbad 184.
Doberan 267.
Driburg 465. 466.
Dürkheim 232. 409. 441. 465.
Düsternbrook 268.

Eaux-Bonnes 286.
Eaux-Chaudes 286. 419.
Eckerberg 112.
Eilsen 293. 419.
Eisen 126. 127.
Eisenach 523.
Eisenkur 127.
Eisenwasser 442. 462. 465. 466.
Eisenwasser, pyro-phosphorsaures, 522.
Elektricität 523.
Elgersburg 111.
Elmen 234.
Elöpatak 466.
Elster 379. 464. 465. 466.
Ems 132. 357. 464.
Engelberg 113.
Euganaeische Thermen 295.

Fachingen 352. 464.
Fellahthalquellen 352. 464.
Felsenegg 113.
Feuchtigkeit der Luft 23.
Fichtennadelbäder 522.
Flinsberg 466. 470.
Frankenhausen 231.
Franzensbad 377. 464. 465. 466.
Freienwalde 466. 471.
Freiersbach 465. 466. 469.
Friedrichshall 362.

Friedrichsrode 523.
Füred 132. 380. 464. 466.

Gastein 172. 178.
Gebirgsluft 18.
Gebirnthätigkeit 42.
Geilnau 352. 464.
Geltschberg 112.
Gera 523.
Giefsbübel 352. 464.
Glaubersalzwässer 359. 362; Indicationen 366.
Gleichenberg 357. 464.
Gleisweiler 113. 439. 441. 523.
Goczalkowitz 228.
Godesberg 110.
Gonten 466.
Gürbersdorf 112. 505.
Gradirluft 234.
Graefenberg 112.
Griea 491. 501. 504.
Griesbach 465. 466. 468.
Grofswardein 297. 419.
Grünberg 441.
Grund 523.
Gumpendorf 112.

Hall in Oestreich 226. 408.
Hall in Tyrol 225.
Hall in Würtemberg 229. 465.
Harkany 297. 419.
Harzburg 229.
Heiden 113.
Helgoland 263.
Heringsdorf 267.
Herrenalb 112.
Hofgeismar 465. 466. 471. 523.
Hofheim 110.
Höhe der Lage 26.
Hohenstein 111.
Homburg 216. 402.
Horn 113.
Hub 112.
Hubertusbad 228.
Humboldtsau 523.
Hydrotherapie, allgemeine Begründung 90; Indicationen 95.
Hyères 491. 492. 501. 504.

Jaxtfeld 232.
Ilmenau 111. 523.
Ilsenburg 523.
Imnau 465. 466. 471.
Ingenheim 112.
Interlaken 440.
Iod 201.
Iodkur 205.
Iodwässer, Kritik derselben, 205.
Johannisbad 184.

Johannisberg 110.
Ischl 225. 465.
Iwonicz 219. 404.

Kalk, kohlensaurer, in Mineralwassern 420. 426.
Kalkhaltige Mineralquellen 420.
Kälte, Elementarwirkung 83.
Kaltenleutgeben 112.
Kaltwasserkur, Indicationen 92.
Karlsbad 373. 464; Blasenkatarrh 371; Darmkatarrh 371. 393; Diabetes 343; Fettleibigkeit 364; Gicht 130. 371; Harngries 371; Leberkrankheiten 341. 396; Magenkatarrh 371. 391; Magengeschwür 371; Milzanschwellungen 367; Plethora abdominalis 369. 394; scrofulöse Exsudate 328. 372.
Karlsruh in Oberschlesien 523.
Kissingen 229. 401. 465.
Klimatische Kuren 494.
Kniebisbäder 468.
Kochsalz 383; Gehalt der Quellen 400; Indicationen 388; physiologische Bedeutung 383; therapeutischer Charakter 386.
Kochsalzwasser 381.
Kohlensäure in der Atmosphäre 20; in Bädern 236; in Gasbädern 235; in Mineralwässern 317; Gehalt der M. W. an K. 321; Indicationen 319.
Kohlensaures Natron, Indicationen 327; physiologische Bedeutung 324.
Königsbrunn 111.
Königsdorf-Jastrzemb 228.
Königstein 110.
Königswarth 466. 472.
Körperbewegung 41. 57.
Kösen 232.
Kreuth 224. 419. 439.
Kreuzen 112.
Kreuznach 219. 410. 441. 465; Alternative zwischen Kr. u. Rehme 222. 243; Methode 199. 219.

Landeck 182.
Langenberg 111. 523.
Langenbrücken 294. 419.
Laubbach 110.
Lauterberg 112.
Leberthran 200.
Lenk 175. 429.
Liebenstein 111. 466. 472.
Liebenzell 183.
Liebwerda 466. 472.
Lippspringe 430. 505.
Lithion 478.
Louèche 175.

Luchon 419.
Luhatschowitz 356. 464.

Madeira 491. 492. 497.
Mallnerbrunn 112.
Marbach 113.
Marienbad 374. 464. 465.
Marienlyst 268.
Mehadia 296. 419.
Mentone 491. 492. 501. 503.
Meran 441. 501. 504.
Mergentheim 406. 465.
Michelstadt 112.
Milchzucker 433.
Misdroy 267.
Mittel der betrügerischen Industrie 529.
Mittelmeer, Kurorte an demselben 501.
Molken als Nahrungsmittel 435.
Molkenanstalten 439.
Molkenkuren 431. 436.
Monaco 492.
Mondorf 218. 465.
Montreux 491. 501. 504.
Moorbäder 298.
St. Moritz 465. 466. 473.
Mühlau 112.
Muriatische Natronwässer 354.
Muskau 466. 472.
Mutterlauge 209.

Nassau 109. 523.
Natron, kohlens., 323.
Nauheim 126. 127. 235. 246. 252. 403. 465.
Nenndorf 233. 294. 419.
Neuenahr 132. 351.
Neuhaus in Franken 215. 405.
Neuhaus in Steiermark 183.
Niederlangenau 466. 474.
Nizza 491. 492. 501. 503.
Norderney 264.

Obermais 112.
Ofen 381.
Ostende 264.

Palermo 491 501.
Pau 491. 492. 499.
Pelonken 112.
Penticonse 286.
Petersthal 465. 466. 468.
Pfäffers 177.
Pflanzensäuren bei Brunnenkuren 49.
Pisa 491. 492. 499.
Plombières 175.
Preblau 352. 464.
Püllna 362.
Putbus 267.

Pyrmont 232. 403. 465. 466. 474.
Pystjau 297.

Quellbestandtheile, minimale, 477.

Radegund 112.
Radna 465.
Ragatz 177.
Rehburg 440.
Rehme 126. 127. 235. 250. 465; Alternative mit Kreuznach 222. 243; mit Nauheim 246; Kritik der Indicationen 241.
Reichenhall 226.
Reinerz 465. 466. 475.
Reise 41.
Reutlingen 234.
Rigi 113.
Rippoldsau 465. 466. 469.
Rohitsch 132. 381. 464.
Roisdorf 464.
Rolandseck 110.
Rom 491. 492. 501.
Römerbad 182.
Rosenheim 226.
Rothenfelde 233.
Rudolstadt 523.
Rügenwalde 267.
Ruhla 111. 523.

Saidschütz 362.
Salabona 112.
Salzbrunn 353. 464.
Salze der Molken 434.
Salzhausen 231.
Salzungen 229.
St. Moritz 465. 466. 473.
St. Radegund 112.
San Remo 501. 503.
St. Sauveur 288.
Schandau 466. 476.
Scheveningen 264.
Schinznach 292. 419.
Schlammbäder 298.
Schlangenbad 171. 181.
Schleusingen 111. 523.
Schmalkalden 216. 406. 465. 523.
Schönbrunn 113.
Schönsicht 112.
Schroth'sches Heilverfahren 529.
Schwalbach 466 476.
Schwefelbäder 268; Indicationen 277; Pyrenäen 284.
Schwefelquellen, chem. Constitution 417.
Schwefelthermen 173.
Schwefelwässer 412. 465; analytische Tabelle 419.
Schwefelwasserstoff 272. 274.

Schweizermühle 111.
Sedlitz 362.
Seebad 127; allg. Charakter 254; allg. Indication 257; Indicationen 260.
Seebüder 254. 266.
Selters 464.
Selterwasser, künstliches, 522.
Sodawasser, künstliches, 522.
Soden bei Aschaffenburg 215. 410.
Soden am Taunus 215. 405. 465.
Soolbäder, allg. Charakter 190; Gradirung 210; Indicationen 193.
Sophienbad 112.
Spaa 466 476.
Stahlbäder 127. 309.
Stahlbrunnen 443
Sternberg 466. 477.
Streitberg 439.
Stubnya 381.
Stuer 112.
Suderode 231.
Sulza 232. 523.
Sulzbrunnen 218.
Swinemünde 267.

Tarasp 375. 464. 465.
Teinach 112.
Teplitz 171. 174.
Teplitz-Trenczin 297.
Thale 523.
Tharand 112. 523.
Thermalmethode 203.
Thermalsoolbäder 235.
Thermen, indifferente, 171. 185.
Tiefenau 113.
Töplitz-Warasdin 297. 419.
Traubenkur 440.

Traunstein 225.
Travemünde 267.
Tüffer 182.

Venedig 491. 492. 500.
Vernet 289.
Vichnye 466. 477.
Vichy 350. 464; Alternative mit Karlsbad 346.

Wallnufsblätter 200.
Warmbrunn 181.
Wärme der Luft 37.
Warnemünde 267.
Wartenberg 112.
Wasser, im diätetischen Gebrauch 64; Feuchtigkeit desselben 76; Schwere desselben 78.
Wasserkur, Geschichte 5.
Wassertrinken 52; Cadet de Vaux 69.
Weilbach 294. 413. 419.
Wein bei Brunnenkuren 49.
Weinheim 112.
Weifsbad 440.
Weifsenburg 429.
Westerland 265.
Wiesbaden 110. 216. 411. 465.
Wildbad 180.
Wildbäder 172. 173.
Wildegg 218. 409.
Wildungen 334. 427.
Wittekind 233.
Wolfsanger 110.
Wunderkuren 529.
Wyk 265.

Zoppot 267.

www.ingramcontent.com/pod-product-compliance
Lightning Source LLC
Chambersburg PA
CBHW031943290426
44108CB00011B/663